D1668547

Mit besten Empfehlungen
überreicht durch

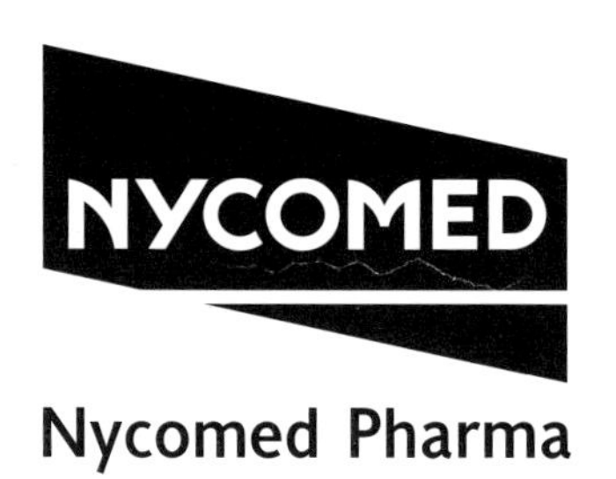

Nycomed Pharma

bücher und Nachschlagwerke für alle Fachdisziplinen, insbesondere der Inneren Medizin zur Verfügung zu haben. In den Ausbildungsinhalten für das gesamte Fach Innere Medizin der Österreichischen Ärztekammer sind Kenntnisse in der fachspezifischen Psychosomatik gefordert. Der Ausbildungskatalog für das Additivfach Gastroenterologie und Hepatologie der Österreichischen Gesellschaft für Gastroenterologie und Hepatologie (ÖGGH, Version 2005/06) schreibt vor, Kenntnisse in der „Diagnostik und Therapie psychosomatischer Erkrankungen mit Manifestation am Gastrointestinaltrakt" zu erwerben. Die Ausbildungsstätten sind daher verpflichtet, die Psychosomatik integriert in der Fachdisziplin im Rahmen der Patientenversorgung und auch der Lehre zu vermitteln. In der Praxis sind die geplanten psychosomatischen Ausbildungseinrichtungen noch kaum vorhandenen. Umso wichtiger ist es, sichtbar zu machen, wieviel an psychosomatischer Forschung gerade im Bereich der Gastroenterologie und Hepatologie bereits geleistet wurde und wird. Anders als in Deutschland wird in Österreich die Psychosomatik nicht in einer eigenen Facharztausbildung sondern in Form eines Zusatzfaches für alle Fachbereiche geplant (Beschluss der österreichischen Ärztekammer, 17. Mai 2006).

Dieses Buch soll den in Ausbildung stehenden MedizinerInnen, aber auch praktizierenden ÄrztInnen, GastroenterologInnen und Studierenden einen Überblick über die aktuellen Entwicklungen der psychosomatischen Forschung im Fachbereich Gastroenterologie und Hepatologie im Sinne der „Evidenz basierten Medizin" bieten.
Selbstverständlich ist das medizinische Wissen ständig im Fluss. Obwohl die Entstehungszeit dieses Buches mit ca. einem Jahr sehr kurz war, ist es wie bei allen Bucherscheinungen möglich, dass so manche neue Publikation oder Erkenntnis noch nicht berücksichtigt werden konnte. Soferne vorhanden, wird für die detaillierte Beschreibung der somatischen Diagnostik und Therapie auf deutsche, österreichische oder europäische Leitlinien verwiesen.
Dieses Buch steht aber nicht nur dem ärztlichen Berufsstand oder Medizinstudierenden zur Verfügung, sondern bietet auch dem Pflegepersonal, interessierten Betroffenen und deren Angehörigen eine Basis für den Erwerb von psychosomatischen Kenntnissen im Bereich der Gastroenterologie und Hepatologie.

Wien, im Juli 2007

Gabriele Moser

Inhaltsverzeichnis

AutorInnenverzeichnis

Univ. Prof. Dr. Martin Aigner
Universitätsklinik für Psychiatrie
und Psychotherapie
Medizinische Universität Wien
Währinger Gürtel 18-20
A-1090 Wien
E-Mail: martin.aigner@meduniwien.ac.at

Univ. Prof. Prim. Dr. Michael Bach
Abteilung für Psychiatrie Steyr und
Department für Psychosomatik Enns
Sierninger Straße 170
A-4400 Steyr
E-Mail: michael.bach@gespag.at

Dr. med. Douglas A. Drossman
Co-Director, UNC Center for Functional GI and
Motility Disorders, Division of Gastroenterology
and Hepatology
Professor of Medicine and Psychiatry
Abteilung für Gastroenterologie und Hepatologie
4150 Bioinformatics Building CD#7080,
University of North Carolina, Chapel Hill,
NC 27599-7080
E-Mail: Drossman@med.unc.edu

Prof. Paul Enck
Universitätsklinikum Tübingen
Medizinische Universitätsklinik VI:
Psychosomatische Medizin und Psychotherapie
Forschungsbereich
Frondsbergstr 23
D-72076 Tübingen
E-Mail: paul.enck@uni-tuebingen.de

Nicole Fara
Initiative Gesunder Darm
Hermesstraße 70
A-1130 Wien
www.gesunderdarm.at

Dr. Thomas Feichtenschlager
KA Rudolfstiftung
Juchgasse 25
A-1030 Wien

DDr. Dieter Genser
Gesundheit Österreich GmbH, Österreichisches
Bundesinstitut für Gesundheitswesen
Stubenring 6
A-1010 Wien
E-Mail: Dieter.Genser@meduniwien.ac.at

Dr. med. Winfried Häuser
Klinikum Saarbrücken
Medizinische Klinik I (Gastroenterologie, Hepatologie, Endokrinologie, Diabetologie, Infektiologie,
Onkologie und Psychosomatik)
Winterberg 1
D-66119 Saarbrücken
E-Mail: whaeuser@klinikum-saarbruecken.de

Ing. Helmuth Heger
Österreichische Patienteninitiative Reizdarm
(ÖPRD), Wiener Hilfswerk, Nachbarschaftszentrum 2,
Vorgartenstraße 145-157
A-1020 Wien,
www.reizdarm-selbsthilfe.at
E-Mail: he.heger@aon.at

Univ.- Doz. Mag. Dr. phil. Dr. med. Sonia Horn
Sammlungen der medizinischen Universität Wien
Währinger Straße 25
A-1090 Wien
E-Mail: sonia.horn@meduniwien.ac.at

Hubert Kehrer
Leiter der SHG für Leberkranke und
Lebertransplantierte OÖ
Hörzingerstraße 9
A-4020 Linz
E-Mail: h.kehrer@eduhi.at

Sibylle Klosterhalfen
Institut für Medizinische Psychologie,
Universitätsklinikum Düsseldorf, Deutschland

E. Krause
Adresse auf Anfrage beim Verlag

Prof. Wolf Langewitz
Universitätsspital Basel
Psychosomatik
Hebelstr.2
CH-4031 Basel
E-Mail: wlangewitz@uhbs.ch
www.psychosomatik-basel.ch

Ass. Prof. Dr. Brigitte Litschauer
Institut für Physiologie
Medizinische Universität Wien
Schwarzspanierstr. 17
A-1090 Wien
E-Mail: brigitte.litschauer@meduniwien.ac.at

Dr. Wolfgawng Miehsler
Universitätsklinik für Innere Medizin III
Klinische Abteilung für Gastroenterologie und
Hepatologie
Medizinische Universität Wien
Währinger Gürtel 18-20
A-1090 Wien
E-Mail: wolfgang.miehsler@meduniwien.ac.at

Susanne Mild
DGKS, Araomapflege
Krankenhaus Hietzing
1. Med. Ambulanz
Wolkersbergengstraße 1
A-1130 Wien
E-Mail: susanne.mild@wienkav.at

Univ. Prof. Dr. Gabriele Moser
Universitätsklinik für Innere Medizin III
Medizinische Universität Wien
Währinger Gürtel 18-20
A-1090 Wien
E-Mail: gabriele.moser@meduniwien.ac.at
www.gabrielemoser.at

Mag. (FH) Annelies Pfeifer
Adresse auf Anfrage beim Verlag

Univ. Prof. Dr. Gabriele Sachs
Universitätsklinik für Psychiatrie
und Psychotherapie
Medizinische Universität Wien
Währinger Gürtel 18-20
A-1090 Wien
E-Mail: gabriele.sachs@meduniwien.ac.at

Christine Strimitzer
Österreichische Patienteninitiative Reizdarm
(ÖPRD), Wiener Hilfswerk,
Nachbarschaftszentrum 2,
Vorgartenstraße 145-157
A-1020 Wien
oeprd@wiener.hilfswerk.at
www.reizdarm-selbsthilfe.at

Univ. Prof. Dr. Harald Vogelsang
Medizinische Universität Wien
Univ. Klinik für Innere Medizin III
Abt. f. Gastroenterologie & Hepatologie,
Medizinische Universität Wien
Währinger Gürtel 18-20
A-1090 Wien
E-Mail: harald.vogelsang@meduniwien.ac.at

Gerlinde Weilguny
Leitende Endoskopieschwester
Universitätsklinik für Innere Medizin III
Medizinische Universität Wien
Währinger Gürtel 18-20
A-1090 Wien
E-Mail: gerlinde.weilguny@akhwien.at

Primarius Dr. Peter Weiss
Krankenhaus der Barmherzigen Schwestern
Abteilung für Innere Medizin und Psychosomatik
Stumpergasse 13
A-1060 Wien
E-Mail: peter.weiss@bhs.at

Angelika Widhalm
Hepatitis Hilfe Österreich
Plattform Gesunde Leber (HHÖ)
Anton Burggasse 1/44
A-1040 Wien
E-Mail: info@gesundeleber.at
www.gesundeleber.at

01

Erwartungen und Herausforderungen in der Gastroenterologie

Douglas A. Drossman

Die Fachrichtung der Gastroenterologie stellt eine schwierige, aber auch lohnende Herausforderung dar. Bei allen gastrointestinalen Störungen und insbesondere jenen, die am häufigsten auftreten, den funktionellen gastrointestinalen Störungen (FGIS), ist es wichtig, Kunst und Wissenschaft der Medizin zu vereinen. Dies erfordert effiziente Kommunikationsfähigkeiten zur Förderung der Arzt-PatientIn-Beziehung sowie ein kritisches Urteilsvermögen, um diagnostische und Behandlungsentscheidungen zum Wohle der PatientInnen treffen zu können. Dieses Kapitel bietet einen Überblick über die Herausforderungen und Erwartungen, die ich in diesem Zusammenhang sehe.

GastroenterologInnen müssen, um erfolgreich zu sein, die verschiedensten Kompetenzen erwerben. In der klinischen Praxis untersuchen und behandeln GastroenterologInnen PatientInnen in ihren Ordinationen oder betreuen sie als FachärztInnen im Krankenhaus, wenn diese in ambulanter oder stationärer Behandlung sind. Sie müssen aufmerksame ZuhörerInnen sein, Informationen verständlich vermitteln können und eine tragfähige Beziehung zu den PatientInnen aufbauen. Diese Fähigkeiten sind bis zu einem gewissen Grad persönlichkeitsabhängig, können aber auch trainiert werden. Die in Ausbildungsprogrammen möglicherweise am stärksten vernachlässigten Bereiche sind die Kommunikationsfähigkeit und die ÄrztIn-PatientIn-Beziehung. Ich erlernte diese Kompetenzen in einem von George Engel (Drossman, 1977) geleiteten Training sowie durch ein späteres Studium an der American Academy of Physician and Patient, einer Ausbildung, die auf dem Ansatz von Karl Rogers basiert. Ich versuche, diese Kompetenzen nun im Rahmen meiner Vortragstätigkeit und in Workshops in den USA und anderen Ländern zu lehren. Diese für eine erfolgreiche Berufsausübung unerlässlichen Fähigkeiten werden jedoch in finanzieller Hinsicht nicht honoriert, da Krankenversicherungsgesellschaften eher für Verfahren wie die Endoskopie aufkommen als für solche „kognitiven Fähigkeiten“. Honoriert wird man nichtsdestotrotz durch die klinische Verbesserung der Betroffenen, verbunden mit der Zufriedenheit von ÄrztInnen und PatientInnen.

Ich hatte das Glück, sowohl eine Ausbildung in Gastroenterologie als auch in psychosomatischer oder biopsychosozialer Medizin zu absolvieren, der Schwerpunkt meiner Tätigkeit ist daher die Interaktion von Gehirn und Verdauungstrakt (Drossman, 1998); in der Praxis arbeite ich häufig mit äußerst komplexen funktionellen gastrointestinalen Störungen. Diese Erkrankungen müssen aus einem biopsychosozialen Ansatz heraus verstanden werden, um die Rolle, die biologische, psychologische und soziale Faktoren dabei spielen, zu berücksichtigen und so ein Verständnis der Krankheit für die klinische Behandlung und Forschung zu erlangen.

Klinische und wissenschaftliche Gastroenterologie

Erfolg in der *klinischen Gastroenterologie* erfordert Offenheit für neue Ideen, permanente Weiterbildung und große Erfahrung, die sich durch die Behandlung einer Vielzahl von PatientInnen einstellt. Meines Erachtens ist es auch hilfreich, die Praxis durch Unterrichtstätigkeit zu bereichern, die entweder ehrenamtlich an einem medizinischen Zentrum oder durch die Supervision von KollegInnen und ÄrztInnen im Praktikum erfolgen kann. Klinische GastroenterologInnen müssen auch in endoskopischen Verfahren, insbesondere in der Koloskopie und der oberen Endoskopie, versiert sein. Die Screening-Koloskopie kommt in der gastroenterologischen Praxis häufig zum Einsatz, doch werden die GastroenterologInnen durch die Einführung der virtuellen Koloskopie, eines Verfahrens, das mit Röntgenstrahlen arbeitet, in Zukunft weniger Zeit für Screening-Koloskopien aufbringen müssen. Verfahren wie die therapeutische Koloskopie, die diagnostische obere Endoskopie und die Endoskopie auf Intensivstationen bei gastrointestinaler Blutung und anderen akuten Beschwerden kommen jedoch nach wie vor zum Einsatz. Dies impliziert auch, dass jüngere ÄrztInnen sich verstärkt einbringen können, da sie ihre älteren KollegInnen mit neuen Erkenntnissen konfrontieren. Schließlich beruht der Erfolg einer gastroenterologischen Praxis auch auf der Qualifikation des Personals – des Pflegepersonals, der AssistentInnen, des Aufnahme- und Buchhaltungspersonals. Die Bedürfnisse der PatientInnen werden von einem Personal befriedigt, das über fachliche Kompetenz und gute interpersonelle Fähigkeiten verfügt. Es ist nicht zu entschuldigen, wenn PatientInnen in einer Notsituation Hilfe suchen und diesem Hilferuf nicht in angemessener Zeit Folge geleistet wird. Heute lässt es sich oft kaum einrichten, dass ÄrztInnen sofort Zeit für einen Rückruf finden, weshalb in vielen Praxen ArzthelferInnen die Aufgabe haben, Anrufe zu beantworten oder Laborresultate oder andere klinische Informationen zu übermitteln.

Wissenschaftlich tätige GastroenterologInnen sind vorwiegend mit Forschung befasst, ihr Erfolg wird nach den staatlichen Forschungsförderungen beurteilt, die sie erhalten, sowie nach ihren Publikationen und den Vorträgen, zu denen sie eingeladen werden. Sie haben oft auch eine kleine Praxis im Krankenhaus sowie Lehrverpflichtungen. Sobald ihre Publikationen in Fachkreisen bekannt sind, werden sie eingeladen, Vorträge im In- und Ausland zu halten. Diese Tätigkeit führt oft dazu, dass sie Ämter oder auch den Vorsitz in regionalen, nationalen und internationalen Komitees und Organisationen übernehmen. Die Erfolgskriterien sind demnach klar definiert und werden oft von staatlichen Einrichtungen (z.B. dem NIH – National Institute of Health), dem American Board of Internal Medicine, akademischen Institutionen wie der American Gastroenterology Association oder dem American College of Gastroenterology oder wissenschaftlichen Institutionen festgesetzt. Die Erfolgskriterien im Bereich der wissenschaftlichen Gastroenterologie werden von einigen wenigen erfüllt, die bereit sind, hart zu arbeiten, um in ihrem jeweiligen Forschungsgebiet herausragende Leistungen zu erbringen.

Die Wissenschaft und die Kunst der Gastroenterologie

Die *Wissenschaft der Gastroenterologie* beginnt im mikroskopischen oder submikroskopischen Bereich, im Verständnis, welchen Einfluss Neurotransmitter und Hormone im Darm, etwa Serotonin oder Cholecystokinin (CCK), auf die gastrointestinale Funktion haben. Darüber hinaus kann Stress diese und andere Neurotransmitter im Gehirn freisetzen, die dann, wiederum „nachgelagert", die intestinale Motilität, eine Entzündung des Darms oder die gastrointestinale Sekretion beeinflussen können. Sämtliche gastrointestinalen Symptome sind eng mit dem Gehirn verbunden und werden von diesem gesteuert; aus diesem Grund ist das Verständnis psychosozialer Aspekte auch von größter Bedeutung.

Die GastroenterologIn muss die Wissenschaft im Kontext einer möglichen Erkrankung oder Dysfunktion von Organsystemen verstehen, die Symptome auslöst, und in Betracht ziehen, wie diese durch eine Änderung der Lebensumstände des Einzelnen beeinflusst werden können. Brechreiz kann daher von einer Erkrankung der Leber herrühren oder von Gallensteinen, einem Magengeschwür, einer reduzierten Darmbewegung (intestinalen Motilität), von Medikamentennebenwirkungen, einer kürzlichen Infektion, einer frühen Schwangerschaft, dem Wiedererleben einer frühen traumatischen Erfahrung oder von einem Streit mit dem Partner. Ähnlich können PatientInnen mit einer chronisch entzündlichen Darmerkrankung (CED) beschwerdefrei sein, bis sie plötzlich Schmerzen empfinden und an Diarrhö leiden; möglicherweise hat sich ihr Befinden verschlechtert, es können aber auch andere Faktoren – etwa eine klinisch relevante Infektion, Stress, eine Veränderung der Ernährungsgewohnheiten oder eine Kombination dieser Faktoren – die Ursache sein.

Dann müssen diese PatientInnendaten durch ärztliche und diagnostische Maßnahmen verfeinert werden: Wann werden Blutproben genommen, wann wird eine Endoskopie gemacht? Wird eine Computertomographie oder eine MRT angeordnet oder kann von weiteren Untersuchungen abgesehen werden? Sobald die GastroenterologIn über alle diese Informationen verfügt, muss er oder sie diese zu einer Synthese führen und einen diagnostischen Ansatz sowie einen Behandlungsplan festlegen. Aufgabe der Wissenschaft ist es daher, sowohl evidente Daten der gastrointestinalen Pathologie und Physiologie als auch den Lebenszusammenhang der Person einzubeziehen. Das bringt uns zur Kunst: der Interaktion mit den PatientInnen.

Die *Kunst der Gastroenterologie* besteht nicht darin was man tut, sondern wie man es tut. Sie impliziert Verständnis für und Teilnahme am Gefühlsleben des Betroffenen in dem Maße, in dem dieses mit seiner Krankheit in Zusammenhang steht, weiters Fähigkeiten in der Gesprächsführung, um Daten aus früheren Behandlungen und neue relevante Informationen von den PatientInnen selbst zu erhalten und die persönlichen, psychosozialen Einflüsse zu kontextualisieren. Dies impliziert auch ein Verständnis des „Krankheitsmusters" des Betroffenen oder die Erkenntnis, was ihm fehlt bzw. seiner Sorgen oder Erwartungen von den ÄrztInnen. In weiterer Folge werden diese Informationen in einen effizienten Diagnose- und Behandlungsplan integriert. Schließlich müssen die ÄrztInnen diese Informationen in einer Art und Weise vermitteln, die für die PatientInnen akzeptabel ist, sie müssen im Einvernehmen mit den PatientInnen eine Therapieentscheidung suchen. All dies erfordert eine vertrauensvolle Beziehung, die auf offener Kommunikation und gemeinsamer Entscheidungsfindung basiert.

Wenn die Diagnose klar ist, etwa ein Gallensteinleiden, Blutungen infolge eines Zwölffingerdarmgeschwürs oder einer Darmverstopfung, stimmen die Erwartungen, die ÄrztInnen und PatientInnen an Diagnose und Behandlung haben, meist überein; die ÄrztInnen treffen die erforderlichen Maßnahmen und die PatientInnen stimmen ihnen zu. Die Art und Weise, wie der Diagnose- und Behandlungsplan vermittelt wird, ist dennoch von großer Wichtigkeit, da eine gute Kommunikation das Verständnis der PatientInnen verbessert und ihre Angst reduziert. Bei chronischen gastrointestinalen Krankheiten können PatientIn und ÄrztIn hingegen unterschiedliche Erwartungen in Hinblick auf Diagnose und Behandlung haben und es bedarf größerer Anstrengungen, bis beide auf derselben Wellenlänge sind.

Diese Fähigkeiten kann man sich nicht methodisch oder über Bücher aneignen. Sie erfordern vielmehr, dass GastroenterologInnen erfahrene LehrerInnen als MentorInnen gewinnen, aus ihrer eigenen Erfahrung mit PatientInnen lernen und den ernsthaften Wunsch haben, den PatientInnen zu helfen. ÄrztInnen freuen sich im Allgemeinen, wenn PatientInnen auf dem Weg der Besserung sind und ihnen für ihre Hilfe danken. Die meisten gastrointestinalen Störungen sind aber chronischer Natur (z. B. chronische Lebererkrankungen, chronisch entzündliche Darmerkrankungen, funktionelle gastrointestinale und Motiliätsstörungen, chronische Pankreatitis, intestinale Malabsorption) und erfordern eine langfristige Behandlung. Die ÄrztInnen müssen in diesem Fall den *Prozess* der Betreuung mit den PatientInnen gestalten. Dies bedeutet, eine Beziehung aufzubauen, die den Betroffenen zur Selbsthilfe befähigt, diagnostische oder therapeutische Maßnahmen sind nur fallweise nötig. Was PatientInnen mit einer chronischen Krankheit wirklich wollen, ist Hoffnung und die Gewissheit, eine ÄrztIn zu haben, die sie betreut und auf die sie sich verlassen können. Studien zeigen, dass eine funktionierende Arzt-PatientIn-Beziehung nicht nur die Zufriedenheit der PatientInnen, die Therapie-Treue verbessert und Rechtsstreitigkeiten vorbeugt, sondern auch zu besseren klinischen Resultaten führt (Drossman, 1999; Stewart, 1995, Kaplan et al., 1989).

Kommunikationsstrategien

Eine vertrauensvolle Arzt-PatientIn-Beziehung, die sich durch gute Kommunikation und gemeinsame Entscheidungen auszeichnet, lässt sich durch einige einfache Strategien fördern. Ich erkläre Studenten, ÄrztInnen im Praktikum und KollegInnen aus der Gastroenterologie (z. B. InternistInnen, die eine zusätzliche Ausbildung in der Subspezialität der Gastroenterologie machen), dass man sich, um relevante Informationen zu erhalten, „in die PatientInnen hineinversetzen muss", um deren Krankheitsverständnis und Erwartungen in Bezug auf die Krankheit (ihr „Krankheitsmuster") zu erkennen. Die folgenden Fragen können dabei hilfreich sein:

1. Was steckt Ihrer Meinung nach dahinter?
2. Welche Sorgen und Ängste haben Sie?
3. Was führt Sie heute zu mir?
4. Was erwarten Sie von mir?

Diese Fragen vermitteln den PatientInnen, dass die ÄrztInnen an ihren persönlichen Ansichten interessiert sind. Gleichzeitig helfen die Antworten der PatientInnen den ÄrztInnen, etwaige Missverständnisse zu erkennen und anzusprechen. So glauben PatientInnen häufig, dass ihre Bauchschmerzen auf Krebs zurückzuführen sind oder dass ihr Brustschmerz von einer Herzkrankheit oder einem Zwerchfellbruch herrührt. Chronische Bauchschmerzen stehen jedoch selten mit Krebs in Zusammenhang, eine Herzkrankheit kann leicht ausgeschlossen werden, und ein Zwerchfellbruch verursacht selten Symptome. ÄrztInnen, die die PatientInnen dazu bewegen, solche unbegründeten Ängste auszusprechen, können darauf eingehen und sie auf diese Weise mindern.

Kommunikationsfähigkeiten sind auch wichtig, um mit den Reaktionen der PatientInnen auf Testergebnisse und Diagnosen richtig umzugehen. Paradoxerweise sind manche PatientInnen mit chronischen oder unerklärlichen Symptomen mitunter enttäuscht, wenn eine bestimmte strukturelle Diagnose nicht gestellt wird („Bilde ich es mir alles nur ein?" „Sind diese ÄrztInnen überhaupt kompetent?"). Dies kann dazu führen, dass die PatientInnen weitere Untersuchungen zu einem Zeitpunkt verlangen, zu dem die ÄrztInnen ihre Symptome als Teil einer chronischen Krankheit sehen, die keiner weiteren diagnostischen Untersuchungen bedarf. Die PatientInnen können es als Fehler empfinden, dass die ÄrztInnen keine weiteren diagnostischen Untersuchungen für nötig erachten, während die ÄrztInnen das Beharren der PatientInnen auf weiteren Untersuchungen als Widerstand gegen ihre Behandlungsstrategie wahrnehmen können. Dieses Dilemma ist zu vermeiden, wenn die ÄrztInnen den PatientInnen von Beginn an dazu bewegen können, ihre Erwartungen und Ängste zu äußern, und angemessen darauf reagieren. Die größte Angst haben die meisten PatientInnen vor Krebs. Wenn die ÄrztInnen sie mit den Worten „Es fehlt Ihnen nichts" rasch zu beruhigen versuchen, könnten die PatientInnen das Vertrauen in sie verlieren, da sie diese Aussage als eine Beschwichtigung, als Nicht-Eingehen auf ihr Problem werten. Sagen ÄrztInnen hingegen: „Man kann Krebs nicht völlig ausschließen, aber aus Ihren Schilderungen und den Untersuchungsergebnissen schließe ich, dass Sie … (Bezeichnung der Diagnose) haben, und wir sollten uns nun auf die Behandlung konzentrieren. Ich werde selbstverständlich auf jede Veränderung in Ihrem Befund achten, die weitere Untersuchungen erforderlich macht, etwa wenn Sie Blut oder Gewicht verlieren …" In einem solchen Gesprächsansatz werden die Sorgen der PatientInnen ernst genommen, die Fortsetzung der Behandlung wird nachdrücklich hervorgehoben, während gleichzeitig unnötige weitere Untersuchungen ausgeschlossen werden.

Das Verständnis der Lebenszusammenhänge bei der Erstellung eines Diagnose- und Behandlungsplans

Manchmal ist die Erstellung eines Diagnose- und Behandlungsplans recht einfach. Berichtet eine PatientIn beispielsweise, dass sie Blut im Stuhl hat, an Sodbrennen leidet oder an Gelbsucht erkrankt ist, dauert es nicht länger als zehn oder fünfzehn Minuten, um die Anamnese zu erheben und einen Behandlungsplan festzulegen: etwa eine Endoskopie bei einer Blutung oder Sodbrennen, Kontrolle der Blutwerte bzw. eine Leberuntersuchung mittels Röntgendiagnostik. Daraus leitet sich problemlos die weitere Behandlung ab.

Die Betreuung von PatientInnen mit unerklärlichen chronischen Leiden erfordert hingegen häufig eine umfassende biopsychosoziale Perspektive (Drossman, 1998). Die Diagnose impliziert zunächst – oft bereits vor dem Besuch der PatientInnen – die Prüfung zahlreicher Daten, um zu ermessen, welche Untersuchungen durchgeführt wurden und welche nicht. Mit diesen Hintergrundinformationen, die verhindern sollen, dass die PatientInnen dieselben Fragen erneut zu beantworten oder Untersuchungen zu wiederholen haben, versuchen die ÄrztInnen, neue Behandlungswege einzuschlagen: Sie ziehen Diagnosen in Betracht, die eventuell übersehen wurden, um aus den Lebenszusammenhängen der PatientInnen etwas über die Erkrankung herauszufinden. Begannen die Symptome beispielsweise bei einem Weihnachtsessen oder als sich der Todestag eines Elternteils jährte? Gibt es Hinweise auf ein emotionales Trauma oder körperlichen oder sexuellen Missbrauch (Drossman et al., 1995)? In tertiären Gesundheitsversorgungszentren berichtet die Hälfte der Frauen, die die Gastroenterologie aufsuchten, von Missbrauch, sie leiden an schwereren Symptomen und haben eine schlechtere Lebensqualität (Drossman et al., 1996). Wir wissen heute, dass diese Beobachtungen möglicherweise auf Dysfunktionen in bestimmten Hirnregionen zurückzuführen sind, die den Schmerz vergrößern können (Drossman et al., 2003; Drossman, 2005). Es ist das biopsychosoziale Verständnis von Krankheit, das die Symptome der PatientInnen in einen klaren Zusammenhang bringt und Möglichkeiten für eine effizientere Behandlung eröffnet.

ÄrztInnen mit einem biopsychosozialen Ansatz bekommen häufig Zugang zu wesentlichen Informationen. Manche PatientInnen sind beispielsweise so konditioniert, dass sie auf Stress mit gastrointestinalen Symptomen reagieren, sind sich aber dieses Zusammenhangs nicht bewusst. Dies mag für Gastroenterologen erstaunlich oder zumindest schwer nachvollziehbar sein, wenn der Zusammenhang mit Stress eigentlich evident ist. Ein Kind, das im Alter von fünf Jahren in die Schule kommt, kann beispielsweise als psychosomatische Stressreaktion auf die Angst, das Elternhaus zu verlassen, Magenkrämpfe und Diarrhö bekommen. Wenn die Eltern das Kind aufgrund dieser Symptome zu Hause lassen, es „belohnen“, indem sie mit ihm spielen und es fernsehen lassen, könnte die Erleichterung des Kindes über die Vermeidung der gefürchteten Situation die Wiederkehr solcher Symptome in zukünftigen Stresssituationen bis ins Erwachsenenleben hinein fördern. Sagen die Eltern hingegen: „Du hast Magenschmerzen. Vielleicht bist du nervös, weil du in die Schule gehen musst; lass uns darüber sprechen“, dann lernt das Kind, seine Angst zu verstehen und zu verbalisieren und nicht über konditionierte Symptome auszudrücken. Unsere Studien haben ergeben, dass PatientInnen, die einen Zusammenhang zwischen Stress und gastrointestinalen Symptomen wahrnehmen, weniger an ihren Symptomen leiden und nicht so oft die ÄrztInnen aufsuchen wie PatientInnen, die diese Verbindung nicht sehen (Lowman et al., 1987).

Ich hatte einmal einen Patienten, der jahrelang an Magenschmerzen litt und zahlreiche Untersuchungen hinter sich hatte und bei seinem ersten Besuch in meiner Praxis sagte: „Ich gehe nicht von hier weg, bevor Sie einer Operation zustimmen.“ Eine solche Situation ist für ÄrztInnen und PatientInnen gleichermaßen schwierig. Tatsächlich benötigt eine PatientIn, die darauf beharrt, dass ihr Schmerz „echt“ und nicht stressbedingt ist, ÄrztInnen mit Erfahrung, Geduld und einem besonderen Maß an Verständnis und Einfühlungsvermögen. Häufig wurden solche PatientInnen vom Gesundheitssystem enttäuscht und fürchten neuerlich ein frustrierendes Erlebnis, entscheiden sich aber dennoch dafür, weitere ÄrztInnen aufzusuchen, um eine Lösung ihres Problems zu finden.

In unserem prozesssüchtigen und kostenzentrierten Gesundheitssystem ist es oft einfacher, teure Untersuchungen durchzuführen und symptomorientierte Behandlungen zu verordnen, als eine biopsychosoziale Sichtweise auf Beschwerden zu entwickeln und sich zu bemühen, die Perspektive der PatientInnen zu verstehen. PatientInnen mit einem komplexen, chronischen Beschwerdebild profitieren davon nicht. In den 1970er Jahren untersuchten Forscher den so genannten „Furor Medicus" (DeVaul, 1978). Sie evaluierten PatientInnen, die in die Notaufnahme kamen und trennten sie in zwei Gruppen: jene mit akuten Problemen und jene mit chronischen Beschwerden. Die Wissenschaftler fanden heraus, dass die PatientInnen mit chronischen Beschwerden mehr Behandlungen hinter sich hatten, mehr Medikamente verschrieben bekommen hatten und mehr Eingriffe hinter sich hatten, auch wenn diese nach Meinung der ÄrztInnen nicht indiziert waren. Warum handelten die ÄrztInnen wider besseren Wissens? Der *Furor Medicus* basiert auf zwei Faktoren: dem Grad der Unsicherheit der ÄrztInnen und der Hartnäckigkeit, mit der die PatientInnen darauf bestehen, dass etwas getan wird. ÄrztInnen im Praktikum sind eher bereit, weitere und unnötige Behandlungen durchzuführen, weil sie nicht über die Erfahrung verfügen, um mit dem Unsicherheitsfaktor in der Medizin umzugehen; andererseits handeln sogar erfahrene ÄrztInnen wider besseren Wissens und verordnen Untersuchungen und Behandlungen, wenn die PatientInnen darauf bestehen. Die besten GastroenterologInnen sind jene, die nicht nur reagieren, sondern einen Schritt zurücktreten, um den Gesamtzusammenhang zu erfassen. In Situationen wie diesen ist es am besten, „nicht irgend etwas zu tun, sondern sich ein umfassendes Bild zu machen".

Statt in solchen Situationen übereilt zu handeln, sollten die ÄrztInnen die Frustration der PatientInnen respektieren, klarstellen, dass ihr Schmerz real ist und dann eine tragfähige Beziehung aufbauen, die den PatientInnen hilft, die Krankheit zu akzeptieren und mit ihr umzugehen. Solche PatientInnen haben meist viele ÄrztInnen konsultiert und brauchen jemanden, der sie, ungeachtet der Diagnose oder des Ergebnisses, betreut. Es mag beim ersten Besuch der PatientInnen etwas länger dauern, die benötigten Informationen zu erhalten und zusammenzufassen und eine funktionierende Beziehung herzustellen. Die Ergebnisse sind für die PatientInnen jedoch viel sinnvoller als eine weitere Endoskopie, die wiederum negativ ausfällt. Dies ist die Behandlungsform, für die ich mich in einem solchen Fall entscheide. Jemandem, der viele Jahre lang litt, ohne zu verstehen warum, und ihm zu helfen, Antworten darauf zu finden und seine Lebensqualität zu verbessern, ist eine äußerst befriedigende Aufgabe.

Aber war das Thema nicht Gastroenterologie? Wie sich zeigt, habe ich nicht über die fachlichen Aspekte der Disziplin gesprochen. Fachkenntnisse und eine entsprechende wissenschaftliche Qualifikation sind Voraussetzungen der Ausbildung. Das Erlernte standardisiert und vertieft sich in der Praxis, in der man vor spannenden Herausforderungen steht: der Behandlung einer gastrointestinalen Blutung, einer Sphinkterotomie mit Gallensteinentfernung oder der Betreuung einer PatientIn, die eine Lebertransplantation hatte. Eine tiefere Befriedigung kann sich jedoch durch die Erlernung und Anwendung der kognitiven Aspekte der Gastroenterologie einstellen, der klinischen Überlegungen und Entscheidungsfindung, der Kommunikationsfähigkeiten und des Aufbaus der Arzt-PatientIn-Beziehung. Diese Fähigkeiten werden in der langfristigen Betreuung von PatientInnen mit chronischen gastrointestinalen Störungen durch die Zufriedenheit von ÄrztInnen und PatientInnen, verbesserte klinische Befunde und reduzierte Kosten, honoriert.

Herausforderungen in der Gastroenterologie

Die größte Herausforderung in der Gastroenterologie besteht darin, den Trend der letzten zwei Jahrzehnte – der Abkehr von hochwertiger Versorgung hin zu lukrativeren Behandlungsformen – umzukehren (Drossman, 2004). ÄrztInnen setzen immer mehr apparative Verfahren ein und haben immer weniger Zeit für ihre PatientInnen, da es lukrativer ist, neue technische Verfahren anzuwenden, als eine Visite zu machen, mit den PatientInnen zu sprechen und nachzudenken. So ist es nichts Ungewöhnliches, dass PatientInnen, die an abdominellen Schmerzen leiden, sofort eine Endoskopie verordnet bekommen, und wenn diese negativ ist, ein Schmerzmittel verschrieben wird, ohne dass die ÄrztInnen die Diagnose, die Ursache oder den langfristigen Betreuungsplan, reflektieren. Die so genannte „Managed-Care" hat den Blick auf die PatientInnen verändert: Diagnostische Untersuchungen haben die klinische Entscheidungsfindung ersetzt und eine schnelle Lösung wird präferiert, ist diese auch noch lukrativ, umso besser.

Eine zweite Herausforderung besteht darin, gegen die kontinuierlichen Kürzungen der staatlichen Subventionen für klinische gastroenterologische Forschung vorzugehen. Viele GastroenterologInnen, die klinische Forschung betreiben, sind gezwungen, der wissenschaftlichen Medizin den Rücken zuzukehren und sich der Pharmaindustrie oder der klinischen Praxis zuzuwenden, da es immer schwieriger wird, die nötige Unterstützung für klinische Forschung zu erhalten. Obwohl die National Institutes of Health (NIH) bestrebt sind, die „transnationale" und klinische Forschung verstärkt zu unterstützen, ist ihre Priorität traditionell die Grundlagenforschung und nicht die klinische Forschung, und den geringsten Stellenwert haben funktionelle GI- und Motilitätsstörungen. Darüber hinaus wird jede Bemühung, von diesem Schema wegzukommen, durch kontinuierliche Kürzungen des Budgets der NIH infolge anderer Prioritäten erschwert. Die generelle Einstellung, dass die Grundlagenforschung Subventionspriorität hat, beruht auf der Prämisse, dass die Entdeckung der molekularen Grundlage von Erkrankungen Heilungen ermöglichen wird. Zweifelsohne bestehen hier für viele Krankheiten durchaus Möglichkeiten. Die Gesundheitsprobleme in der westlichen Gesellschaft haben sich jedoch von sofort zu behandelnden, akuten Krankheiten hin zu vielschichtigen chronischen Störungen, die sich auf PatientIn und Familie auswirken, verlagert. Bei chronischen Erkrankungen muss die Behandlung heute auf das Symptommanagement und eine verbesserte Lebensqualität fokussieren, eine Heilung ist in absehbarer Zeit nicht wahrscheinlich. Um den Betroffenen zu helfen, mit chronischen gastrointestinalen Störungen umzugehen, ist es daher wichtig, Möglichkeiten der Forschungsfinanzierung zu finden.

Eine dritte Herausforderung mit großem Einfluss auf das Gesundheitswesen ist die Legitimierung chronischer gastroenterologischer Störungen. Das Reizdarmsyndrom etwa nimmt in Hinblick auf Arbeitsversäumnis den zweiten Platz hinter der Erkältung ein. Für die Behandlung von PatientInnen mit Reizdarmsyndrom werden etwa zwei Milliarden Dollar ausgegeben, kalkuliert man die indirekten Kosten wie Produktivitätsverlust mit ein, belaufen sich die Kosten für die amerikanische Gesellschaft auf etwa 20 Milliarden Dollar (Sandler et al., 2002). Diese Krankheiten werden aber im Vergleich zu Krebs oder Herzkrankheiten als weniger wichtig erachtet. Trotz der Morbiditätsrate, der verminderten Lebensqualität und hohen Gesundheitskos-

ten, werden sie von den Medien, der Öffentlichkeit und den Subventionsgebern nicht beachtet, ignoriert oder als unwichtig abgetan. Der Grund dafür ist nicht ganz klar, könnte aber mit den gesellschaftlichen Wertvorstellungen zu tun haben, denen zufolge Körperfunktionen wie Blähungen, Brechreiz und Defäkation und Probleme, die von gastrointestinalen Störungen verursacht werden, verdrängt oder ins Lächerliche gezogen werden. Weil sich beim Röntgen oder in der Endoskopie keine abnormen Auffälligkeiten zeigen, werden sie gegenüber Krankheiten mit evidenten biologischen Markern wie Geschwüren, Darmkrebs oder den chronisch entzündlichen Darmerkrankungen gerne hintangesetzt (Drossman, 2005). Viele glauben, dass eine Krankheit, für deren Symptome die ÄrztInnen keine physische Ursache finden, „eine Einbildung" sei. Es muss daher ein Weg gefunden werden, um PatientInnen, ÄrztInnen und der Gesellschaft das biopsychosoziale Modell für das Verständnis von GI-Störungen zu vermitteln.
Die vierte Herausforderung besteht, wie bereits angedeutet, darin, Weiterbildungsmöglichkeiten für ÄrztInnen zu schaffen, um ihre klinische Entscheidungsfindung und Beziehungskompetenz zu optimieren. Ich glaube, dass man sich auch weiterhin um die technischen Fortschritte in der Gastroenterologie keine Sorgen machen muss. Die Gefahr ist vielmehr, dass die Disziplin immer stärker zur Technik tendiert, da diese spannend und lukrativ ist. Das Paradoxon dabei ist, dass der Großteil der Behandlungen von PatientInnen mit gastrointestinalen Erkrankungen aus der ambulanten Betreuung chronischer Leiden besteht. Nach dreißig Jahren Praxis weiß ich aus Erfahrung, dass die Konzentration auf eine qualifizierte Datenerfassung, auf Clinical Reasoning, also klinisches Denken und Abwägen, sowie auf den Aufbau einer guten Kommunikation und Beziehung am meisten zur Zufriedenheit von ÄrztInnen und PatientInnen sowie für verbesserte klinische Resultate bei gastrointestinalen Erkrankungen beiträgt. Es ist daher wesentlich, dass die persönlichen Aspekte der Arzt-PatientIn-Beziehung nicht verloren gehen.

Die Zukunft der Gastroenterologie

In den 1960ern wurden aus den GastroenterologInnen mit spezifischem Interesse am Gastrointestinaltrakt „Verfahrenstechniker", die Endoskopien und später auch operative Endoskopien und Ultraschalluntersuchungen durchführten. Heute können GastroenterologInnen die Notwendigkeit von Operationen reduzieren, indem sie etwa Polypen endoskopisch entfernen, bevor sie maligne entarten, oder Abszesse, die sonst operativ entfernt werden müssten, mittels Drainagebehandlung therapieren, oder Gallensteine entfernen. In den kommenden fünf Jahren wird der Schwerpunkt zunehmend auf technischen Verfahren wie operativen Endoskopien und neuen diagnostischen Imaging-Verfahren liegen. Die Wahrscheinlichkeit ist groß, dass sich die interventionelle Endoskopie von der „Mainstream"-Gastroenterologie abspaltet. Die technischen Anforderungen werden in Zukunft eine zusätzliche Ausbildung, etwa GI-Graduiertenkollegs, erfordern. Ähnlich werden sich auch andere sehr spezifische Bereiche der Gastroenterologie abspalten. In der Hepatologie ist dies bereits erfolgt; SpezialistInnen für entzündliche Darmerkrankungen und für gastrointestinale Onkologie werden sich multidisziplinären Teams an medizinischen Zentren anschließen, um mit ChirurgInnen und RadiologInnen zusammenzuarbeiten.
Was wird bleiben? Gastroenterologische Routinebehandlungen und Endoskopien

werden immer benötigt werden, weshalb in diesem Bereich meines Erachtens auch die meisten GastroenterologInnen arbeiten werden. Die GastroenterologInnen in der Praxis werden ähnlich wie die InternistInnen als „PrimärärztInnen" fungieren, die Routineprobleme wie GERD, funktionelle GI-Störungen, leichtere Formen von Lebererkrankungen und anderen gastrointestinalen Beschwerden behandeln und nach Bedarf Routineendoskopien durchführen. Wenn Fachwissen in einem spezialisierten Bereich der Gastroenterologie erforderlich ist, werden praktizierende GastroenterologInnen die PatientInnen an Spezialisten überweisen. Dies ist bereits Usus.

Ich hoffe, dass die meisten GastroenterologInnen, insbesondere jene, die in erster Linie funktionelle gastrointestinale und Motilitätsstörungen behandeln, Möglichkeiten gefunden haben, kommunikative und kognitive Kompetenzen zu erwerben, um effiziente Diagnosen zu erstellen und Behandlungen durchzuführen. Dies erfordert möglicherweise ein Umdenken in Bezug auf die Finanzierung unseres Gesundheitswesens hin zu einem System mit stärkerer staatlicher Beteiligung, in dem kognitive Fähigkeiten angemessen vergütet werden. Wahrscheinlich werden auch Pflegepersonal oder ärztliche AssistentInnen sowie ErnährungswissenschaftlerInnen und PsychologInnen diesem therapeutischen Team angehören. Die Hoffnung ist letztendlich, dass alle PatientInnen mit gastrointestinalen Erkrankungen besser behandelt werden.

Es war mir eine besondere Ehre, dieses Kapitel für das Buch von Frau Dr. Moser zu schreiben. An einem Buch mitzuwirken, das „echte" Themen der Gastroenterologie behandelt, wie etwa das biopsychosoziale Konzept der Gehirn-Darm-Achse und die Arzt-PatientIn-Beziehung, ist eine Novität und eine Notwendigkeit. Die darin enthaltenen Informationen sollten nicht nur GastroenterologInnen, sondern auch praktischen ÄrztInnen, StudentInnen, dem Pflegepersonal, TechnikerInnen, und natürlich unseren PatientInnen zur Verfügung stehen.

Literatur

DeVaul RA, Faillace LA (1978) Persistent pain and illness insistence – A medical profile of proneness to surgery. Am J Surg 135: 828–833

Drossman DA (1977) Can the primary care physician be better trained in the psychosocial dimensions of patient care? Int J Psychiatry Med 8:169–184

Drossman DA, Talley NJ, Olden KW, Leserman J, Barreiro MA (1995) Sexual and physical abuse and gastrointestinal illness: Review and recommendations. Ann Intern Med 123: 782–794

Drossman DA, Li Z, Leserman J, Toomey TC, Hu Y (1996) Health status by gastrointestinal diagnosis and abuse history. Gastroenterol 110: 999–1007

Drossman DA (1998) Presidential address: gastrointestinal illness and biopsychosocial model. Psychosom Med 60: 258–267

Drossman DA (1999) The physician-patient relationship. In: Corazziari E (Hrsg) Approach to the patient with chronic gastrointestinal disorders. Messaggi, Mailand, S 133–139

Drossman DA (2004) Medicine has become a business. But what is the cost? Gastroenterol 126: 952–953

Drossman DA (2005) Brain imaging and its implications for studying centrally targeted treatments in IBS: A primer for gastroenterologists. Gut 54: 569–573

Drossman DA (2005) Functional GI disorders: What's in a name? Gastroenterol 128: 1771–1172

Drossman DA, Ringel Y, Vogt B, Leserman J, Lin W, Smith JK, et al (2003) Alterations of brain activity associated with resolution of emotional distress and pain in a case of severe IBS. Gastroenterol 124: 754–761

Kaplan SH, Greenfield S, Ware JE, Jr (1989) Assessing the effects of physician-patient interactions on the outcomes of chronic disease. Med Care 27: 110–127

Lowman BC, Drossman DA, Cramer EM, McKee DC (1987) Recollection of childhood events in adults with irritable bowel syndrome. J Clin Gastroenterol 9: 324–330

Sandler RS, Everhart JE, Donowitz M, Adams E, Cronin K, Goodman C, et al (2002) The burden of selected digestive diseases in the United States. Gastroenterol 122: 1500–1511

Stewart MA (1995) Effective physician-patient communication and health outcomes: a review. CMAJ 152: 1423–1433

02

Stellenwert der Psychosomatik in der Gastroenterologie

Bedeutung der Integration des biopsychosozialen Krankheitsverständnisses in die klinische Praxis

Gabriele Moser

Geschichte der Psychosomatischen Forschung in der Gastroenterologie

Bereits 1833 berichtete William Beaumont, ein kanadischer Chirurg, über Experimente bei seinem Patienten mit einer gastrischen Fistel. Diese war an der Bauchdecke bei einem jungen Mann nach einer Schussverletzung als Defektheilung entstanden und ermöglichte den Einblick in den Magen. Beaumont hatte die Durchblutungsänderung der Magenschleimhaut und Änderungen der Sekretionsaktivität in Reaktion auf psychologische und physiologische Reize bei diesem Patienten mit einer traumatisch verursachten Magenfistel beobachtet. Er beschrieb auch eine gesteigerte Magensekretion bei Ärger. Freud beschrieb bald darauf die Wirkung von Angst auf Körpervorgänge und diskutierte ihre Bedeutung beim „Colon irritabile", wobei er die Unterschiede der Symptombildung bei akuter Angst und bei chronischer Angst betonte (Freud, 1895). Die Assoziation zwischen gastrointestinalen Funktionen und Stimmungen wurde später von mehreren bekannten Forschern wie Pavlov, Walter Cannon, Tom Almy and Stewart Wolf beschrieben: Pavlov (1910) zeigte als erster bei seinen Hunden, dass Säuresekretion durch psychische Faktoren über den Vagusnerv vermittelt werden kann. Weitere Studien von Wolf haben an PatientInnen mit gastrischen Fisteln (Tom und Monika) gezeigt, dass verschiedene Emotionen unterschiedliche Veränderungen in der Magenfunktion bewirken können (Wolf und Wolff, 1943; Engel et al., 1956). Zorn, Aggression, aber auch intensives Wohlbefinden waren assoziiert mit einer stärkeren Schleimhautdurchblutung und einer gesteigerten Motilität sowie Sekretion. Umgekehrt war Furcht oder Depression z. B. bei Trennung oder Vernachlässigung durch andere von Schleimhautblässe und einer verminderten Sekretion sowie Motilität begleitet.

Vor ungefähr 50 Jahren beschrieb Franz Alexander (1950 und 1968) die Theorie, dass Erkrankungen auf Basis einer konstitutionellen Prädisposition, eines spezifischen intrapsychischen Konfliktes und äußerer auslösenden Faktoren entstehen können. Diese Theorie wurde am Beispiel von sieben Erkrankungen beschrieben, die später als die klassischen „psychosomatischen Erkrankungen" bezeichnet wurden.

Zu diesen wurde auch die Colitis ulcerosa oder das Ulkusleiden gezählt. Dieses Konzept war damals ein Fortschritt, da nun verstärkt auch die psychosoziale Dimension dieser Krankheiten berücksichtigt und beforscht wurde; andererseits erwies sich die Annahme einer spezifischen „Krankheits-Persönlichkeit“ (als mögliche Prädisposition für die Erkrankung) bald als Bumerang: zwar konnten krankheitsspezifische Konflikte und Persönlichkeitsstrukturen später in kontrollierten Studien nie verifiziert werden, die Theorie führte aber zum „Schubladisieren“ oder Stigmatisieren der Betroffenen. Leider hielt sich diese Bezeichnung der „psychosomatischen Erkrankung“ hartnäckig für diese von Franz Alexander beschriebenen Leiden, wie z. B. für die Colitis ulcerosa oder das Ulkusleiden, obwohl der Verlauf vieler anderer Erkrankungen ebenso oder sogar deutlicher dem Einfluss psychischer Faktoren unterliegt (z. B. die koronare Herzkrankheit). Jedenfalls ist der Nachweis prämorbider, krankheitsspezifischer Konflikte oder einer krankheitsspezifischen Persönlichkeitsstruktur retrospektiv (bei bereits Erkrankten) kaum möglich. Das biopsychosoziale Modell erweiterte das Verstehen der Erkrankungen und löste die Theorie von spezifisch „psychosomatischen Krankheiten“ weitgehend ab.

Das biopsychosoziale Modell nach George Engel

Das biopsychosoziale Modell nach George Engel (1977) stellt einen wesentlichen Fortschritt im Verständnis aller Erkrankungen dar. Dabei handelt es sich um eine integrierte Betrachtungsweise von biologischen, psychischen und sozialen Faktoren (Abb. 1).

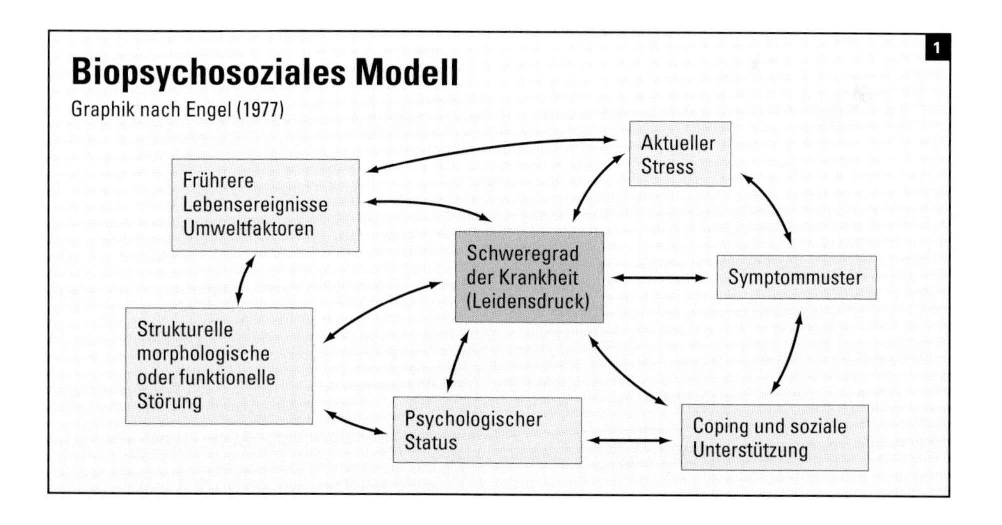

Betroffene wie Betreuende profitieren nicht nur in der Diagnostik und der Therapie durch dieses Modell, sie profitieren auch in ihrer persönlichen Zufriedenheit im klinischen Alltag. Die integrative Psychosomatik im Sinne des biopsychosozialen Modells versteht sich als Haltung in der täglichen klinischen Praxis und auch in der Forschung. Sie ist ein Fortschritt gegenüber dem reduktionistischen bio-medizinischen Verständnis von Krankheit und Gesundheit und erweitert die diagnostischen und therapeutischen Möglichkeiten. Im allein bio-medizinischen Krankheitsverständnis werden lineare Wirkmechanismen von biologischen Faktoren als Erklärung (Ätiologie) für die Entstehung von Leidenszuständen dargestellt. Im dualistischen Krankheitsverständnis werden Krankheit und Kranksein häufig getrennt und entweder organische (morphologische) oder psychische Ursachen für das Leiden verantwortlich gemacht. Im biopsychosozialen Modell tragen sowohl biologische als auch psychosoziale und kulturelle Faktoren für die Prädisposition, den Beginn und den Verlauf einer Erkrankung bei. Insbesondere wird bei dieser Betrachtung auch das Verhalten der Leidenden verständlicher, warum und wie sich die Betroffenen als PatientInnen präsentieren.

Definition von Psychosomatischer Medizin, Gesundheit und Krankheit im biopsychosozialen Modell

> Psychosomatische Medizin erforscht das Zusammenwirken somatischer, psychischer und sozialer Faktoren bei körperlichen Beschwerden und Erkrankungen, um die Rolle dieser Faktoren in Diagnostik und Therapie berücksichtigen zu können.

Dies bedeutet, dass mit Psychosomatik nicht die Erforschung einer Psychogenese oder Psychotherapie bestimmter Erkrankungen gemeint ist, sondern im biopsychosozialen Modell nach George Engel (1977) die Erweiterung der Diagnostik und Therapie aller Krankheiten um die psychosoziale Dimension. Krankheit und Gesundheit sind im biopsychosozialen Modell nicht als ein Zustand definiert, sondern als ein dynamisches Geschehen (Egger, 2005).

> Gesundheit bedeutet die ausreichende Kompetenz des Menschen, Störungen auf beliebigen Systemebenen autoregulativ zu bewältigen. Nicht das Fehlen von pathogenen Keimen (Viren, Bakterien etc.) oder das Nichtvorhandensein von Störungen/Auffälligkeiten auf der psychosozialen Ebene bedeuten demnach Gesundheit, sondern die Fähigkeit, diese pathogenen Faktoren ausreichend wirksam zu kontrollieren.

> Krankheit stellt sich dann ein, wenn der Organismus die autoregulative Kompetenz zur Bewältigung von auftretenden Störungen nicht ausreichend zur Verfügung stellen kann und relevante Regelkreise für die Funktionstüchtigkeit des Individuums überfordert sind bzw. ausfallen.

Nach diesem Modell kann es keine „psychosomatischen Krankheiten“ an sich geben, obgleich dieser Begriff historisch zu verstehen ist und auch heute noch verwendet wird für Krankheiten, bei denen psychosoziale Faktoren bei der Entstehung und im Verlauf besonders zu beachten sind (z. B. funktionelle gastrointestinale Störungen). Krankheit und Gesundheit sind im biopsychosozialen Modell nicht als ein Zustand definiert, sondern als ein dynamisches Geschehen: Gesundheit muss in jeder Sekunde des Lebens „geschaffen" werden (Egger, 2005). Der Begriff der „Psychosomatischen Krankheiten" suggeriert aber eine Dichotomie (entweder psychisch oder somatisch krank), die weder logisch, noch im klinischen Alltag nachvollziehbar ist. Psychosoziale Faktoren können potenziell bei jedem Krankheitsprozess einfließen, und dies ist das Wesentlichste am biopsychosozialen Verständnis von Krankheiten. Wie kann nun dieses mehrdimensionale, ganzheitliche Krankheitsverständnis in die klinische Praxis von Gastroenterologen umgesetzt werden? Herbert Weiner (2001) schlägt ein integratives Konzept vor, das als multifaktorielles, integriertes Modell bezeichnet werden kann. So kann, umgesetzt auf die Verdauungskrankheiten, jedes Leiden sowohl diagnostisch als auch therapeutisch von der physiologischen, der psychologischen und der ökosozialen Ebene beurteilt werden (Tabelle 1).

Tabelle 1. Nach Egger (2005)

Beobachtungsebene	**Diagnostik** Bisherige diagnostische Erkenntnisse (Fakten von Interpretationen trennen!)	**Therapie** Konsequenzen für die weitere Behandlung (Konkrete Schritte und Überlegungen)
Biologisch Organmedizinische Aspekte, biomedizinische Daten	z. B. ätiologische und pathogenetische Aspekte	Physikalische, medikamentöse, chirurgische Interventionen ....
Psychologisch Eigenheiten des Erlebens und Verhaltens, individueller Lebensstil	z. B. auslösende und/oder aufrechterhaltende Faktoren, Persönlichkeitsaspekte, Bewältigungsstil, subjektive Krankheitstheorie..	Ärztliche Gespräche, psychologische Beratung, Entspannungstechniken, psychotherapeutische Verfahren ....
Ökosozial Familiäre, beruflich-gesellschaftliche und andere umweltbezogene Lebensbedingungen	z. B. soziales Netzwerk/sozialer Rückhalt, akut oder chronisch belastende Stressoren in Beruf/Familie/Wohnbedingungen	Informative Beratung, Vermittlung von helfenden Kontakten zu Selbsthilfegruppen, Beratungsstellen oder Vereinen, Familie, Arbeitsplatz, Behörden ....

Dies entspräche dem Prinzip der „Simultandiagnostik" und „Simultantherapie" in einem multiprofessionellen Team. So ist zum Beispiel beim Morbus Crohn für die Diagnose und Therapie nicht nur die klinische Erfahrung in der Gastroenterologie gefragt, sondern auch die in der Pathologie, der Röntgenologie, der Labormedizin usw.,

es kann auch die Chirurgie gefragt sein. Spezialisten in psychosomatischer bzw. psychotherapeutischer Medizin sind ebenso in die Diagnostik und Therapie einzubeziehen, wenn ein Risikoprofil in der psychosozialen Anamnese erhoben wird. Jede Behandlung, die entweder die physische oder die psychische Komponente verleugnet, ist suspekt und wird nicht den Anforderungen der „Evidence Based Medicine" gerecht. Wenn psychosoziale Aspekte in das biomedizinische Denkmodell integriert werden können, wird das subjektive Erleben von Kranksein für die Betroffenen nicht mehr gespalten in „psychisches Befinden" und „objektivierbare Befunde".
Dass die Integration in die klinische Praxis auch für primär nicht in psychosomatischer Medizin ausgebildete ÄrztInnen durch Kommunikations-Schulung besser verwirklicht werden kann, zeigten Langewitz et al. (1998). Im Kapitel über „Schwierige PatientInnen" beschreibt Langewitz beispielhaft, wie dies im klinischen Alltag möglich wird. Auch haben sich Balint-Gruppen (Helmich et al., 1991) für die Reflexion der täglichen praktischen Tätigkeit bewährt.

Integrierte Erhebung psychosozialer Faktoren in der Anamnese

Bei ungefähr einem Drittel der stationären PatientInnen eines Allgemeinen Krankenhauses (ohne psychiatrische Abteilungen) sind psychosoziale Faktoren wesentlich am Leiden mit beteiligt (Stuhr et al., 1989). Allgemein wird nur die Hälfte der psychischen Störungen oder funktionellen Einschränkungen erkannt (Maguiere et al., 1974; Calkins et al., 1991). PatientInnen mit psychosozialen Belastungen weisen unabhängig von der Diagnose meist mehr psychosomatisch bedingte körperliche Beschwerden auf (Moser et al., 1989). Es ist daher nicht verwunderlich, wenn sich der diagnostische Prozess bei diesen PatientInnen häufig aufwändiger gestaltet. Die integrierte Erfassung psychosozialer Faktoren in der Erstanamnese kann am besten nach dem Engel'schen Schema (Adler, 1986) erfolgen. Hierbei kommt dem natürlichen Gesprächsverlauf und einer empathischen Haltung eine besondere Bedeutung zu. Wichtig ist es, zuerst „offene" Fragen zu stellen, auf welche der oder die PatientIn weder mit „nein", „ja" oder einer Zahl antworten kann. Dies wären die „geschlossenen" Fragen, die erst am Ende eines Gesprächs zur Vervollständigung der Datenerhebung verwendet werden sollten. Am Ende jeder Anamnese soll geklärt werden, ob Unklarheiten bestehen bzw. alles verstanden wurde, und ob der oder die Betroffene sich ausreichend informiert fühlt. Die PatientIn sollte auch aufgefordert werden, weitere Fragen zu stellen. Zuletzt empfiehlt es sich, nach der subjektiven Krankheitstheorie („Kausalattribution") des/der Betroffenen zu fragen, z. B.: „Was meinen Sie, was die Ursache Ihrer Beschwerden sein könnte?" Damit werden oft wesentliche psychosoziale Bereiche enthüllt, die im bisherigen Gesprächsverlauf oft nicht zur Sprache kamen, aber für die weitere Arzt-PatientIn-Beziehung wichtig sein können. Klaffen die subjektive Krankheitstheorie und die ärztliche schulmedizinische Theorie auseinander, so kann dies einen negativen Effekt auf die weitere Compliance der Betroffenen haben. Objektive und messbare Daten sind mit geeigneten Screeningmethoden erfassbar, subjektiv-empfundene Beschwerden aber nur mit individuell angepassten Fragen. Diese müssen daher sinnvoll eingesetzt und kombiniert werden (technische Medizin und intuitives Denken). Die Anamneseerhebung erfolgt immer je nach der Situation, der Persönlichkeit des Arztes/der Ärztin

und des/der PatientIn auf unterschiedliche (individuelle) Weise.
Schätzungen zur Folge werden in der täglichen ärztlichen Praxis mehr als 50% der Diagnosen aufgrund der Erstanamnese, weitere 30% aufgrund der klinischen Untersuchung und 20% aufgrund der Laboruntersuchungen gestellt. In der Studie von Hampton et al. (1975) waren es sogar 75% der PatientInnen, die mit einer ausführlichen Anamnese richtig diagnostiziert werden konnten. Nur 10% der Diagnosen erfolgten aufgrund der körperlichen Untersuchung, weitere 5% mittels Routine-Labor und Röntgenuntersuchungen und 5% verblieben ohne erklärende Diagnose. Untersuchungen zur ärztlichen Gesprächsführung haben ergeben, dass PatientInnen durchschnittlich bereits nach 22 Sekunden vom Arzt unterbrochen werden (Langewitz et al., 2002), spontan aber durchschnittlich nur 92 Sekunden bräuchten, um alles für sie Wesentliche darstellen zu können.
Daher ist, wie Engel, Uexküll (1992), Pontzen (1992), Adler, Drossman (siehe Buchkapitel) und viele andere Vertreter der integrierten psychosomatischen Medizin beschrieben, die (erlernbare) Fähigkeit, psychosoziale Aspekte bei der Betreuung von Kranken zu integrieren, in gewisser Weise eine Kunst, die jeder Arzt und jede Ärztin beherrschen sollte.

Literatur

Adler R (1986) Anamneseerhebung in der Psychosomatischen Medizin. In: von Uexkuell T. Psychosomatische Medizin. Urban & Schwarzenberg, München

Alexander F (1950) Psychosomatic medicine: Its principles and applications. Norton, New York

Alexander F, French TM, Pollack G (1968) Psychosomatic specificity: Experimental study and results. University of Chicago Press, Chicago

Beaumont W (1989) Experiments and observations on the gastric juice and the physiology of digestion. A facsimile of the first edition 1833. Oxford Historical Books, Abingdon

Calkins DR, Rubenstein LV, Cleary PD, Davies AR, Jette AM, Fink A, Kosecoff J, Young RT, Brook RH, Delbanco TL (1991) Failure of physicians to recognize functional disability in ambulatory patients. Ann Intern Med 114: 451–454

Egger JW (2005) Das biopsychosoziale Krankheitsmodell – Grundzüge eines wissenschaftlich begründeten ganzeitlichen Verständnisses von Krankheit. Psychologische Medizin 2: 3–12

Engel GL (1977) The need for a new medical model: A challenge for biomedicine. Science 196: 129–136

Engel GL, Reichsman F, Segal HL (1956) A study of an infant with gastric fistula. I. Behavior and the rate of total hydrochloric acid secretion. Psychosom Med 18: 374

Freud S (1895) Über die Berechtigung von der Neurasthenie einen bestimmten Symptomenkomplex als „Angstneurose" abzutrennen. Neuroloisches Zentralblatt 14: 50–66

Hampton JR, Harrison MJ, Mitchell JR, Prichard JS, Seymour C (1975) Relative contributions of history-taking, physical examination, and laboratory investigation to diagnosis and management of medical outpatients. Br Med J May 31; 2 (5969): 486–489

Helmich P, Hesse E, Köhle K, Mattern HJ, Pauli H, Uexküll T, Wesiak W (1991) Psychosoziale Kompetenz in der ärztlichen Primärversorgung. Springer, Berlin

Langewitz W, Denz M, Keller A, Kiss A, Ruttimann S, Wossmer B (2002) Spontaneous talking time at start of consultation in outpatient clinic: cohort study. BMJ Sep 28; 325 (7366): 682–683

Langewitz WA, Eich P, Kiss A, Wossmer B (1998) Improving communication skills – a randomized controlled behaviorally oriented intervention study for residents in internal medicine. Psychosom Med May-Jun; 60 (3): 268–276

Maguire GP, Julier DL, Hawton KE, Bancroft JHJ (1974) Psychiatric morbidity and referral on two general medical wards. Brit Med Journ 268–270

Moser G, Kiss A, Sachs G, Spieß K, Schwarzmeier J (1989) Die Bedeutung psychosozialer Beschwerden in der Erstanamnese: Eine Untersuchung an unselektierten Patienten einer internistisch-poliklinischen Universitäts-Ambulanz. Psychother Med Psychol 39: 161–167

Pavlov I (1910) In the work of the digestive glands. C. Griffen and Company, London

Pontzen W (1992) Bemerkungen zur Integration Psychosomatischer Medizin in das Allgemeine Krankenhaus. In: Uexküll T. Integrierte Psychosomatische Medizin in Praxis und Klinik. Schattauer, Stuttgart New York

Stuhr U, Haag A (1989) Eine Prävalenzstudie zum Bedarf an psychosomatischer Versorgung in den Allgemeinen Krankenhäusern Hamburgs. Psychother Med Psychol 39: 273–281

Uexküll T (1992) Integrierte Psychosomatische Medizin in Praxis und Klinik. Schattauer, Stuttgart New York

Weiner H (2001) Auf dem Weg zu einer integrierten Medizin. In: Deter. Psychosomatik am Beginn des 21. Jahrhunderts. Chancen einer biopsychosozialen Medizin. Huber, Bern

Wolf S, Wolff HG (1943) Human gastric function. Oxford University Press, New York

03

Von der Notwendigkeit die Psychosomatik zu erfinden oder – eigentlich nichts Neues unter der Sonne?

Beobachtungen aus der medizinhistorischen Perspektive

Sonia Horn

Jeder, der meint, eine Therapie passt zu jedem Menschen, ist ein Dummkopf. Medizin behandelt nicht die Menschheit im Allgemeinen, sondern jeden einzelnen Menschen im Besonderen.

Henry de Mondeville, Chirurgia, 1309

Wie im Beitrag *„Stellenwert der Psychosomatik in der Gastroenterologie"* von Gabriele Moser dargestellt, versteht sich die psychosomatische Medizin als Forschungsbereich, der sich mit dem Zusammenwirken somatischer, psychischer und sozialer Faktoren auseinandersetzt. Demnach sollte Gesundheit neu definiert werden, nämlich *als „... ausreichende Kompetenz des Menschen, Störungen auf beliebigen Systemebenen autoregulativ zu bewältigen. Nicht das Fehlen von pathogenen Keimen (Viren, Bakterien etc.) oder das Nichtvorhandensein von Störungen/Auffälligkeiten auf der psychosozialen Ebene bedeuten demnach Gesundheit, sondern die Fähigkeit, diese pathogenen Faktoren ausreichend wirksam zu kontrollieren. Krankheit stellt sich dann ein, wenn der Organismus die autoregulative Kompetenz zur Bewältigung von auftretenden Störungen nicht ausreichend zur Verfügung stellen kann und relevante Regelkreise für die Funktionstüchtigkeit des Individuums überfordert sind bzw. ausfallen."*

Die Medizinhistorikerin stellt *„The need for a new model"* und *„A challenge for biomedicine"* (Engel, 1977) vor eine interessante Frage – gab es das nicht schon einmal?

Medizin besteht sowohl aus Theorie als auch aus Praxis. Die Erfahrungen von Heilkundigen sind wesentlicher Teil des heilkundlichen Wissens und Könnens. Die Theorie der Medizin dient dazu, Erklärungsmodelle zur Verfügung zu stellen, auf deren Basis Gesundheit und Krankheit erklärt werden. Ausgehend davon werden Krankheiten charakterisiert (womit auch deren „Erforschung" gemeint ist) und der Körper des Menschen dargestellt (was ebenfalls die „Erforschung" desselben beinhaltet). Wesentliche Einflüsse bestimmen dieses Verständnis:

- soziale Aspekte,
- regional unterschiedliche Denkweisen,
- der Einfluss und Eindruck der umgebenden Natur,
- technologische Entwicklungen,
- menschliche Fähigkeiten und Kenntnisse.

Wesentlich ist aber auch, dass es sich bei medizinischen Theorien um Denk-„Modelle“ handelt, die vor dem Hintergrund der jeweiligen Epoche verstanden werden müssen, da sie von diesen Rahmenbedingungen beeinflusst werden.

Das zumindest bis zum Ende des 18. Jahrhunderts aktuelle Erklärungsmodell für den menschlichen Körper und seine Funktionen war ein „Gleichgewichtsmodell“. Menschen galten als gesund, wenn der Körper im Gleichgewicht war, wobei physische und psychische, aber auch Einflüsse der Umwelt als wirksam betrachtet wurden. Der Mensch, als Ganzheit von Körper und Seele, wurde nicht als „einzelnes Wesen“ betrachtet, das unabhängig von der Umgebung existierte, sondern als Teil einer großen Gesamtheit, die auf dieses Wesen wirkte, auf die dieses umgekehrt auch wieder Einfluss hatte. Diese Wechselwirkung bestand jedoch nicht nur zwischen dem Körper und seiner Umgebung, sondern auch zwischen einzelnen Organen und dem Körper. Die Medizin widmete sich als „andere Philosophie“ dem menschlichen Körper und seinen Beziehungen zur Umwelt. Auch wenn die „Theologie“ als grundsätzlich allen Wissenschaften übergeordnet betrachtet wurde, war das Argument, dass der menschliche Körper immerhin das „Vehikel“ der Seele wäre und somit seine Existenz und Pflege notwendig wären, nicht unbedeutend. Diese Überlegungen finden sich in den philosophischen Grundlagen der alten europäischen Medizin, aber auch in der Heilkunde anderer Kulturen (Harig und Schneck, 1990).

Das „Gleichgewichtsmodell“ kannte bzw. kennt verschiedene Vorstellungen – einmal sind es fünf Elemente (Ayurveda), einmal zwei (Ying und Yang), manchmal drei (Mercur, Sulfur, Sal bei Paracelsus) oder eben vier „Körpersäfte“ (Blut, Schleim, gelbe Galle und schwarze Galle), wie in der europäischen Antike, im Mittelalter und in der frühen Neuzeit. Nahe liegend ist auch, dass hier Einflüsse aus der unmittelbaren Beobachtung der Lebenswelt umgesetzt wurden. Es erscheint verständlich, dass die alltägliche Beobachtung von normalen Körperflüssigkeiten und Ausscheidungen die Grundlage dieses Modells darstellt und aufgrund der regelmäßigen Ausscheidung derselben davon ausgegangen wurde, dass dadurch der Körper im Gleichgewicht der „Säfte“ gehalten wird.

Über die Nahrungsaufnahme, die Atmung und die vielfachen „Reize“, denen der Mensch permanent ausgesetzt war, bestand in diesem Verständnis die Verbindung zur „Umwelt“. Hierbei wurde jedoch keine Trennung vorgenommen, ob diese Reize aus der Natur stammten – wie etwa Hitze oder Kälte – oder aus der menschlichen „Umwelt“. Menschen etwa, die Kummer bereiteten oder Lebensumstände, die Anpassungen notwendig machten, wurden ebenfalls als Faktoren gesehen, die dieses dynamische Gleichgewicht irritieren konnten. Die Fähigkeit, mit diesen äußeren Reizen umzugehen und das Gleichgewicht zu halten, wurde als „Gesundheit“ definiert. Ging diese Fähigkeit verloren und konnten die „Säfte“ daher nicht im Gleichgewicht gehalten werden, war man dem Verständnis der alten europäischen Medizin entsprechend krank.

Bestimmte Krankheiten oder Krankheitssymptome wurden durchaus auch einzelnen Organen zugeschrieben, allerdings war in diesen Interpretationen immer auch eine Störung des Gleichgewichtes enthalten. Das Gleichgewicht der Säfte konnte diesem Denkmodell entsprechend vom Körper alleine wieder erreicht werden, indem sich das, was dieses Gleichgewicht gestört hatte, zu einer Substanz verdichtete, die irgendwie aus dem Körper hinaus gelangen sollte. Eine Störung des Gleichgewichtes durch zuviel Trinken (z. B. von Alkohol) wurde demnach durch vermehrte Ausscheidung wieder ins Gleichgewicht gebracht – gelegentlich begleitet von Übelkeit und Kopfschmerzen. Ähnliches erfolgte auch bei zu viel oder nicht adäquatem Essen. Mit diesen verstärkten Ausscheidungen wurde im Idealfall auch die schädigende Substanz aus dem Körper entfernt, die sich etwa durch zu hohen Alkoholkonsum im Körper entwickelt hatte. Allerdings meinte man nicht den „Alkohol", sondern die „Substanz, die an diesen Symptomen schuld ist" – die *„materia peccans"* (Eckart, 2000; Pouchelle, 1990).

Wenn das Fließen der „Säfte" ins Stocken kam, das Gleichgewicht also nicht erreicht werden konnte, bedeutete dies Krankheit. Wenn also etwa das Herz nicht richtig oder nicht genügend schlagen konnte, kam das Blut ins Stocken und mit diesem alle anderen Säfte auch. Dies bedeutet wiederum eine Schädigung anderer Organe usw. Der extreme Zustand, das völlige Sistieren jeglichen Fließens, also das Unvermögen, Irritationen auszugleichen, trat mit dem Tod ein. Als „Sitz der Krankheit" wurde nicht die Veränderung eines Organs betrachtet, sondern eine Störung des Gleichgewichtes der Säfte – eine „funktionelle" Störung also. Dass jedoch anatomische Sektionen oder auch Obduktionen stattfanden, spricht nicht gegen dieses Denkmodell. Die Veränderungen an inneren Organen, die in Obduktionen beobachtet werden konnten, wurden meist nicht als Ursache der Erkrankung, sondern als Auswirkung des gestörten Gleichgewichtes betrachtet.

Auch die Tatsache, dass soziale Faktoren „krank" machen können, und die Lösung derartiger Probleme eine „kausale Therapie" verschiedener „Krankheiten" wäre, war in dieser medizinischen Theorie vertreten. Der Mensch in seiner Beziehung zur Umwelt war das Zentrum dieses Denkmodells. Soziale Faktoren – Sorgen, Einsamkeit, Mangelernährung, Existenzangst uvm. – als Krankheitsursache hatten in diesem Konzept Platz. Dass jedes Individuum anders reagiert und daher eine auf den jeweiligen Organismus abgestimmte Therapie benötigt, ergab sich aus dieser Sichtweise. So meinte etwa der französische Chirurg Henry de Mondeville (ca. 1260–1325) in seinem Werk „Chirurgia Magna" von 1306:

„Jedes Individuum hat besondere Eigenschaften, die unabhängig von den Eigenschaften der gesamten Spezies bei keinem anderen Individuum gefunden werden können ... Jeder, der meint, eine Therapie passt zu jedem Menschen, ist ein Dummkopf. Medizin behandelt nicht die Menschheit im Allgemeinen, sondern jeden einzelnen Menschen im Besonderen." (Pagel, 1892)

Dieses Denkmodell ging auf die medizinische Schule von Kos zurück, deren Theorien über das „Corpus Hippocraticum", das im 2.–5. Jahrhundert v. Chr. entstand, weitergegeben wurden. Durch Galenos von Pergamon (ca. 129 – ca. 216 n. Chr.) wurden diese Denkweisen rezipiert und weiterentwickelt. Im Laufe der Zeit erfuhren diese Theorien auch unterschiedliche Interpretationen einzelner Aspekte, allerdings blieb die hippokratisch-galenische Theorie bis zum Ende des 18. Jahrhunderts die Grundlage der Heilkunde, verbunden mit dem jeweiligen Erfahrungswissen einzelner oder mehrerer Heilkundiger.

Wesentlicher Teil dieser Medizin war der Aspekt der Gesundherhaltung. Durch eine geeignete Lebensführung sollte das Entstehen von Krankheiten verhindert werden. In den hippokratischen Texten finden sich die Empfehlungen des Maßhaltens im Alltäglichen – im Essen und Trinken, Schlafen und Wachen, in Ruhe und Bewegung. Auch ein ausgeglichenes Sexualleben sowie soziale Kontakte und die Kontrolle von Gemütsbewegungen sollten zu einer gesunden Lebensweise beitragen. In den galenischen Texten wird der ausgewogene

Umgang mit Luft, Nahrung, Schlaf, Bewegung, Stoffwechsel und Gemütsregungen als wesentlich für die Gesundheit betrachtet. Allzu heftige Emotionen galten als schädlich. Der Nahrungsaufnahme und der geregelten Funktion der Verdauungsorgane kam im Hinblick auf die seelische Ausgeglichenheit besondere Bedeutung zu. Stark vereinfacht dargestellt, wurde der hippokratisch-galenischen Denkweise entsprechend die aufgenommene Nahrung im Magen verdaut. Bestandteile, die nicht verarbeitet wurden, wurden in dieser Theorie über den Darm ausgeschieden, mit der sog. „schwarzen Galle". Aus dem Rest entstand der „chylus", der zur Leber gelangte und dort durch eine weitere „Verdauung" zu Blut umgewandelt wurde. Dieses wurde schlussendlich in einer dritten „Verdauung" in den Organen verarbeitet. Allerdings existierten durchaus auch andere diesbezügliche Konzepte. So etwa hatte Hildegard von Bingen (1098–1179) von der Verdauung die Vorstellung, dass die Nahrung im Magen und Darm wohl „gekocht" wird, wie es diesem Modell entsprechen würde. Ihrer Meinung nach entstand allerdings aus diesem gekochten Speisebrei nicht Blut. Die Bestandteile der Nahrung wurden ihrem Denkmodell entsprechend mit dem Blut dorthin transportiert, wo sie benötigt wurden. Ebenso verhält es sich in dieser Interpretation mit den flüssigen Nahrungsbestandteilen, denn diese werden nicht zu „Blutwasser", wie es der hippokratisch-galenischen Vorstellung entsprochen hätte. Ihrer Meinung nach wurde die zugeführte Flüssigkeit mit dem Blutwasser ebenfalls dorthin transportiert, wo sie benötigt wird. Nach Hildegards Theorie entstand das Blut im Knochenmark, das „entzündet" wird, wenn Blut benötigt wird (Schulz, 1955).

Dem Zusammenhang der psychischen Konstitution mit den Körpersäften wird in der hippokratisch-galenischen Medizin dahingehend Rechnung getragen, dass die für jeden Menschen typische Zusammensetzung der Körpersäfte auch die Persönlichkeit definiert. Besonders klar und für beide Geschlechter detailliert aufgeschlüsselt, findet sich dieser Aspekt auch in den Texten der Hildegard von Bingen.

Nahrungsaufnahme und die gesunde Funktion der Verdauungsorgane sind in dieser Denkweise selbstverständliche Voraussetzungen dafür, dass die Psyche – eben durch die ausgeglichene Zusammensetzung der Körpersäfte – gesund bzw. so gestaltet ist, wie sie für das betreffende Individuum typisch ist. Auch bei der Ernährung sollte auf diese Konstitution Rücksicht genommen werden: was für einen Menschen an bestimmten Nahrungsbestandteilen notwendig war, konnte dieser Auffassung entsprechend für einen anderen Menschen zuviel oder zu wenig sein. Demnach war es auch möglich, dass sich Erkrankungen der Verdauung in psychischen Veränderungen zeigten bzw. wurden seelische Veränderungen häufig durch eine gestörte Verdauung bzw. Ausscheidung definiert – besonders bekannt ist hierbei die Melancholie, die als „Zuviel von schwarzer Galle" verstanden wurde.

Seelische Veränderungen wiederum, Aufregung, Sorgen oder auch Freude, wurden als Einflüsse aus der Umwelt verstanden, die der Organismus ausgleichen musste – gelang dies nicht war Krankheit die Folge. Aufregung, so interpretierte man die Beobachtungen am menschlichen Körper, konnte dazu führen, dass im Magen-Darm-Trakt eine „materia peccans" entstand, die z. B. zu Magenschmerzen führte und die dann durch verstärkte Ausscheidung aus dem Körper hinaus befördert werden musste, was man sich als erhöhte Darmaktivität und Durchfall vorstellen kann.

Die Sichtweise, dass Veränderungen an Organen die eigentlichen Krankheiten sind, entwickelte sich ab dem 17. Jahrhundert und setzte sich als sog. „Solidarpathologie“ im 19. Jahrhundert durch. Um die Mitte des 18. Jahrhunderts verbreitete sie sich, vor allem in jenen Zentren, in denen sich die Medizin auf die Theorien von Hermann Boerhaave (1668–1738) stützte (Bern, Edinburgh, Wien), die Meinung, dass die Medizin der Theologie die Sorge für das spirituelle Seelenheil überlassen sollte, Gemütszustände und deren Auswirkungen auf den Körper jedoch in den Bereich der ärztlichen Tätigkeit gehörten. Boerhaave selbst hatte sich nach seinem Theologiestudium der Medizin zugewandt. Die Beschreibung des psychischen Zustandes von PatientInnen war ebenso Teil der in dieser Schule üblichen exakten Anamnese und Krankenbeobachtung, wie die postmortale Sektion.

Zusammen mit dem Versuch, die Krankheitsursache an eine lokale Veränderung zu binden, entwickelte sich im Laufe des 18. Jahrhunderts auch das Bemühen, den Menschen als grundsätzlich zähl- und messbaren Teil der Natur zu erfassen. In diesem Sinn stand man bald vor dem Dilemma, auch nicht so einfach fassbare Veränderungen, wie psychische Krankheiten, mit den naturwissenschaftlichen Darstellungsweisen des Zählens und Messens erklären zu wollen. Dies war die Grundlage für die Versuche, anhand von Veränderungen des Schädels oder Messungen von verschiednen Parametern und der Definition von Zahlenverhältnissen eine auf naturwissenschaftlichen Methoden basierende Erklärung von psychischen Phänomenen zu entwickeln, und den „Geist“ zu „lokalisieren“. Der Weg zur „Leugnung“ von Beobachtungen, die mit naturwissenschaftlichen Methoden nicht zu erfassen waren und die Konzentration auf das vermeintlich Wesentliche – nämlich die mit Messen und Zählen fassbaren Bereiche des Körpers –, war danach nicht mehr weit. Um Krankheitsabläufe genau und naturwissenschaftlich korrekt beobachten zu können, sollten die Kranken in einer Umgebung betreut werden, die für jeden die gleichen Rahmenbedingungen vorsah – das (für habsburgische Länder besonders typische) Allgemeine Krankenhaus. Die medizinische Betreuung von PatientInnen erfolgte bis etwa zur Mitte des 19. Jahrhunderts vorwiegend zu Hause und es ist verständlich, dass die Rahmenbedingungen, in denen Menschen betreut wurden, sehr unterschiedlich gestaltet waren. Um auch Bevölkerungsschichten medizinisch betreuen zu können, für die der Zugang zur medizinischen Versorgung nicht selbstverständlich war, wurden (allgemeine) Krankenhäuser eingerichtet, in denen für alle eine medizinische Betreuung unter den gleichen Rahmenbedingungen möglich war. Diese war jedoch für die im Entstehen begriffene Medizin, die sich naturwissenschaftlicher Methoden bedienen wollte, ein idealer Boden: „Störfaktoren“, wie soziale Aspekte, Wohnverhältnisse oder Verwandte, die sich nicht an die von medizinischer Seite vorgegebenen Diätvorschriften bei der Nahrungszubereitung hielten, waren ausgeschaltet. Die PatientInnen konnten Tag und Nacht umfassend beobachtet werden, Krankheitsverläufe konnten weitgehend unbeeinflusst ausführlich dokumentiert werden. Aus diesem wissenschaftlichen Herangehen entwickelte sich die heutige naturwissenschaftliche Medizin – und es ist daher kein Wunder, dass psychosoziale Aspekte von Krankheit weitgehend unberücksichtigt blieben und daher *„The need for a new model“* und *„A challenge for biomedicine“* (Engel, 1977) mit der Zeit notwendig wurden.

Festzuhalten ist demnach, dass durch die Entwicklung der naturwissenschaftlichen Medizin ein älteres Denkmodell abgelöst wurde. Aus verschiedenen historischen Gründen erfolgte diese Ablöse so massiv, dass vieles vergessen wurde, als undenkbar betrachtet wurde oder keinen Platz in der „neuen“ Medizin fand. Die einst nicht vorhandene Trennung von Körper und Seele, muss zum einen erst wahrgenommen werden, zum anderen muss die Brücke über diesen Graben mühsam konstruiert werden – die „Erfindung“ der Psychosomatik ist notwendig. Die naturwissenschaftlich fundierten Nachweise von körperlichen Veränderungen, die aus dem Zusammenwirken von somatischen, psychischen und sozialen Faktoren entstehen, sind für die Akzeptanz durch die heutigen Denkweisen in der Medizin unabdingbar. Auch wenn die Psychosomatik aus historischer Sicht „nichts Neues unter der Sonne“ darstellt.

Literatur

Eckart W (2000) Geschichte der Medizin. 4. Auflage. Springer, Berlin Heidelberg New York, S 60

Engel GL(1977) The need for a new medical model: a challenge for biomedicine. Science 196: 129–136

Harig G, Schneck P (1990) Geschichte der Medizin, 1. Auflage. Verlag Gesundheit GmbH, Berlin, S 67–76

Pagel J (ed 1892) Die Chirurgie des Heinrich von Mondeville, 1. Auflage. A. Hirschwald, Berlin (Übersetzung der Zitate aus dem Lateinischen: Sonia Horn)

Pouchelle MC (1990) The body and surgery in the middle ages, 1. Auflage. Rutgers University Press, New Brunswick

Schulz H (ed 1955) Causae et Curae, Kap 2. In: Der Äbtissin Hildegard von Bingen Ursachen und Behandlung der Krankheiten, 1. Auflage. Haug, Ulm, S 27

04

Das Enterische Nervensystem, die „Brain-Gut-Axis", Stress und Verdauungstrakt

Ein Einblick in die Neurogastroenterologie

Gabriele Moser, Brigitte Litschauer

Zusammenfassung

Die Neurogastroenterologie ist eine neue Subspezialität der klinischen Gastroenterologie, die sich mit Funktionen und Dysfunktionen der Interaktion zwischen Gehirn, Rückenmark, dem sympathischen, parasympathischen und enterischen Anteilen der Innervation des Verdauungstraktes beschäftigt. Diese sind sehr komplex und für auf diesem Gebiet wenig spezialisierte GastroenterologInnen oft schwer verständlich. Es wird deshalb in diesem Kapitel versucht, die neuesten Erkenntnisse dieser komplizierten Gehirn-Bauch-Achse „Brain-Gut-Axis" in verständlicher und zum Teil in vereinfachter Form darzubringen.

Das enterische Nervensystem (ENS)

Die Anzahl der Neurone des enterischen Nervensystems (ENS) ähnelt der des Rückenmarks (ungefähr ~1×10^8) und bildet die größte Ansammlung von Nervenzellen (Abb. 1) außerhalb des zentralen Nerven-

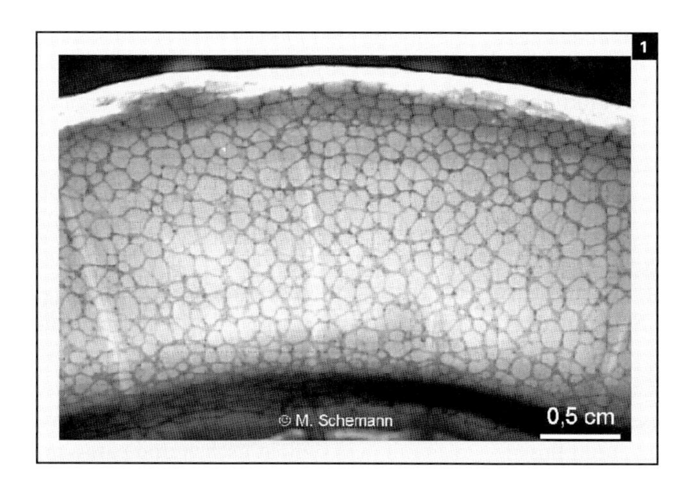

systems (ZNS). Es wird daher auch das „Bauchhirn" oder das „kleine enterische Hirn" genannt (Wood et al., 1999).
Die Bedeutung des ENS wird insbesondere bei der Entstehung von Missempfindungen und Schmerzen bei den funktionellen gastrointestinalen Störungen offenkundig.

Die Neuronale Innervation

Das neuronale Netzwerk kontrolliert die Funktionen des Verdauungstraktes und ist im Gehirn, im Rückenmark, in den prävertebralen sympathischen Ganglien und in der Wand des jeweils spezialisierten Organs verortet. Diese integrative Organisation umfasst 4 hierarchische Ebenen oder Niveaus der Kontrolle (Abb. 2).

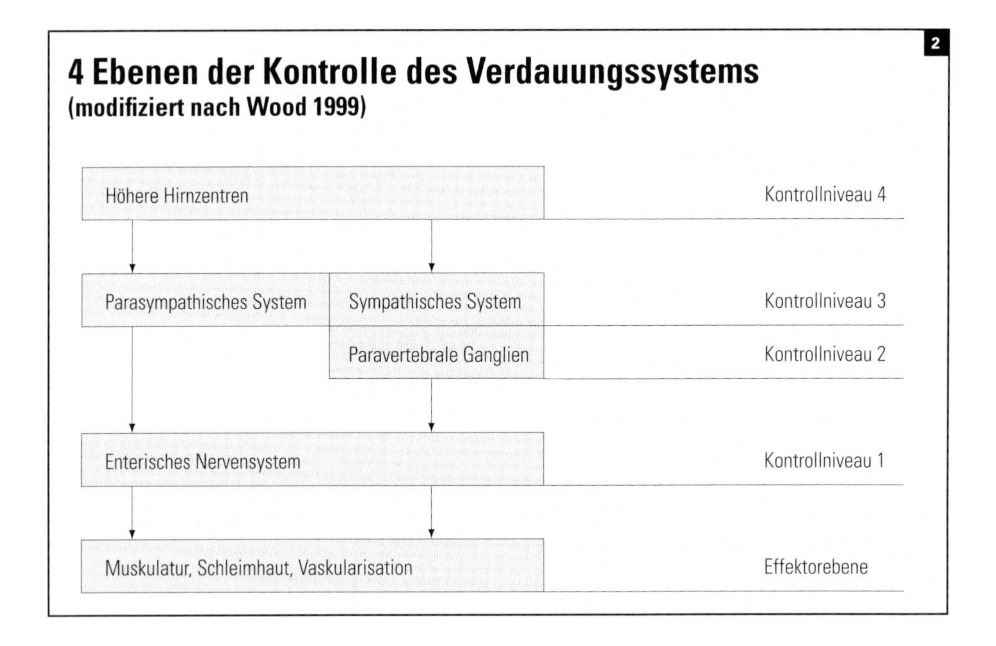

Das Kontrollniveau der ersten Ebene des Verdauungssystems stellt das ENS dar, das lokale Kreisläufe für integrative Funktionen besitzt, unabhängig von den extrinsischen Nervenverbindungen. Das zweite Kontrollniveau liegt in den prävertebralen Ganglien, wo periphere Reflexbahnen von sympathischen Fasern des Rückenmarks beeinflusst werden. Kontrollniveau 3 und 4 befinden sich innerhalb des ZNS. Auf dem Kontrollniveau 3 befindet sich der sympathische und parasympathische Einfluss auf das Verdauungssystem. Dieses wird zum Teil von sensorischen Fasern beeinflusst, die mit den autonomen Nerven mitziehen. Das vierte Kontrollniveau inkludiert höhere Gehirnzentren, die absteigende Signale liefern, welche mit ankommenden sensorischen Signalen aus dem Kontrollniveau 3 integriert werden. Das neuronale Netzwerk auf dem ersten Niveau (Effektorebene) innerhalb der Wände des Verdauungstraktes bewerkstelligt die Kontraktionen der Muskelwand, den Transport durch die Schleimhaut und den Blutfluss innerhalb der Wand in einem organisierten Ablaufmuster. Diese Netzwerke stellen das ENS dar, das, zusammen mit dem sympathischen und parasympathischen System, als eines der drei Komponenten des autonomen Nervensystems bezeichnet wird. Das ENS wird daher als das lokale „Bauchhirn" oder das „Kleine enterische Hirn" genannt, das wie eine Bibliothek Programme für verschiedene Muster von Verdauungsabläufen und Verhaltensweisen des Intestinaltraktes gespeichert hat. Verdauung, Ruhephase oder emetische Phasen des Intestinaltraktes sind z. B. solche Programme, die, je nach Impulsen vom Hirn oder der lokalen sensorischen Wahrnehmung (z. B. auf schädliche Substanzen im Magen-Darm-Trakt), von dieser Bibliothek abgerufen werden können. Die Struktur, Funktion und Neurochemie der enterischen Ganglien unterscheidet sich wesentlich von anderen autonomen Ganglien. Sie sind vor allem vernetzt, um Informationen zu integrieren und zu prozessieren, ähnlich denen im Hirn oder Rückenmark. Viele Eigenschaften des ENS gleichen dem ZNS und das konzeptionelle Modell ist dasselbe (Abb. 3). Wie das ZNS arbeitet das

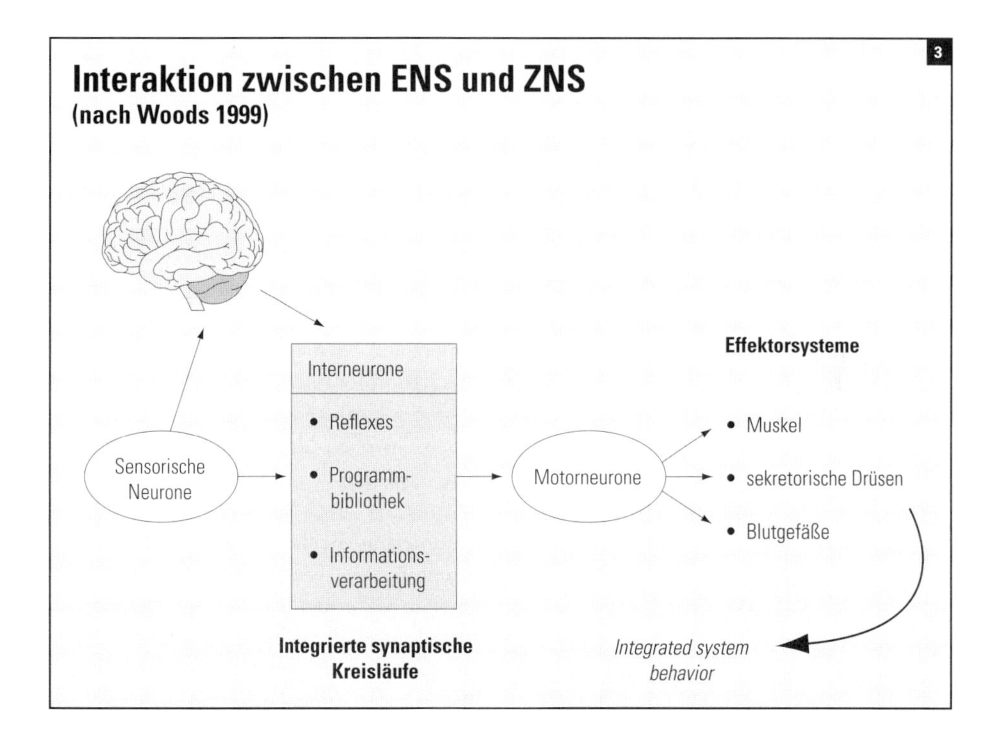

ENS mit drei funktionalen Kategorien von Neuronen, die als sensorische, als interneuronale und als Motor-Neuronen identifiziert werden können (Wood, 1994).

Sensorische Neurone haben Rezeptorregionen, die auf die Erfassung von Veränderungen thermischer, chemischer oder mechanischer Reize spezialisiert sind. Interneurone sind mit Synapsen im Netzwerk verbunden, die sensorische Informationen weiterverarbeiten und die Motorneurone und deren Verhalten kontrollieren. Viele Verbindungen zwischen den Interneuronen formen „logische" Kreisläufe, die oft als integrativ oder Reflexkreisläufe wahrgenommen werden, da sie Reflexantworten auf sensorische Impulse organisieren. Motorneurone sind die letzte Station dieses Pfades bei der Umwandlung von Kontrollsignalen zu den Effektorsystemen; sie bestehen aus exzitatorischen und inhibitorischen Neuronen und können abhängig von der Art des freigesetzten Transmitters aktivieren oder hemmen.

Einfluss höherer Hirnregionen auf das ENS

Frontale Regionen des zerebralen Kortex, paraventrikuläre Kerne des Hypothalamus und der zentrale Kern der Amygdala beeinflussen das vagale Zentrum in der Medulla oblongata. Diese Regionen teilen Informationen mit dem limbischen System, wo emotionale Antworten auf sensorische Einflüsse verarbeitet werden. Interaktionen zwischen Emotionen und gastrointestinaler Störungen sind wohlbekannt. Abdomineller Schmerz, Durchfall, Übelkeit, gestörte Nahrungsaufnahme und Erbrechen können jeweils Manifestationen eines emotionalen oder traumatischen Stresses darstellen. Dieselben Symptome als Folge von Stress können bei psychisch unauffälligen wie auch bei psychisch kranken Personen auftreten. Stresssymptome und Verhaltensveränderungen (z. B. Schlafstörungen, Muskelanspannung, Schmerz, Veränderung der Nahrungsaufnahme, abnormes Krankheitsverhalten), die mit funktionellen gastrointestinalen Störungen häufig assoziiert sind, reflektieren möglicherweise subtile Fehlfunktionen in Gehirnprozessen, die für die Interaktion von höheren kognitiven Funktionen bzw. zentralen Zentren und deren Einfluss auf den Gastrointestinaltrakt verantwortlich sind.

Das ENS hat eine bilaterale Beziehung zum ZNS. Obgleich das ENS die intestinale Motilität unabhängig steuert, wird es vom ZNS über autonome Nerven beeinflusst. Gleichzeitig werden vom Verdauungstrakt Informationen über Sättigung, Übelkeit, Bauchschmerzen oder Blähungen zum ZNS transportiert. Es wird vermutet, dass diese auch die Stimmung und Hirnfunktionen einschließlich der Schmerzempfindung beeinflussen (Gershon, 2003).

Cervero und Jänig (1991) vermuteten, dass eine Dehnung des Lumens, des Verdauungstraktes, eine Sensation von leichtem Völlegefühl bis zu intensivem Schmerz herbeiführen kann, je nach Aktivierung verschiedener Niedrig- und Hochschwellen-Mechanorezeptoren. Akuter viszeraler Schmerz kann durch die Aktivierung von Hochschwellen-Nozirezeptorfasern entstehen, während chronische abdominelle Schmerzen durch Sensitivierung und Konditionierung beider Typen von Mechanorezeptoren bei Entzündung oder Ischämie entstehen können. Eine andere Klasse von splanchnischen Afferenzen wird als „stille Nozirezeptoren“ bezeichnet, die vermutlich bei der Entstehung von chronischem Schmerz eine Rolle spielen.

Stille Nozirezeptoren reagieren normalerweise nicht einmal auf die stärksten Dehnungsreize. Sie werden durch entzündliche Mediatoren sensibilisiert und können danach spontan reagieren, auch auf ganz normale Dehnung im Magen-Trakt.

Immun-Neurophysiologie

Die Wissenschaft von der Interaktion des enterischen Immunsystems und dem ENS ist ein stetig sich weiter entwickelndes Gebiet. Die in Tiermodellen gut dokumentierte Verbindung von Gehirn und Mastzelldegeneration im Verdauungstrakt, kann die Reizbarkeit des Verdauungstraktes auf emotionale Zustände erklären. Die Degranulation der Mastzellen und die Freisetzung von Mediatoren, die durch die neuronalen Einflüsse vom ZNS herbeigeführt werden, haben dieselben Effekte auf die Motilität und Sekretion wie jene durch Antigene getriggerte Reaktion. Dies mag die Ähnlichkeit von Darmsymptomen erklären, die bei noxischer Schädigung im Lumen und jenen durch Stress bei bestimmten (empfänglichen) Individuen auftreten (z. B. Durchfälle und Bauchkrämpfe). Die Programme des ENS schützen die Integrität des Verdauungstraktes, bewirken aber auch die Effekte von abdominellen Störungen durch die Verbindung von psychischen Zuständen und der Aktivierung von neuronalen Bahnen vom Gehirn bis zur Mastzelldegeneration im Darm. Dies spielt vor allem bei den funktionellen gastrointestinalen Störungen eine Rolle (siehe unten). Enterische Mastzellen scheinen eine Schlüsselrolle zu spielen in der Umwandlung von Signalen, die das ENS veranlassen Programme zu aktivieren, die dem Verhalten von funktionellen gastrointestinalen Störungen gleichen. Enterische Mastzellen entdecken fremde Antigene und signalisieren deren Präsenz dem ENS. Stimulierte Mastzellen setzen daraufhin verschiedene parakrine Mediatoren spontan frei. Einige dieser Mediatoren informieren das ENS über Signale, während andere als Anziehungsfaktor für polymorphnukleare Leukozyten fungieren, die für akute Entzündungen verantwortlich sind. Das ENS antwortet auf die Mastzellsignale mit dem Start eines Programms, das die Sekretion und propulsive Motilität koordiniert und damit die Antigene ausscheiden kann. Symptome wie Bauchschmerz und Durchfall sind die Folge dieses Programms.

Weitere Studien sind noch erforderlich um nachweisen zu können, dass ZNS-Signale auf psychischen Stress genauso wie lokale schädliche Substanzen diese Darmreaktionen einleiten können. Neue Methoden des „functional brain imaging“ wie das funktionelle Magnetresonanz-Imaging (fMRI) von Hirnfunktionen wurden etabliert und zeigten erste Nachweise für diese enge Verbindung zwischen Gehirn und den Reaktionen des Gastrointestinaltraktes (Aziz und Thompson, 1998; Ringel, 2006).

Einfluss von Emotion und Stress auf die Physiologie der Verdauungsorgane und die viszerale Sensitivität

PatientInnen geben oftmals einen Zusammenhang zwischen belastenden Lebensereignissen und dem Beginn, dem Wiederauftreten und der Verstärkung ihrer gastrointestinalen Symptome an. Einiges deutet darauf hin, dass diese Betroffenen auch empfindlicher auf psychosoziale Belastungen reagieren und eine veränderte viszerale Empfindung zeigen (Mayer, 2000; Whitehead et al., 1992; Posserud et al., 2004). Andererseits können unterschiedliche Stressoren gastrointestinale Veränderungen hervorrufen, die ihrerseits wiederum über die ausgelöste Angst die Stressreaktion verstärken. Darüber hinaus sind dieselben ZNS-Strukturen sowohl am Stress-Geschehen als auch an funktionellen gastrointestinalen Erkrankungen beteiligt (Hobson und Aziz, 2004).

Physiologische Prozesse bei Stress

Stress ist eine im Laufe der Evolution angepasste Antwort bei Tier und Mensch, die es ermöglicht, auf eine aktuelle oder empfundene Bedrohung zu reagieren. Damit wurde eine maximale Chance für das Überleben gewährleistet. Dies umfasst eine koordinierte physiologische, verhaltensorientierte und psychologische Antwort.

Das „Stress-System" hat sich entwickelt, um angebracht und effektiv auf Anforderungen der Umwelt zu reagieren. Sensorische Informationen aus der Außenwelt liefern ein Bild des Geschehens und viszerale Empfindungen über innere Körperzustände. Diese sensorischen Informationen werden mit Gedächtnisinhalten verglichen und es wird ihnen eine entsprechende emotionale und motivationale Bedeutung zugeschrieben. Das Abrufen von Gedächtnisinhalten entsprechender Situationen erleichtert normalerweise die Bewältigung bedrohlicher bzw. herausfordernder Situationen, kann jedoch im Fall einer Angst-Konditionierung verstärkend wirken. Das ZNS integriert kontinuierlich eintreffende Informationen von den Eingeweiden mit Informationen aus anderen sensorischen Systemen um adäquate adaptive Antworten auszulösen. Unter physiologischen Bedingungen werden diese Informationen auf Höhe des Hirnstamms und des Zwischenhirns verarbeitet und es gelangen nur jene sensiblen Reize, die für das Verhalten bedeutsam sind, ins Großhirn und damit ins Bewusstsein. Normalerweise wird die Funktion des Gastrointestinaltraktes nicht bewusst wahrgenommen. Gelangen jedoch gastrointestinale Empfindungen ins Bewusstsein, zeichnen sie sich durch eine diffuse Lokalisation aus und werden in der Regel unangenehmer empfunden als somatische Stimuli (Strigo et al., 2002). Wird eine Situation oder Empfindung ganz allgemein als bedrohlich erlebt, dies gilt insbesondere für Missempfindungen und Schmerzen, werden Stressreaktionen ausgelöst. „Zentrale gemeinsame Endstrecke" dieser Stressreaktionen ist der Nukleus paraventricularis (PVN) im Hypothalamus, der sowohl die endokrinen als auch die vegetativen peripheren Reaktionen steuert.

Für das Verständnis dieser Reaktionen ist die Verarbeitung der somato- und viszerosensiblen Afferenzen durch höhere ZNS-Areale bedeutsam.

Viszerale Organe werden von spinalen und vagalen afferenten Neuronen innerviert, deren Bahnen zu autonomen und endokrinen Zentren im Hirnstamm projizieren, die wiederum an der autonomen Regulation beteiligt sind (Craig, 2003).

Der **Nukleus tractus solitarii** (NTS) ist der primäre viszerale Relaiskern im Hirnstamm (Berntson et al., 2003). Er projiziert zur Amygdala (Phelps et al., 2000), die an der emotionalen Bewertung beteiligt ist. Über Bahnen zum cholinergen basalen Vorderhirn werden die Aufmerksamkeit (Sarter et al., 2003) und kognitive Leistungen, wie das Arbeitsgedächtnis, beeinflusst. Andererseits wird das **Catecholaminerge System** im Locus coeruleus sowohl direkt als auch über den Nukleus paragigantocellularis aktiviert. Dieses System, das die periphere Aktivierung bewirkt, hat aber auch ausgedehnte Projektionen zum Großhirn (Berridge und Waterhouse, 2003), zur Amygdala und zum Hippocampus. Deshalb kann über diese Systeme sowohl eine zentralnervöse als auch eine periphere „Alarmreaktion" ausgelöst werden.

Die **Amygdala** spielt durch ihre Verbindungen zum Hippocampus, Nukleus septalis, präfrontalen Cortex (PFC), Thalamus und den Hirnstammkernen eine wesentliche Rolle im Stressgeschehen. Sie ist für die emotionale Analyse der Situation und das Abrufen und Abspeichern entsprechender Gedächtnisinhalte bedeutsam. Die Amygdala ist daher auch wesentlich an der Angstkonditionierung und an den durch Angst ausgelösten vegetativen Reaktionen beteiligt (Cahil und McGaugh, 1998; LeDoux, 1996). Wesentlich dabei ist, dass auch nicht bewusst wahrgenommene Reize (subliminale) zu einer Angstreaktion führen können. Die Amygdala kann direkt über den Thalamus und durch die o. g. aufsteigenden Bahnen aus dem Hirnstamm aktiviert werden. In Konditionierungsversuchen wurde gezeigt, dass die Aktivität in der Amygdala wesentlich vom vegetativen Arousal abhängt, während die bewusste Reiz-Wahrnehmung geringen Einfluss hat (Critchley et al., 2002). Daraus schlossen die Autoren, dass die Amygdala u. a. die unbewusste Verarbeitung aversiver Situationen und der dadurch ausgelösten körperlichen Reaktionen unterstützt. Die Amygdala kann aber auch durch Antizipation einer unangenehmen Situation über absteigende Bahnen aus Assoziationsarealen des Cortex aktiviert werden. Die Amygdala aktiviert nun ihrerseits die motorischen, endokrinen und autonomen Komponenten der Stressreaktion sowie den Cortex (medPFC, Insel, anteriorer Temporallappen). Entsprechend führen emotional bedeutsame Reize zu einer verstärkten Aktivierung des Cortex, z. B. Fokussierung der Aufmerksamkeit auf Angst auslösende Reize und der peripheren Reaktionen. Die Amygdala ist daher wesentlich am Verhalten, das auf Umwelteinflüssen und viszerosomatischem Feedback aufbaut, beteiligt.

Der **Hippocampus** mit der höchsten Dichte an Glucocorticoid- und Mineralocorticoid-Rezeptoren des ZNS wirkt hemmend auf den PVN, die Amygdala und den Locus coeruleus. Entsprechend ist er wesentlich an der Beendigung der Stressreaktion beteiligt. Sensorische Informationen gelangen weiters über den Thalamus zu den sog. „Interozeptiven Zentren" im Inselcortex und von dort zum **präfrontalen Cortex** (PFC). Der PFC umfasst den orbitofrontalen, medialen und lateralen PFC und den anterioren Cortex Cinguli (ACC). Insbesondere die vorderen Anteile des Inselcortex sind an der Repräsentation viszeraler Vorgänge beteiligt und unterstützen die Wahrnehmung körperlicher Zustände. Interessanterweise wird die Aktivität in der **Insel** ganz wesentlich durch das Ausmaß der peripheren autonomen Aktivierung und der affektiven Valenz mitbestimmt (Critchley et al., 2002). So erhöht das Betrachten von Gesichtern, die Abscheu ausdrücken, die Aktivität im vorderen Inselcortex. Der laterale PFC spielt eine wichtige Rolle für das Arbeitsgedächtnis und die Vigilanz gegenüber sensorischen Stimuli. Der orbitofrontale Cortex fungiert als höheres sensorisches Assoziationsareal, das unterschiedlichste sensorische Eingänge verarbeitet. Im medialen PFC, inklusive dem anterioren Cingulum, werden sensorische Empfindungen mit motivationalen und emotionalen Bewertungen verbunden. Eine erhöhte Aktivität in diesem Gebiet dürfte auch bei der Antizipation unangenehmer viszeraler Erfahrungen erfolgen. Die Projektionen aus diesen ZNS-Arealen zum zentralen Höhlengrau, Hypothalamus und Amygdala vermitteln vermutlich die integrierten autonomen Antworten sowohl auf akut aversive Stimuli, als auch auf deren Antizipation. Ebenso ist der PFC am Verlernen konditionierter Reflexe beteiligt (Phelps et al., 2004).

Eine wichtige Rolle dürfte der PFC auch bei der Emotionskontrolle spielen. Normalerweise inhibiert der PFC irrelevante Stimuli sowie unangepasste Kognitionen und Emotionen und verhindert somit inadäquate Reaktionen. Entsprechend erleichtert er die Planung und Ausführung von Aufgaben. Normalerweise übt der PFC via GABAerger Projektionen eine tonisch inhibitorische Kontrolle auf die Amygdala aus (Amat, 2005). Über diese tonisch inhibitorische Kontrolle der Amygdala erfolgt eine Unterbrechung sympatho-exzitatorischer subcorticaler Kreisläufe. Dies dürfte insbesondere in Furcht bzw. Angst auslösenden Situationen bedeutsam sein. Um auch in solchen Situationen die Handlungsfähigkeit zu erhalten, muss die normalerweise in dieser Situation vorgegebene Antwort, die in einer sympatho-exzitatorischen Vorbereitung zur Handlung einer Kampf-/Fluchtreaktion besteht, eingedämmt werden.

Individuelle Unterschiede der Stress-Reagibilität könnten auf Unterschiede im Ausmaß dieser inhibitorischen Kontrolle der Amygdala durch den PFC begründet sein. Interessanterweise zeichnen sich Angststörungen, Depression und PTSD oftmals durch einen hypoaktiven PFC aus (Bishop et al., 2004; Gross und Hen, 2004). Es kann vermutet werden, dass ein hypoaktiver PFC eine gesteigerte Stress-Reagibilität bedingt. Ängstliche Personen zeigen häufig eine gesteigerte Aufmerksamkeit gegenüber inneren Körperzuständen. Gregory et al. (2003) untersuchten den Einfluss selektiver und geteilter Aufmerksamkeit gesunder Probanden auf die zentralnervöse Verarbeitung eines Dehnungsreizes der Speiseröhre, der gleichzeitig mit einem visuellen Reiz präsentiert wurde. Wurde die Aufmerksamkeit auf den Dehnungsreiz alleine oder auf diesen und den visuellen Reiz gerichtet, so war die Aktivität im ACC wesentlich höher als bei Fokussierung auf den visuellen Stimulus. Die Emotionsregulation in belastenden Situationen dürfte einen zentralen Stellenwert auf die Stress-Reagibilität haben. Diese Modulation der affektiven Bedeutung kann negative Emotionen sowohl verstärken als auch abschwächen und zu entsprechenden Veränderungen in den Stressreaktionen führen (Ochsner et al., 2004; Thayer und Brosschot, 2005).

> Da die Wahrnehmung immer der gerichteten Aufmerksamkeit bedarf, beeinflussen Manipulationen der Aufmerksamkeit, wie Ablenkung, Entspannung und ein damit einhergehendes verändertes Aktivierungsniveau, auch die viszerale Wahrnehmung.

Eine Manipulation des emotionalen Kontextes, in dem eine viszerale Reizung erfolgt, kann die Wahrnehmung und die ZNS-Aktivität ebenfalls beeinflussen. Mittels fMRI konnten Phillips et al. (2003) zeigen, dass die Aktivität gesunder Probanden in der rechten Insel und beidseitig im Cingulum auf nicht-schmerzhafte Dehnung der Speiseröhre beim Betrachten ängstlicher Gesichter ausgeprägter war als beim Betrachten neutraler Gesichter. Weiters korrelierten Angst und Unbehagen der Probanden mit dem Ausmaß des Angstausdrucks der gezeigten Gesichter und der individuellen ZNS-Aktivierung. Die Autoren schlossen daraus, dass nicht-schmerzhafte viszerale Reize, die normalerweise geringe Aufmerksamkeit verlangen und kaum zu emotionalen Reaktionen führen, in einem negativen emotionalen Kontext präsentiert, sowohl die subjektiv empfundene Angst und das Unbehagen erhöhen als auch zu einer stärkeren Aktivierung in den entsprechenden ZNS-Arealen führen können. Interessanterweise dürfte die Manipulation des emotionalen Kontextes zwar die affektive Dimension beeinflussen, nicht jedoch die sensorische Dimension (Intensitätsaspekt) einer viszeralen Reizung wie Leupold et al. (2006) für das Auslösen von Dyspnoe zeigen konnten.

Klinische Untersuchungen zu Stressreaktionen des Verdauungstraktes

Seit den 90er Jahren steigt die Zahl der wissenschaftlichen Untersuchungen über den Einfluss von psychischem Disstress auf gastroenterologische Erkrankungen und das Verständnis über die zentrale Modulation des viszeralen Schmerzes. Durch die Entwicklung der Technologie in den medizinischen Wissenschaften wie Ultraschall, Endoskopie, Manometrie, Computertomographie, Magnetresonanz-Imaging sowie labortechnischen Methoden wurde ermöglicht, feinste Veränderungen und Abnormitäten in der Struktur und der Funktion der Organe des Verdauungstraktes zu messen oder sichtbar zu machen. Schon länger ist bekannt: Experimenteller Stress kann zu Veränderungen der Dünn- und Dickdarmmotilität oder einer Verstärkung von Ösophaguskontraktionen (Young et al., 1987) führen. So kann z. B. experimentell induzierter Ärger oder Angst die Dickdarmmotorik steigern (Almy, 1951). Gorard et al. (1996) konnten nachweisen, dass Angst mit einer gesteigerten Transitzeit korreliert und depressive PatientInnen eine Tendenz zu einer Verlängerung der (gesamten und der orocökalen) Transitzeit zeigten. Signifikant war in dieser Studie der Zusammenhang zwischen dem Schweregrad der Depression (-scores) und der Transitzeit. In einer Studie wurde gezeigt, dass Stress auch die viszerale Perzeption verändern kann: Zum Beispiel nehmen bis zu 60% der PatientInnen mit einer Refluxsymptomatik unter Stressbedingungen ihre Beschwerden verstärkt oder überhaupt erst wahr (Bradley et al., 1993). Bei gesunden Personen wird die Schmerzschwelle bei einer Ballondilatation im Dickdarm unter Stress angehoben, bei PatientInnen mit Reizdarmsyndrom konnte dieser Effekt nicht nachgewiesen werden, was eventuell die Triggerfunktion von Stress bei funktionellen Störungen erklären könnte (Posserud et al., 2004). PatientInnen mit funktionellen Darmstörungen zeigen im Vergleich zu Beschwerdefreien eine gesteigerte und qualitativ unterschiedliche physiologische Reaktion auf Stress (Welgan et al., 1985; Holtmann und Enck, 1991). Die Modulation der Reize erfolgt durch eine Vielzahl von Neurotransmittern und Neuropeptiden, die im ZNS und im Gastrointestinaltrakt gefunden werden wie z. B. das Vasoaktive Intestinale Polpeptid (VIP), 5 Hydroxytryptamine (5HT), Substance P, Nitric Oxide (NO), Cholecystokinin (CCK), Enkephaline und so weiter. Die Forschung zu den Transmittern und Signalübermittlungen zwischen dem ZNS und ENS wird immer eingehender und komplexer (Grundy et al., 2006). In den letzten Jahren wurde das Phänomen der viszeralen Hypersensitivität gegenüber physiologischen Reizen intensiv untersucht (Delvoux, 2002). Mittlerweile ist gut belegt, dass Stress und affektive (emotionale) Störungen einen (zentral) modulierenden Effekt auf biologisch getriggerte entzündliche Erkrankungen wie auch auf funktionelle Störungen des Verdauungstraktes haben. Verschiedene Merkmale des Reizdarmsyndroms lassen eine Einbeziehung des emotionalen limbischen Systems vermuten (Mertz, 2002). Psychischer Stress aktiviert die Kolonmotilität und führt zu einer gesteigerten und prolongierten Aktivität (Almy, 1951; Rao et al., 1998). In Tiermodellen ist es auch gelungen darzustellen, dass psychischer Stress den Transit in Magen und Dünndarm hemmt, während er die Kolonmotilität stimuliert. Stress steigert auch die intestinale Sekretion von Elektrolyten, Schleim und Wasser, verbunden mit einer Steigerung der intestinalen Permeabilität (Wood et al., 2000; Grundy et al., 2006). Die gesteigerte Permeabilität ermöglicht die Penetration von Antigenen und gängigen Mikroben in die Lamina propria, was im Stressmodell beim Tierversuch eine Entzündung initiierte, die einer Reaktivierung einer Colitis ulcerosa und einer Progression zu einem Kolonkarzinom ähnlich war. Genetische oder Umweltfaktoren sowie vorangegangene viszerale Entzündungen beeinflussen die Stresswirkung auf die Kolonbarrierefunktion, die mukosale Immunität, die motorische Funktion und die viszerale Sensitivität (Grundy et al., 2006). Die gleichzeitige Wirkung von Stress auf die Motilität, die Sekretion und die Immunfunktion ist teilweise abhängig von einer Stimulation der Corticotropen Releasing Faktor- (CRF-) Rezeptoren. Dies unterstützt die Hypothese, dass CRF in der Stress abhängigen Auslösung von Symptomen des Reizdarmsyndroms beteiligt ist.

Literatur

Almy TP (1951) Experimental studies on the irritable colon. Am J Med 10: 60–67

Amat J, Baratta MV, Paul E, et al (2005) Medial prefronatal cortex determines how stressor controllability affects behavior and dorsal raphe nucleus. Nat Neurosci 8: 365–371

Aziz Q, Thompson DG (1998) Brain-gut-axis in health and disease. Gastroenterology 114 (3) 559–578

Berntson GG, Sarter M, Cacioppo JT (2003) Ascending visceral regulation of cortical affective information processing. Eur J Neurosci 18: 2103–2109

Berridge CW, Waterhouse BD (2003) The locus coeruleus-noradrenergic system: modulation of behavioral state and state-dependent cognitive processes. Brain Res Rev 42: 33–84

Bishop S, Duncan J, Brett M, Lawrence AD (2004) Prefrontgal cortical function and anxiety: controlling attention to threat-related stimuli. Nat Neurosci 7: 184–188

Bradley A, Richter JE, Pulliam TJ et al (1993) The relationship between stress and symptoms of gastroesophageal reflux: The influence of psychological factors. Am J Gastroenterol 88: 11–19

Cahil L, McGaugh JL (1998) Mechanisms of emotional arousal and lasting declarative memory. Trends Neurosci 21: 294–299

Cervero F, Janig W (1992) Visceral nocireceptor: A new world order? Trends Neurosci 15: 374–378

Christensen J, et al (eds) (1994) Physiology of the gastrointestinal tract. Raven Press, New York, S 423–482

Craig AD (2003) Interoception: the sense of the physiological condition of the body. Curr Opin Neurobiol 13: 500–505

Critchley HD, Mathias CJ, Dolan RJ (2002) Fear conditioning in humans: the influence of awareness and autonomic arousal on functional neuroanatomy. Neuron 33: 653–663

Delvaux M (2002) Role of visceral sensitivity in the pathophysiology of irritable bowel syndrome. Gut 51 [Suppl 1]: i67–71

Gershon MD (2003) Serotonin and its implication for the management of irritable bowel syndrome. Rev Gastroenterol Disord 3 [Suppl 2]: S25–34

Gorard DA, Gomborone JE, Libby GW, Farthing MJG (1996) Intestinal transit in anxiety and depression. Gut 39: 551–555

Gregory LJ, Yágüez L, Williams SCR et al (2003) Cognitive modulation of cerebral processing of human oesophageal sensation using functional magnetic resonance imaging. Gut 52: 1671–1677

Gross C, Hen R (2004) Nat Rev Neurosci 5: 545–552

Grundy D, Al-Chaer ED, Aziz Q, Collins SM, Ke M, Tache Y, Wood JD (2006) Fundamentals of neurogastroenterology: Basic science. Gastroenterology 130: 1391–1411

Hobson A R, Aziz Q (2004) Brain imaging and functional gastrointestinal disorders: has it helped our understanding? Gut 53: 1198–1206

Holtmann G, Enck P (1991) Stress and gastrointestinal motility in humans: a review of the literature. J Gastrointest Mot 3: 245

LeDoux JE (1996) The emotional brain. Simon & Schuster, New York

Leupoldt A, Mertz C, Kegat S, Burmester S, Dahme B (2006) The impact of emotion on the sensory and affective dimension of perceived dyspnea. Psychophysiol 43: 382–386

Mayer EA (2000) The neurobiology of stress and gastrointestinal disease. Gut 47: 861–869

Mertz H (2002) Role of the brain and sensory pathways in gastrointestinal sensory disorders in humans. Gut 51 [Suppl 1]: i29–33

Ochsner KN, Ray RD, Cooper JC, et al (2004) For better or for worse: neural systems supporting the cognitive down- and up-regulation of negative emotion. NeuroImage 23: 483–499

Phelps EA, Delgado MR, Nearing KI, LeDoux JE (2004) Extinction learning in humans: role of the amygdala and vm PFC. Neuron 43: 897–905

Philips ML, Gregory LJ, Cullen S, et al (2003) The effect of negative emotional context on neural and behavioural responses to oesophageal stimulation. Brain 126: 669–684

Posserud I, Agerforz P, Ekman R, Bjornsson ES, Abrahamsson H, Simren M (2004) Altered visceral perceptual and neuroendocrine response in patients with irritable bowel syndrome during mental stress. Gut 53 (8): 1102–1108

Rao SS, Hatfield RA, Suls JM, Chamberlain MJ (1998) Psychological and physical stress induce differential effects on human colonic motility. Am J Gastroenterol 93 (6): 985–990

Ringel Y (2006) New directions in brain imaging research in functional gastrointestinal disorders. Dig Dis Sci (3–4): 278–285

Sarter M, Bruno JP, Givens B (2003) Attentional function of cortical cholinergic inputs: What does it mean for learning and memory? Neurobiol Learning Behavior 80: 245–256

Strigo IA, Bushnell MC, Boivin M et al (2002) Psychophysical analysis of viszeral and cutaneous pain in human subjects. Pain 97: 235–246

Thayer JF, Brosschot JF (2005) Psychosomatics and psychopathology: looking up and down from the brain. Psychoneuroendocrinology 30: 1050–1058

Thayer JF, Lane RD (2000) A model of neurovisceral integration in emotion regulation and dysregulation. J Affective Disorders 61: 201–216

Welgan P, Meshkinpour H, Hoehler F (1985) The effect of stress on colon motor and electrical activity in irritable bowel syndrome. Psychosom Med 47: 139–149

Whitehead WE, Palsson OS (1998) Is rectal pain sensitivity a biological marker for irritable bowel syndrom: psychological influenes on pain perception. Gastroenterology 115: 1263–1271

Wood J D, Alpers D H, Andrews P L R (1999) Gut 45 [Suppl 2]: II–II16

Wood JD (1994) Physiology of the enteric nervous system. In: Johnson LR, Alpers DH, Christensen J, et al (Hrsg) Physiology of the gastrointestinal tract. Raven Press, New York, S 423–482

Wood JD, Peck OC, Tefend KS, Stonerook MJ, Caniano DA, Mutabagani KH, Lhotak S, Sharma HM (2000) Evidence that colitis is initiated by environmental stress and sustained by fecal factors in the cottontop tamarin (Saguinus oedipus). Dig Dis Sci 45: 385–393

Young LD, Richter JE, Anderson KO, et al (1987) The effects of psychological and environmental stressors on peristaltic esophageal contractions in healthy volunteers. Psychophysiology 24: 132–41

05

Psychosomatische Aspekte der funktionellen gastrointestinalen Störungen

Gabriele Moser

Funktionelle gastrointestinale Störungen allgemein

Zusammenfassung

Funktionelle gastrointestinale Störungen (FGIS) wurden insbesondere in den letzten Jahrzehnten interdisziplinär und unter psychosomatischer Sicht intensiv beforscht. Bei dieser beinahe größten Diagnosegruppe in der Gastroenterologie ist das Zusammenwirken somatischer, psychischer und sozialer Komponenten bei der Entstehung und Aufrechterhaltung des Beschwerdebildes besonders zu beachten. Sie wurden 2006 in der so genannten „Rom-Klassifikation" je nach dem betroffenen Abschnitt des Gastrointestinaltraktes eingeteilt. Hierbei werden 8 Gruppen unterschieden, je nach der Lokalisation der Beschwerden und dem Alter des Auftretens: A – Funktionelle Ösophagusstörungen, B – Funktionelle Gastroduodenale Störungen, C – Funktionelle Darmstörungen, D – Funktioneller Bauchschmerz, E – Funktionelle Gallenblasen- und Sphinkter Oddi-Störungen, F – Funktionelle Störungen des Gastrointestinaltraktes bei Kindern und Adoleszenten. Allen FGIS gemeinsam ist das Fehlen von organpathologischen Befunden bei den Betroffenen, die die Beschwerden ausreichend erklären könnten. Weiters finden sich insbesondere bei den PatientInnen, die (häufig wiederholt) gastroenterologische Spezialisten oder Institutionen aufsuchen, psychische Auffälligkeiten, so dass ein integriertes psychosomatisches Betreuungsangebot erforderlich wird.

Einleitung

Viele ÄrztInnen meinen, dass funktionelle gastrointestinale Störungen eine psychische Störung darstellen (Drossman, 2006). In der ICD-Klassifizierung der psychischen Störungen werden sie als somatoforme Störungen klassifiziert, was wiederum suggeriert, dass es sich dabei um mehr psychisch verursachte Störungen handle. Andere wiederum empfinden die Betroffenen als „lästige PatientInnen" und manche meinen noch immer, man müsse nur lange genug nach einer „real existierenden Erkrankung" suchen und führen mehrfach viele unnötige und aufwändige Untersuchungen durch, die nur die Gesundheitskosten explodieren lassen und in eine inadäquate Betreuung der Leidenden münden (siehe Kapitel von D. Drossman).

Deshalb ist es wichtig, das bio-psycho-soziale Denken insbesondere für dieses Leidensbild in der gastroenterologischen „scientific community" und in Expertengremien zu stärken. Mit einem interdisziplinären Zugang kann professionelles Verständnis für dieses Beschwerdebild entwickelt und dem dichotomen Denken von „entweder organisch oder psychisch" entgegengewirkt werden. Dies wurde mit dem „Rom-Prozess" unter der Leitung von Prof. Douglas Drossman (USA) erstmals 1996 in Rom (Rom I) begonnen, wo sich ExpertInnen aus aller Welt im interdisziplinären Dialog (GastroenterologInnen, PsychiaterInnen, PsychologInnen und PsychotherapeutInnen) trafen und nach weiteren Treffen mittlerweile im Rom III Prozess ein umfassendes Werk über Pathogenese, Epidemiologie, Diagnostik und Therapie von FGIS geschaffen haben (Drossman, 2006).

Epidemiologie

Die FGIS werden in bis zu 35% der Allgemeinbevölkerung gefunden, 62% der Betroffenen suchen ärztliche Hilfe und beinahe 20% weisen mehr als zwei FGIS auf. FGIS finden sich bei bis zu 41% der PatientInnen in einer gastroenterologischen Praxis (Drossman, 2006). Für Deutschland wurde eine Prävalenz von 28% FGIS in der Allgemeinbevölkerung gefunden (Icks et al., 2002), 14% davon hatten persistierende und 86% intermittierende Beschwerden.

Kriterien für die Diagnose von FGIS nach Rom III

Mangels spezifischer organpathologischer Befunde liegt der Schwerpunkt auf einer symptombezogenen Diagnostik. Die für die betroffene Region der FGIS spezifischen Beschwerden sollten nach den Rom III-Kriterien zumindest in den letzten 6 Monaten über insgesamt 3 Monate (nicht durchgehend) vorhanden sein, und zumindest an 3 Tagen pro Monat auftreten. Es wurde bisher immer betont, dass eine strukturelle oder biochemische Störung ausgeschlossen sein sollte. Dies ist nach neueren technischen und biochemischen Untersuchungsmethoden nicht mehr ganz aufrecht zu halten, weil viele Störungen mit anderen Krankheiten assoziiert sein können (z. B. mit chronisch entzündlichen Darmerkrankungen) oder sich in Koinzidenz überlappen.

Psychosoziale Auffälligkeiten bei FGIS

> Vierzig bis 60% der Betroffenen mit FGIS in Gastroenterologischen Zentren leiden auch an psychischen Störungen wie Depression, Angst, somatoformen Störungen, chronischen und/oder akuten Lebensbelastungen (Stress) oder posttraumatischen Stressstörungen.

Bei 90% der PatientInnen mit FGIS wird im Laufe ihres Lebens („lifetime" Prävalenz) eine psychiatrische Diagnose gestellt (Lydiard et al., 1993). Im Gegensatz dazu weisen weniger als 25% der PatientInnen mit organischen Erkrankungen in einer gastroenterologischen Ambulanz eine psychiatrische Störung auf (Drossman, 1999). Psychischen Störungen werden bei PatientInnen, die wegen einer FGIS ärztliche Hilfe suchen, häufiger gefunden als bei Personen mit Symptomen einer FGIS, die nicht ärztliche Hilfe suchen („non-patients"). Letztere weisen nur in 7,5% eine Depression im Laufe ihres Lebens auf, verglichen mit 2,9% in der Allgemeinbevölkerung ohne gastrointestinale Störungen

(Walker et al., 1992). Psychosoziale Faktoren spielen also eine wesentliche Rolle bei den Personen, die sich als PatientInnen präsentieren und einen großen Leidensdruck aufweisen.

> In mehreren Studien aus verschiedenen Kontinenten konnte auch nachgewiesen werden, dass physischer oder sexueller Missbrauch signifikant häufiger in der Anamnese der von FGIS Betroffenen gefunden wird als bei PatientInnen mit organischen Erkrankungen.

Drossman et al. (1990) untersuchten die Häufigkeit von sexuellem und physischem Missbrauch und fanden heraus, dass 44% Prozent der PatientInnen mit FGIS und „nur“ 17% der PatientInnen mit organischen Darmerkrankungen sexuellen oder physischen Missbrauch aufwiesen. Delvaux et al. (1997) konnten in ihrer Studie in Frankreich zeigen, dass bei ungefähr 10% der PatientInnen mit organischen, gastroenterologischen Erkrankungen und bei 8% einer gesunden Vergleichspopulation eine Anamnese mit Missbrauch zu finden ist. Die Wahrscheinlichkeit von erlebtem Missbrauch scheint bei PatientInnen mit unteren gastrointestinalen Beschwerden vierfach erhöht (Leroi et al., 1995).
Missbrauch von PatientInnen mit gastroenterologischen Beschwerden ist assoziiert mit eher therapieresistenten Symptomen, häufiger Inanspruchnahme von medizinischen Institutionen („doctor shopping“), der Durchführung von wiederholten oder unnötigen invasiven Untersuchungen und operativen Eingriffen (Drossman et al., 1996). Dass die Betroffenen einem enormen Leidensdruck ausgesetzt sind, zeigt auch eine Untersuchung von Miller et al. (2004): An einer gastroenterologischen Spezialambulanz („tertiäres Zentrum“) wiesen 38% der PatientInnen mit einem Reizdarmsyndrom Selbstmordgedanken aufgrund ihrer körperlichen Beschwerden auf. Im Vergleich dazu hatten „nur“ 16% der PatientInnen mit chronisch entzündlichen Darmerkrankungen derartige Gedanken. Auch bei 16% der Betroffenen mit Reizdarmsyndrom in den Facharztpraxen bzw. bei 4% in den Allgemeinpraxen war dies der Fall. Von den ReizdarmpatientInnen in den Spezialzentren hatten 5% sogar einen Selbstmordversuch bereits hinter sich. Die häufigsten Gründe waren Hoffnungslosigkeit wegen der Intensität der Symptome, dadurch bedingte Beeinträchtigung des Lebens und eine inadäquate Therapie.

Pathophysiologisches Erklärungsmodell und Einfluss psychischer Faktoren

Für die Entstehung der FGIS wurde in den letzten Jahren in verschiedenen wissenschaftlichen Studien ein Erklärungsmodell entwickelt. Nahm man in den Jahren zwischen 1950 und 1980 noch an, dass vorwiegend Motilitätsstörungen den Beschwerden zugrunde liegen würden, so konnte in den 90er Jahren gezeigt werden, dass neurophysiologische Prozesse im zentralen Nervensystem (ZNS) die Schmerzerfahrung durch Modulation der viszeralen afferenten Reize entstehen lassen.

> PatientInnen mit FGIS zeigen im Vergleich zu beschwerdefreien Personen ein gesteigertes viszerales Schmerzempfinden auf Dehnungsreize im Darm (Mertz et al., 1995).

Der Schmerz kann auf eine abnorme viszerale Sensation – eine Perzeptionsstörung im Sinne einer „viszeralen Hypersensitivität" (Abb. 1) – zurückgeführt werden, ohne dass eine Störung der Darmtätigkeit vorliegt (oder vorliegen muss).

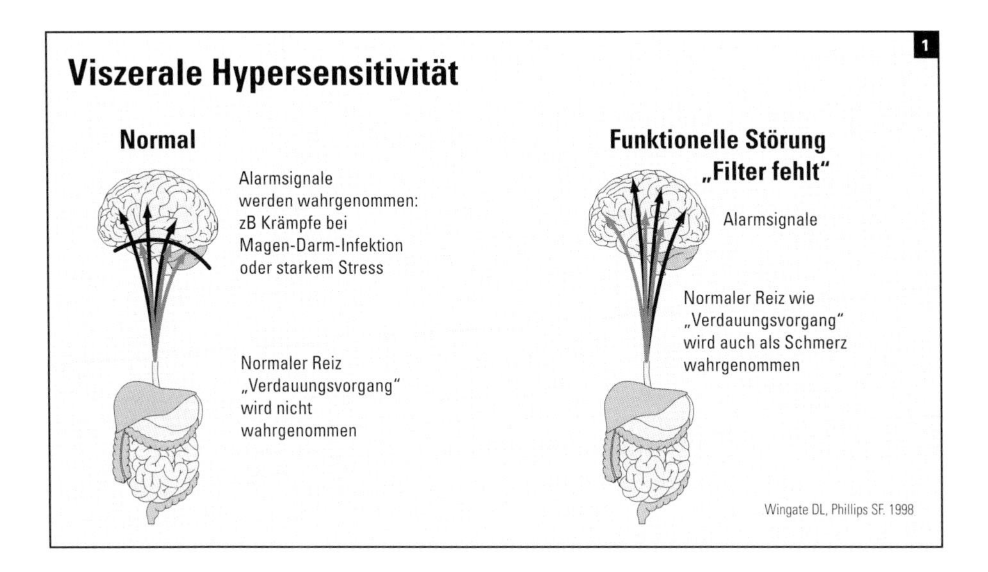

Die somatische Schmerzempfindlichkeit ist allerdings nicht gesteigert (Whitehead et al., 1990). Diese viszerale Überempfindlichkeit wird nicht selten durch ein oder mehrere Ereignisse wie zum Beispiel eine nicht behandelte Laktoseintoleranz oder eine infektiöse Enteritis oder enorme (lang andauernde bzw. immer wiederkehrende) Stresssituationen getriggert. Auch die Interpretation der Beschwerden durch die Betroffenen ist wesentlich (Lackner et al., 2004; Salet et al., 1998). Hier entwickelt sich nicht selten ein Circulus vitiosus auf Basis einer ängstlich-hypochondrischen Haltung (Abb. 2).

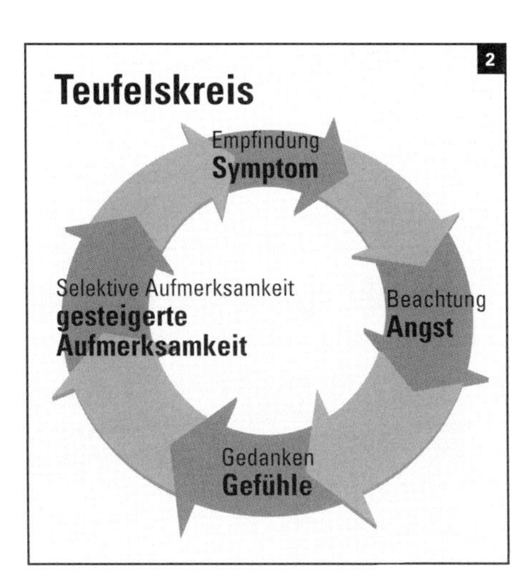

Gwee et al. (1999) konnten in einer prospektiven Studie bei PatientInnen mit akuter Gastroenteritis, die ein Spital aufsuchten, zeigen, dass vor allem jene PatientInnen ein postinfektiöses Reizdarmsyndrom entwickelten, die eine größere Neigung zu Angst, Depression, Somatisierung und Hypochondriasis bereits zum Zeitpunkt der akuten Gastroenteritis aufwiesen und zudem häufiger belastende Lebensereignisse („life events") im Jahr vor bzw. um die Zeit der Gastroenteritis aufwiesen. Bei diesen war auch eine längere Persistenz von Entzündungszellen in der Mucosa nachzuweisen.

> Offensichtlich scheint ein ungünstiges psychosoziales Milieu gemeinsam mit der prädisponierenden biologischen Situation die Entstehung einer funktionellen Störung zu begünstigen. PatientInnen mit FGIS zeigen im Vergleich zu Beschwerdefreien eine gesteigerte und qualitativ unterschiedliche physiologische Reaktion auf Stress (Welgan et al., 1985; Holtmann und Enck, 1991).

Während psychologische Informationen die gastrointestinale Sekretion und Motilität beeinflussen, können gastrointestinale Aktivitäten auch die Schmerzempfindung, die Stimmung und Denkfunktionen beeinflussen (Silverman et al., 1997). Viszerale afferente Nervenfasern führen zu bestimmten Gehirnzentren, insbesondere im Bereich des limbischen Systems und stellen dort Reize dar, die je nach der früheren Erfahrung oder dem Gefühlszustand der betroffenen Person unterschiedlich interpretiert werden können. Mit diesen Erkenntnissen der Hirn-Darm-Achse „Brain-Gut-Axis" ist zu vermuten, dass neben biologischen Prozessen auch die psychische Situation einen wesentlichen Anteil am Entstehen und Aufrechterhalten der FGIS trägt (Mayer und Gebhart, 1994). Dies gilt zumindest bei den Betroffenen, die sich als PatientInnen in den ärztlichen Praxen präsentieren und in überwiegender Zahl auch psychische Störungen aufweisen (Abb. 3).

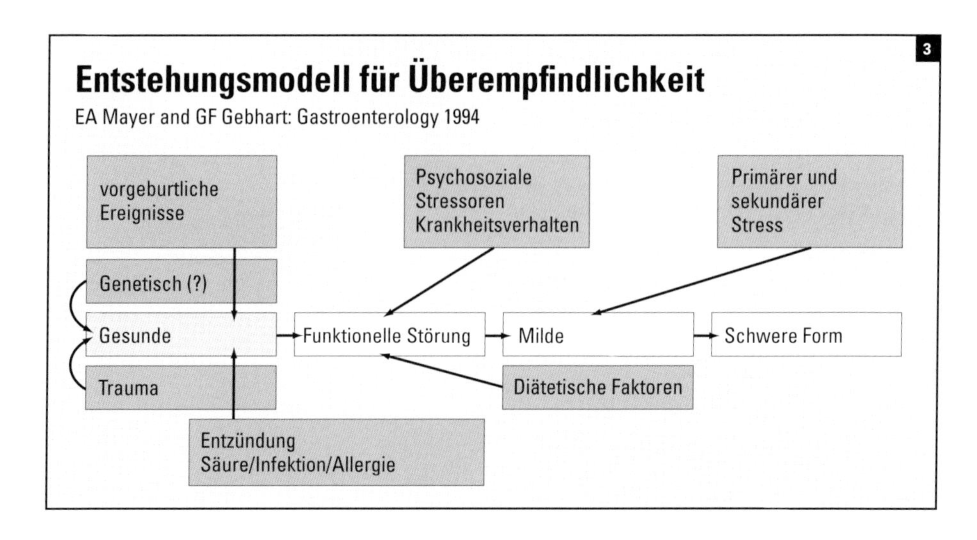

Psychosomatische Betreuung und Therapie

Eine Therapie, die all diesen Erkenntnissen bei FGIS gerecht werden will, muss daher eine multimodale sein, die einerseits die somatischen Regulationsmechanismen in einer symptomorientierten Behandlung beeinflusst und andererseits das psychosozial bedingte Leiden der Betroffenen berücksichtigt. Das bedeutet, dass Betroffene mit FGIS bei Bedarf psychotherapeutische Betreuung erhalten sollen, insbesondere dann, wenn bisherige Behandlungen wenig Erfolg zeigten. Chronische und wenig beeinflussbare Schmerzen können auch erfolgreich mit Antidepressiva behandelt werden (siehe Kapitel *„Diagnostik psychischer Störungen und psychopharmakologische Therapie im klinischen Alltag"*).
Allgemein ist die Therapie nach bestimmten Richtlinien durchzuführen, die aus Erfahrungen an der Mayo-Klinik gezogen und von Owens et al. (1995) beschrieben wurden. Hierbei werden vor allem der Arzt-PatientInnen-Beziehung, den Sorgen der Betroffenen, dem Kosten-Nutzen-Effekt und den realistischen Therapiezielen Beachtung geschenkt. Die Therapie sollte – je nach Schweregrad – nach einem Stufenmodell erfolgen, wobei bei sehr starken, wenig beeinflussbaren funktionellen chronischen Beschwerden die Therapie mit Antidepressiva zur Hebung der Schmerzschwelle versucht werden sollte.

Behandlungsrichtlinien der funktionellen gastrointestinalen Störungen

- Etablierung einer vertrauensvollen Arzt-PatientInnen-Beziehung, in der die Sorgen und Ängste der PatientInnen berücksichtigt werden (z. B. Krebsängste)
- Verständliche (einfache) Information über Funktionsabläufe und Entstehung des Schmerzes (z. B. viszerale Hypersensitivität mittels grafischer Darstellung erklären)
- Beruhigung und Aufklärung über das Beschwerdebild als definierte (und nicht eingebildete) Krankheit
- Kosten-Nutzen-Analyse bei jeder erweiterten Diagnostik
- Involvieren der Betroffenen bei Behandlungsstrategien (z. B. mittels Symptomtagebuchs)
- Gewährleisten einer kontinuierlichen und langfristigen Betreuung (z. B. regelmäßige, vereinbarte Termine alle drei Monate)
- Setzen realistischer Ziele (keine Heilung, aber Symptomverminderung, Verbesserung der Lebensqualität)

Diese Richtlinien wurden in den USA an der Mayo Klinik evaluiert und es zeigte sich: je mehr Punkte in der ärztlichen Betreuung berücksichtigt wurden, desto weniger Arztbesuche wurden von den PatientInnen in Anspruch genommen.

Stufenmodell der Behandlung

- **Aufklärung/Beruhigung** – die Betroffenen müssen verstehen, dass verschiedene Stimuli wie Nahrungsmittel, Hormonveränderungen (Menstruationszyklus) oder Stress zu einer Überreaktion des Darmes führen können. Wichtig ist die Vermittlung des Wissens, dass die Beschwerden nicht eingebildet sind und es wissenschaftliche Erklärungsmodelle mit messbaren Veränderungen gibt.

- **Diät- und Lebensstilmodifikation** – Nahrungsmittel sind am häufigsten Auslöser von Symptomen: Laktose, Koffein, fettreiche Nahrung, Alkohol, zuckerfreier Kaugummi (Sorbitol), exzessive Einnahme von künstlichen Süßstoffen, große und/oder gasproduzierende Mahlzeiten, aber auch hastige Nahrungsaufnahme und Essen unter psychisch belastenden Umständen (unter Zeitdruck oder bei gleichzeitiger Problembesprechung usw.) können Beschwerden auslösen oder verstärken.

- **Monitoring und Identifikation von „Triggern"** – Führen eines Symptomtagebuchs (siehe Kapitel zum Reizdarmsyndrom) zur Identifikation von Symptom-verstärkenden oder -auslösenden Faktoren. Dabei sollen Datum, Uhrzeit, Symptome (mit Schwere-Graduierung von 1–10), assoziierte Faktoren (z. B. Ernährung, körperliche Aktivität, belastende Situationen – „wer war dabei?", Stress usw.), Emotionen („bin traurig", „habe große Angst", „habe mich sehr geärgert"…) und Denkmuster („bin zuversichtlich/hoffnungslos", „fühle mich außer Kontrolle"…) dokumentiert werden. Diese Aufzeichnungen sollen über ca. zwei, bei Frauen zur Erfassung hormoneller Einflüsse über vier Wochen geführt werden. Die PatientIn soll bestärkt werden, selbst Assoziationen zu beobachten, diese bei der nächsten Visite in ca. 3–6 Wochen zusammenzufassen und selbst helfende Modifikationsvorschläge (Nahrung, Stressreduktion usw.) zu machen. Dies ist meist der erste (verhaltenstherapeutische) Schritt, den Betroffenen selbst Kontrolle über die Beschwerden zu geben und eventuell einen Einstieg für psychotherapeutische Methoden zu finden. Im Sinne eines salutogenetischen Ansatzes kann auch das Augenmerk auf die symptomfreien oder -armen Tage gerichtet werden, um Anhaltspunkte zu bekommen, wann und warum die Beschwerden nicht auftreten.
- **Psychotherapeutische Maßnahmen** – wenn die Symptombeherrschung und PatientInnenbetreuung schwierig erscheint und zusätzliche psychische Störungen, chronisch psychische Belastungen oder Traumata zu explorieren sind. Es ist wichtig, dass auch bei Überweisung zu einer entsprechenden psychosomatischen/psychotherapeutischen Betreuung (Psychosomatische Spezialambulanz, Psychotherapie oder Psychiatrie) die primäre Betreuung bei dem/der zuweisenden Arzt/Ärztin fortgeführt wird. Vor Beginn ist das Setzen realistischer Ziele wesentlich. Das Versprechen einer „Heilung" oder „Beschwerdefreiheit" ist kontraproduktiv. Es soll vor allem die Verminderung der Beschwerden und die Besserung der Lebensqualität bzw. Kontrolle über die Symptome als erreichbares Ziel festgelegt werden (siehe unten).
- **Pharmakotherapie** – sollte symptomorientiert für das prädominante Symptom verordnet werden. Die medikamentösen Therapieoptionen werden in den speziellen Kapiteln dieses Buches angeführt. Für PatientInnen mit chronischen und kaum beeinflussbaren Schmerzen haben Antidepressiva einen guten Erfolg gezeigt. Bisherige Studien wurden vorwiegend mit trizyklischen Antidepressiva durchgeführt (Jackson et al., 2000), wobei aber Untersuchungen zu chronisch schmerzvollen Erkrankungen ebenso einen Therapieerfolg mit Serotonin Reuptake Hemmer (SSRI) vermuten lassen. Antidepressiva sind vor allem bei PatientInnen mit schweren Schmerzsymptomen, täglicher Beeinträchtigung und/oder depressiven bzw. panikähnlichen Symptomen indiziert. Mit Antidepressiva wird häufig bereits in niedrigerer Dosis (als für die antidepressive Wirkung notwendig) eine Verminderung der Schmerzempfindung über Neuromodulation erreicht. Wichtig ist immer die Erklärung für die be-

troffenen PatientInnen, dass die Therapie zur Änderung der Schmerzschwelle empfohlen und nicht primär zur antidepressiven Behandlung gegeben wird. Weiters müssen die PatientInnen darüber aufgeklärt werden, dass Nebenwirkungen in den ersten 3 Wochen stärker sein können und dass die eigentliche Wirkung erst ab der dritten Behandlungswoche zu erwarten ist. Viele PatientInnen setzen bei Unkenntnis dieser Tatsache die Medikation vorzeitig ab. Die antidepressiven Medikamente sollten 3–12 Monate eingenommen und dann kann versucht werden, diese wieder abzusetzen (auszuschleichen).

Fallstricke einer „gestörten Arzt-PatientIn-Kommunikation"

Die schwierigste Aufgabe für nicht psychosomatisch geschulte ÄrztInnen ist die empathische und längerfristige Betreuung von PatientInnen mit Reizdarmsyndrom (bzw. auch anderen funktionellen Störungen). Eine gestörte Kommunikation/Beziehung in der ärztlichen Praxis kann einer Verminderung der Beschwerden entgegenwirken und die Hilflosigkeit der Betroffenen (und manchmal auch der Betreuenden) verstärken. Eine psychosomatische Zusatzausbildung ist empfehlenswert, um diese PatientInnen professionell zu betreuen und das gesteigerte Hilfesuchen („doctor shopping") der Betroffenen bei verschiedenen ÄrztInnen und Institutionen (health care seaking) zu verhindern. Das Kapitel *„Der/die schwierige PatientIn – Bedeutung der Arzt-PatientIn-Beziehung im klinischen Alltag"* ist diesem Thema gewidmet. Wichtig für alle FGIS ist es, neben allen differentialdiagnostischen Überlegungen auch die individuelle Situation und die psychosoziale Anamnese der Betroffenen zu explorieren, um bei Bedarf entsprechende Hilfe anbieten zu können.

Im Folgenden werden die häufigsten FGIS, nämlich funktionelle Oberbauchbeschwerden (funktionelle Dyspepsie), das Reizdarmsyndrom, die funktionelle Obstipation und die funktionelle Diarrhö beschrieben.

Funktionelle Oberbauchbeschwerden – Die funktionelle Dyspepsie

Die internationale Expertengruppe für die Rom III-Einteilung der FGIS unterscheidet vier Kategorien der funktionellen Oberbauchbeschwerden bzw. der gastrointestinalen Störungen (Tack et al., 2006).

1. Die funktionelle Dyspepsie (FD) mit dem postprandialen Disstress-Syndrom (frühes Sättigungsgefühl, postprandiales Völlegefühl) und dem epigastrischen Schmerzsyndrom
2. Blähungsstörungen (inklusive Aerophagie)
3. Übelkeit und Brechstörungen
4. Das „Rumination-Syndrom" (Hervorwürgen) im Erwachsenenalter

> Die funktionelle Dyspepsie (FD) geht im Allgemeinen mit folgenden Symptomen einher: Epigastrische Schmerzen, Brennen im Oberbauch, postprandiales Völlegefühl und Gefühl einer vorzeitigen Sättigung beim Essen.

Es scheint schwierig zu sein, die funktionelle Dyspepsie als ein homogenes einheitliches Krankheitsbild zu definieren, weshalb die Rom III-Expertengruppe empfiehlt, die Beschwerden in der klinischen Routine danach zu definieren, ob die Symptome mit dem Essen assoziiert oder davon unabhängig sind. Für Studienzwecke wurden noch Untergruppen dyspeptischer Symptome definiert, die der Erforschung der Pathophysiologie und der Therapie dienen (Tack et al., 2006).

ROME III-Kriterien der funktionellen Dyspepsie (für klinische Routine)

1. Während der letzten 3 Monate eins oder mehrere der folgenden Symptome (Symptombeginn zumindest 6 Monate vor Diagnose):
   a. Beeinträchtigendes postprandiales Völlegefühl
   b. Frühes Sättigungsgefühl
   c. Epigastrische Schmerzen
   d. Epigastrisches Brennen

UND

2. Kein Beweis für eine strukturelle Erkrankung (inklusive Endoskopie des oberen Verdauungstraktes), die wahrscheinlich ist, die Symptome zu erklären

Die FD wird nach der Art der Symptomatik unterteilt in:

A – das postprandiale Disstress-Syndrom (Völlegefühl und frühe Sättigung im Vordergrund)
B – Epigastrisches Schmerzsyndrom (Schmerz oder Brennen im Vordergrund)

Aufgrund der häufigen Überlappung von Sodbrennen (gastroösophageale Refluxerkrankung) und Reizdarmbeschwerden mit der funktionellen Dyspepsie werden diese Störungen nicht mehr als Ausschlusskriterium für die FD definiert (wie dies noch bei der Rom II-Definition der Fall war). Insbesondere kann eine funktionelle Dyspepsie nicht ausgeschlossen werden, wenn bei Sodbrennen die Oberbauchbeschwerden unter einer Säuresuppression (siehe Kapitel Refluxerkrankung) bestehen bleiben.

Epidemiologie

Ungefähr 20-30% der Allgemeinbevölkerung leidet jedes Jahr unter chronischen oder immer wiederkehrenden dyspeptischen Symptomen. Die Inzidenz von neu auftretenden Beschwerden liegt bei ca. 1% pro Jahr. Ungefähr 50% der Betroffenen suchen deswegen einmal in ihrem Leben ärztliche Hilfe. Die Stärke der Schmerzen und Angst (auch vor einer bösartigen Erkrankung) scheinen mit der Entscheidung, eine ärztliche Hilfe zu suchen, assoziiert zu sein (Koloski et al., 2001).

Ätiologie und Pathophysiologie

Bezüglich der Bedeutung von Ernährung für die Ätiologie der funktionellen Dyspepsie ist wenig bekannt. Weder Rauchen und Alkohol noch die Einnahme von nonsteroidalen Antirheumatika (NSAR) können als Risikofaktoren angenommen werden. Personen mit FD, die mit NSAR behandelt werden, haben aber häufiger FD-Symptome. Ungefähr 25% der FD-Fälle entwickeln sich nach einer akuten Infektionskrankheit mit Erbrechen und Fieber (Tack et al., 2002).

Psychische Faktoren

Psychischer Stress spielt eine Rolle bei der immunologischen und der Schmerz-Modulation (Mayer, 2000). Die Mechanismen, die zur viszeralen Hypersensitivität führen können, sind im Kapitel „Brain-Gut-Achse" beschrieben. Bei einer Subgruppe der FD ist eine gastrische Hypersensitivität in der Literatur gut dokumentiert (Tack et al., 2006). Psychischer Stress wird häufig vor oder zu Beginn einer FD gefunden und mag bei den Betroffenen die Entscheidung für eine ärztliche Konsultation bestärken (Morris, 1991). In mehreren Studien wurde eine Assoziation von psychischen Störungen mit der FD beschrieben, insbesondere von Angststörungen (Koloski et al., 2001). Neben einer größeren psychiatrischen Ko-Morbidität wurde auch eine höhere Rate an extraintestinalen Beschwerden bei Betroffenen mit FD beschrieben (Haug et al., 1994). Diese Tatsache der überlappenden Symptome verschiedener funktioneller Syndrome unterstützt die Argumente der Proponenten für das Vorliegen einer gemeinsamen Somatisierungsstörung (Wessely et al., 1999).

Diagnostik

Es wird empfohlen, bei PatientInnen, die sich in der ärztlichen Praxis mit Oberbauchbeschwerden präsentieren und bis dahin noch nicht untersucht wurden, folgende sechs Punkte des Managements zu befolgen:

1. Sammeln klinischer Daten: Treten die Symptome hauptsächlich im Oberbauch auf?
2. Beachtung von Alarmsymptomen (Gewichtsverlust, rezidivierendes Erbrechen, progressive Dysphagie, gastrointestinaler Blutverlust), die auf eine organische Erkrankung hinweisen.
3. Ausschluss der Einnahme von Aspirin oder von nonsteroidalen antiinflammatorischen Medikamenten.
4. Bei Sodbrennen: empirische Probetherapie mit Protonenpumpenhemmer. Wenn die Oberbauchsymptome trotz der Säurehemmung bestehen bleiben, ist eine gastroösophageale Refluxerkrankung für die Erklärung des Beschwerdebildes eher unwahrscheinlich.
5. Noninvasives Testen auf eine H. pylori Infektion bei Betroffenen ohne Alarmsymptome. Bei positivem Test wird aufgrund der Möglichkeit der Ulkusentwicklung eine Eradikationsbehandlung zwar empfohlen, der Benefit für die Behandlung der funktionellen Dyspepsie ist aber gering (die „number needed to treat" – NNT – ist 17. Es müssen 17 Betroffene behandelt werden, damit eine/r einen Therapieerfolg zeigt).
6. Sofortige Endoskopie bei Alarmsymptomen oder Personen über 45 Jahren. Es wird empfohlen, in einem symptomatischen Intervall ohne säuresuppressiver Therapie zu endoskopieren.

Weiterführende Untersuchungen wie z. B. eine röntgenologische Untersuchung des Dünndarms werden nur bei Hinweisen auf einen Morbus Crohn bzw. mechanische Obstruktion empfohlen, auch ein Oberbauch-Ultraschall wird als Routineuntersuchung nicht als erforderlich erachtet. Die Untersuchung der Magenentleerung wird allgemein nicht empfohlen. Weniger als 25% der Betroffenen mit funktioneller Dyspepsie haben eine verzögerte Magenentleerung, auch wenn das vorrangige Symptom einem postprandialen Disstress-Syndrom (nach Rom II-Kriterien einer

dysmotilitäts-ähnlichen Dyspepsie) entspricht (Tack et al., 2006).
Die Bedeutung der Evaluation der psychosozialen Anamnese wurde bereits im allgemeinen Teil der FGIS beschrieben.

Pharmakotherapie

Die allgemeinen Richtlinien für die Therapie der FGIS sind auch bei der FD anzuwenden (siehe oben). Auch bei der FD ist eine Placeboansprechrate von 20–60% zu erwarten. Folgende medikamentöse Therapien können zur Anwendung kommen (Tack et al., 2006):
Eine Cochrane Metaanalyse zur Effektivität von säurehemmenden Medikamenten zeigte, dass H_2-Rezeptorantagonisten bessere Erfolge zeigen als eine Placebomedikation. Die „number needed to treat" (NNT) liegt bei 8. In einigen dieser Studien ist aber zu vermuten, dass eigentlich eine Refluxerkrankung fälschlicherweise als FD diagnostiziert wurde. Randomisiert kontrollierte klinische Studien zur Therapie mit Protonenpumpenhemmer (PPI) zeigten eine Überlegenheit der PPI gegenüber Placebos mit einer NNT von 7. Epigastrischer Schmerz scheint sich eher auf PPI zu vermindern als postprandiale, d.h. vom Essen abhängige Beschwerden. Gastroprokinetische Medikamente wie Metoclopramid, Domperidon und Cisapride scheinen ebenfalls gegenüber Placebo überlegen zu sein, wurden aber bisher weniger untersucht. Niedrig dosierte Antidepressiva vom Amytriptylin-Typ konnten in einer kleinen Studie die Symptome vermindern, der Wert einer Therapie mit Antidepressia allgemein ist noch zu wenig untersucht.

Psychotherapeutische Behandlung

Eine systematische Übersicht über den Effekt von Psychotherapie und Hypnose bei FD in randomisiert kontrollierten Studien zeigen Soo et al. (2005). Insgesamt wurden acht Studien beschrieben, die den Effekt einer Psychotherapie bei FD evaluierten, wobei vier Studien randomisiert kontrolliert durchgeführt wurden. Die Therapiemethoden waren Entspannungstechniken, Verhaltenstherapie, psychodynamisch-interpersonelle Psychotherapie und Hypnotherapie. Die meisten Studien hatten eine Interventionsdauer von ca. 8–12 Sitzungen zu je 30–90 Minuten über 12 Monate. Alle Studien zeigten eine signifikante Symptomreduktion in der Interventionsgruppe im Vergleich zur Kontrollgruppe am Ende der Studie und einige auch bei der Nachuntersuchung bis zu einem Jahr. In der Studie von Hamilton et al. (2000) mit individueller psychodynamischer Psychotherapie (eine dreistündige Sitzung, gefolgt von sechs 50-minütigen Sitzungen über 12 Wochen) wurden nur PatientInnen eingeschlossen, die therapieresistent gegenüber jeder Pharmakotherapie waren. Diese Therapie zeigte eine signifikante Reduktion der FD-Symptome im Vergleich zur Kontrollgruppe mit supportiver Therapie am Ende der Studie. Der Unterschied war bei der Nachuntersuchung nach einem Jahr allerdings nicht mehr signifikant. Im Gegensatz dazu war in der Studie von Calvert et al. (2002) auch ein Langzeiteffekt bei der Hypnotherapie der FD im Vergleich zur Kontrollgruppe noch nach 56 Monaten zu finden. Die Betroffenen erhielten in der Interventionsgruppe 12 Sitzungen mit Hypnose zu je 30 Minuten über 16 Wochen. Die Autoren der Chochrane-Übersicht betonten auch die Reduktion der Gesundheitskosten bei Einsatz der Psychotherapie und der Hypnotherapie (Calvert et al., 2002; Creed et al., 2003), empfahlen aber weitere Studien, um die kostengünstigste Therapieform, evtl. die einer Gruppentherapie oder einer selbstinduzierten Hypnose, mit Audio-Kassetten zu evaluieren.

Das Reizdarmsyndrom

Das Reizdarmsyndrom (RDS) ist die am besten untersuchte FGIS. Insbesondere in den letzten zehn Jahren stiegen die Publikationen zum RDS rapide an (Abb. 4).

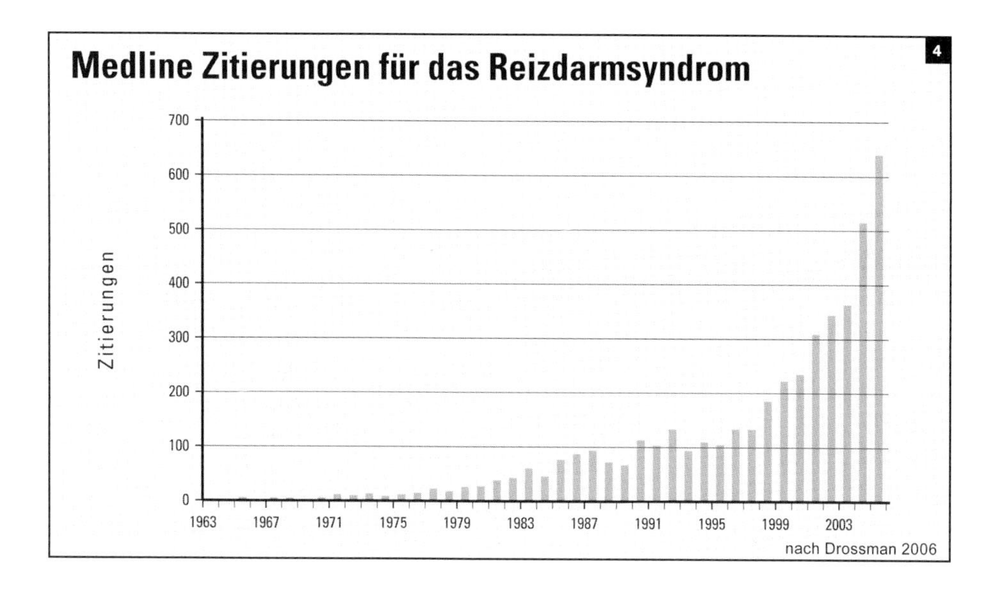

Epidemiologie

Das RDS wird weltweit bei ca. 10–20% der Bevölkerung beobachtet, wobei ca. 20–50% der Betroffenen deswegen ärztliche Hilfe suchen. In den westlich industrialisierten Ländern suchen Frauen (60–75%) häufiger ärztliche Hilfe als Männer. In einer großen Studie in den USA wurde festgestellt, dass im Vergleich zu beschwerdefreien Personen ReizdarmpatientInnen pro Jahr dreimal häufiger von der Arbeit und Schule fernbleiben und diese Erkrankung dem Gesundheitswesen enorme Kosten bereitet (Drossman et al., 1993; Talley et al., 1995). Aufgrund des großen Leidensdruckes, mangelnder Betreuung und Unsicherheiten werden nicht selten von Betroffenen und von ÄrztInnen trotz aufrechter Diagnose weitere, meist kostenaufwändige und wenig sinnvolle Untersuchungen angestrebt. Betroffene mit RDS haben oftmals eine Odyssee von verschiedenen Durchuntersuchungen hinter sich, die nicht selten mit den Worten endete „es ist alles in Ordnung, wir haben nichts Krankhaftes gefunden“, „Sie müssen damit leben lernen“ oder „wir können Ihnen nicht mehr weiterhelfen, vielleicht suchen Sie doch besser einen Psychiater auf…“. Der tatsächliche Leidensdruck kann nur mit einem Verständnis für die biopsychosoziale Situation erfasst werden, denn weder allein der somatische noch allein der psychische Zustand spiegelt das Beschwerdebild wider. Psychosoziale Faktoren beeinflussen ebenso wie physiologische Fehlregulationen die Krankheitserfahrung, das PatientInnenverhalten und den Beschwerdeverlauf.

ROME III-Kriterien des RDS

Hauptkriterien:

Seit 6 Monaten abdominelles Unbehagen oder abdominelle Schmerzen an mindestens 3 Tagen während der letzten 3 Monate mit zumindest 2 oder mehreren der folgenden Symptome:

a. Besserung nach der Defäkation
b. Beginn assoziiert mit einer Änderung der Stuhlfrequenz
c. Beginn assoziiert mit einer Änderung der Stuhlkonsistenz

Häufig gehen die Beschwerden auch mit Blähungen, Schleimbeimengung zum Stuhl und dem Gefühl der inkompletten Entleerung einher.
Das RDS kann je nach den vorwiegend vorhandenen Stuhlunregelmäßigkeiten unterteilt werden:

RDS-Subtypisierung je nach Stuhlkonsistenz

1. RDS mit Obstipation (RDS-O): harte oder knollige Stühle bei mehr als ¼ der Stuhlentleerungen
2. RDS mit Durchfall (RDS-D): weiche oder wässrige Stühle bei mehr als ¼ der Stuhlentleerungen
3. RDS gemischt (RDS-M): knollige Stühle bei mehr als ¼ und weiche oder wässrige Stühle bei mehr als ¼ der Stuhlentleerungen
4. RDS unspezifiziert: erfüllt keine der oben genannten Kriterien

Diagnosestellung

Anamnese

Das wichtigste diagnostische Instrument besteht in der Anamnese und dem Erfassen der RDS-Symptome nach den ROM III-Kriterien. Konstante oder intermittierende abdominelle Schmerzen bzw. abdominelles Unbehangen stellen das Kardinalsymptom des RDS dar. Eine Diarrhö (mehr als drei Stühle pro Tag) ist häufig mit imperativem Stuhldrang verbunden. Diarrhö und Obstipation können abwechseln, Letztere ist häufig mit dem Gefühl der inkompletten Entleerung, Schleimbeimengungen, Blähungen und einem Distensionsgefühl des Abdomens verbunden, eine klinische Objektivierung ist meist nicht möglich. Zur Identifikation von Triggerfaktoren ist das Führen eines Symptomtagebuches hilfreich (s. u.). Eine verminderte oder überschießende Zufuhr von Ballaststoffen, ein übermäßiger Konsum von schwer resorbierbaren Zuckern (z. B. Fruktose, Sorbit, ...) oder von Stimulantien der Peristaltik (z. B. Kaffee oder Tee), können die Symptome eines RDS auslösen oder verstärken. Daneben können ACE-Hemmer, ß-Blocker, Antibiotika, Protonenpumpeninhibitoren, SSRI und NSAR Diarrhöen oder abdominelles Unwohlsein auslösen. Kalziumantagonisten, Opiate, Anticholinergika und trizyklische Antidepressiva können zur Obstipation führen.
So genannte „Alarmsymptome oder -zeichen" weisen darauf hin, dass andere Ursachen den Beschwerden zugrunde liegen könnten.
Folgende Symptome gelten als „Alarmzeichen" und weisen auf eine andere Erkrankung hin:

- Blut im Stuhl
- Fieber
- Gewichtsverlust
- Nächtliche Schmerzen/Koliken
- Anämie
- Entzündungszeichen

Es kann angenommen werden, dass eher kein RDS vorliegt, wenn der Schmerz mit Bewegung, dem Harnlassen und/oder der Menstruation assoziiert ist. Häufig sind mit dem RDS auch Sodbrennen, Fibromyalgie,

Kopfschmerzen, Rückenschmerzen und urogenitale Beschwerden vergesellschaftet. Diese Symptome sind wenig hilfreich für die Diagnose RDS, korrelieren aber häufig mit der Schwere des RDS und sind mit psychologischen Faktoren verknüpft.

Psychosoziale Anamnese

Die orientierende psychosomatische Diagnostik beinhaltet empathische (offene) Fragen nach psychosozialen Belastungen (v. a. im Zeitraum vor oder zu Beginn der Beschwerden) und nach Symptomen einer psychischen Störung wie z. B einer Depression oder einer Angsterkrankung (siehe Kapitel Psychodiagnostik). Weiters kann die Frage nach dem aktuellen Anlass der Arztkonsultation oder die subjektive Krankheitstheorie der PatientInnen Hinweise auf Belastungen oder eine Angststörung (z. B. Kanzerophobie) geben. Nicht selten suchen Betroffene erst dann ärztliche Hilfe, wenn ein naher Angehöriger oder Bekannter an einem Karzinom erkrankt oder verstorben ist. Auch andere schwere Belastungssituationen sind häufig Anlass für einen Arztbesuch. Wichtig ist die Erfassung der psychosozialen Einschränkung der Betroffenen, die sich häufig aufgrund ihrer Beschwerden zunehmend sozial zurückziehen (z. B. gemeinsame Mahlzeiten und Aktivitäten meiden, keine Reisen unternehmen usw.), und allein dadurch psychische Störungen entwickelt bzw. verstärkt werden. PatientInnen mit RDS weisen in ca. 60% der Fälle psychische Störungen auf (Drossman et al., 1995; Lydiard Toulouse, 2000), viele leiden auch an Schlafstörungen oder waren Opfer von psychischem, physischem oder sexuellem Missbrauch in der Kindheit.

Die häufigsten psychischen Störungen und psychosozialen Auffälligkeiten umfassen:

- Depressionen und Angststörungen (Panikstörung)
- Persönliche Schwierigkeiten/„Lebensstress“
- Posttraumatische Stress-Störung
- Erlebter Missbrauch (häufig schon in der Kindheit)

Körperliche Untersuchung

Die körperliche Untersuchung schließt eine rektalen Untersuchung mit ein, typische körperliche Befunde des RDS fehlen.

Labor zur Differenzialdiagnostik

Zum Ausschluss anderer Erkrankungen reichen wenige basale Untersuchungen. Dazu zählen: Blutbild, Blutsenkung, CRP und die Stuhluntersuchungen auf okkultes Blut. Vor allem bei Durchfall sind Stuhluntersuchungen auf bakterielle und parasitäre Erreger, die Bestimmung der Elektrolyte und der Schilddrüsenfunktionsparameter wichtig. Weiters empfiehlt sich die Bestimmung des Serum-Albumins, der Leber- und Pankreasenzyme und, wenn verfügbar bzw. der Verdacht auf Zöliakie besteht, auch die Bestimmung der endomysialen Antikörper. Die Testung von IgG-Antikörpern mit konsekutiven Diätempfehlungen ist nicht sinnvoll, da diesbezüglich weitere Daten zur wissenschaftlichen Untermauerung fehlen (Atkinsonet al., 2004). Leider werden immer mehr dieser Tests unkritisch angewandt und zu teurem Preis sehr einschränkende Diäten verordnet. Diese bringen die Betroffenen häufig nicht nur zur Verzweiflung, sie sind insbesondere bei bereits psychisch alterierten PatientInnen bedenklich bis gefährlich, da oft Zwangssymptome und Angst in Kombination mit der Einhaltung der strengen Diät zu einer massiven Einschränkung der Lebensqualität und zu Essstörungen mit Mangelernährung führen.
Es ist aber auch wichtig zu bedenken, dass das RDS häufiger bei anderen gastrointestinalen Erkrankungen zu finden ist als bei

der gesunden Normalbevölkerung. So zeigten Studien, dass 40–80% der PatientInnen mit chronisch entzündlichen Darmerkrankungen in Remission (Farrokhyar et al., 2006) und auch viele PatientInnen mit Zöliakie an einem RDS (O'Leary et al., 2002) leiden.

Koloskopie

Empfehlenswert ist eine Koloskopie mit Biopsie bei PatientInnen mit entsprechenden Alarmsymptomen, occultem Blut im Stuhl oder Entzündungszeichen im Labor. Ebenso bei PatientInnen mit positiver Familienanamnese bezüglich kolorektaler Karzinome oder chronisch entzündlicher Darmerkrankungen (Morbus Crohn, Colitis ulcerosa). Die Österreichische Gesellschaft für Gastroenterologie und Hepatologie hat in einer interdisziplinären Arbeitsgruppe Leitlinien zur Diagnose und Therapie des RDS erarbeitet und empfiehlt ab dem 40. Lebensjahr, insbesondere bei Verdacht auf das Vorliegen einer chronisch entzündlichen Darmerkrankung, eine Ileokoloskopie auch bei fehlenden systemischen Entzündungszeichen. Die meisten anderen Leitlinien empfehlen eine Koloskopie ab dem 50. Lebensjahr, wo diese auch im Rahmen einer Vorsorge-Gesundenuntersuchung empfohlen wird.
Die Feststellung einer Diverticulitis ist jedenfalls kein Grund, eine RDS-Diagnose zu revidieren (Longstreth, 2006).

Kosten-Nutzen-Evaluation und Prognose

Bei besonderen Hinweisen sind weitere Untersuchungen sinnvoll. Bei Verdacht auf eine Laktosemalabsorption wird ein H_2-Atemtest mit Laktosebelastung empfohlen, in spezialisierten Zentren kann auch auf Fructoseintoleranz getestet werden. Bei 25% der RDS-PatientInnen liegt gleichzeitig eine Laktosemalabsorption vor, wobei – zumindest bei einem Teil der Betroffenen – durch eine entsprechende Diät eine Verminderung der Symptome erreicht werden kann. Manchmal wird eine Laktoseintoleranz als Ursache der Beschwerden vermutet und auch diagnostiziert, ohne dass sich dann bei einer entsprechenden Diät eine Minderung der RDS-Symptomatik einstellt. In diesem Fall muss angenommen werden, dass sich ein RDS bei einer Laktosemalabsorption entwickelt hat, aber die viszerale Hypersensitivität unabhängig von dieser weiter besteht.
Das RDS soll nicht als reine Ausschlussdiagnose („Durchuntersuchung, bis alles andere ausgeschlossen werden kann") verstanden werden. Eine wiederholte Diagnostik bei gleich bleibender Symptomatik soll jedenfalls vermieden werden. Mehrere Studien haben gezeigt, dass bei einer adäquaten Erstabklärung weitere Untersuchungen nicht sinnvoll sind und unnötige Untersuchungen nur kostspielig, oft sogar gefährlich sind (Longstreth und Drossman, 2005). Die adäquate Diagnostik ist daher sowohl für die Betroffenen als auch vom gesundheitsökonomischen Gesichtspunkt her bedeutsam. In den Ländern der westlichen Welt soll das RDS 0,5% der gesamten Kosten des Gesundheitssystems verursachen. Die direkten Krankheitskosten für das RDS werden in den USA pro Jahr auf 9 Milliarden US-Dollar, die indirekten auf 16 Milliarden US-Dollar geschätzt.
Die Wahrscheinlichkeit, dass eine zusätzliche (neue) gastrointestinale Erkrankung bei gleich bleibenden Beschwerden auftritt, ist gleich groß wie bei gesunden Personen. Die RDS-Beschwerden bleiben lange konstant: 30% der PatientInnen sind nach fünf Jahren unverändert symptomatisch, nur 5% werden beschwerdefrei. Viele der Betroffenen mit postinfektiösem RDS haben nach sechs Jahren meist weniger (durchschnittlich 50%) Symptome.

Therapie

Im Zentrum der Therapie steht die Aufklärung, Beruhigung, Beratung und Begleitung der Betroffenen. Die im allgemeinen Teil der FGIS genannten Schritte und Richtlinien zur Behandlung wurden in den USA an der Mayo Clinic vor allem für das RDS erarbeitet und evaluiert.
Folgende Behandlungsstufen (Abb. 5) sind empfehlenswert:

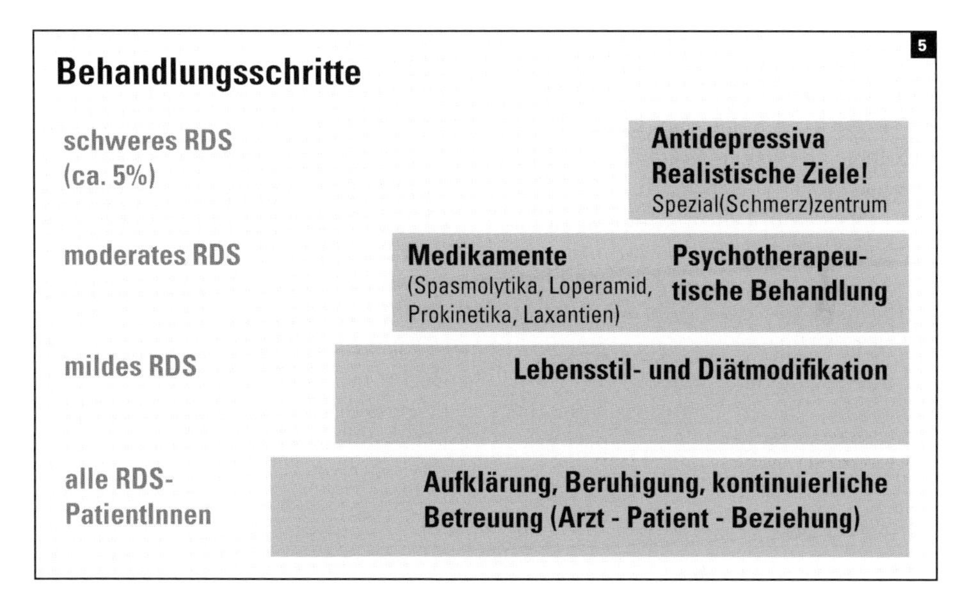

Wesentlich für die Betroffenen ist die Aufklärung und Beruhigung darüber, dass die Beschwerden nicht eingebildet sind und verschiedene Stimuli wie Nahrungsmittel, Hormonveränderungen (Menstruationszyklus) oder Stress zu einer Überreaktion des Darmes führen können. Die Therapie beginnt mit dem Führen eines Symptomtagebuches (Abb. 6) zur Identifikation von symptomverstärkenden oder -auslösenden Faktoren.

6

Symptomtagebuch

Datum	Zeit	**Beschreiben Sie ihre Symptome:** z.B. Bauchkrämpfe Wie intensiv waren diese? (0=gar nicht, 10=extem)	**Beschreiben Sie die Situation:** Was machten Sie gerade? Was aßen Sie? Wer war dabei? Hatten Sie ihre Regel?	**Beschreiben Sie, wie Sie sich fühlten:** z.B. „Habe mich geärgert über... Traurig? Zornig? Angst?	**Was dachten Sie und was haben Sie unternommen?** z.B. Entspannung gesucht, ... Wurde „panisch" ...

Beim Führen des Symptomtagebuches lernen die Betroffenen, nicht nur auf ihre Ernährungsgewohnheiten zu achten, sondern auch auf ihre Emotionen und Gefühle im Zusammenhang mit der Entstehung und Aufrechterhaltung der Beschwerden. Damit wird die Introspektionsfähigkeit trainiert, was aber nicht länger als vier Wochen (wegen der zu intensiven Fokussierung auf die körperlichen Symptome) durchgeführt werden sollte. Weiters bekommen die Betroffenen auch Vorschläge für eine sinnvolle **Diät- und Lebensstilmodifikation**: Laktose, Koffein, fettreiche Nahrung, Alkohol, zuckerfreier Kaugummi (Sorbitol), große und/oder gasproduzierende Mahlzeiten, aber auch hastige Nahrungsaufnahme und Essen unter psychisch belastenden Umständen (unter Zeitdruck oder bei gleichzeitiger Problembesprechung usw.) können die Beschwerden verstärken. Eine ballaststoffreiche Kost kann Blähungen verstärken, andererseits kann aber eine probatorische ballaststoffreiche Kost für PatientInnen mit Obstipation hilfreich sein. Meist erfahren die Betroffenen aber erst durch das Symptomtagebuch mit Beachtung der Emotionen, dass stressvolle Situationen die Beschwerden triggern oder verstärken können. Damit wird die Option der Psychotherapie besser angenommen.

Psychotherapeutische Maßnahmen (Abb. 7) zählen zu den wirkungsvollsten Behandlungsmethoden des RDS. In mehreren Studien sind verschiedene Therapiemethoden erfolgreich eingesetzt worden, wobei keine Psychotherapiemethode einer anderen wesentlich überlegen zu sein scheint und auch Kombinationstherapien erfolgreich waren.

7

Psychotherapeutische Methoden

Kognitive – Verhaltenstherapie: 11 Studien
pos. Effekt in 7/11 kontrollierten Studien
Symptomtagebuch, Übungen, Änderungen von Anpassungsstörungen (Verhalten/Gedanken) mit Besserung der Symptomkontrolle

Interpersonelle psychodynamische Psychotherapie: 5 Studien
pos. Effekt in 2/4 kontrollierten und 1/1 unkontrollieren Studien
Identifikation und Verarbeitung von Beziehungsschwierigkeiten

Hypnose: 11 Studien
pos. Effekt in 6/6 kontrollierten und 5/5 unkontrollierten Studien
Suggestion zur Reduktion von abdominellen Empfindungen

Entspannungstechniken: 5 Studien
pos. Effekt in 3/3 kontrollierten und 2/2 unkontrollierten Studien
Muskuläre und psychische Entspannung zur Reduktion von autonomen Reaktionen

Erfolg von psychotherapeutischen Behandlungen und Kosten-Nutzen-Analyse

Psychotherapie bei PatientInnen mit RDS wurde hauptsächlich bei therapierefraktären Fällen wissenschaftlich untersucht. In den prospektiven und kontrollierten Studien haben sich Verhaltenstherapie, psychodynamische (interpersonelle) Therapie, Hypnose, Entspannungsmethoden oder eine Kombination von diesen Techniken bewährt.

> In den meisten randomisiert-kontrollierten Studien wurde bei schwerem RDS Psychotherapie mit „herkömmlichen" (symptomatisch-medikamentösen) Behandlungen verglichen. Dabei zeigte die Psychotherapie auch in den Langzeitnachuntersuchungen einen besseren Erfolg.

Drossman (2002) untersuchte fünfzehn randomisiert kontrollierte Studien bei Reizdarmsyndrom, von denen fünf eine placebokontrollierte Kontrollgruppe aufwiesen. Adäquate Kontrollgruppen für Psychotherapiestudien zu definieren ist an sich äußerst schwierig (Talley et al., 1996). In den Studien mit Langzeitnachuntersuchung (neun bis vierzig Monate) war in acht von neun Studien die Psychotherapie der herkömmlichen Behandlung überlegen. Positives Ansprechen auf die Psychotherapie ist wahrscheinlich, wenn a) Stress die Symptome verstärkt oder auslöst, b) milde Angst und Depression vorhanden ist, c) das vorherrschende Symptom Schmerz und Durchfall, und nicht Verstopfung ist, d) der Schmerz sich mit Nahrungsaufnahme, Defäkation oder Stress verändert und nicht konstant vorhanden ist, und e) das Beschwerdebild noch relativ kurz andauert. Die prognostisch günstigen Faktoren für den Erfolg einer interpersonellen Psychotherapie wurden von Guthrie et al. (2004) beschrieben und sind in Abb. 8 dargestellt.

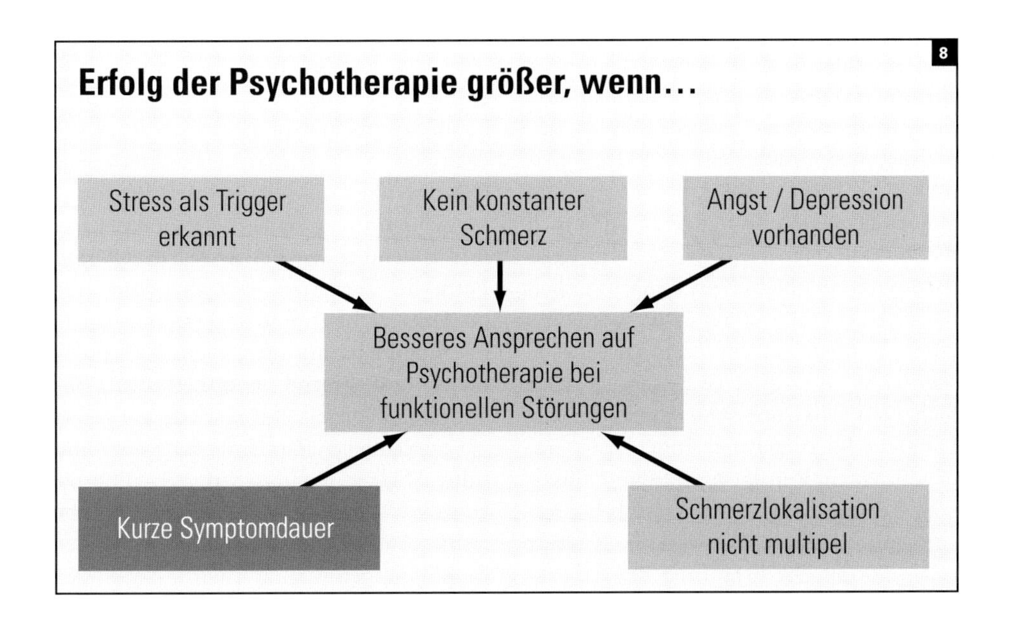

Guthrie et al. konnten nachweisen, dass bei PatientInnen mit schwerem Reizdarmsyndrom nach einer Psychotherapie die Veränderung der Toleranz einer Ballondehnung des Rektums mit der Veränderung des psychischen Status korreliert. Die Arbeitsgruppe um Peter Whorwell in Manchester entwickelte eine spezifisch auf den Bauch gerichtete („gut-directed") Hypnose zur Behandlung von FGIS (Whorwell et al., 1984 & 1987). Ein Überblick über die Forschung zu Hypnose beim Reizdarmsyndrom weist darauf hin, dass die Wirkung sowohl über eine Veränderung der Psyche, als auch der Physiologie zu erklären ist (Tan et al., 2005).

„Bauch-gerichtete Hypnosetherapie"

Der Ruf der Hypnose als Psychotherapie mag durch den Einsatz von Showhypnosen gelitten haben, sie ist aber eine der ältesten Behandlungsmethoden körperlicher und seelischer Störungen der Menschheit (Häuser, 2003). Insbesondere konnte in wissenschaftlichen Studien mit standardisierten Methoden nachgewiesen werden, dass sich gastrointestinale Funktionen unter dem Einfluss von Hypnose verändern. So kann bei Gesunden die orozökale Transitzeit ebenso verändert werden wie die Kontraktionsamplituden des Colons bei ReizdarmpatientInnen (Beaugene et al., 1991; Whorwell et al., 1992). Die Arbeitsgruppe um Whorwell zeigte unter anderem, dass sich die viszerale Hypersensitivität beim Reizdarmsyndrom unter Hypnose nachweislich normalisiert (Prior et al., 1990; Lea et al., 2003). Die von diesem Team entwickelte spezifische „gut-directed-hypnosis" zeigt nicht nur eindrucksvolle therapeutische Langzeiterfolge bei PatientInnen mit therapieresistentem Reizdarmsyndrom (Gonsalkorale et al., 2003), sondern auch bei solchen mit funktioneller Dyspepsie (Calvert et al., 2002). Die Erfahrung der Arbeitsgruppe in Manchester hat ergeben, dass zwölf Sitzungen zu je einer Stunde einmal wöchentlich (über ca. drei Monate) als erfolgreichste Dauer dieser Kurztherapie festzulegen sind um den gewünschten Langzeiterfolg zu erreichen.

Folgende Beschreibung der „gut-directed-hypnosis" erfolgt nach der Methodenbeschreibung und den Transkripten von verschiedenen Hypnosesitzungen durch die Erstbeschreiber Gonsalkorale und Whorwell, sowie nach der persönlichen Beobachtung der Autorin bei einem Aufenthalt an der Hypnotherapy Unit am Department of Medicine des University Hospital of South Manchester, UK.

A. Überweisung und Erklärungen zur Hypnose

Wichtig ist, darauf hinzuweisen, dass die Hypnotherapie eine empirisch validierte und nebenwirkungsfreie Behandlungsmethode insbesondere für therapierefraktäre PatientInnen darstellt und in allen Studien bei 70–95% der Betroffenen einen deutlichen Therapieerfolg zeigt. Dieser dauert nach bisherigen Erfahrungen mindestens fünf Jahre an. Allgemein lassen sich 15–25% der PatientInnen nicht sehr leicht hypnotisieren und gegen ihren Willen kann kaum bzw. nicht hypnotisiert werden. PatientInnen mit psychiatrischen Störungen haben weniger Erfolgsaussichten. Die meisten PatientInnen mit FGIS praktizieren mit zunehmender Beschwerdedauer eine Form der „negativen Selbsthypnose", indem sie sich bestimmte (oft stressassoziierte) Situationen mit nicht mehr beeinflussbaren, zunehmend unerträglichen Beschwerden vorstellen, was wiederum zu einer tatsächlichen Zunahme der Symptome führt. Dieser circulus vitiosus soll und kann in der Hypnose rückgängig gemacht werden, indem die zentrale Modulation der Empfindungen verändert wird. Neben der

Verminderung der körperlichen Symptome vermindern sich unter Hypnotherapie auch milde psychische Störungen und die Lebensqualität wird deutlich verbessert.
Zur Erklärung für die PatientInnen bei der Überweisung werden Beispiele für hypnotische Zustände im Alltag genannt. So wird erwähnt, dass der Mensch in der Lage ist, Empfindungen durch Gewöhnung, Nicht(mehr)beachtung oder Ablenkung aus unserem Bewusstsein „auszuschalten" (z. B. „nach morgendlichem Anlegen unserer Kleidung, Schuhe, Brille usw. spüren wir diese dann nicht mehr auf der Haut ..."). Auch das Beispiel der Vertiefung in ein Buch oder einen Film, sodass die Umgebung kaum mehr wahrgenommen wird, erleichtert die Vorstellung eines hypnotischen Zustandes aus dem Alltag, den fast jede/r kennt. Es ist also möglich, etwas nicht mehr bewusst wahrzunehmen, wenn die Aufmerksamkeit nicht darauf oder auf etwas anderes fokussiert wird. Dies wird in der Hypnose genutzt. Eine „gut-directed"-Hypnose beinhaltet die Fremdsuggestion sehr angenehmer Bilder und einer Normalisierung der Darmfunktion (oder Magenfunktion, je nach der FGIS) mit der Verminderung von Schmerzen.

B. Beginn und die ersten beiden Sitzungen der Hypnose

Vor Beginn der ca. 20–30 Minuten andauernden Hypnose wird in jeder Sitzung ein psychotherapeutisches Gespräch von ca. 20–30 Minuten (oder auch länger) geführt, um die individuelle Situation und Beschwerden aktuell zu erfassen und in die Suggestionsformeln der Hypnose einbauen zu können. Damit wird die Hypnose der jeweiligen betroffenen Person angepasst, obgleich jede Hypnose bei allen PatientInnen ähnlich strukturiert durchgeführt werden kann. In der ersten und zweiten Hypnosesitzung wird nach der Induktion hauptsächlich ein Gefühl der tiefen Entspannung erzeugt und mit bestimmten Formeln und Bildern eine Ich-Stärkung der Betroffenen herbeigeführt. Ab der zweiten Sitzung wird eine Entspannungs-Kassette oder -CD mitgegeben, nach der die PatientInnen zu Hause täglich zumindest 10–20 Minuten eine Entspannung herbeiführen und üben sollten. Nach jeder Hypnosesitzung erfolgt eine kurze Nachbesprechung von 5 bis 10 Minuten.

C. Dritte bis zwölfte Sitzung und Nachkontrollen

Ab der dritten Sitzung wird die „gut-directed"-Hypnose mit Relaxation und nachfolgender Imagination einer Normalisierung der Funktionen des jeweiligen gastrointestinalen Abschnittes mit Suggestion der Verminderung von Schmerzen durchgeführt. Diese suggerierten Bilder orientieren sich auch an den Informationen, die in den Gesprächen vor der Hypnose exploriert wurden. Entspannung, Wärmegefühl und Schmerzlinderung werden imaginiert und mit Auflegen der Hand/Hände der PatientInnen auf den Bauch im Bereich der stärksten Schmerzempfindung verstärkt. Diese Haltung kann mit tiefer Zwerchfellatmung und posthypnotischem Auftrag „verankert" werden (z. B. „Langsames und tiefes Ausatmen mit Handauflegen wird bei Bedarf in Alltagssituationen die Krämpfe vermindern ..."). Damit wird den PatientInnen durch Üben langsam auch die Selbstkontrolle über ihre Empfindung verliehen und der „Locus of Control" internalisiert. Das Gefühl des Ausgeliefertseins gegenüber den Schmerzanfällen oder imperativem Stuhldrang vermindert sich dann schrittweise. Das Gefühl der Selbstkontrolle wird laufend suggeriert und verstärkt: „... Sie (Name) sind immer öfter und immer besser in der Lage, Ihren Darm zu beruhigen, ... Ihre Schmerzen zu lindern.....Sie gewinnen mehr und mehr das Gefühl, dass Sie den Darm kontrollieren und nicht der Darm Sie kontrolliert ...". Zur Verstärkung wird den PatientInnen eine von der HypnotherapeutIn besprochene weitere „gut-directed"-Kassette oder CD mitgeben, mit deren Hilfe diese Vorstellung ebenfalls täglich 10–20 Minuten geübt werden sollte.

D. Weitere Evaluation und Auffrischung

Eine bis mehrere Sitzungen können zur Auffrischung, je nach Bedarf der Betroffenen, drei, sechs oder zwölf Monate nach Beendigung der „gut-directed"-Hypnotherapie wiederholt werden.

Kosten-Effizienz-Analyse der Psychotherapeutischen Verfahren

Jede Psychotherapie kann zu Beginn kostenintensiv sein, da sie multiple, länger andauernde Sitzungen erfordert. Ihr positiver Effekt aber ist von Dauer oder wird mit der Zeit sogar stärker (Guthrie et al., 1991). Creed et al. (2003) verglichen in einer randomisiert kontrollierten Studie die individuelle Psychotherapie mit einer Therapie mit Paroxetin und mit einer Routinebetreuung (mit symptomorientierter Medikation). Psychotherapie und Paroxetin führten zu einer deutlichen Verminderung der Symptome und zu einer Besserung der Lebensqualität, verglichen mit herkömmlicher Betreuung (Abb. 9).

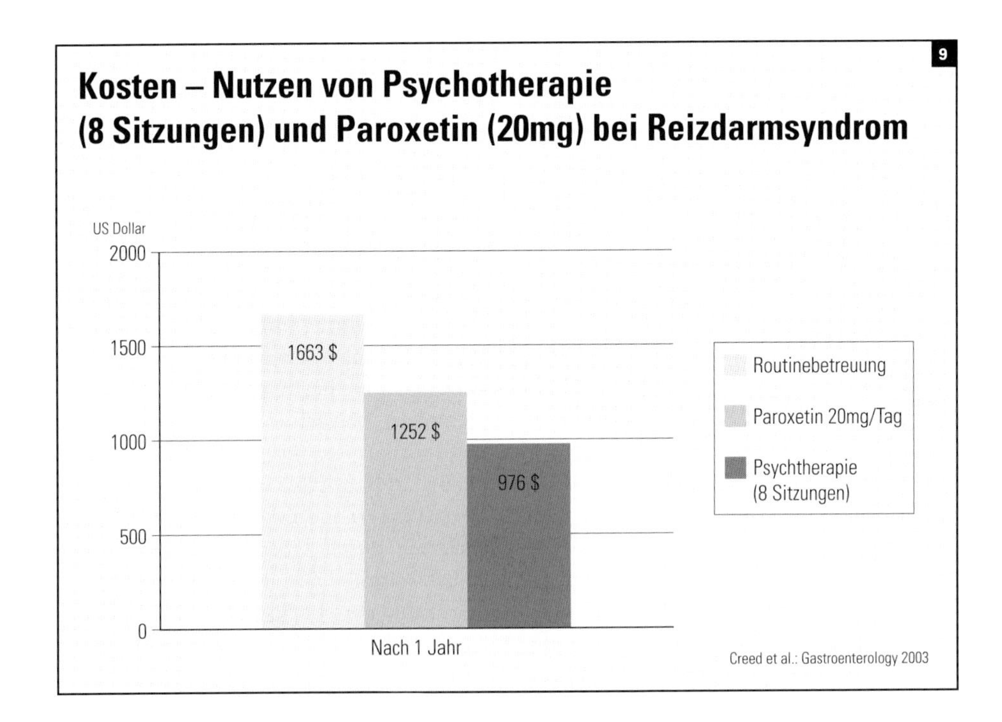

Eine signifikante Reduktion der gesamten Gesundheitskosten, die für die Betroffenen zustande gekommen waren, wurde nur durch die Psychotherapie erreicht. Diese weist auch einen positiven Langzeiteffekt auf. Insofern werden die anfänglichen Kosten der Psychotherapie durch eine auf lange Sicht gesehene Kostenreduktion in der Betreuung wieder eingebracht und de facto Geld gespart. Die Bauch-gerichtete Hypnotherapie bringt mit immerhin nur zwölf Sitzungen (Dauer ca. drei Monate) für über fünf Jahre eine Besserung der Lebensqualität, Verminderung der Symptome, der Angst, der Depression, und das bei therapieresistentem RDS (Gonsalkorale, 2003).

Pharmakotherapie

Pharmakotherapie kann bei Bedarf und symptomorientiert für das prädominante Symptom verordnet werden. Die Placeboansprechrate bei PatientInnen ist allgemein sehr hoch (bis zu 80%). In der Praxis werden hauptsächlich Spasmolytika und anticholinergische Substanzen, Antidiarrhoika, Laxantien, Prokinetika oder Antiemetika eingesetzt. In einer Metaanalyse wurden für das Reizdarmsyndrom fünf Substanzen effektiver als Placebo eingestuft: Cimetropiumbromid, Pinaveriumbromid, Octyloniumbromid, Trimebutin und Mebeverin (diese als regelmäßige Therapie). In allen internationalen Übersichtsarbeiten und Metaanalysen wird der Einsatz von (niedrig dosierten) Antidepressiva (Amitryptilin, Paroxetin ...) vor allem bei PatientInnen mit mittelschweren und schweren Schmerzzuständen und bei therapierefraktären Fällen empfohlen. Für trizyklische Antidepressiva kann ein positiver Effekt sogar unabhängig von der Dosis erzielt werden (Longstreth, 2006). Paroxetin wurde für die körperliche Komponente der Lebensqualität als effektiver beschrieben als faserreiche Diät (Tabas et al., 2004).

> Die Arbeitsgruppe der US-amerikanischen gastroenterologischen Gesellschaft empfiehlt aufgrund der Evidenz in der Literatur (evidence based medicine) die Psychotherapie bei allen Formen des RDS und trizyklische Antidepressiva bei der schmerzdominanten Form des RDS.

Kurzpsychotherapien konnten jedenfalls als die kostengünstigsten und wirksamsten Behandlungen im Vergleich zu allen anderen oben angeführten Methoden nachgewiesen werden.
Die Wirksamkeit von Phytotherapeutika, oberflächenaktiven Substanzen und Bakterienpräparaten beim RDS, ist wissenschaftlich noch nicht ausreichend untersucht, die Evidenz der Wirksamkeit muss derzeit als „unsicher" angegeben werden. Einige dieser Substanzen wie z. B. das STW5 (verschiedene pflanzliche Extrakte) haben aber auch eine wissenschaftliche Evidenz der Wirksamkeit und daher kann die Anwendung dieser Substanz empfohlen werden (Abb. 10a, b, c). Auch die Kosten sollten bei der Wahl der Medikation berücksichtigt werden. Vorläufige Studien zu Probiotika zeigen auch einen möglichen Erfolg für die Symptomverminderung, diesbezüglich sind aber noch mehr Studien mit einer höheren Zahl an Betroffenen erforderlich.

10a, b

Empfehlung medikamentöser Therapie (Rom III)

Symptom	Medikament	Evidenz	Dosis
Durchfall	Loperamid	C/A* * schmerzlose Diarrhö	2-4 mg bei Bedarf, max 12g/Tag
	Cholestyramin	D	4g zu den Mahlzeiten
Verstopfung	Psyllium	D	3,4g 2x/Tag zur Mahlzeit
	Methylcellulose	D	2g 2x/Tag zur Mahlzeit
	Polyethylenglykol	D	1- bis 2-mal 1 Btl./Tag
	Lactulose	D	10-20g 2x/Tag
	70% Sorbitol		
	Magnesiumhydroxid		15ml 2x/Tag 17g in Wasser
	Calcium polycarbophil		
Bauchschmerzen	Mebeverin	B/C 12% (Schmerz) bis 18% (allg. Symptome) besser als Placebo	2-mal 200mg ret/Tag oder 3x135mg/Tag
	Antidepressiva	B	
	Trizyklische: Amitriptylin bei Diarrhö, imperativem Stuhlgang		Beginn mit geringer Dosis, Steigerung bei Bedarf, Therapie 6-12 Monate
	SSRI: Citalopram, Fluoxetin, Paroxetin		

Die von der US-amerikanischen gastroenterologischen Gesellschaft empfohlenen neuen Substanzen, der 5 HT4-Rezeptoragonist Tegaserod zur Behandlung von PatientInnen mit obstipationsdominanter Form des RDS, und der 5 HT3-Rezeptoranatgonist Alosetron für Frauen mit der diarrhödominanten Form des RDS, sind in Österreich und Deutschland nicht zugelassen.

Patel et al. (2005) fanden in einer Metaanalye von 45 Placebo-kontrollierten randomisierten Studien, dass die Placebo-Ansprechrate bei 16–71% liegt, mit einer durchschnittlichen Rate von 40,2%. Enck und Klosterhalfen (2005) beschreiben auch methodologische Gründe in den Studien und einen möglichen psycho-biologischen Effekt als Ursache für die positive Placeboreaktion (siehe Kapitel zur Placeboreaktion).

Funktionelle Obstipation

Epidemiologie

Die funktionelle Obstipation findet sich je nach Alter und Definition bei ca. 15–27% der Bevölkerung (Longstreth et al., 2006). Epidemiologische Studien zeigen, dass für die Obstipation als Symptom verschiedene ursächliche Faktoren berücksichtigt werden müssen. Psychosoziale Aspekte sind in der Diagnostik ebenso zu evaluieren wie

10c

Medikamentöse Therapieoptionen für das RDS in Entwicklung und Evaluation (Mönnikes et al. 2006)

Wirkstoff	Dosierung	Symptom	Evidenzgrad	Bemerkung
Probiotika				
Bifidobakterien, Laktobazillen, E. coli Nissle 1917 ± Streptokokkenstämme	verschieden	unspezifisch	variabel (B-D)	
Neurohormone				
Melatonin	3 mg/zur Nacht (RCT 2 WO)	Schmerzen	B	Nach Studienlage pos. Effekt auf RDS-Symptome, kein Effekt auf Schlafstörung
Phytopharmaka				
Pfefferminzöl	3-mal 0,2 ml/Tag	Diarrhö, Schmerz	C/D	Kein sicherer Wirksamkeitsnachweis
STW 5	3-mal 20 Tropfen/Tag	Schmerzen, Völlegefühl	B	Cave: enthält Alkohol
CRF-Rezeptor-Antagonisten – beeinflussen Motilität und Nozizeption (Brain-Gut-Interaktion)				

Medikamenteneinnahme (Opiate, Psychopharmaka usw.), Ernährungsgewohnheiten (faserarm) und mangelnde körperliche Aktivität (Sonnenberg und Koch, 1998).

Definition der funktionellen Obstipation nach Rom III

Nach den Rome III-Kriterien (Longstreth et al., 2006) liegt eine funktionelle Obstipation vor, wenn innerhalb der letzten sechs Monate über zumindest drei Monate (nicht unbedingt durchgehend)

A zwei oder mehrere der folgenden Symptome zutreffen:

- Anstrengung/Pressen bei mehr als ¼ der Stuhlentleerungen
- Harter oder knolliger Stuhl bei mehr als ¼ der Stuhlentleerungen
- Gefühl der unvollständigen Entleerung bei mehr als ¼ der Stuhlentleerungen
- Manuelle Unterstützung (digitale Ausräumung oder manuelle Beckenbodenstützung) bei mehr als ¼ der Stuhlentleerungen
- Weniger als drei Stühle pro Woche

B Normal weicher Stuhl ohne Laxantien nicht erreicht wird

C Die Kriterien eines Reizdarmsyndroms nicht erfüllt werden

Psychische Auffälligkeiten bei Obstipation

Psychologische Aspekte wie Persönlichkeitsmerkmale, Krankheitsverhalten und psychische Störungen wurden in mehreren Studien bei Obstipierten mittels standardisierten psychologischen und physiologischen Testverfahren untersucht (Chattat et al., 1997; Mason et al., 2000; Nehra et al., 2000; Dykeset al., 2001). Es findet sich kein uniformes psychologisches Profil von obstipierten Menschen, psychische Auffälligkeiten bzw. Störungen – allen voran die Depression – wurden aber in mehreren Studien beschrieben (Wald et al., 1998; Grotz et al., 1994). In gastroenterologischen Spezialzentren finden sich sogar bei mehr als 60% der Untersuchten aktuelle psychische Störungen (Nehra et al., 2000; Dykeset al., 2001). Neben der häufigsten Diagnose Depression zeigten sich auch Angst, Zwanghaftigkeit und hypochondrische bzw. hysterische Persönlichkeitsmerkmale im Vergleich zu Kontrollgruppen insbesondere bei obstipierten Frauen häufiger (Devroede et al., 1989; Mason et al., 2000; Nehra et al., 2000). Gorard et al. (1986) konnten nachweisen, dass Angst mit einer gesteigerten Transitzeit korreliert und depressive PatientInnen eine Tendenz zur Verlängerung der (gesamten und orocökalen) Transitzeit zeigten. Signifikant war in dieser Studie der Zusammenhang zwischen dem Schweregrad der Depression (-scores) und der Transitzeit. Bei einer Subgruppe von Obstipierten, deren Beschwerden vor allem auf eine Beckenbodendyssynergie und mangelnde Relaxationsfähigkeit des Sphinkter Externus zurückzuführen ist, scheint ein psychogen getriggerter circulus vitiosus eine wesentliche Rolle bei der Verstärkung der Symptome zu spielen. Hierbei ist das Zurückhalten des Stuhles aus verschiedenen Gründen (auch als Folge von Angst vor Schmerz) bei gesteigertem Muskeltonus ein entscheidender Faktor für die Verstärkung des Leidens. Dieses Fehlverhalten kann experimentell sogar bei Gesunden auf Dauer zu einer Obstipation führen: Klauser et al. (1990) konnten bei beschwerdefreien Gesunden unter willkürlichem Stuhl-Zurückhalten über eine Woche im Vergleich zur Kontrollgruppe eine signifikant verminderte Stuhlfrequenz nachweisen. Die totale Transitzeit verlängerte sich bei diesen gesunden Probanden. Auch segmental war eine Verlängerung der Transitzeit im Rectosigmoid und im rechten Hemicolon zu messen. Das „Erlernen" einer Obstipation unter bestimmten Bedingungen und Situationen darf daher gerade bei der Diskussion über die Pathogenese nicht unterschätzt werden. Unterdrücken des Stuhldranges unter bestimmten psychosozialen Umständen wie z. B. während des Schulunterrichtes, in Pflegeheimen bei immobilen Menschen, in bestimmten Berufssituationen, aber auch bei allgemein ängstlicher Anspannung mit Erhöhung des Muskeltonus im Beckenbodenbereich (z. B. bei physischem, sexuellem und psychischem Missbrauch) können wesentliche Risikofaktoren darstellen. Obstipation scheint bei vielen PatientInnen auch ein Verhalten (im wahrsten Sinne des Wortes) darzustellen, das in frühem Lebensalter erlernt wird. Ein Drittel bis die Hälfte aller obstipierten Kinder und 53% der erwachsenen Obstipierten leiden unter einer Beckenbodendyssynergie. Psychologischen Faktoren, vor allem im Kleinkindalter beim Toilettentraining während des Erlernens eines willkürlichen Stuhlverhaltens, kann daher, wenn auch spekulativ, eine ätiologische Bedeutung beigemessen werden. Tiefenpsychologische Theorien beschreiben das willkürliche Zurückhalten des Stuhles als kindliche Maßnahme zur Erlangung von Aufmerksamkeit bei Erziehungsberechtigten oder als einen kindlichen Konflikt zwischen „Geben/Schenken" und „Verweigern". Für die These der „erlernten Obstipation" spricht auch die (rasche) Reversibilität dieser Dysfunktion durch Biofeedback-Training

(Whitehead et al., 1991; Palsson et al., 2004). Biofeedback-Training war in einer Studie bei normaler Transitzeit mit nur fünf Sitzungen einer Standardtherapie mit Polyethylenglykol überlegen (Chiarioni et al., 2006). Nach der Übersichtsarbeit von Palsson et al. (2004) ist allen bisherigen Studien zufolge bei mehr als 60% der Betroffenen damit ein Therapieerfolg zu erwarten. Auch bei obstipierten Kindern kann bei annähernd 70% unter Biofeedback-Training, kombiniert mit einem speziellen Therapieprogramm, innerhalb von zwei Jahren eine Heilung erreicht werden. Der Therapieerfolg durch Biofeedback wird durch psychologische Charakteristika sowohl der PatientInnen als auch der TherapeutInnen und deren Interaktion beeinflusst (Loening-Baucke, 1991). Allgemein wird der Erfolg jedweder Therapie bei Obstipation von einer gleichzeitig vorhandenen psychischen Störung negativ beeinflusst (Nehra, 2000). Die Exploration einer Depression, Angststörung und/oder Essstörung muss daher in die Anamnese routinemäßig integriert werden und bei positiver Anamnese eine weitere psychosomatische Betreuung vermittelt werden.

Obstipation als Begleitsymptom psychischer Störungen

Es ist bekannt, dass die Obstipation bei psychischen Erkrankungen ein Begleitsymptom darstellen kann. So ist ein Drittel aller PatientInnen mit Depression auch obstipiert (Garvey et al., 1990). PatientInnen mit Essstörungen (Anorexia nervosa und Bulimie) klagen ebenfalls häufig (in über 60% der Fälle) über Obstipation.
Psychische Störungen sollten daher immer simultandiagnostisch erfasst werden. Immerhin berichten 27% der depressiven PatientInnen, dass mit Beginn der psychischen Symptome sich gleichzeitig eine Obstipation entwickelt habe. Diese bildet sich allerdings bei AnorektikerInnen in der Mehrzahl unter erfolgreicher Therapie (mit Gewichtszunahme) auch in schweren Fällen zurück. Die Besserung des Gesamtzustandes bei einer Anorexie führt meist auch zu einer Normalisierung der häufig verlängerten Colon-Transitzeit (Chun et al., 1997). Obstipierte PatientInnen mit Anismus (22%) weisen häufig auch sexuelle Störungen und Depressionen auf, wobei Anismus selbst häufig ein Hinweis auf sexuellen Missbrauch darstellt (Leroi et al., 1995). PatientInnen, deren Angaben zur Stuhlfrequenz mit erhebbaren Befunden nicht übereinstimmen, leiden häufiger an psychischen Störungen (Ashraf et al., 1996).

Diagnostik und Therapie der funktionellen Obstipation

In der klinischen Evaluation ist neben der Befragung nach typischen Symptomen (siehe Box mit Rom III-Kriterien) auch die Exploration von psychischen Störungen und anderen Erkrankungen wie Schilddrüsenunterfunktion oder Diabetes wesentlich. Spezifische weiterführende Abklärungen sind jedenfalls erforderlich, sobald Warnsymptome (siehe RDS) erhoben werden oder herkömmliche Therapien erfolglos bleiben. Eine Empfehlung für Diagnostik und Therapie wird zur Zeit von der Arbeitsgruppe für Psychosomatik und Funktionsdiagnostik der Österreichischen Gesellschaft für Gastroenterologie und Hepatologie erarbeitet. Die Arbeit von Lembo und Camilleri (2003) gibt einen ausführlichen Überblick über Diagnostik und Therapie der chronischen Obstipation.

Funktionelle Diarrhö

Epidemiologie und Definition

Die „funktionelle Diarrhö" findet sich in ca. 5–10% der Bevölkerung (Longstreth, 2006) und wurde in den Rome III-Kriterien 2006 als Beschwerde mit kontinuierlichen oder wiederkehrenden Phasen (mindestens drei Monate innerhalb der letzten sechs Monate) von ungeformten oder wässrigen Stühlen bei ¾ aller Stuhlgänge ohne abdominelle Schmerzen beschrieben. Während es eine Fülle von Studien gibt, die sich mit den psychosozialen Aspekten des Reizdarmsyndroms beschäftigen, sind dementsprechende Studien bezüglich der funktionellen Diarrhö eher selten und wurden vor allem bei Kindern beschrieben. Die funktionelle Diarrhö des Kindesalters wurde 1999 als „Toddler Diarrhö" (Rasquin-Weber et al., 1999) bezeichnet und besteht definitionsgemäß, wenn mindestens dreimal am Tag über mindestens vier Wochen anhaltende, tägliche, schmerzfreie, ungeformte oder wässrige Stühle auftreten. Das Auftreten der ersten Symptome erfolgt zwischen dem sechsten Lebensmonat und dem dritten Lebensjahr, die Defäkation sollte nur während der Wachzeiten des Kindes erfolgen. Es sollten keine Entwicklungs- oder Wachstumsverzögerungen feststellbar sein.

Diagnostik und Verlauf

Für eine spezifische Abklärung und Therapie der funktionellen Diarrhö existieren bis dato wenig Publikationen, sodass die Maßnahmen wie bei einem diarrhöe-dominanten Reizdarmsyndrom empfohlen werden können (siehe oben). Allgemein ist der Verlauf sehr ungewiss. Eine Studie im New England Journal of Medicine 1992 weist auch auf die prognostisch günstige Tatsache hin, dass der funktionelle Durchfall oft selbst limitierend verläuft (Afzalpurkar et al., 1992). Jedenfalls sind die Therapieoptionen größer und vermutlich Erfolg versprechender, wenn bei funktioneller Diarrhöe mit Angststörungen oder aktuellen Stressbelastungen zusätzlich zur symptomatisch medikamentösen Therapie der Diarrhöe auch psychotherapeutische Maßnahmen und bei Bedarf auch angstlösende Antidepressiva (siehe Kapitel Psychodiagnostik und Psychopharmakotherapie) in der Behandlung eingesetzt werden.

Psychische Faktoren und Therapieansätze

In einer 1985 veröffentlichten Studie (Dutton et al., 1985) zeigten Kinder, die an funktioneller Diarrhö litten, ein signifikant höheres Auftreten von persönlichem oder familiärem Stress im Vergleich zu einer Kontrollgruppe mit anderen physischen Erkrankungen. Dieselbe Forschergruppe (Furnell und Dutton PV, 1986) veröffentlichte 1986 zwei weitere Studien. Sie ließen ÄrztInnen unabhängig voneinander das Ausmaß der Stressfaktoren schätzen, die auf zwei Gruppen von Kindern vom sozialen Umfeld oder der Familie aus einwirkten: Eine Gruppe litt an funktioneller Diarrhö und eine Kontrollgruppe an anderen Erkrankungen. Jede „RaterIn" schätzte die Versuchsgruppe mit Diarrhöe in beiden Stressskalen signifikant höher ein als die Kontrollgruppe. In der zweiten Studie (Furnell und Dutton, 1986) wurde Kindern mit Toddler Diarrhö und diversen Verhaltensauffälligkeiten eine Behandlung angeboten, in der die Eltern bezüglich ihrer Ängste, der Möglichkeiten, den Umgebungsstress zu vermindern und bezüglich ihrer Schwierigkeiten im Umgang mit ihren Kindern, beraten wurden. Von 21 Familien, die die Behandlung abschlossen, waren 20 Kinder (im Mittel) 2,19 Monate gänzlich beschwerdefrei, ein Kind zeigte eine Verringerung der Frequenz der Diarrhö. Die mütterliche Einschätzung des Verhaltens ihrer Kinder vor und nach der Behandlung zeigte eine signifikante Verbesserung, was auch von den begutachtenden ÄrztInnen bestätigt wurde. Auch nach weiteren sechs Monaten konnte eine bleibende Verbesserung der Durchfallbeschwerden wie auch der Verhaltensauffälligkeiten festgestellt werden. Die Ergebnisse dieser Therapiemethode unterstützen auch bei der funktionellen Diarrhö den Ansatz eines psychosomatischen Behandlungsmodells, zumindest bei Kindern. Für Erwachsene stehen entsprechende Therapiestudien zwar noch aus, psychophysiologische Untersuchungen unterstreichen aber die Bedeutung von Angst (Gorard, 1986) und akutem Stress (Cann et al., 1983) bei einer gesteigerten Transitzeit mit konsekutiver Diarrhöe.

Literatur

Afzalpurkar RG, Schiller LR, Little KH, Santangelo WC, Fordtran JS (1992) The self-limited nature of chronic idiopathic diarrhea. N Engl J Med 327 (26): 1849–1852

Ashraf W, Park F, Lof J, Quigley EM (1996) An examination of the reliability of reported stool frequency in the diagnosis of idiopathic constipation. Am J Gastroenterol 91: 26–32

Atkinson W, Sheldon TA, Shaath N, Whorwell PJ (2004) Food elimination based on IgG antibodies in irritable bowel syndrome: a randomised controlled trial. Gut 53 (10): 1459–1464

Beaugene L, Burger AJ, Cadranel JF, et al (1991) Modulation of orocoecal transit time by hypnosis. Gut 32: 393–394

Calvert EL, Houghton LA, Cooper P, et al (2002) Long-term improvement in functional dypepsia using hypnotherapy. Gastroenterol 123: 2132–2135

Cann PA, Read NW, Cammack J, Childs H, Holden S, Kashman R, Longmore J, Nix S, Simms N, Swallow K, Weller J (1983) Psychological stress and the passage of a standard meal through the stomach and small intestine in man. Gut 24 (3): 236–240

Chattat R, Bazzocchi G, Balloni M, Conti E, Ercolani M, Zaccaroni S, Grilli T, Trombini G (1997) Illness behavior, affective disturbance and intestnal transit time in idiopathic constipation. J Psychosom Res 42: 95–100

Chiarioni G, Whitehead WE, Pezza V, Morelli A, Bassotti G (2006) Biofeedback is superior to laxatives for normal transit constipation due to pelvic floor dyssynergia. Gastroenterology 130 (3): 657–664

Chun AB, Sokol MS, Kaye WH, Hutson WR, Wald A (1997) Colonic and anorectal function in constipated patients with anorexia nervosa. Am J Gastroenterol 92: 1879–1883

Creed F, Fernandes L, Guthrie E, Palmer S, Ratcliffe J, Read N, Thompson RD, Tomenson B (2003) North of England IBS Research Group. The cost-effectiveness of psychotherapy and paroxetine for severe irritable bowel syndrome. Gastroenterol 124 (2): 303–317

Delvaux M, Denis P, Allemand H (1997) French Club of Digestive Motility. Sexual and physical abuses are more frequently reported by IBS patients than by patients with organic digestive diseases or controls. Results of a multicenter inquiry. Euro J Gastroenterol Hepat 9: 345–352

Devroede G, Girard G, Bouchoucha M, Roy T, Black R, Camerlain M, Pinard G, Schang JC, Arhan P (1989) Idiopathic consitpation by colonic dysfunction. Relationship with personality and anxiety. Dig Dis Sci 34: 1428–1433

Drossman DA (2006) The functional gastrointestinal disorders and the Rome III process. Gastroenterology 130 (5): 1377–1390

Drossman D (2006) Rom III – The functional gastrointestinal disorders, 3rd edn. Degnon Associates

Drossman DA (1999) Psychosocial aspects of the functional gastrointesinal disorders. Gut 45 [Suppl 2]: II25–II30

Drossman DA, Leserman J, Nachman G, et al (1990) Sexual and physical abuse in women with functional or organic gastrointestinal disorders. Ann Intern Med 113: 828–833

Drossman DA, Li Z, Andruzzi E, et al (1993) U.S. householder survey of functional gastrointestinal disorders: prevalence, sociodemography and health impact. Dig Dis Sci 38: 1569–1580

Drossman DA, Li Z, Leserman J, Toomey TC, Hu Y (1996) Health status by gastrointestinal diagnosis and abuse history. Gastroenterol 110: 999–1007

Dutton PV, Furnell JR, Speirs AL (1985) Environmental stress factors associated with toddler's diarrhoea. J Psychosom Res 29 (1): 85–88

Dykes S, Smilgin-Humphreys S, Bass C (2001) Chronic idiopathic constipation: a psychological enquiry. Eur J Gastroenterol Hepatol 13 (1): 39–44

Enck P, Klosterhalfen S (2005) The placebo response in functional bowel disorders: perspectives and putative mechanisms. Neurogastroenterol Motil 17 (3): 325–331

Engel GL (1977) The need for a new medical model: A challenge for biomedicine. Science 196: 129–136

Farrokhyar F, Marshall JK, Easterbrook B, Irvine EJ (2006) Functional gastrointestinal disorders in patients with inactive inflammatory bowel disease: Prevalence and impact of health. Inflamm Bowel Dis 12: 38–46

Furnell JR, Dutton PV (1986) Alleviation of toddler's diarrhoea by environmental management. J Psychosom Res 30 (3): 283–288

Furnell JR, Dutton PV (1986) Clinicians' assessment of stress occurring with toddler's diarrhoea. Child Care Health Dev 12 (6): 377–384

Garvey M, Noyes RJr, Yates W (1990) Frequency of constipation in major depression: relationship to other clinical variables. Psychosomatics 31: 204–206

Gonsalkorale WM, Miller V, Afzal A, Whorwell PJ (2003) Long term benefits of hypnotherapy for irritable bowel sndrome. Gut 52: 1623–1629

Gorard DA, Gomborone JE, Libby GW, Farthing MJG (1996) Intestinal transit in anxiety and depression. Gut 39: 551–555

Grotz RL, Pemberton JH, Talley NJ, Rath DM, Zinsmeister AR (1994) Discriminant value of psychological distress, symptom profiles, and segmental colonic dysfunction in outpatients with severe idiopathic constipation. Gut 35: 798–802

Guthrie E, Barlow J, Fernandes L, Ratcliffe J, Read N, Thompson DG, Tomenson B, Creed F (2004) North of England IBS Research Group.Changes in tolerance to rectal distension correlate with changes in psychological state in patients with severe irritable bowel syndrome. Psychosom Med 66 (4): 578–582

Guthrie E, Creed F, Dawson D, Tomenson B (1991) A controlled trial of psychological treatment for the irritable bowel syndrome. Gastroenterol 100: 450–457

Gwee KA, Leong YL, Graham C et al (1999) The role of psychological and biological factors in postinfective gut dysfunction. Gut 44: 400–406

Häuser W (2003) Hypnose in der Gastroenterologie. Z Gastroenterol 41: 405–412

Hamilton J, Guthrie E, Creed F, Thompson D, Tomenson B, Bennett R, Moriarty K, Stephens W, Liston R (2000) A randomized controlled trial of psychotherapy in patients with chronic functional dyspepsia. Gastroenterology 119: 661–669

Haug TT, Svebak S, Wilhelmsen I, Berstad A, Ursin H (1994) Psychological factors and somatic symptoms in functional dyspepsia. A comparison with duodenal ulcer and healthy controls. J Psychosom Res 38: 281–291

Holtmann G, Enck P (1991) Stress and gastrointestinal motility in humans: a review of the literature. J Gastrointest Mot 3: 245

Icks A, Haastert B, Enck P, Rathmann W, Giani G (2002) Prevalence of functional bowel disorders and related health care seeking: a population-based study. Z Gastroenterol 40 (3): 177–183

Jackson JL, O'Malley PG, Tomkins G, Balden E, Santoro J, Kroenke K (2000) Treatment of functional gastrointestinal disorders with anitdepressants: A meta-analysis. Am J Med 108: 65–72

Klauser AG, Voderholzer WA, Heinrich CA, Schindlbeck, NE, Mueller-Lissner SA (1990) Behavioral modification of colonic function. Can constipation be learned? Dig Dis Sci 35: 1271–1275

Koloski NA, Talley NJ, Boyce PM (2001) Predictors of health care seeking for irritable bowel syndrome and nonulcer dyspepsia: a critical review of the literature on symptom and psychosocial factors. Am J Gastroenterol 96: 1340–1349

Lackner JM, Quigley BM, Blanchard EB (2004) Depression and abdominal pain in IBS patients: the mediating role of catastrophizing. Psychosom Med 66 (3): 435–441

Lea R, Houghton LA, Calvert EL, Larder S, Gonsalkorale WM, Whelan V, Randles J, Cooper P, Cruickshanks P, Miller V, Whorwell PJ (2003) Gut-focused hypnotherapy normalizes disordered rectal sensitivity in patients with irritable bowel syndrome. Aliment Pharmacol Ther 17 (5): 635–642

Lembo A, Camilleri M. (2003) Chronic constipation. N Engl J Med 349 (14): 1360–1368

Leroi AM, Berkelmans I, Denis P, Hemond M, Devroede G (1995) Anismus as a marker of sexual abuse. Consequences of abuse on anorectal motility. Dig Dis Sci 40: 1411–1416

Leroi AM, Bernier C, Watier A, et al (1995) Prevalence of sexual abuse among patients with functional disorders of the lower gastrointestinal tract. Int J Colorectal Dis 10: 200–206

Loening-Baucke V (1991) Persistence of chronic constipation in children after biofeedback treatment. Dig Dis Sci 36: 153–160

Longstreth GF, Drossman DA (2005) Severe irritable bowel and functional abdominal pain syndromes: managing the patient and health care costs. Clin Gastroenterol Hepatol 3 (4): 397–400

Longstreth GF, Thompson WG, Chey WD, Houghton LA, Mearin F, Spiller RC (2006) Functional bowel disorders. Gastroenterology 130 (5): 1480–1491

Lydiard RB, Fossey MD, Marsh W, Ballenger JC (1993) Prevalence of psychiatric disorders in patients with irritable bowel syndrome. Psychosomatics 34: 229–34

Mason HJ, Serrano-Ikkos E, Kamm MA (2000) Psychological morbidity in women with idiopathic constipation. Am J Gastroenterol Oct;95(10): 2852–2857

Mayer EA (2000) The neurobiology of stress and gastrointestinal disease. Gut 47: 861–869

Mayer EA, Gebhart GF (1994) Basic and clinical aspects of visceral hyperalgesia. Gastroenterology 107 (1): 271–293

Mertz H, Naliboff B, Munakata J, Niazi N, Mayer EA (1995) Altered rectal perception is a biological marker of patients with irritable bowel syndrome. Gastroenterology 109 (1): 40–52

Miller V, Hopkins L, Whorwell PJ (2004) Suicidal ideation in patients with irritable bowel syndrome. Clin Gastroenterol Hepatol 2 (12): 1064–1068

Morris C (1991) Non-ulcer dyspepsia. J Psychosom Res 35: 129–140

Nehra V, Bruce BK, Rath-Harvey DM, Pemberton JH, Camilleri M (2000) Psychological disorders in patients with evacuation disorders and constipation in a tertiary practice. Am J Gastroenterol 95 (7): 1755–1758

O'Leary C, Wieneke P, Buckley S, O'Regan P, Cronin CC, Quigley EM, Shanahan F (2002) Celiac disease and irritable bowel-type symptoms. Am J Gastroenterol 97 (6): 1463–1467

Owens DM, Nelson DK, Talley NJ (1995) The irritable bowel syndrome: Long term prognosis and the physician-patient interaction. Ann Intern Med 122: 107–112

Palsson OS, Heymen S, Whitehead WE (2004) Biofeedback treatment for functional anorectal disorders: A comprehensive efficacy review. Appl Psychophysiol Biofeedback 29 (3): 153–174

Patel SM, Stason WB, Legedza A, Ock SM, Kaptchuk TJ, Conboy L, Canenguez K, Park JK, Kelly E, Jacobson E, Kerr CE, Lembo AJ (2005) The placebo effect in irritable bowel syndrome trials: A meta-analysis. Neurogastroenterol Motil17 (3): 332–340

Prior A, Colgan SM, Whorwell PJ (1990) Changes in rectal sensitivity after hypnotherapy in patients with irritable bowel syndrome. Gut 31: 896–898

Rasquin-Weber A, Hyman PE, Cucchiara S, Fleisher DR, Hyams JS, Milla PJ, Staiano A (1999) Childhood functional gastrointestinal disorders. Gut 45 [Suppl 2]: II60–II68

Salet GA, Samsom M, Roelofs JM, van Berge Henegouwen GP, Smout AJ, Akkermans LM (1998) Responses to gastric distension in functional dyspepsia. Gut 42 (6): 823–829

Silverman DHS, Munakata JA, Ennes H, Mandelkern MA, Hoh CK, Mayer EA (1997) Regional cerebral activity in normal and pathologic perception of visceral pain. Gastroenterol 112: 64–72

Sonnenberg A, Koch TR (1989) Epidemiology of constipation in the United States. Dis Colon Rectum 32: 1–8

Soo S, Moayyedi P, Deeks J, Delaney B, Lewis M, Forman D (2005) Psychological interventions for non-ulcer dyspepsia. Cochrane Database Syst Rev CD002301

Tabas G, Beaves M, Wang J, Friday P, Mardini H, Arnold G (2004) Paroxetine to treat irritable bowel syndrome not responding to high-fiber diet: a double-blind, placebo-controlled trial. Am J Gastroenterol 99 (5): 914–920

Tack J, Demedts I, Dehondt G, Caenepeel P, Fischler B, Zandecki M, Janssens J (2002) Clinical and pathophysiological characteristics of acute-onset functional dyspepsia. Gastroenterology 122: 1738–1747

Tack J, Talley NJ, Camilleri M, Holtmann G, Hu P, Malagelada JR, Stanghellini V (2006) Functional gastroduodenal disorders. Gastroenterology 130 (5): 1466–1479

Talley NJ, Gabriel SE, Harmsen WS, Zinsmeister AR, Evans RW (1995) Medical costs in community subjects with irritable bowel syndrome. Gastroenterol 109: 1736–1741

Talley NJ, Owen BK, Boyce P, Paterson K (1996) Psychological treatments for irritable bowel syndrome: a critique of controlled treatment trials. Am J Gastroenterol 91: 277–283

Tan G, Hammond DC, Joseph G (2005) Hypnosis and irritable bowel syndrome: a review of efficacy and mechanism of action. Am J Clin Hypn 47 (3): 161–178

Wald A, Hinds JP, Caruana BJ (1989) Psychological and physiological characteristics of patients with severe idiopathic constipation. Gastroenterology 97: 932–937

Walker EA, Katon WJ, Jemelka RP, Roy Bryne PP (1992) Comorbidity of gastrointestinal complaints, depression, and anxiety in the Epidemiologic Catchment Area (ECA) Study. Am J Med 92: 26S–30S

Welgan P, Meshkinpour H, Hoehler F (1985) The effect of stress on colon motor and electrical activity in irritable bowel syndrome. Psychosom Med 47: 139–149

Wessely S, Nimnuan C, Sharpe M (1999) Functional somatic syndromes: one or many? Lancet 354: 936–939

Whitehead WE, Chaussade S, Corrazziari E, Kumar D (1991) Report of an international workshop on management of constipation. Gastroenterology International 4: 99–113

Whitehead WE, Holtkotter B, Enck P, et al (1990) Tolerance for rectosigmoid distention in irritable bowel syndrome. Gastroenterol 98: 1187–1192

Whorwell PJ, Houghton LA, Taylor EE, et al (1992) Physiological effects of emotion: Assessment via hypnosis. Lancet 340: 69–72

Whorwell PJ, Prior A, Colgan SM (1987) Hypnotherapy in severe irritable bowel syndrome: further experience. Gut 28: 423–425

Whorwell PJ, Prior A, Faragher EB (1984) Controlled trial of hypnotherapy in the treatment of severe refractory irritable bowel syndrome. Lancet 2: 1232–1233

05.1

SICHT DER BETROFFENEN

Reizdarmsyndrom, das subjektive Erleben der Krankheit

Nicole Fara

Eine Alltagsgeschichte einer Reizdarmgeplagten

In der Früh stehe ich um 7 Uhr auf. Wenn ich wach werde, plagen mich Bauchschmerzen und ich überlege mir, ob ich nun gleich aufstehe oder meinen Drang, zur Toilette zu gehen, noch zurückhalte. Meine Kinder schlafen noch und ich genieße trotz meiner Schmerzen die Ruhe. Wenn meine Kinder aufstehen, kurz nach 7 Uhr, gehe ich zuerst zur Toilette. Nun überlege ich mir, was ich an diesem Tag noch vorhabe. Wenn ich nicht aus dem Haus muss, kann ich es riskieren, einen Kaffee mit etwas Milch (laktosefrei, da ich intolerant bin) zu trinken und außerdem ein kleines Brot zu essen. Wenn ich zu einem Termin außerhalb fahren muss, dann esse ich erst danach eine Kleinigkeit auch wenn ich weiß, dass ich eventuell mit dem Kreislauf Probleme bekomme, da mich mein niedriger Blutdruck quälen wird. Das ist aber noch leichter für mich zu ertragen, als Bauchkrämpfe und der Drang zur Toilette. Zusätzlich kommen meine Ängste vor einer öffentlichen WC-Anlage dazu, um mich eventuell mit einer Krankheit anzustecken. Heute fahre ich in die Agentur und da bin ich meist alleine und kann so oft ich eben muss zur Toilette gehen. Keiner wird mich schief ansehen, wenn dies mal öfter vorkommt, oder mich fragen, warum dies heute so ist. Ich atme erleichtert auf und esse mein Frühstück. Meine Kinder laufen inzwischen im Kreis, da ihnen langweilig ist. Ich erlaube ihnen fernzusehen. In der Agentur angekommen, setze ich mich an meinen Arbeitsplatz und freue mich über viel Arbeit, denn die lenkt mich von meinen Problemen ab. Zu Mittag überlege ich wieder, ob ich mir ein Essen bestellen kann – wenn ich weiterhin alleine arbeite – oder ob ein Kunde kommt – dann lieber nicht. Dann esse ich zu Hause am frühen Nachmittag und lasse mich lieber vom Hunger quälen als von eventuellen Bauchschmerzen und Unwohlsein. Ich arbeite bis 15 Uhr nachmittags und dann fahre ich nach Hause. Froh, dass ich heute nicht mehr aus dem Haus muss und deshalb essen kann, worauf ich gerade Lust habe. Wenn ich vor einem Termin sehr nervös bin, vermeide ich es auch etwas zu trinken(!) und nehme Tabletten, die meinen Darm vollkommen ruhig stellen (Loperamid). Sollte ich abends einmal fortgehen, vermeide ich es, Alkohol zu trinken, da dies meine Beschwerden verstärkt. Obwohl das andere nicht verstehen wollen und es nervt zu erklären, dass es Menschen gibt, die auch ohne Alkohol glücklich sein können. Es gab Zeiten, da war ich noch verheiratet, da ging es mir noch viel schlechter: Ich litt täglich unter Durchfall, obwohl ich zu Hause war und nicht arbeiten gehen musste. Das Fortgehen mit meinen kleinen Kindern bereitete mir noch viel mehr Ängste als jetzt. Damals ging ich von Arzt/Ärztin zu Arzt/Ärztin, keine/r konnte mir wirklich helfen, denn die Gesamtheit meiner Bedürfnisse wurde nicht berücksichtigt. Einmal wurde nur auf den Reizdarm Bezug genommen, dann nur auf die Laktoseintoleranz. Keine/r der ÄrztInnen machte mich auf die Möglichkeit einer Nahrungsmittelintoleranz aufmerksam. Es war mein eigener Wunsch, ein Allergielabor aufzusuchen, wo mir ein Laktosetest vorgeschlagen wurde. Trotzdem ich ein halbes Jahr damals eine strenge Laktosediät machte, zeigte sich keinerlei Besserung meiner Probleme. Im Krankenhaus wurde der Atemtest (Test auf Laktoseunverträglichkeit) gemacht. Allerdings erschütterte mich die Aussage des behandelnden Arztes: „Sie werden daran nicht sterben und praktischerweise essen Sie halt Milchprodukte, wenn Sie mal nicht können. Sie haben halt viel Stress mit Ihren kleinen Kindern." Damals war ich völlig verzweifelt, weil mir kein/e Arzt/Ärztin helfen konnte. Dann hatte ich zusätzlich eine Magen-Darmgrippe, sodass ich am liebsten nicht mehr aus meinem Bett aufgestanden wäre. Ich fragte mich, warum ich mir diese Schmerzen noch länger antun sollte. Jahre später stellte man auch eine Fruktoseintoleranz fest. Diesen Test machte ich, da ich davon im Internet gelesen hatte. Doch eine Diät alleine konnte mich von meinen Beschwerden nicht erlösen, weil ich auch an einem Reizdarm leide, wie auch mein Vater. Meine Empfindlichkeit hat sich mit den Jahren gebessert, da ich meine Lebensumstände stark veränderte und mich auch auf meine Bedürfnisse eingestellt habe. Ich kenne nun meine Nahrungsmittelintoleranzen und meine Empfindlichkeit bei Stress. Ich akzeptiere dies nun! Das habe ich lange Zeit nicht getan und deshalb mit meinem eigenen Körper zu kämpfen begonnen. Zusätzlich machte ich erfolgreich eine Hypnosetherapie und war sehr engagiert in der Reizdarm-Selbsthilfegruppe (ÖPRD) Wien. Meine Familie stand immer hinter mir, obwohl die Frage immer noch auftaucht: Jetzt hast du immer noch einen Reizdarm? Was mich selbst verunsichert, aber ein Reizdarm zählt zu den chronischen Krankheiten, auch wenn es Fälle von vollkommener Heilung gibt.

Zusammenfassung des subjektiven Empfindens beim Reizdarm

Ein/e Reizdarmbetroffene/r leidet immer wieder oder auch ständig (jeden Tag) an seiner chronischen Krankheit. Die Lebensqualität ist beträchtlich herabgesetzt. Es kann zusätzlich zu Depressionen kommen und es gibt Fälle von Suizidgefährdungen! Je nach Schwere bzw. Empfindlichkeit der PatientInnen wird das Leben zur Gänze oder zum Teil nach den Leiden eingeteilt und gelebt. D.h. jede Änderung, und sei es das Verlassen der gewohnten Umgebung, kann zum Problem werden und stellt für viele eine große Hürde und Belastung dar. PatientInnen müssen nun minutiös(!) ihren Weg von A nach B planen. Wie lange benötige ich dorthin? Wo ist die nächste Toilette? Schaffe ich es vielleicht ohne öffentliche Toilette? Dann wird überlegt, welche Medikamente den Weg erleichtern (Beruhigungsmittel, Loperamid). Soziale Einsamkeit droht, eine psychologische Betreuung ist anzuraten. Wichtig sind auch soziale Einrichtungen wie diverse Selbsthilfegruppen und angebotene Hotlines, wo PatientInnen Tipps von Experten und Laien mit Erfahrungen vermittelt bekommen können. Reizdarmkranke haben besonders mit der Anerkennung ihrer Krankheit zu kämpfen, da diese nicht lebensbedrohlich ist und deshalb als „nicht so wichtig" abgestempelt wird.

Erwartung an ÄrztInnen von Betroffenen bei Betreuung und Therapie

Bei Reizdarmgeplagten muss die Krankheit in deren Gesamtheit physisch und psychisch betrachtet werden, einschließlich Ernährungsgewohnheiten. Auch die Stressbewältigung im Alltag muss in die anschließende, fruchtbare Therapie eingearbeitet werden. Da dies viel Zeit in Anspruch nimmt, sollte der/die Arzt/Ärztin diese Zeit bei der Terminvereinbarung mit einem/r ReizdarmpatientIn einplanen, meist 1–1,5 Stunden. Auf eventuelle Nahrungsmittelunverträglichkeiten sollte immer hingewiesen werden. Diese werden oft unterschätzt oder nicht in Erwägung gezogen, wenn nicht unmittelbar nach dem Essen oder nach bestimmten Mahlzeiten die Beschwerden beginnen. PatientInnen müssen ihrem/r Arzt/Ärztin vertrauen und der/die Arzt/Ärztin muss sich auf die PatientInnen einstellen oder schon beim Erstgespräch eine weitere Behandlung aufgrund mangelnder Erfahrung ablehnen.

Wichtig für Betreuung und Therapie

Eine ReizdarmpatientIn kann meist nicht mit einem Medikament befriedigend therapiert werden! Eine fruchtbare Therapie für diese PatientInnen besteht grundsätzlich aus:

1. Medikamentöse Therapie: abgestimmt auf die Art des Reizdarms (Durchfall, Verstopfung oder abwechselndes Erscheinungsbild).
2. Ernährungsberatung mit Hilfe einer geschulten Ernährungsberaterin unter Berücksichtigung eventuell vorliegender Nahrungsmittelintoleranzen und -allergien. Auch Pseudoallergien dürfen nicht vernachlässigt werden.
3. Psychologische Betreuung (z. B. Hypnosetherapie) im Hinblick auf das Reizdarmproblem. Aufzeigen von sozialen Einrichtungen zur Alltagsbewältigung (z. B. Selbsthilfegruppe, Hotline).

Adressen

Reizdarmselbsthilfegruppe **ÖPRD**,
1020 Wien,
Vorgartenstraße 145–157 / Stiege 1 /
Erdgeschoss (Nachbarschaftszentrum),
Telefon: (01) 21 20 490-14
(jeden Mittwoch von 16–18 Uhr),
Fax: (01) 21 20 490-18,
www.reizdarm-selbsthilfe.at

Initiative gesunder Darm **IgD**,
Telefon: 0676/84 10 86 34
(Montag-Freitag 9–17 Uhr),
www.gesunderdarm.at

05.2

SICHT DER BETROFFENEN

Das Reizdarmsyndrom. Selbsthilfe Betroffener mit Reizdarmsyndrom in Selbsthilfegruppen

Christine Strimitzer, Ing. Helmut Heger

Es gibt eine Reihe von Krankheiten, die mit den klassischen Untersuchungsmethoden nicht diagnostiziert werden können, weshalb auch heute noch solchen Erkrankungen vielfach kein Krankheitswert zuerkannt wird. Die Betroffenen leiden trotzdem ganz enorm unter den auftretenden Beschwerden und ihre Lebensqualität ist erheblich gemindert.

So gibt es auch unter den ÄrztInnen oft nur wenige SpezialistInnen, die das nötige Fachwissen besitzen, das es ihnen ermöglicht, die Leiden dieser PatientInnen richtig zu erkennen und damit auch entsprechende Linderung zu schaffen. Viele ÄrztInnen nehmen die Klagen ihrer PatientInnen über ihre Probleme mit dieser Erkrankung nicht richtig ernst. Ihrem Standard entsprechend sind es ja gesunde Menschen.

Eine dieser Krankheiten, um die es sich handelt, ist das **Reizdarmsyndrom**.

Wie auch andere Erkrankungen nimmt das Reizdarmsyndrom keinen bösartigen Verlauf und führt daher auch niemals zum Tod, solange die Betroffenen nicht das Gefühl haben, diese Krankheit und deren Folgen im sozialen Umfeld nicht mehr ertragen zu können.

Außenstehende und manche ÄrztInnen sehen in solch einem Leiden nur eine „harmlose“ Befindlichkeitsstörung. Sie können nicht nachvollziehen, welchen Belastungen Reizdarmbetroffene ausgesetzt sind, wenn sie auf ihren täglichen Wegen abrupt und in kürzesten Zeitabständen Lokale aufsuchen müssen, um nach einer Toilette zu fragen, es sich im schlimmsten Fall gar nicht mehr ausgeht, rechtzeitig diesen Ort zu erreichen, Autofahrten oder Besprechungen ständig unterbrochen werden müssen, oder wenn die Betroffenen ihrer Alltagsarbeit nachgehen und fortwährend von Schmerzen, Krämpfen und Blähungen begleitet werden.

Von ÄrztInnen noch bescheinigt, dass sie ja gar nicht krank wären, bekommen sie noch zu hören, sie wären Hypochonder, wehleidig, überempfindlich, wollen nur nicht recht arbeiten usw. Sie mögen sich nur ein wenig zusammenreißen.

Dieses Unverständnis ist mit ein Grund, warum viele Betroffene möglichst wenig oder gar nicht über ihren Zustand reden wollen. Sie bleiben alleine mit all ihren physischen und psychischen Belastungen. Unter dem Eindruck dieser Probleme ihrer

PatientInnen hat Frau Prof. Dr. Gabriele Moser im Jahre 1999 die Initiative ergriffen und angeregt, eine Selbsthilfegruppe für ReizdarmpatientInnen ins Leben zu rufen, die dann im Jahre 2000 als Verein mit dem Namen

Österreichische Patienteninitiative
Reizdarm (ÖPRD)

gegründet wurde. Der Verein setzt seither in regelmäßigen Abständen unterschiedliche Aktivitäten, um das Krankheitsbild für Betroffene und Außenstehende verständlicher zu machen.

Was können Betroffene von dieser als Verein geführten Selbsthilfegruppe erwarten?

Zum einen ist es ein Ort, wo Gleichgesinnte zusammenkommen, um ihre Erfahrungen auszutauschen. Auch haben sie die Möglichkeit, an Vorträgen von ExpertInnen teilzunehmen, erhalten schriftliche Informationen zum Thema Reizdarm oder fallweise auch die Niederschriften der gehaltenen Vorträge. Sie können auch mit Betroffenen am Telefon über ihre Probleme sprechen und erhalten Informationsmaterial.

Der erste Überblick ohne Mitglied zu sein

Um Betroffenen die Möglichkeit zu bieten, das Vereinsgeschehen kennen zu lernen, wird den InteressentInnen auf Wunsch Informationsmaterial zugesandt. Auch können sie dann an ein oder zwei Vortragsveranstaltungen kostenlos teilnehmen. Bei weiterer Teilnahme wird erwartet, dass sich die InteressentInnen zur Mitgliedschaft entschließen und damit ihren Beitrag an den anfallenden Kosten für die jeweiligen Veranstaltungen leisten.

Da die OrganisatorInnen des Vereins ehrenamtlich und unentgeltlich arbeiten, wird der festgelegte Mitgliedsbeitrag ausschließlich für Aufwendungen, die zur Erfüllung der gestellten Aufgaben erforderlich sind, herangezogen.

Wer sind die Mitglieder des Vereins?

Die Mitglieder sind hauptsächlich Reizdarmbetroffene bzw. sind es vereinzelt auch die Angehörigen von Betroffenen.
Der Verein zählt derzeit (2007) ca. 200 Mitglieder, von denen etwa zwei Drittel Frauen sind.
Sowohl Männer als auch Frauen, die am Vereinsleben teilnehmen, sind im Durchschnitt zwischen 30 und 60 Jahre alt, aber sowohl Jüngere als auch wesentlich Ältere sind unter den TeilnehmerInnen zu finden.
An den Vorträgen und den Vereinsabenden nehmen durchschnittlich 20 bis 50 Personen teil, die vorwiegend aus Wien bzw. auch aus Niederösterreich und dem Burgenland kommen. Einige wenige kommen auch aus anderen Bundesländern, halten aber eher nur schriftlichen oder telefonischen Kontakt, da bis jetzt von ÖPRD nur in Wien Veranstaltungen organisiert wurden.

Der Beitritt zum Verein und das Vereinsleben

Entschließt sich eine/r Betroffene/r oder Angehörige/r dem Verein beizutreten, werden ihm derzeit in etwa sechswöchigen Abständen organisierte Veranstaltungen angeboten, zu denen er schriftlich eingeladen wird. Neue Mitglieder der Gruppe hören zunächst, wie es anderen Betroffenen mit ihren Problemen ergeht. Vielfach stellt das schon eine psychische Erleichterung

dar, wenn PatientInnen erfahren, dass sie mit ihrem Problem nicht alleine sind.
Für ReizdarmpatientInnen fällt in der Gruppe noch eine massive Barriere weg. Es ist die Hemmung, über den Darm und die damit verbundenen Probleme zu reden. Selbst für Gesunde ist dies ein Tabuthema. Warum das so ist? Wir nehmen ganz bewusst wahr, dass im Darm all jenes transportiert wird, was der Körper nicht mehr brauchen kann. Es ist übel riechender Abfall. Man spricht nicht darüber, es sei denn, man möchte seinem Missfallen über „etwas" Ausdruck verleihen.
Darüber hinaus ist der Darm (im Griechischen mit „Entero" bezeichnet) ein unheimlicher Ort bzw. ein Ort, an dem es enterisch ist, wie dies im Volksmund heißt – enterisch wie im finsteren Wald oder in einer dunklen Gasse. Ein weiterer Grund, um das Thema erst gar nicht anzusprechen.
Wird darüber unter Gleichgesinnten gesprochen, wird der Darm bald zu einem Organ, wie es jedes andere im Körper auch ist. Der Darm ist eine komplizierte biochemische Fabrik, in der jede Menge Großartiges vollbracht wird und das Abgeben von nicht mehr Verwertbarem nur einen kleinen Teil seiner Aufgaben darstellt.
Durch Mitwirkung von ExpertInnen, Diskussionen mit Vortragenden und Informationsaustausch Betroffener werden viele Vorgänge verständlicher. Die Geschehnisse verlieren damit die Bedrohung des Unbekannten und es fällt die Scheu, darüber zu reden, bald völlig weg.
Zur fachkundigen Erläuterung der vielfältigen Probleme standen dem Verein seit seiner Gründung AllgemeinmedizinerInnen, SchmerztherapeutInnen, GastroenterologInnen, RheumatologInnen und ChirurgInnen, die als HausärztInnen, FachärztInnen, PrimarärztInnen, UniversitätsdozentInnen oder UniversitätsprofessorInnen tätig sind und die sich speziell mit dem Thema Reizdarmsyndrom beschäftigen, für Vorträge zur Verfügung. Auch PsychologInnen, ErnährungsberaterInnen und TherapeutInnen alternativer Techniken kamen zu Wort.
So konnten bis Mitte 2007 in rund 50 Veranstaltungen Betroffene Wissenswertes über das Krankheitsbild erfahren, mit den SpezialistInnen über ihre Probleme diskutieren und vor allem jene ExpertInnen persönlich kennen lernen, denen sie oftmals in der Folge zur persönlichen Beratung und Behandlung ihr Vertrauen schenkten.

Informationen für InteressentInnen der Österreichischen Patienteninitiative Reizdarm

Veranstaltungsort:

Wiener Hilfswerk,
Nachbarschaftszentrum 2,
1020 Wien,
Vorgartenstraße 145–157 / Stg. 1 / EG

Für Auskünfte stehen

Reizdarm-Betroffene für Reizdarm-Betroffene

unter der Telefonnummer 01-212 04 90
DW 14 jeden Mittwoch zwischen
16.00 und 18.00 Uhr zur Verfügung.
Homepage: www.reizdarm-selbsthilfe.at
E-Mail: oeprd@wiener.hilfswerk.at

06

Geschlecht, Alter, Gesellschaft, Kultur und PatientInnenperspektive bei funktionellen gastrointestinalen Störungen*

B. Toner, L. Chang, S. Fukudo, E. Guthrie, G. F. Locke, N. Norton, A. D. Sperber

modifiziert nach Moser

Zusammenfassung

PatientInnen mit funktionellen gastrointestinalen Störungen (FGIS) leiden häufig unter seelischen Belastungen, der mangelnden Anerkennung ihrer Krankheit und frustrierenden Erfahrungen mit den Leistungsanbietern im Gesundheitssystem. Letztere können den PatientInnen einen Bezugsrahmen zur Verfügung stellen, über den sie ihre Symptome verstehen und legitimieren, Selbstzweifel oder Scham überwinden und Faktoren identifizieren können, die für Symptome mitverantwortlich sind und die die Betroffenen selbst beeinflussen oder kontrollieren können. Dieser Bezugsrahmen lässt sich durch die Berücksichtigung diverser Faktoren, die sich auf FGIS auswirken aber häufig übersehen werden, erweitern. Dazu gehören Geschlecht, Alter, Gesellschaft, Kultur und die Perspektive der PatientInnen. Es gibt Hinweise auf *geschlechts-* und *gender*-spezifische Differenzen bei FGIS, insbesondere beim Reizdarmsyndrom (RDS). Während die Prävalenz der meisten FGIS, einschließlich RDS, Blähungen, Obstipation, chronische funktionelle abdominelle Schmerzen und Beckenbodendysfunktionen, bei Frauen höher ist als bei Männern, scheinen funktionelle ösophageale und gastroduodenale Erkrankungen geschlechtsspezifisch nicht zu variieren. Einige Studien deuten an, dass geschlechtsspezifische Differenzen in der viszeralen Perzeption, bei kardioautonomen Reaktionen, der gastrointestinalen Motilität und bei Gehirnaktivierungsmustern auf viszerale Stimuli beim Reizdarmsyndrom existieren. Gender-spezifische Differenzen in Hinblick auf soziale Faktoren, psychologische Symptome und Reaktionen auf psychologische Behandlungen wurden nicht ausreichend erforscht. Doch scheint die klinische Reaktion auf serotonerge Wirkstoffe, die für RDS entwickelt wurden, bei Frauen ausgeprägter zu sein als bei Männern. Der Einfluss sozialer und kultureller Faktoren auf die Bedeutung, die Manifestation und den Verlauf der FGIS ist essenziell. Die Prävalenz des RDS scheint in westlichen Ländern höher zu sein als in nicht westlichen. Obwohl weitere Studien erforderlich sind, geht aus

* Modifizierte und gekürzte Fassung aus dem gleichnamigen Kapitel des Buches „Rom III – The functional gastrointestinal disorders" von Douglas Drossman (2006) 3rd Ed, Degnon Associates. Mit Erlaubnis von D. Drossman und George Degnon (Degnon Associates).

der vorhandenen Literatur hervor, dass diese Faktoren sowohl aus wissenschaftlicher als auch aus klinischer Perspektive berücksichtigt werden sollten.

Mit dem Reizdarmsyndrom leben

Studien mit RDS-PatientInnen zeigten, dass diese durch ihre Symptome im Alltag massiv beeinträchtigt sind (Bertram et al., 2001). Die PatientInnen mussten in der Bekämpfung ihrer Beschwerden eine massive Verminderung ihrer Lebensqualität in Kauf nehmen. Ihre Erwartungshaltung und die Angst, wann und wo der nächste Symptomschub auftreten würde, schränkte sie in ihren Planungen und im Alltag ein. Auch Frustration, Isolation und die mangelnde Anerkennung der Erkrankung wurden als wesentliche Probleme genannt. Die PatientInnen berichteten, dass sie das Gesundheitssystem massiv in Anspruch nahmen. Doch weniger als ein Drittel der Betroffenen war mit den Medikamenten und Maßnahmen, die zur Behandlung ihrer Symptome eingesetzt wurden, zufrieden. In einer weiteren Studie mit RDS-PatientInnen, die Mitglied einer Health Maintenance Organization waren, berichteten insgesamt 57% der Betroffenen von einer zufrieden stellenden Verbesserung ihrer Magen-Darm-Symptome nach sechs Monaten Behandlung, die auch Aufklärung, Beratung hinsichtlich Ernährung und Lebensweise sowie Medikamente umfasste. Doch nur 22% berichteten von einer Reduktion der Symptomatik um die Hälfte (Whitehead et al., 2004).

Der Arzt-PatientIn-Kontakt

Der Arzt-PatientIn-Kontakt ist bei RDS oft enttäuschend für beide Seiten. Betroffene, die eine Diagnose und Behandlung anstreben, berichten häufig von frustrierenden und nicht besonders hilfreichen Erfahrungen mit Leistungsanbietern im Gesundheitswesen. Die ÄrztInnen teilen die Frustration der PatientInnen in Bezug auf die unklaren Ursachen und die schwierige Definition des RDS sowie den Mangel an Behandlungsmöglichkeiten (Dixon-Woods et al., 2000). Die Betroffenen erleben die unzureichenden Erklärungen als Infragestellung der Legitimität der von ihnen geschilderten Symptome, was durch die negativen Untersuchungsergebnisse, die eine organische Ursache ausschließen, verstärkt wird, und als mangelndes Verständnis für oder fehlenden Glauben an ihr Leiden (Salmon et al., 1999). Eine tragfähige Arzt-PatientIn-Beziehung ist eine wesentliche Voraussetzung für eine erfolgreiche Behandlung. Die PatientInnen brauchen überzeugende Erklärungen zur Diagnose und zur Art ihrer Symptome, die das Verständnis des RDS als anerkannte Erkrankung, deren Pathogenese noch unklar ist, fördert (Thompson et al., 2000). Sie benötigen darüber hinaus Informationen, wie sich die Krankheit auf ihren Alltag auswirken wird. Die ÄrztInnen können helfen, indem sie die PatientInnen dazu bewegen, ihre Befürchtungen zu äußern, indem sie eine klare Diagnose erstellen, die Krankheit auf verständliche Weise erklären und Faktoren im Krankheitskontext der PatientInnen identifizieren, die diese selbst beeinflussen und kontrollieren können. Selbstbehandlung ist im Umgang mit chronischem RDS im Alltag ein Muss. Durch Empowerment oder Selbstkompetenz erhalten die PatientInnen einen Bezugsrahmen, durch den sie die Symptome verstehen und als berechtigt wahrnehmen, Selbstzweifel oder Scham überwinden und interne oder externe Faktoren identifizieren können, die Symptome mitbewirken, die die PatientInnen im Rahmen ihrer Erfahrungen selbst zu beeinflussen oder zu kontrollieren vermögen (Salmon et al., 1999). Obwohl in diesem Kontext nur von der Arzt-PatientIn-Beziehung die Rede ist, sind alle Leistungserbringer im Gesundheitswesen angesprochen.

Geschlecht, Gender und Geschlechterrolle

Geschlecht bezieht sich auf die körperlichen Geschlechtsmerkmale einer Person. Der Ausdruck *Gender* wird für die nicht biologischen Aspekte der Weiblichkeit oder Männlichkeit verwendet, in anderen Worten, für die gesellschaftlichen oder kulturellen Erwartungen in Verbindung mit Weiblichkeit oder Männlichkeit (Institute of Medicine Wizeman TM, Pardue, 2001). Wir wissen jedoch, dass die meisten Differenzen zwischen Männern und Frauen aus der Interaktion von biologischen und gesellschaftlichen Faktoren resultieren. In dieser Hinsicht wird *Gender* als umfassenderer Begriff verwendet. *Geschlecht* wird für die Klassifizierung von Personen auf Grundlage ihrer Geschlechtsorgane und deren Funktionen, die durch Chromosome bestimmt sind, verwendet. *Geschlechterrollen* basieren auf geschlechtlichen Stereotypien und auf gesellschaftlichen Vorstellungen, dass das biologische Geschlecht bestimmte Eigenschaften festlegt (Institute of Medicine Wizeman TM, Pardue, 2001).

Gender und Epidemiologie

Die Prävalenz von FGIS-Symptomen in unserer Gesellschaft ist relativ hoch. Bei Frauen ist die Prävalenz der meisten FGIS höher als bei Männern. Sie leiden ihrer Aussage zufolge häufiger an Globusgefühl, Dysphagie, RDS, Blähungen, Obstipation, chronischen funktionellen abdominellen Schmerzen, Sphinkter-Oddi-Dysfunktion, fäkaler Inkontinenz (zu Hause), funktionellen anorektalen Schmerzen und Beckenbodendysfunktionen. Einer Studie zufolge war die Prävalenz des RDS in den Vereinigten Staaten bei Männern und Frauen ident (Talley et al., 1991), während die meisten anderen Studien ein Verhältnis von Frauen zu Männern von 2–3:1 nachwiesen (Drossman et al., 1993; Sandler, 1990). Immer mehr Studien belegen ähnliche Prävalenzverhältnisse für schmerzbezogene Symptome beim RDS (Taub et al., 1995) und eine Prädominanz von Frauen bei nicht schmerzbezogenen Symptomen in Zusammenhang mit Obstipation, Blähungen und extraintestinalen Manifestationen (Simren et al., 2001; Talley et al., 1995/1998; Corney et al., 1990).
Studien haben gezeigt, dass bei funktionalen ösophagealen und gastroduodenalen Störungen, einschließlich funktionellen Brustschmerzen, funktionellem Sodbrennen, Dyspepsie und funktionellem Erbrechen, keine geschlechtsspezifischen Unterschiede bestehen (Drossman et al., 1993; Talley et al., 1992). Ein Zusammenhang mit weiblichem Geschlecht wurde bei verzögerter gastrischer Entleerung (Talley et al., 2001; Staghellini et al., 1996) und einer niedrigeren Toleranz im Durstversuch bei Betroffenen mit funktioneller Dyspepsie festgestellt (Strid et al., 2001).

Gender und biologische Faktoren

FGIS werden am besten als biopsychosoziale Erkrankungen in Verbindung mit einer Dysregulation in der Gehirn-Darm-Achse betrachtet (Mayer et al., 2001). Dies führt zu Veränderungen des viszeralen Schmerzempfindens, der autonomen Funktion und zentralen Verarbeitung viszeraler Stimuli. Genderspezifische Differenzen dieser Mechanismen wurden in erster Linie beim Reizdarmsyndrom evaluiert.

Viszerale Schmerzwahrnehmung und Menstruationszyklus

Studien an gesunden Männern und Frauen haben nicht belegt, dass bei Frauen eine stärkere Wahrnehmung viszeraler Stimuli als bei Männern vorliegt. Es scheint eine Auswirkung der weiblichen Sexualhormone auf die rektale Sensitivität bei Frauen mit RDS, aber nicht bei gesunden Frauen zu geben. Die rektale Sensitivität wurde bei gesunden Frauen und Frauen mit RDS während der vier Zyklusphasen der Menstruation (Menstruationsphase, Follikelphase, Gelbkörperphase und prämenstruelle Phase) verglichen. Bei den gesunden Studienteilnehmerinnen wurden keine Differenzen der rektalen Sensitivität, der durch Dehnung induzierten rektalen Motilität und der rektalen Compliance während der verschiedenen Phasen des Menstruationszyklus festgestellt (Houghton et al., 2002). In dieser Studie war die Wahrnehmungsschwelle während der Menstruation, verglichen mit anderen Zyklusphasen, bei Frauen mit RDS niedriger. Es gibt Hinweise, dass RDS-Symptome durch den Menstruationszyklus beeinflusst werden und die Symptome in der späten Gelbkörperphase und zu Beginn der Menstruation stärker waren (Lee et al., 2001; Whitehead et al., 1990; Heitkemper et al., 2003). Heitkemper et al. entdeckten, dass GI-Symptome bei Frauen mit RDS tendenziell während aller Zyklusphasen im Vergleich zu gesunden Frauen verstärkt waren, wobei beide Gruppen eine ähnliche Intensivierung der Symptome unmittelbar vor oder zu Beginn der Menstruation zeigten.

Gastrointestinale Motilität

Studien haben bei gesunden Männern im Vergleich zu gesunden Frauen entweder kürzere oder idente gastrointestinale Transitzeiten nachgewiesen. Es gibt keine publizierten Studien, die keine Medikamentenstudien sind, in denen die gastrointestinale Motilität von Frauen und Männern mit RDS verglichen wird. Einige Ergebnisse lassen vermuten, dass gesunde Männer einen höheren Sphinkterdruck und Frauen entweder eine niedrigere rektale Compliance oder eine erhöhte rektale Sensitivität haben.

Die zentrale Verarbeitung viszeraler Stimuli

Die Abweichungen in der zentralen Verarbeitung viszeraler Stimuli bei FGIS wurden durch neuere Entdeckungen bei funktionalen Neuroimaging-Studien bestätigt (Naliboff et al., 2001; Mertz et al., 2000), doch nur in wenigen Studien wurden geschlechtsspezifische Differenzen bei Gesunden und GI-PatientInnen untersucht. Lediglich zwei Neuroimaging-Studien sind genderspezifischen Differenzen beim RDS nachgegangen (Berman et al., 2000). Naliboff et al. wiesen bei Männern und Frauen mit RDS signifikante Differenzen in der Gehirnreaktion auf aversive viszerale Stimuli des Beckens nach. Obwohl bei beiden PatientInnengruppen eine Aktivierung der voraussichtlichen Schmerzregionen feststellbar war, zeigten Männer mit RDS im Vergleich zu Frauen mit RDS eine stärkere Aktivierung des lateralen präfrontalen Cortex, des dorsalen anterioren cingulären Cortex und in der dorsalen Pons / im Periaquäduktalen Grau, die bei endogener Schmerzhemmung eine Rolle spielen kann. Frauen mit RDS zeigten hingegen im Vergleich zu Männern mit RDS eine stärkere

Aktivierung der limbischen und paralimbischen Regionen, einschließlich der Amygdala, des anterioren cingulären Cortex und des infragenualen cingulären Cortex, der Teil eines Schmerzerleichterungskreislaufs sein kann. Diese Entdeckungen deuten an, dass Männer und Frauen mit RDS aversive Informationen der pelvinen Organe möglicherweise unterschiedlich verarbeiten.

Gender und psychologische Faktoren

Zwar gibt es viele Studien über psychologische Faktoren bei FGIS, genderspezifische Differenzen wurden jedoch von wenigen Wissenschaftlern untersucht. Die meisten Studien waren nicht für eine vergleichende Analyse genderspezifischer Differenzen designt.

Generell deuten die Ergebnisse der meisten Studien an, dass PatientInnen mit FGIS, die ambulant behandelt werden, häufig an psychischen Störungen und Belastungen leiden (zwischen 40% und 60%). Bei Studien, die genderspezifische Differenzen bei FGIS untersuchten oder gewisse genderspezifische Aspekte berücksichtigten, wurden relativ selten Differenzen zwischen Männern und Frauen auf der Symptomskala festgestellt.

Derzeit gibt es vergleichsweise wenige Studien, die genderspezifische Differenzen in Bezug auf psychische Symptome bei FGIS untersuchten, und keine überzeugenden Nachweise größerer Differenzen zwischen Männern und Frauen mit FGIS. Jene Differenzen, die nachgewiesen wurden, spiegeln mit hoher Wahrscheinlichkeit vielmehr die Differenzen zwischen Männern und Frauen in Bezug auf die Mitteilung psychischer Symptome als spezifische gastrointestinale Phänomene.

Gender und soziale Faktoren

Es ist wichtig anzuerkennen, dass Gesundheit und Krankheit, einschließlich FGIS, in einem größeren sozialen Kontext zu sehen sind. Obwohl in vielen Studien die Rolle von Stress und Missbrauch bei FGIS evaluiert wurde, gab es bislang wenige Bemühungen, andere soziale Faktoren zu identifizieren, die mit FGIS in Verbindung gebracht werden (Toner et al., 2000). Zu den wenigen sozialen Determinanten, die bei FGIS untersucht wurden, zählen Stressoren im Leben (einschließlich sexueller, körperlicher und emotionaler Missbrauch), frühe Lebenserfahrungen (einschließlich der geschlechtsspezifischen Sozialisierung), gesellschaftliche Unterstützung und soziale Faktoren, die mittels Skalen zur Erfassung der Lebensqualität bewertet wurden.

Life-Stress

In mehreren Studien wurde festgestellt, das RDS-PatientInnen verglichen mit medizinischen Kontrollgruppen oder Gesundheitskontrollen über mehr Stressoren im Leben und Alltag berichteten (Drossman et al., 1982 und 1988; Mendeloff et al., 1960-1964; Whitehead et al., 1992; Walker et al., 2001; Dinan et al., 1991; Levy et al., 1997). Man fand heraus, dass Stress sowohl mit dem Beginn als auch mit der Intensität der Symptome zusammenhängt (Walker et al., 2001; Levy et al., 1997, Drossman et al., 1996; Creed et al., 1988) und den Gesundheitszustand und die klinischen Ergebnisse bei PatientInnen mit RDS nachteilig beeinflusst (Whitehead et al., 1992; Drossman et al., 1996; Bennett et al., 1998). Es gibt jedoch bislang keine Studien, die genderspezifische Differenzen bezüglich Life-Stress in Zusammenhang mit FGIS untersuchten.

Anamnese mit sexuellem, körperlichem und emotionalem Missbrauch

Eine Form von sozialem Stress oder von Unterdrückung, die im letzten Jahrzehnt in der Erforschung von FGIS in den Blickpunkt rückte, ist sexueller, körperlicher oder emotionaler Missbrauch. Die meisten Arbeiten in diesem Bereich konzentrierten sich jedoch nur auf Frauen (Toner et al., 2000). In den wenigen Studien, die Anamnesen mit Missbrauch untersuchten und Männer mit einschlossen, wurden aufgrund der zu kleinen Anzahl von Männern in der Stichprobe signifikante Differenzen entweder nicht statistisch erfasst oder quantifiziert. Zwei Studien wiesen nach, dass sexueller Missbrauch bei Frauen mit FGIS verbreiteter war (Longstreth et al., 1993; Walker et al., 1993). In einer dritten Studie wurden jedoch keine geschlechtsspezifischen Differenzen in der Anamnese mit sexuellem, körperlichem, emotionalem oder verbalem Missbrauch festgestellt (Talley et al., 1995). Um zu bestimmen, ob geschlechtsspezifische Differenzen in der Anamnese mit Missbrauch bei FGIS bestehen, sind eindeutig weitere Untersuchungen erforderlich.

Geschlechtsspezifische Sozialisation

Ein wichtiger sozialer Faktor, der sich auf Gesundheit und Wohlbefinden auswirkt, bereits in jungen Jahren eine Rolle spielt und sich das ganze Leben hindurch auswirkt, ist die geschlechtsspezifische Sozialisation. Die Literatur deutet an, dass viele körperliche und psychische Gesundheitsprobleme, die Frauen erfahren, durch die Sozialisation zur weiblichen Geschlechtsrolle beeinflusst werden. Trotz postulierter Zusammenhänge zwischen Gesundheitsproblemen wie Essstörungen, Depressionen, Angststörungen und funktionellen somatischen Störungen (einschließlich FGIS) gibt es dazu wenige empirische Untersuchungen. Toner et al. (2000) identifizierten mehrere häufig zu beobachtende Faktoren zum Thema Geschlechterrollen, die für Frauen mit FGIS von großer Bedeutung und Tragweite sind.

Scham und Körperfunktionen

Ein zentrales Thema ist etwa, dass Frauen mit RDS im Allgemeinen von Schamgefühlen in Zusammenhang mit dem Kontrollverlust über Körperfunktionen berichten. Frauen werden im Vergleich zu Männern eher dahingehend erzogen, dass Körperfunktionen etwas Intimes und zu verbergen sind. Eine bedeutende Implikation einer solchen Konditionierung ist, dass die Darmfunktion für Frauen eher eine Quelle von Scham und Verlegenheit ist als für Männer (Bepko et al., 1990).

Meteorismus und körperliche Erscheinung

Frauen haben meist höhere Werte auf Skalen, die Indizes wie meteoristische Beschwerden und Obstipation bewerten. Der gesellschaftliche Druck in Hinblick auf die äußere Erscheinung von Frauen und das Schönheitsideal schlanker Frauen (Walker et al., 2001; Dinan et al., 1991) kann viele Frauen dazu bewegen, meteoristische Beschwerden nicht nur als physische Unannehmlichkeit, sondern als psychischen Stress (Angst und Scham) zu empfinden. Der physische und psychische Stress, den Frauen mit abdominellen Beschwerden erfahren, verbunden mit der Wahrnehmung, dass ihr Schmerz durch die Leistungsanbieter im Gesundheitswesen abgetan oder trivialisiert wird, kann dazu führen, dass Frauen sensibler auf jedes Anzeichen von Schmerz oder auf Beschwerden reagieren.

Anderen gefallen, Bestätigung und Zorn

Frauen sind, im Unterschied zu Männern, sozialisiert, anderen zu gefallen, oft auf Kosten ihrer eigenen Bedürfnisse (Bepko et al., 1990; Jack, 1999). Das kann dazu beitragen, dass Frauen häufiger ÄrztInnen konsultieren, da Betroffene, die glauben, dass ihr/e Arzt/Ärztin sie nicht versteht, eher anderswo Hilfe suchen, als dem/r derzeitigen Arzt/Ärztin ihre Unzufriedenheit zu zeigen. Frauen die Ärger zum Ausdruck bringen, Ansprüche stellen oder Autorität in Frage stellen, werden oft als „hysterisch" bezeichnet, ihre Beschwerden werden abgetan oder ihre Weiblichkeit in Frage gestellt (Bepko et al., 1990). Diese potenziellen Konsequenzen für Frauen, die ihren eigenen Wünschen und Bedürfnissen Ausdruck verleihen, genügen oft, um Frauen zum Verstummen zu bringen. In einer Studie wurde konstatiert, dass Frauen mit RDS eher zu Self-Silencing neigen als Patienten mit entzündlichen Darmerkrankungen (Ali et al., 2000).

Gender und Therapie-Response bei psychologischer Behandlung

Bisherige Studien zur psychologischen Behandlung wurden nicht darauf ausgerichtet, unterschiedliche Response-Muster von Männern und Frauen zu untersuchen, bei vielen Studien wurden auch mehr Frauen als Männer untersucht, was geschlechtsspezifische Differenzen im Behandlungsumfeld anzeigt. Blanchard et al. und Corney berichteten über ähnliche Response-Muster auf kognitiv-verhaltenszentrierte Behandlungen von RDS, die Studien waren aber nicht auf geschlechtsspezifische Differenzen ausgerichtet. Guthrie et al. (1991) verwiesen auf Vorteile der Frauen im Ansprechen auf Therapien im Vergleich zu Männern, aber in einer Prädiktoranalyse wurde das Geschlecht nicht in das finale Modell aufgenommen.

Eine kürzliche große Evaluierung der Hypnotherapie, die in Manchester (GB) durchgeführt wurde, zeigte unterschiedliche Response-Muster bei Männern und Frauen (Gonsalkorale et al., 2003). Die Studie war keine randomisierte Kontrollstudie, sondern ein Davor/Danach-Vergleich von 250 Probanden mit RDS (50 Männern und 200 Frauen). Obwohl die meisten Betroffenen gut auf Hypnotherapie ansprachen, war bei Frauen im Vergleich zu Männern eine signifikantere Gesamtverbesserung ihres Zustands festzustellen (bei 52% der Frauen und 33% der Männer, $P < .001$). Die schlechte Response der Männer überwog bei jenen mit Diarrhöe-Prädominanz (RDS-D; 20% Verbesserung), während Männer mit Obstipations-Prädominanz (RDS-C) gut auf Hypnotherapie reagierten (78% Verbesserung), die Anzahl der Probanden in dieser Gruppe war jedoch sehr klein (n = 8). Die entsprechenden Response-Raten für Frauen lagen bei 53% Verbesserung bei jenen mit Diarrhöe-Prädominanz und bei 55% bei jenen mit Obstipations-Dominanz. Eine weitere wissenschaftliche Arbeit von Gonsalkorale et al. zeigte, dass Männer auf Hypnotherapie langfristig schlechter ansprechen als Frauen (42% versus 25%).

Alter

Bei den meisten funktionellen ösophagealen Störungen sinkt die Prävalenz mit dem Alter. Insbesondere das Globusgefühl, die Ruminationsstörung und selbst angegebene funktionelle Brustschmerzen sind bei jungen Menschen verbreiteter (Drossman et al., 1993; Locke et al., 1997; Eslick et al., 2003). Die Prävalenz von Sodbrennen ist bei Personen zwischen 25 und 74 Jahren ähnlich ausgeprägt (Locke et al., 1997). Die Prävalenz von Dysphagie stieg einer Studie zufolge mit dem Alter an, am deutlichsten aber bei TeilnehmerInnen zwischen 65 und 74 Jahren (Locke et al., 1997).

In manchen Studien wurde angedeutet, dass die Prävalenz von Dyspepsie mit dem Alter sinkt (Agreus et al., 1994; Jones et al., 1990; Kay et al., 1994). Die Subtypen der funktionellen Dyspepsie (Ulkustyp und Dysmotilitätstyp) zeigen keine altersabhängigen Variationen. Junge Menschen berichten etwas häufiger von Aerophagie als ältere Personen. Erbrechen ist im Alter seltener zu beobachten (Talley et al., 1992; Agreus et al., 1994).

Im Allgemeinen sinkt die Prävalenz von RDS kontinuierlich mit dem Alter (Drossman et al., 1993; Talley et al., 1992). Obwohl die Prävalenz chronischer Obstipation nachweislich mit fortschreitendem Alter steigt, wurde in einer Studie gezeigt, dass jugendliche und ältere Personen mit ähnlicher Häufigkeit betroffen sind (Pare et al., 2001). Funktionelle Diarrhöe (Agreus et al., 1994) und chronische funktionelle abdominelle Schmerzen scheinen mit dem Alter zurückzugehen (Drossman et al., 1993). Fäkale Inkontinenz wurde eingehend untersucht und nimmt mit dem Alter zu (Drossman et al., 1993; Chen et al., 2003; Lynch et al., 2001; Rizk et al., 2001). Funktionelle anorektale Schmerzen nehmen mit dem Alter ab (Drossman et al., 1993). Die Prävalenz rektaler Verzögerung ist nicht altersgebunden (Talley et al., 1993).

Gesellschaft

Trotz des wachsenden Verständnisses so genannter funktioneller somatischer Störungen im Allgemeinen und der Störungen in Zusammenhang mit FGIS im Besonderen kann die Stigmatisierung infolge einer funktionellen Störung Betroffene zu der Annahme verleiten, dass ihre Probleme als „nicht echt" wahrgenommen werden und auf eine psychische Störung oder moralische Schwäche zurückzuführen sind (Drossman et al., 2005). Ihre Beschwerden werden oft mit organischen Krankheiten verglichen und als weniger berechtigt oder real angesehen.

Mehrere gesellschaftliche Vorurteile in Verbindung mit FGIS, insbesondere mit RDS, halten sich bis heute: Die Symptome wären trivial oder unwesentlich; die PatientInnen bilden sich die Symptome ein; RDS werde nur durch Stress verursacht, RDS sei eine psychische Störung; Personen mit RDS sei nicht zu helfen; wenn der Schmerz stark ist, müsse er eine organische Ursache haben; PatientInnen mit RDS würden von der „Rolle des Kranken" profitieren und Personen mit RDS wären schwierige PatientInnen. Man unterstellt, dass RDS-PatientInnen Simulanten seien und eine negative Einstellung hätten. Eine negative gesellschaftliche Etikettierung kann jedoch das Selbstwertgefühl und das Selbstvertrauen (den Glauben an die eigene Fähigkeit, mit Situationen fertig zu werden) beeinträchtigen und PatientInnen mit FGIS dazu veranlassen, ihre Beschwerden zu verheimlichen und sich in ihren Erfahrungen in punkto Freizeit, Reisen, Ernährung, Arbeit, Gesellschafts- und Geschlechtsleben einzuschränken.

Zusammenfassend kann eine Vielzahl sozialer Faktoren die Bedeutung, die Manifestation und den Verlauf von Krankheiten beeinflussen. Manche dieser Faktoren können nachgewiesen werden, andere sind nur spekulativ. Sie gelten nicht nur für FGIS, sondern für funktionelle Syndrome im Allgemeinen und werden von den Leistungserbringern im Gesundheitswesen häufig übersehen. Wenn man sie in die klinische Praxis integriert und anerkennt, wird sich dies positiv auf die Qualität der Betreuung, die Arzt-PatientIn-Beziehung und die Verbesserung des Gesundheitszustands infolge von Gesundheitsleistungen auswirken.

Kultur

Unter *Kultur* versteht man die erlernten gemeinsamen Werte, Vorstellungen, Normen und Praktiken einer bestimmten Gruppe, die das Denkschema, Entscheidungen und Handlungen prägen. Kulturspezifische Faktoren können die Art und Weise der Gesundheitsvorsorge und der Änderung des Gesundheitszustands infolge von Gesundheitsleistungen beeinflussen. PatientInnen haben Erklärungsmuster, symptom- oder krankheitsbezogene Vorstellungen, die ihre Sorgen, Ängste und Erwartungen in Hinblick auf die medizinische Versorgung beeinflussen (Eisenberg, 1977; Helman, 1985). Der kulturelle Hintergrund, der sozioökonomische Status, das Bildungsniveau und das Geschlecht beeinflussen gemeinsam die Entwicklung dieses Erklärungsmusters (Ware et al., 1992). Es ist wichtig, das Erklärungsmuster der PatientInnen zu eruieren, den kulturellen Hintergrund, in dem es entstand, zu verstehen und eine der jeweiligen Kultur adäquate partnerschaftliche Behandlung auszuarbeiten (Carillo et al., 1999).

Bei einigen Subgruppen der Bevölkerung ist die Wahrscheinlichkeit größer als bei anderen, dass sie eine suboptimale Gesundheitsversorgung erhalten (Salmon et al., 1999). Viele Personen in kulturellen Subgruppen verstehen die medizinische Fachsprache nicht (Zuckerman et al., 1996), insbesondere wenn es nicht ihre Muttersprache ist und haben Probleme, die Diagnosen zu verstehen und die Anweisungen und Behandlungsempfehlungen einzuhalten.

Kulturelle Kompetenz ist die Fähigkeit des medizinischen Personals und der Leistungsanbieter, im Gesundheitswesen interkulturelle Situationen richtig einzuschätzen. Bei jedem Arzt-PatientIn-Kontakt besteht das Risiko interkultureller Missverständnisse, einschließlich unterschiedlicher Verhaltensweisen in Bezug auf den Umgang mit Autorität, Körperkontakt, Kommunikationsstil, Geschlecht, Sexualität und Familie (Carillo et al., 1999).

Methodische Probleme bei FGIS

Aufgrund methodischer Probleme, die die Interpretation von Studien erschweren, bleiben viele Fragen hinsichtlich Geschlecht, Alter, Gesellschaft, Kultur und die Perspektive der PatientInnen bei FGIS unbeantwortet. Aufgrund der höheren Prävalenz der Frauen und der größeren Wahrscheinlichkeit, dass Frauen an Studien teilnehmen, gibt es zu wenig männliche Teilnehmer für sinnvolle Interpretationen und eine adäquate Bewertung geschlechtsspezifischer Differenzen in psychologischen, physiologischen und Behandlungsstudien. Ein weiteres wesentliches methodisches Problem ist das Disziplinen übergreifende Design der meisten Studien, das ein umfassenderes Verständnis der Pathogenese, der Entwicklung, des Verlaufs und des Einflusses dieser Störungen bei Männern und Frauen erschwert.

Aus der Perspektive der klinischen Praxis

1. Man sollte anerkennen, dass FGIS-PatientInnen ihre Beschwerden als Krank-

heiten, die mit Unsicherheit, Stigmatisierung und gesellschaftlicher Isolierung verbunden sind, erfahren. Die ÄrztInnen können den Betroffenen helfen, mit ihren Beschwerden umzugehen, indem sie deren Sorgen ansprechen, eine klare Diagnose erstellen, die Krankheit verständlich erklären, Symptome als berechtigt bezeichnen und Faktoren im Kontext der Krankheit der Betroffenen identifizieren, die diese selbst beeinflussen und steuern können.

2. Es gibt eine Reihe biologisch und kulturell bedingter, geschlechtsspezifischer Faktoren, die die klinischen Symptome und die Reaktion auf die Behandlung des RDS beeinflussen können und berücksichtigt werden sollten, etwa die Geschlechterrolle, soziokulturelle Differenzen, hormonelle Auswirkungen wie Variationen während des Menstruationszyklus und biologische Differenzen, die die Darmfunktion und die Behandlungsresponse beeinflussen.
3. Sowohl Männer als auch Frauen haben in der klinischen Praxis psychische Probleme, die angesprochen werden sollten, wobei Männer möglicherweise weniger gut auf psychologische Behandlung ansprechen als Frauen.
4. Die Anerkennung und das Verständnis des Zusammenhangs zwischen Kultur und Gesundheit ist auch für die Betreuung der PatientInnen wichtig. Es kann hilfreich sein, mit Betroffenen kulturelle Themen zu besprechen, die das klinische Bild der Erkrankung oder den Umgang damit beeinflussen können. Darüber hinaus sollten medizinische Ausbildungsprogramme und die medizinische Fortbildung interkulturelle Kompetenzen vermitteln und hervorheben.

Literatur

Agreus L, Svardsudd K, Nyren O, Tibblin G (1994) The epidemiology of abdominal symptoms: prevalence and demographic characteristics in a Swedish adult population. A report from the Abdominal Symptom Study. Scand J Gastroenterol 29: 102–109

Ali A, Toner BB, Stuckless N, Gallop R, Diamant NE, Gould MI, Vidins EI (2000) Emotional abuse, self-blame, and self-silencing in women with irritable bowel syndrome. Psychosom Med 62: 76–82

Bennett EJ, Tennant CC, Piesse C, Badcock CA, Kellow JE (1998) Level of chronic life stress predicts clinical outcome in irritable bowel syndrome. Gut 43: 256–261

Bepko C, Krestan J (1990) Too good for her own good. Harper and Row, New York

Berman S, Munakata J, Naliboff BD, Chang L, Mandelkern M, Silverman D, Kovalik E, Mayer EA (2000) Gender differences in regional brain response to visceral pressure in IBS patients. Eur J Pain 4: 157–172

Bertram S, Kurland M, Lydick E, Locke GR III und Yawn BP (2001) The patient's perspective of irritable bowel syndrome. J Fam Pract 50: 521–525

Blanchard EB, Keefer L, Galovski TE, Taylor AE, Turner SM (2001) Gender differences in psychological distress among patients with irritable bowel syndrome. J Psychosom Res 50: 271–275

Carrillo JE, Green AR, Betancourt JR (1999) Cross-cultural primary care a patient-based approach. Ann Intern Med 130: 829–834

Corney RH (1990) Sex differences in general practice attendance and help seeking for minor illness. J Psychosom Res 34: 525–534

Corney RH, Stanton R (1990) Physical symptom severity, psychological and social dysfunction in a series of outpatients with irritable bowel syndrome. J Psychosom Res 34: 483–491

Creed F, Craig T, Farmer R (1988) Functional abdominal pain, psychiatric illness, and life events. Gut 29: 235–242

Dinan TG, O'Keane V, O'Boyle C, Chua A, Keeling PW (1991) A comparison of the mental status, personality profiles and life events of patients with irritable bowel syndrome and peptic ulcer disease. Acta Psychiatr Scand 84: 26–28

Dixon-Woods M, Critchley S (2000) Medical and lay views of irritable bowel syndrome. Fam Pract 17: 108–113

Drossman DA, Sandler RS, McKee DC, Lovitz AJ (1982) Bowel patterns among subjects not seeking health care. Use of a questionnaire to identify a population with bowel dysfunction. Gastroenterology 83: 529–534

Drossman DA, McKee DC, Sandler RS, Mitchell CM, Cramer EM, Lowman BC, Burger AL (1988) Psychosocial factors in the irritable bowel syndrome. A multivariate study of patients and nonpatients with irritable bowel syndrome. Gastroenterology 95: 701–708

Drossman DA, Li Z, Andruzzi E, Temple R, Talley NJ, Thompson WG, Whitehead WE, Janssens J, Fruch-Jensen P, Carazziari E, Richter JE, Koch GG (1993) Householder survey of functional gastrointestinal disorders. Prevalence, sociodemography, and health impact. Dig Dis Sci 38:1569–1580

Drossman DA, Li Z, Leserman J, Toomey TC, Hu YJ (1996) Health status by gastrointestinal diagnosis and abuse history. Gastroenterology 110: 999–1007

Eisenberg L (1977) Disease and illness. Distinctions between professional and popular ideas of sickness. Cult Med Psychiatry 1: 9–23

Eslick GD, Jones MP, Talley NJ (2003) Non-cardiac chest pain prevalence, risk factors, impact and consulting – a population-based study. Aliment Pharmacol Ther 17: 1115–1124

Gonsalkorale WM, Miller V, Afzal A, Whorwell PJ (2003) Long term benefits of hypnotherapy for irritable bowel syndrome. Gut 52: 1623–1629

Guthrie E, Creed F, Dawson D, Tomenson B (1991) A controlled trial of psychological treatment for the irritable bowel syndrome. Gastroenterology 100: 450–457

Heitkemper MM, Cain KC, Jarrett ME, Burr RL, Hertig V, Bond EF (2003) Symptoms across the menstrual cycle in women with irritable bowel syndrome. Am J Gastroenterol 98: 420–430

Helman CG (1985) Communication in primary care the role of patient and practitioner explanatory models. Soc Sci Med 20: 923–931

Houghton LA, Lea R, Jackson N, Whorwell PJ (2002) The menstrual cycle affects rectal sensitivity in patients with irritable bowel syndrome but not healthy volunteers. Gut 50: 471–474

Jack DC (1999) Silencing the self inner dialogues and outer realities. In: Joiner T, Coyne J (Hrsg) The interactional nature of depression, American Psychological Association, Washington, S 221–246

Lee OY, Mayer EA, Schmulson M, Chang L, Naliboff B (2001) Gender-related differences in IBS symptoms. Am J Gastroenterol 96: 2184–2193

Levy RL, Cain KC, Jarrett M, Heitkemper MM (1997) The relationship between daily life stress and gastrointestinal symptoms in women with irritable bowel syndrome. J Behav Med 20: 177–193

Locke GR III, Talley NJ, Fett SL, Zinsmeister AR, Melton LJ III (1997) Prevalence and clinical spectrum of gastroesophageal reflux a population-based study in Olmsted County, Minnesota. Gastroenterology 112: 1448–1456

Longstreth GF, Wolde-Tsadik G (1993) Irritable bowel-type symptoms in HMO examinees. Prevalence, demographics, and clinical correlates. Dig Dis Sci 38: 1581–1589

Mayer EA, Naliboff BD, Chang L, Coutinho SV (2001) V. Stress and irritable bowel syndrome. Am J Physiol Gastrointest Liver Physiol 280: G519–G524

Mendeloff AI, Monk M, Siegel CI, Lilienfeld A (1970) Illness experience and life stresses in patients with irritable colon and with ulcerative colitis. An epidemiologic study of ulcerative colitis and regional enteritis in Baltimore, 1960–1964. N Engl J Med 282: 14–17

Mertz H, Morgan V, Tanner G, Pickens D, Price R, Shyr Y, Kessler R (2000) Regional cerebral activation in irritable bowel syndrome and control subjects with painful and nonpainful rectal distention. Gastroenterology 118: 842–848

Naliboff BD, Derbyshire SW, Munakata J, Berman S, Mandelkern M, Chang L, Mayer EA (2001) Cerebral activation in patients with irritable bowel syndrome and control subjects during rectosigmoid stimulation. Psychosom Med 63: 365–375

Naliboff BD, Berman S, Chang L, Derbyshire SW, Suyenobu B, Vogt BA, Mandelkern M, Mayer EA (2003) Sex-related differences in IBS patients central processing of visceral stimuli. Gastroenterology 124: 1738–1747

Pare P, Ferrazzi S, Thompson WG, Irvine EJ, Rance L (2001) An epidemiological survey of constipation in Canada definitions, rates, demographics, and predictors of health care seeking. Am J Gastroenterol 96: 3130–3137

Salmon P, Peters S, Stanley I (1999) Patients' perceptions of medical explanations for somatisation disorders qualitative analysis. BMJ 318: 372–376

Sandler RS (1990) Epidemiology of irritable bowel syndrome in the United States. Gastroenterology 99: 409–415

Simren M, Abrahamsson H, Svedlund J, Bjornsson ES (2001) Quality of life in patients with irritable bowel syndrome seen in referral centers versus primary care the impact of gender and predominant bowel pattern. Scand J Gastroenterol 36: 545–552

Stanghellini V, Tosetti C, Paternic A, Barbara G, Morselli-Labate AM, Monetti N, Marengp M, Corinaldesi R (1996) Risk indicators of delayed gastric emptying of solids in patients with functional dyspepsia. Gastroenterology 110: 1036–1042

Strid H, Norstrom M, Sjoberg J, Simren M, Svedlund J, Abrahamsson H, Bjornsson ES (2001) Impact of sex and psychological factors on the water loading test in functional dyspepsia. Scand J Gastroenterol 36: 725–730

Talley NJ, Zinsmeister AR, Van Dyke C, Melton LJ III (1991) Epidemiology of colonic symptoms and the irritable bowel syndrome. Gastroenterology 101: 927–934

Talley NJ, Zinsmeister AR, Schleck CD, Melton LJ III (1992) Dyspepsia and dyspepsia subgroups a population-based study. Gastroenterology 102: 1259–1268

Talley NJ, Weaver AL, Zinsmeister AR, Melton LJ III (1993) Functional constipation and outlet delay a population-based study. Gastroenterology 105: 781–790

Talley NJ, Boyce P, Owen BK (1995) Psychological distress and seasonal symptom changes in irritable bowel syndrome. Am J Gastroenterol 90: 2115–2119

Talley NJ, Zinsmeister AR, Melton LJ III (1995) Irritable bowel syndrome in a community symptom subgroups, risk factors, and health care utilization. Am J Epidemiol 142: 76–83

Talley NJ, Boyce P, Jones M (1998) Identification of distinct upper and lower gastrointestinal symptom groupings in an urban population. Gut 42: 690–695

Talley NJ, Verlinden M, Jones M (2001) Can symptoms discriminate among those with delayed or normal gastric emptying in dysmotility-like dyspepsia? Am J Gastroenterol 96: 1422–1428

Taub E, Cuevas JL, Cook EW III, Crowell M, Whitehead WE (1995) Irritable bowel syndrome defined by factor analysis. Gender and race comparisons. Dig Dis Sci 40: 2647–2655

Thompson WG, Heaton KW, Smyth GT, Smyth C (2000) Irritable bowel syndrome in general practice prevalence, characteristics, and referral. Gut 46: 78–82

Toner BB, Akman D (2000) Gender role and irritable bowel syndrome literature review and hypothesis. Am J Gastroenterol 95: 11–16

Toner B, Segal Z, Emmott S, Myran D (2000) Cognitive-behavioral treatment of irritable bowel syndrome the brain-gut connection. Guilford Press, London New York

Walker EA, Katon WJ, Roy-Byrne PP, Jemelka RP, Russo J (1993) Histories of sexual victimization in patients with irritable bowel syndrome or inflammatory bowel disease. Am J Psychiatry 150: 1502–1506

Walker LS, Garber J, Smith CA, Van Slyke DA, Claar RL (2001) The relation of daily stressors to somatic and emotional symptoms in children with and without recurrent abdominal pain. J Consult Clin Psychol 69: 85–91

Ware NC, Kleinman A (1992) Culture and somatic experience the social course of illness in neurasthenia and chronic fatigue syndrome, Psychosom Med 54: 546–560

Whitehead WE, Cheskin LJ, Heller BR, Robinson JC, Crowell MD, Benjamin C, Schuster MM (1990) Evidence for exacerbation of irritable bowel syndrome during menses. Gastroenterology 98: 1485–1489

Whitehead WE, Crowell MD, Robinson JC, Heller BR, Schuster MM (1992) Effects of stressful life events on bowel symptoms subjects with irritable bowel syndrome compared with subjects without bowel dysfunction. Gut 33: 825–830

Whitehead WE, Levy RL, Von Korff M, Feld AD, Palsson OS, Turner M, Drossman DA (2004) The usual medical care for irritable bowel syndrome. Aliment Pharmacol Ther 20: 1305–1315

Wizeman TM, Pardue MLE, Institute of Medicine (2001) Exploring the biological contributions to human health does sex matter? National Academies Press, Washington

Zuckerman MJ, Guerra LG, Drossman DA, Foland JA, Gregory GG (1996) Health-care-seeking behaviors related to bowel complaints. Hispanics versus non-Hispanic whites. Dig Dis Sci 41 (1): 77–82

07

Placebo-Wirkungen bei Magen-Darm-Erkrankungen

Empirische Befunde, theoretische Konzepte und Geschlechtsunterschiede

Paul Enck, Sibylle Klosterhalfen

Placebos in der wissenschaftlichen Literatur

PUBMED zitiert ca. 116.000 Paper unter dem Stichwort „Placebo" (April 2007). Bei dieser Datenbasis handelt es sich mehrheitlich um Placebo-kontrollierte klinische Studien aus allen medizinischen und psychologischen Fachdisziplinen, etwa 15.000 Paper finden sich in PUBMED unter dem Stichwort „Metaanalyse". Werden Editorials, Leserbriefe und Kommentare ausgeschlossen, bleiben ca. 1 bis 2% aller Arbeiten, d.h. insgesamt etwa 2.000 Artikel übrig, die speziell die Mechanismen der Placeboantwort in klinischen und experimentellen Studien (z.B. die Art, Größe, Dynamik, Determinanten, Prädiktoren der Placeboresponse) behandeln.

Diese ca. 2.000 Arbeiten wurden einer systematischen Analyse unterzogen. Zur besseren Übersichtlichkeit werden hier vor allem Arbeiten zu funktionellen und organischen Magen-Darm-Störungen herangezogen. In der Regel handelt es sich dabei um Medikamentenstudien, so dass die darin enthaltenen Placebos Medikamentenplacebos sind.

Placeboantworten bei funktionellen Darmstörungen (Dyspepsie, Reizdarmsyndrom)

Seit langem herrscht in der Gastroenterologie die Meinung vor, dass die Placeboresponseraten in klinischen Versuchen bei PatientInnen mit funktionellen Magen-Darm-Störungen höher sind als bei PatientInnen mit organisch begründeten Erkrankungen, und dies wird oft als Beleg dafür angesehen, dass es sich bei diesen funktionellen Störungen um psychische/psychosomatische Erkrankungen handelt.

Werden Daten von zwei Metaanalysen (Mearin et al., 1999; Allescher et al., 2001) zugrunde gelegt, schwankt die Placeboresponserate in 45 publizierten klinischen Studien zur funktionellen Dyspepsie zwischen 6 und 72%. Aufgrund der Daten aus mehreren Metaanalysen und systematischen Reviews (Poynard et al., 2001; Cremonini et al., 2003; Spanier et al., 2003) variierte die Placeboresponse beim Reizdarmsyndrom (RDS) ebenfalls zwischen 3 und 84% (Enck und Klosterhalfen 2005). Die Gründe für diese erhebliche Varianz sind nicht vollständig geklärt, aber mögliche Einflussfaktoren sind die Dauer der

Studien, die Anzahl der Studienkontakte zwischen Arzt/Ärztin und PatientIn und die Zahl der eingeschlossenen PatientInnen (Abb. 1).

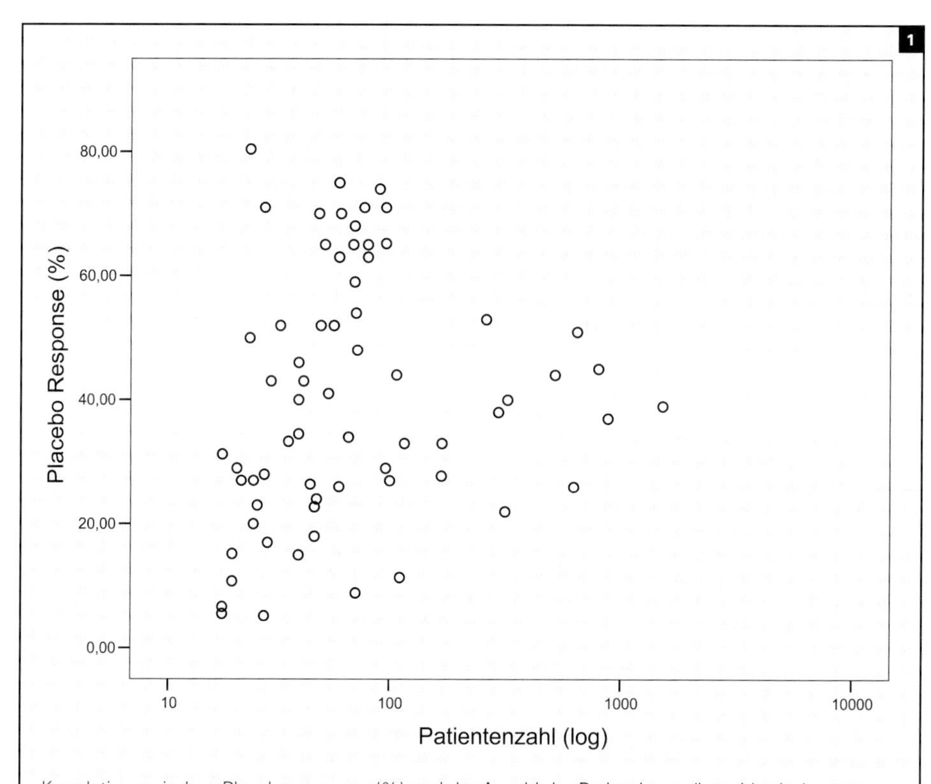

Korrelation zwischen Placeboresponse (%) und der Anzahl der PatientInnen (logarithmisch transformiert) im Placeboarm von 80 RDS-Studien. Es ist offenkundig, dass mit Stichprobengrößen von 500 und mehr PatientInnen die Placeboantwort gegen 40% tendiert. Kleinere Stichprobengrößen können sowohl sehr große als auch sehr kleine Placeboresponseraten erzeugen.

Dabei sind die Ergebnisse von Metaanalysen keineswegs einheitlich: Zwei Metaanalysen zu klinischen Studien beim RDS ergaben hinsichtlich der Bedeutung der Anzahl der Studienkontakte gegenteilige Befunde: Pitz et al. (2005) konstatierten eine positive Korrelation zwischen der Größe der Placeboresponse und der Anzahl der Kontakte zwischen Arzt/Ärztin und PatientIn, Patel et al. (2005) kamen zum gegenteiligen Ergebnis: höhere Placeboresponseraten bei weniger Kontakten. Dieser Widerspruch ist teilweise auf die Qualität der zugrunde liegenden Veröffentlichungen zurückzuführen, teilweise auf die Selektion der meta-analysierten Arbeiten.

Placebowirkungen bei organischen Darmerkrankungen

Die Größe der Placeboantwort ist bei funktionellen Magen-Darm-Störungen ähnlich wie bei nicht-funktionellen, organischen Erkrankungen wie z. B. bei chronisch-entzündlichen Darmerkrankungen und beim

Duodenalulkus. Bei der Colitis ulcerosa war die Placeboresponse ca. 40% im Hinblick auf klinische Symptome, mehr als 30% im Bezug auf endoskopische Kriterien und um 25% für eine histologische Besserung. Allerdings schwankte die Response in Abhängigkeit von der Anzahl der Arztbesuche im Verlauf der Studie und war signifikant geringer bei weniger als 4 im Vergleich zu 4 und mehr Besuchen (Ilnyckyj et al., 1997). Beim Morbus Crohn war die Placeboresponse insgesamt geringer und lag bei 18% für eine Remission und bei 19% für eine symptomatische Besserung. Sie schwankte aber auch hier zwischen 0 und 50%. Prädiktoren für eine Placeboantwort waren wiederum die Anzahl der Arztkontakte, die Dauer der Studien und die Schwere der Erkrankung zu Studienbeginn (Su et al., 2004).

Bei Duodenalulkus schwankt die Placeboantwort zwischen 0 und 100% (im Mittel: 40%) in der Metaanalyse von Moerman (2000), die 79 Studien mit insgesamt mehr als 3.200 PatientInnen unter Placebo umfasste. Sie hing ab von der Medikamentierung und war 6 bis 8% höher, wenn die PatientInnen viermal am Tag ein Medikament einnehmen mussten, im Vergleich zu einer zweimaligen Einnahme.

Werden im Rahmen von Metaanalysen einer großen Zahl von Placebo-kontrollierten Studien bei *einer* Indikation hohe Korrelationen zwischen der (prozentualen) Placeboantwort und der Response auf ein Medikament gefunden, deutet dies immer auf eine geringe „reine" Medikamentenwirkung hin und wird allgemein als Effekt einer hohen Spontanheilungsrate in beiden Gruppen, d. h. beim Verum und beim Placebo angesehen; dieser Mechanismus ist für das Ulkus gut belegt (de Craen et al., 1999). Ulkus-Behandlungsstudien zeigten aber auch eine (negative) Korrelation zwischen Placebo- und Medikamentenantwort (d. h. in Studien mit hoher Placeboresponse fanden sich niedrige Medikamenten-Responseraten und umgekehrt), wenn Nationalität und Ort der Studie einbezogen wurden. Dies bedeutet, dass zusätzlich kulturelle, soziale oder ökonomische Einflüsse die Wirksamkeit des Placebos beeinflussen können (Moerman 2000).

Mechanismen der Placebowirkung

Einzelne klinische Studien wie auch Metaanalysen sind in der Regel nicht in der Lage, die Placebowirkung hinreichend zu erklären, da ihre Zielrichtung ist, die Wirkung eines Medikamentes (oder einer anderen medizinischen oder psychologischen Intervention) „oberhalb" der Placebowirkung zu erfassen; Placebowirkungen werden daher oft nur als „Störgrößen" betrachtet. Daher enthalten publizierte Berichte einzelner Studien wie auch Metaanalysen nur unzureichend individualisierbare Daten und sind vom Design wie von den Ergebnissen her zu heterogen für eine solche Analyse.

Aus der o. a. Literaturanalyse lassen sich drei Faktoren identifizieren, die insgesamt die Placebowirkungen hinreichend erfassen und beschreiben können, diese drei Faktoren werden hier mit „Regression zum Mittelwert" (regression to the mean, RTM), mit „Signal Entdeckung" (signal detection, SD) und mit „Pavlovscher Konditionierung" umschrieben; diese haben wir an anderer Stelle ausführlich diskutiert (Enck und Klosterhalfen 2005). Während RTM in der Regel auf Messfehler hinweist, die zu einer Über- oder Unterschätzung der Placeboresponse führen (s. Abb. 1), wird mit SD die Wirksamkeit von Suggestionen (seitens der BehandlerInnen) und Erwartungen (auf Seiten der PatientInnen) auf die Behandlung umschrieben. PC beschreibt die Wirksamkeit eines „neutralen" Stimulus,

z. B. die Farbe eines Medikamentes, eine heilende Wirkung auszuüben.
Erwartungen, Kenntnisse, Kognitionen, der „locus of control" und die „Suggestibilität" sind Faktoren auf Seiten der PatientInnen und ProbandInnen, die die Placeboresponse beeinflussen. Auf Seiten der ÄrztInnen und VersuchsleiterInnen sind dies vor allem Faktoren wie Erfahrung, Training, Empathie, Kommunikationsfähigkeiten, Zeit mit den PatientInnen/ProbandInnen und die Art der Instruktionen. So konnten Vase et al. (2003) bei PatientInnen mit RDS und experimentellem Darm-Dehnungsschmerz eine Hypoalgesie durch Lidocain bzw. Placebo erzeugen. Eine suggerierte Hypoalgesie war dabei equipotent wie das Medikament und potenter als die reine Placebogabe ohne Suggestion (Verne et al., 2003).
Insbesondere alternativen und komplementären Behandlungsverfahren in der Medizin ist oft unterstellt worden, im Wesentlichen auf Placebowirkung zu beruhen; dies gilt auch für die Akupunktur. In einer einfach-blinden, Placebo-kontrollierten Studie bei 43 PatientInnen mit Reizdarmsyndrom konnten wir zunächst bei beiden Gruppen, den mit Akupunktur und den mittels Scheinakupunktur behandelten PatientInnen, eine signifikanten Besserung der Darmsymptome und der Lebensqualität feststellen (Schneider et al., 2006), hingegen kein Unterschied zwischen den beiden Gruppen. Daraus konnte nur der Schluss gezogen werden, dass es sich dabei im Wesentlichen um eine unspezifische Wirkung des hohen Grades an Aufmerksamkeit und der Zuwendung, die die PatientInnen in dieser Studie erfahren hatten, handeln musste. Diese „Placebowirkung" ließ sich darüber hinaus auch durch psychometrische Variablen wie die aktive Krankheitsbewältigung („coping") vorhersagen: Placeboresponder hatten höhere Scores in dem entsprechenden Test.
Wurden jedoch – bei einer Teilstichprobe unserer Reizdarm-PatientInnen – die autonomen Nervenfunktionen und endokrine Variablen (Cortisol-Tagesprofile) herangezogen (Schneider et al., 2007), so zeigte

2

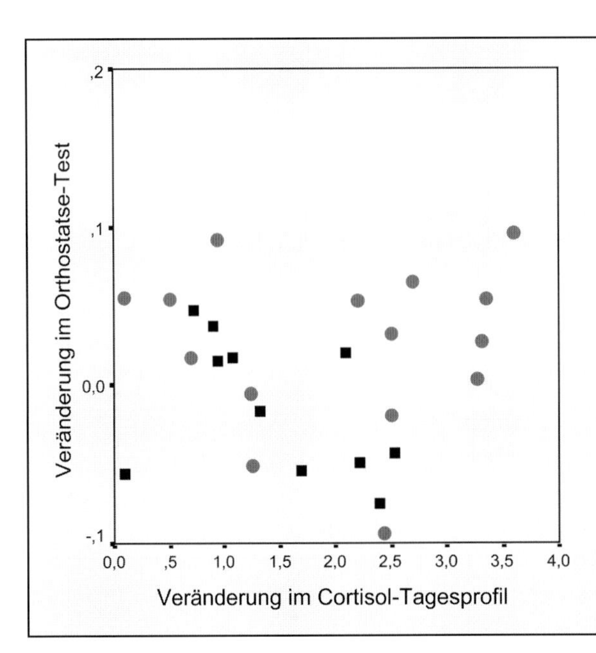

Akupunktur und Scheinakupunktur beim Reizdarmsyndrom haben differenzierende Wirkung auf das Tagesprofil von Cortisol und die autonomen Nervenfunktionen im Orthostatsetest (nach: Scheider et al., 2007): Nach Akupunktur (Quadrate) sind die beiden Maße tendenziell miteinander korreliert (r=-.51, p=.13), nach Scheinakupunktur (Kreise) nicht (r=.29, p=.92).

sich bei den PatientInnen mit aktiver Akupunktur eine deutliche Abhängigkeit der symptomatischen Besserung von der Änderung dieser Funktionen, während dies in der Scheinakupunkturgruppe nicht der Fall war (Abb. 2), als Hinweis auf spezifische, durch die Akupunktur veränderte Körperfunktionen.

Experimentelle Placeboforschung

Insbesondere die Rolle der Erwartungen auf Seiten der PatientInnen/ProbandInnen sind in der Vergangenheit für die Placeboantwort in einer Vielzahl von experimentellen Untersuchungen belegt worden (z. B. de Pascalis et al., 2002), wohingegen die Bedeutung der Versuchsleitervariablen bislang wenig Berücksichtigung gefunden hat. In einer neueren Untersuchung konnten Flaten et al. (2006) zum Beispiel zeigen, dass suggerierte Erwartungen einer Schmerzhemmung in einem experimentellen Schmerzparadigma nahezu ausschließlich bei Männern wirkt, wenn die Versuchsleiter weiblich sind.

In einem experimentellen Ansatz, in dem die Wirkung von Suggestionen einerseits und von Pavlovscher Konditionierung andererseits direkt miteinander verglichen werden sollten, konnten wir (Klosterhalfen et al., 2007) kürzlich zeigen, dass die Wirkung von Suggestionen auf eine Drehstuhl-induzierte Übelkeit vor allem bei Männern erfolgreich ist, weniger bei Frauen. Frauen demgegenüber wurden stärker durch Konditionierung beeinflusst – in beiden Fällen waren die Versuchsleiter weiblich (Abb. 3).

3

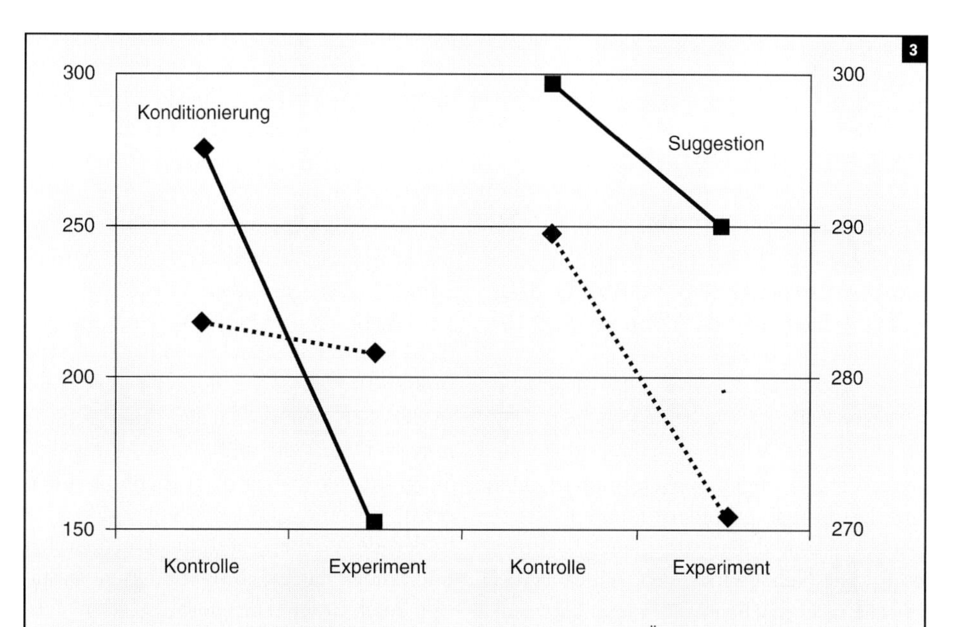

Konditionierte und suggerierte Toleranzverringerung (in Sekunden) für Übelkeit-induzierende Rotation in einem Drehstuhl zwischen Männern (gestrichelte Linie) und Frauen (durchgezogene Linie) (nach: Klosterhalfen et al., 2007). Wie man sieht, wirkt die Pavlovsche Konditionierung vor allem bei Frauen, während Männer vor allem auf eine Suggestion reagieren.

Zum Verhältnis von Erwartungen und Konditionierung

Das Verhältnis von Erwartungen und Konditionierung für eine Placebowirkung wurde bislang ausschließlich von Benedetti et al. (2003) untersucht. Sie konnten zeigen, dass durch die Manipulation von Erwartungen (Hypo- bzw. Hyperalgesie bei experimentellem Schmerz bei gesunden ProbandInnen) eine signifikante Änderung der sensorischen Funktionen in der erwarteten Richtung möglich ist, wenn ein Scheinmedikament appliziert wurde. Wenn die ProbandInnen konditioniert wurden (mittels eines injizierten Schmerzmittels über zwei Tage), hatte die Injektion von Kochsalz am dritten Tag ebenfalls eine analgetische Wirkung, die der über Suggestion erzielten Wirkung vergleichbar war. Bislang steht der Nachweis einer ähnlichen Konstellation für andere experimentelle und klinische Paradigmen, z. B. für das Reizdarmsyndrom, noch aus.

Placebo und Nocebo

Im Gegensatz zum Placebo-Effekt ist der Nocebo-Effect in der medizinischen Literatur unterrepräsentiert: PUBMED listet etwa 70 Titel auf, von denen etwa 20 für eine Analyse in Frage kommen.

Unter „Nocebo" werden alle diejenigen „Placebo-Effekte" zusammengefasst, die eine negative Wirkung haben, d. h. die Symptome erzeugen, verschlimmern oder ihre Besserung verhindern können. Noceboeffekte sind daher vor allem als „unerwünschte Nebenwirkungen" einer Placebogabe in klinischen Medikamentenversuchen bekannt, aber auch als die klinischen Folgen einer Fehldiagnose, oder rechtlicher oder diagnostischer und therapeutischer Maßnahmen, die die PatientInnen fehlleiten in der Annahme, über die Art oder Schwere ihrer Erkrankung und ihrer Behandlung; dazu können auch medizinisch ungerechtfertigte, wiederholte invasive Untersuchungen zählen wie z. B. Koloskopien beim Reizdarmsyndrom.

Die nur geringe empirische Basis zur Noceboresponse lässt gegenwärtig keine sichere Aussage über ihre Natur zu, aber die wenigen Arbeiten belegen zumindest, dass auch hier die Mechanismen der Pavlovschen Konditionierung (PC) bzw. der Manipulation von Erwartungen (SD) greifen, wie die Arbeiten von Benedetti et al. (2007) und anderen (Flaten et al., 1999) gezeigt haben. Levine et al. (2006) verwiesen jedoch neulich auf eine Besonderheit negativer Erwartungen und Vorhersagen: Wurde ProbandInnen mittels einer Drehtrommel Übelkeit induziert, hatte die Vorhersage einer Symptomverschlechterung nach einem Medikament eine eher protektive Wirkung (= weniger Übelkeit) als bei der Placebovorhersage (das Medikament mache die Übelkeit weniger ausgeprägt), und diese Wirkung war nicht nur für die subjektiven Symptome, sondern auch für biologische Masse (Ausmaß der Tachygastrie im Elektrogastrogramm, EGG) nachweisbar. Ähnlich konnten Meissner et al. (2005) – ohne entsprechende visuell-vestibuläre Stimulation – bei gesunden Probanden eine Verschiebung der EGG-Aktivität in den tachygastrischen Bereich induzieren, der typisch ist für den Zustand der Übelkeit.

In der oben angesprochenen Untersuchung mittels Drehstuhl und der Wirkung von Suggestionen haben wir ebenfalls überprüft, ob eine „positive" Suggestion eine lindernde Wirkung auf die Übelkeit hat und fanden das Ergebnis von Levine bestätigt: Auch unter „Placebo-Suggestion" fanden wir eine Symptomverschlimmerung, die im Ausmaß der der Nocebosuggestion vergleichbar war (Klosterhalfen et al., unveröffentlicht).

Geschlechtsaspekte der Placeboresponse

Die publizierten Informationen zu Geschlechtereffekten bei der Placeborespons sind uneinheitlich, aber es gibt keine Belege dafür, dass Frauen beispielsweise grundsätzlich eine höhere Placeboresponse zeigen als Männer. Vielmehr scheint es so zu sein, dass manche Symptome bei Männern stärker auf Placebogabe reagieren und andere bei Frauen (Ameen et al., 2005). Andererseits haben oftmals Frauen als Versuchsleiter höhere Responsraten sowohl im Medikamenten- als auch im Placeboarm von Studien, auch beim Reizdarmsyndrom (Enck et al., 2005). In die gleiche Richtung weisen auch Befunde, wonach Akupunktur-Therapeutinnen eine wesentlich geringere Wahrscheinlichkeit zugewiesen wurde, in einer Studie Scheinakupunktur appliziert zu haben (White et al., 2003) (Abb. 4).

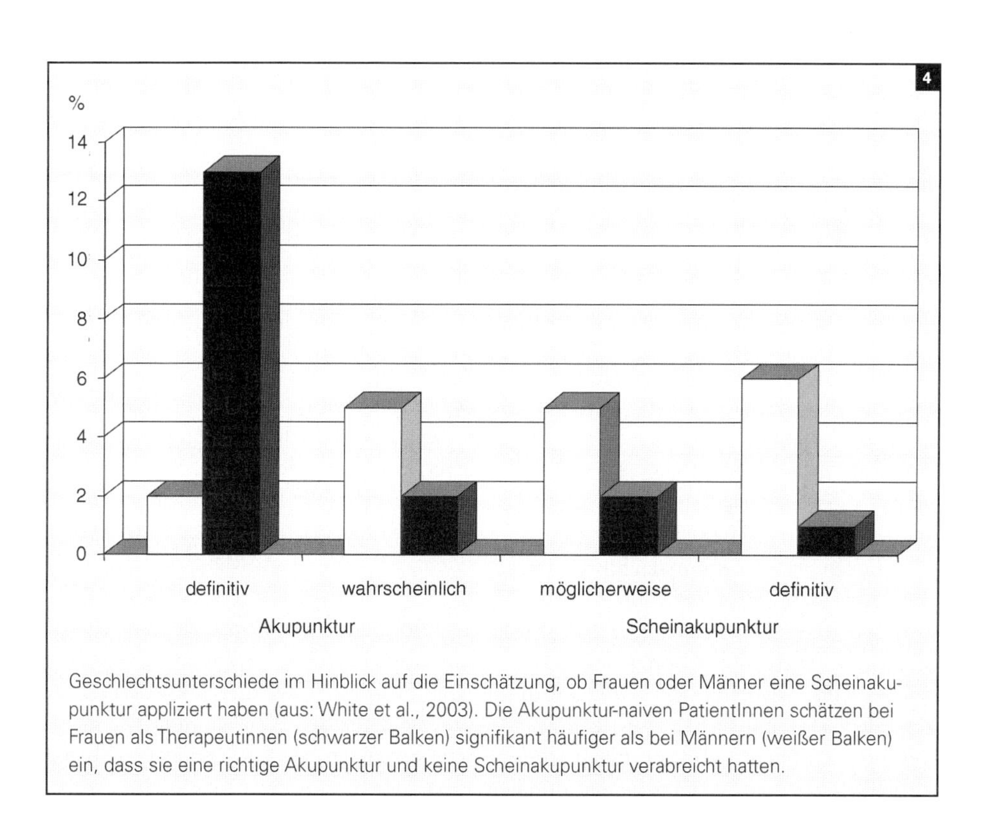

Geschlechtsunterschiede im Hinblick auf die Einschätzung, ob Frauen oder Männer eine Scheinakupunktur appliziert haben (aus: White et al., 2003). Die Akupunktur-naiven PatientInnen schätzen bei Frauen als Therapeutinnen (schwarzer Balken) signifikant häufiger als bei Männern (weißer Balken) ein, dass sie eine richtige Akupunktur und keine Scheinakupunktur verabreicht hatten.

Geschlechtseffekte finden sich jedoch bei vielen Konditionierungsexperimenten, sowohl beim Versuchstier als auch beim Menschen. So konnten wir zeigen, dass Pavlovsche Konditionierung von Übelkeit in einem Drehstuhl erhebliche Geschlechtseffekte zeigt, wonach Frauen leichter konditionierbar sind (Klosterhalfen et al., 2000), aber auch von auf Pavloscher Konditionierung beruhenden Gegenmaßnahmen gegen experimentelle Übelkeit (latente Hemmung, Überschattung) mehr profitie-

ren als Männer (Klosterhalfen et al., 2005). Auch einfache Lernformen wie die Habituation zeigen eine entgegengesetzte Kinetik und Effizienz zwischen Männern und Frauen (Rohleder et al., 2006).
Für den anderen Placebomechanismus, die Wirkung von Suggestion/Erwartung, konnten Flaten et al. (2006) neuerlich zeigen, dass dieser vor allem bei Männern wirkt. Dies entspricht auch unseren eigenen Ergebnissen, wohingegen bei Frauen vor allem eine konditionierte Placebowirkung, zumindest experimentell, zu beobachten war.

Zusammenfassung

Die Placebowirkung ist ein signifikanter Faktor in der Wirkung von Medikamenten und anderen Therapien bei funktionellen und organischen Krankheiten, sowohl im klinischen Alltag wie bei klinischen, medizinischen und psychologischen Versuchen. Sie ist deswegen auch Gegenstand experimenteller Forschung in Medizin und Psychologie geworden.
Das von uns vorgeschlagene 3-Faktoren-Modell unterstellt, dass damit die meisten, wenn nicht gar alle in der Literatur beschriebenen Placebowirkungen hinreichend erklärt werden: entweder durch methodische Gründe (Messfehler i.w.S.: Regression to the Mean, RTM) oder durch Pavlovsche Konditionierung (PC), die auf die individuelle Geschichte eines jeden Einzelnen mit Krankheit und deren Behandlung zurückgeführt werden kann, oder durch Suggestion, z. B. die Induktion von Erwartungen und Kognitionen (Signalentdeckung, SD). Für alle drei Modelle lassen sich aus der aktuellen Placeboforschung Belege erbringen, es kann gegenwärtig jedoch nicht ausgeschlossen werden, dass auch andere Mechanismen wirksam sind, z. B. instrumentelles Konditionieren. Demgegenüber ist das Verhältnis der drei Faktoren zueinander weitgehend ungeklärt, wenngleich klar ist, dass in einer gegebenen Situation, z. B. einem klinischen Versuch mit einem Medikament, alle drei Faktoren gleichzeitig wirksam sein können.
In der Vergangenheit haben methodische Faktoren, insbesondere bei der Durchführung klinischer Studien, die meiste Aufmerksamkeit erhalten. Daher sind uns heute viele der Faktoren des Studiendesigns, die erhöhte Placeboantworten hervorrufen, dem Prinzip nach bekannt, auch wenn sie sich bei der Versuchsplanung oft der Kontrolle entziehen. Dazu gehören die Stichprobengröße, die Gestaltung der Studienkontakte, das technische Monitoring der Symptome u. a. m. Auch PatientInnenvariablen wie Erwartungen, Suggestibilität, Kontrollüberzeugungen und andere Merkmale der „Persönlichkeit" sind dem Prinzip nach messbar, obgleich solche Tests außerhalb der Psychologie und Psychiatrie nicht oft eingesetzt werden.
Am wenigsten exploriert und für die klinische Forschung anwendbar gemacht sind bislang Faktoren, die sich auf die Versuchsleiter und die Interaktion zwischen Versuchs- und Studienleiter und PatientInnen/ProbandInnen beziehen. Keine der bisherigen Reviews und Metaanalysen zum RDS hat beispielsweise Effekte der Versuchsleiter und der einzelnen Zentren auf das Studienergebnis diskutiert, obwohl offenkundig ist, dass die Rekrutierung in unterschiedlichen Zentren normalerweise sehr heterogen ist. Auch entzieht sich die Interaktion zwischen Studienzentrum, Studienleitung, behandelnden ÄrztInnen und PatientInnen weitgehend einer spezifischen Quantifizierung, zumindest in der Gastroenterologie.
Zusammenfassend lässt sich feststellen, dass zwar die Placeboforschung erst am Anfang steht, aber bereits jetzt eine systematische Analyse der Wirkfaktoren mög-

lich ist. Viele der Faktoren, die über das Studiendesign wirken, einige der Faktoren, die auf Seiten der Patienten, aber nur wenige Faktoren, die auf Seiten des Therapeuten die Höhe der Placeboresponse bestimmen, sind bekannt. Ihr Zusammenspiel im klinischen Alltag wie in experimentellen und klinischen Studien ist jedoch weitgehend unbekannt und bedarf weiterer Forschung.

Literatur

Allescher HD, Bockenhoff A, Knapp G, Wienbeck M, Hartung J (2001) Treatment of non-ulcer dyspepsia: a meta-analysis of placebo-controlled prospective studies. Scand J Gastroenterol 36: 934–941

Ameen VZ, Heath AT, Chang L (2005) Gender differences in placebo response in patients with diarrhea-predominant irritable bowel syndrome (IBS). Gastroenterology 128: A463

Benedetti F, Pollo A, Lopiano L, Lanotte M, Vighetti S, Rainero I (2003) Conscious expectation and unconscious conditioning in analgesic, motor, and hormonal placebo/nocebo responses. J Neurosci 23: 4315–4323

Benedetti F, Lanotte M, Lopiano L, Colloca L (2007) When words are apionful: Unraveling the mechanisms of the nocebo effect. Neuroscience (in press)

Cremonini F, Delgado-Aros S, Camilleri M (2003) Efficacy of alosetron in irritable bowel syndrome: A meta-analysis of randomized controlled trials. Neurogastroenterol Motil 15: 79–86

de Craen AJ, Moerman DE, Heisterkamp SH, Tytgat GN, Tijssen JG, Kleijnen J (1999) Placebo effect in the treatment of duodenal ulcer. Br J Clin Pharmacol 48: 853–860

de Pascalis V, Chiaradia C, Carotenuto E (2002) The contribution of suggestibility and expectation to placebo analgesia phenomenon in an experimental setting. Pain 96:393–402

Enck P, Klosterhalfen S (2005) The placebo response in functional bowel disorders: perspectives and putative mechanisms. Neurogastroenterol Motil 17: 325–331

Enck P, Klosterhalfen S, Kruis W (2005) Determinanten der Placebowirkung beim Reizdarm-Syndrom. Deutsche Medizinische Wochenschrift 130: 1934–1937

Flaten MA, Simonsen T, Olsen H (1999) Drug-related information generates placebo and nocebo responses that modify the drug response. Psychosom Med 61: 250–255

Flaten MA, Aslaksen PM, Finset A, Simonsen T, Johansen O (2006) Cognitive and emotional factors in placebo analgesia. J Psychosom Res 61: 81–89

Ilnyckyj A, Shanahan F, Anton PA, Cheang M, Bernstein CN (1997) Quantification of the placebo response in ulcerative colitis. Gastroenterology 112: 1854–1858

Klosterhalfen S, Rüttgers A, Krumrey E, Otto B, Stockhorst U, Riepl RL, Probst Th, Enck P (2000) Pavlovian conditioning of taste aversion using a motion sickness paradigm. Psychosom Med 62: 671–677

Klosterhalfen S, Kellermann S, Stockhorst U, Wolf J, Kirschbaum C, Hall G, Enck P (2005) Latent inhibition of rotation-chair induced nausea in healthy male and female volunteers. Psychosomatic Med 67: 335–340

Klosterhalfen S, Kellermann S, Braun S, Kowalski A, Schrauth M, Werz U, Enck P (2007) Women respond to conditioning, and men to suggestion of nausea. Gastroenterology 132: A133f

Levine ME, Stern RM, Koch KL (2006) The effects of manipulating expectations through placebo and nocebo administration on gastric tachyarrhythmia and motion-induced nausea. Psychosom Med 68: 478–486

Mearin F, Balboa A, Zarate N, Cucala M, Malagelada JR (1999) Placebo in functional dyspepsia: symptomatic, gastrointestinal motor, and gastric sensorial responses. Am J Gastroenterol 94: 116–125

Meissner K, Gluender H, Mitzdorf U (2005) Placebo effects on gastric slow wave frequency. Psychophysiology 42: S15–S16

Moerman DE (2000) Cultural variations in the placebo effect: ulcers, anxiety, and blood pressure. Med Anthropol Q 14: 51–72

Patel SM, Ock SM; Stason W, Legedza A, Conboy L, Kerr EC, Jacobson E, Camenguez K, Kelly E, Kaptchuk T, Lembo AJ (2005) The placebo effect in irritable bowel syndrome (IBS) trials: A meta-analysis. Neurogastroenterol Mot 17: 332–340

Pitz M, Cheang M, Bernstein CN (2005) Defining the predictors of the placebo response in irritable bowel syndrome. Clin Gastroenterol Hepatol 3:237–247

Poynard T, Regimbeau C, Benhamou Y (2001) Meta-analysis of smooth muscle relaxants in the treatment of irritable bowel syndrome. Aliment Pharmacol Ther 15: 355–361

Rohleder N, Otto B, Wolf J, Klose J, Kirschbaum C, Enck P, Klosterhalfen S (2006) Sex-specific adaptation of endocrine and inflammatory responses to repeated nausegoenic body rotation. Psychoneuroendocrinology 31: 226–236

Schneider A, Enck P, Streitberger K, Weiland C, Bagheri S, Witte S, Friederich HC, Herzog W, Zipfel S (2006) Acupuncture treatment in irritable bowel syndrome. Gut 55: 649–654

Schneider A, Weiland C, Enck P, Joos S, Streitberger K, Gluth C, Zipfel S, Herzog W, Friederich HC (2007) Neuroendocrinological effects of acupuncture treatment in patients with irritable bowel syndrome Complementary Therapies in Medicine (in press)

Spanier JA, Howden CW, Jones MP (2003) A systematic review of alternative therapies in the irritable bowel syndrome. Arch Intern Med 163: 265–274

Su C, Lichtenstein GR, Krok K, Brensinger CM, Lewis JD (2004) A meta-analysis of the placebo response rates of remission and response in clinical trials of active Crohn's disease. Gastroenterology 126: 1257–1269

Vase L, Robinson ME, Verne GN, Price DD (2003) The contributions of suggestion, desire, and expectation to placebo effects in irritable bowel syndrome patients. An empirical investigation. Pain 105: 17–25

Verne GN, Robinson ME, Vase L, Price DD (2003) Reversal of visceral and cutaneous hyperalgesia by local rectal anesthesia in irritable bowel syndrome (IBS) patients. Pain 105: 223–230

White P, Lewith G, Hopwood V, Prescott P (2003) The placebo needle, is it a valid and convincing placebo for use in acupuncture trials? A randomised, single-blind, cross-over pilot trial. Pain 2003: 401–409

08

Stellenwert der Antidepressiva in der Schmerztherapie

Michael Bach

Zusammenfassung

Die analgetische Wirkung der Antidepressiva (AD) wird heute als spezifische Wirkung – unabhängig von der antidepressiven Wirkung dieser Medikamente – angesehen (Feuerstein 1997). Neurobiologische Schmerzmodelle werden als Grundlage für die analgetische Wirkung der AD diskutiert. Im Analgetika-Stufenplan der WHO werden AD mittlerweile bei einer Vielzahl chronischer Schmerzsyndrome nicht nur als Co-Analgetika (Begleittherapie), sondern als Mittel erster Wahl empfohlen. Bei PatientInnen mit gastrointestinalen Beschwerden können AD neben ihrer direkt analgetischen Wirkung auch zur Behandlung von depressiven Störungen, Angststörungen und Schlafstörungen eingesetzt werden und somit im günstigsten Fall einen kombinierten Behandlungseffekt entfalten.

Einleitung: Zusammenhang zwischen Schmerz und Depression

Psychosoziale Faktoren gelten heute als signifikante Prädikatoren für die Schmerzentstehung und Schmerzchronifizierung (Flor und Hermann 1999, Egle et al., 2000). Zahlreiche Studien belegen signifikant erhöhte Prävalenzraten für depressive Störungen bei PatientInnen mit chronischem Schmerz (Garcia-Cebrian et al., 2006). Die Odds Ratios in einer jüngst veröffentlichten weltweiten WHO-Studie lagen für depressive Störungen bei 2,3 bei SchmerzpatientInnen im Vergleich zu Kontrollpersonen (Demyttenaere et al., 2007). Aufgrund der hohen Koinzidenzraten zwischen chronischem Schmerz und Depression ist ein enger Zusammenhang zwischen diesen beiden Störungsbildern nahe liegend. Zahlreiche Autoren vertraten die Auffassung, dass chronischer Schmerz kein eigenständiges Störungsbild, sondern Teil einer zugrunde liegenden depressiven Störung sei (Depression als „pain-prone disorder“). Das Depressionsmodell wurde schließlich auch auf jene chronischen Schmerzsyndrome erweitert, die keine ausgeprägten psychischen Komponenten einer Depression (wie beispielsweise Niedergeschlagenheit, Antriebs- und Interesselosigkeit, Schlafstörungen) aufweisen. In diesem Fall wird von „larvierter“ oder „somatisierter“ Depression gesprochen. Insgesamt gilt das Modell der larvierten bzw. somatisierten Depression als Erklärungsansatz für chronischen Schmerz heute als nicht ausreichend belegt. Hinreichend belegt ist hingegen die Tatsache, dass chronischer Schmerz bei entsprechender Prädisposition zu einer sekundären Depression führen kann und umgekehrt, dass das Vorliegen einer Depression als Risikofaktor für die Chronifizierung von Schmerzen aufzufassen ist (Rief und Hiller, 1992).

Analgetische Wirkmechanismen: Neurobiologischen Modelle

Als analgetische Wirkmechanismen der AD werden heute diskutiert:

- Erhöhung der affektiven Schmerztoleranz (Schmerzdistanzierung) durch Modulation serotonerger und/oder noradrenerger Neurone, die subkortikale, limbische Strukturen (vor allem: vorderer Teil des Gyrus cinguli) mit dem präfrontalen Cortex verknüpfen
- Wirkungsverstärkung der absteigenden schmerzhemmenden Bahnen aus dem Mittelhirnbereich (Locus coeruleus, Nucleus raphe medianus), die auf Ebene der Rückenmarkssegmente die Reizübertragung im nozizeptiven System dämpfen
- Direkte Antagonisierung nozizeptiver NMDA-Rezeptoren, die für die neuronale Sensibilisierung (d. h. das Schmerzgedächtnis) bei der Schmerzchronifizierung verantwortlich sind
- Indirekte analgetische Wirkung durch Aktivierung der opioid-induzierten Antinozizeption

Im Einzelfall ist vermutlich ein Zusammentreffen mehrerer Wirkkomponenten für den analgetischen Effekt verantwortlich (Feuerstein 1997).
Die älteren Hypothesen, denen zufolge die AD ihre schmerzlindernde Wirkung über die Beeinflussung vermuteter zugrunde liegender depressiver Störungen entfalten (Konzept der „larvierten Depression") oder über rein sedierende Mechanismen oder Placebo-Mechanismen, gelten heute als überholt.
Im Rahmen der Schmerzchronifizierung finden pro-nozizeptive Veränderungen weitgehend unabhängig von der zugrunde liegenden Ursache des Schmerzsyndroms statt. Zu diesen Chronifizierungsmechanismen zählen u. a. die vermehrte Expression von spannungsabhängigen Calcium- und Natriumkanälen sowie von glutamatergen Rezeptoren. Entzündungen, Nervenschädigungen und andere pathologische Vorgänge können so zu einer relativ gleichförmigen chronischen Veränderung des Phänotyps sensorischer Neurone führen.

Schmerztherapie mit Antidepressiva – häufige Fragen, empfohlene Vorgehensweise

Wirken AD direkt analgetisch oder indirekt (mittels antidepressiver Wirkung)?

Die antinozizeptive Wirkung der AD ist nachweislich unabhängig vom Vorliegen oder Fehlen einer Depression oder einer Angststörung, d. h. unabhängig von einer antidepressiven Wirkung. Allerdings ist das Vorliegen einer Depression oder Angststörung als Risikofaktor für die Schmerzchronifizierung anzusehen. SchmerzpatientInnen mit einer Depression oder Angststörung stellen daher eine primäre Indikation für AD dar.

Gibt es Unterschiede in der antinozizeptiven Wirkstärke einzelner AD?

In den bisherigen Studien zeigen AD mit dualer noradrenerg-serotonerger Wirkung eine bessere analgetische Wirksamkeit als selektive (noradrenerge/serotoenerge) AD. Als Mittel der ersten Wahl werden daher neben den klassischen trizyklischen AD zunehmend die neuen dualen AD empfohlen. SSRIs und andere Substanzgruppen gelten als Mittel der zweiten Wahl (siehe Tabelle 1).

Wirken AD bei „psychogenen" Schmerzen besser als bei „organischen" Schmerzen?

Nach dem biopsychosozialen Krankheitsverständnis von Schmerz sind sämtliche Faktoren der Schmerzentstehung und -chronifizierung individuell zu berücksichtigen. In den bisher durchgeführten Metaanalysen finden sich keine signifikanten Unterschiede in der Effektstärke der AD bei Schmerzsyndromen mit primär somatischem oder primär psychischem Schwerpunkt. AD können daher ungeachtet der Ätiologie des Schmerzes eingesetzt werden.

Wirken AD bereits in Dosierungen analgetisch, die unterhalb der üblichen antidepressiven Dosis liegen?

Die analgetische Niedrigdosis-Hypothese ist bislang nicht ausreichend empirisch belegt. Empfohlene Standarddosierungen für eine analgetische Wirkung der AD stützen sich nur auf vereinzelte Dosisfindungsstudien und sind daher nicht zuverlässig. Es wird daher ein Therapiebeginn mit einer niedrigen Dosis empfohlen (z. B. 10–25 mg Amitriptylin Tagesdosis oder äquivalente Dosierung) sowie eine langsame Steigerung bis zu einer durchschnittlichen ambulanten AD-Dosierung innerhalb von ein bis drei Wochen (siehe Tabelle 1).

Tabelle 1: Für die Schmerztherapie empfohlene Antidepressiva (Synopsis placebo-kontrollierter Doppelblind-Vergleichsstudien)

Empfehlung: 1., 2., 3. Wahl	Genericon	Empfohlene Tagesdosis	Handelsnamen (in alphabetischer Reihenfolge)
1.	Amitriptylin	50–150 mg	Saroten, Tryptizol
1.	Clomipramin	50–150 mg	Anafranil
1.	Venlafaxin	150–300 mg	Efectin
1.	Duloxetin	60–120 mg	Cymbalta
1.	Milnacipran	100–200 mg	Ixel
2.	Trazodon	100–300 mg	Trittico
2.	Mirtazapin	30–60 mg	Mirtabene, Remeron
2.	Mianserin	60–150 mg	Miabene, Tolvon
2.	Doxepin	50–150 mg	Sinequan
	Nortriptylin	75–150 mg	Nortrilen
3.	Maprotilin	50–150 mg	Ludiomil
3.	Fluoxetin	20–40 mg	Felicium, Fluctine, Fluoxetin, Flux, Mutan
3.	Paroxetin	20–40 mg	Seroxat, Ennos, Paroxetin, Paroxat
3.	Sertraline	50–150 mg	Gladem, Tresleen
3.	Fluvoxamin	100–250 mg	Floxyfral
3.	Citalopram	20–40 mg	Seropram
3.	Escitalopram	10–20 mg	Cipralex

Wirken AD bereits früher analgetisch als die übliche Latenzzeit bis zum Eintreten der antidepressiven Wirkung (zwei bis vier Wochen)?

Bisherige Studien zeigen widersprüchliche Ergebnisse zur analgetischen Immediatwirkung der AD (Wirkungseintritt innerhalb von ein bis fünf Tagen), daher ist derzeit keine zuverlässige Angabe darüber möglich. Empfohlen wird eine Effektivitätsbeurteilung der AD nach einer Behandlungsdauer von vier bis sechs Wochen in ausreichender Dosierung. Bei unzureichender Wirkung wird eine Dosissteigerung empfohlen, bei neuerlicher Wirkungslosigkeit der Wechsel auf ein Alternativpräparat.

Wie lange sollen AD zur Schmerztherapie eingesetzt werden?

Bislang liegen keine gesicherten Ergebnisse über Rückfallraten im Rahmen von Absetzstudien vor. Die Entscheidung über Fortführung oder Absetzen der AD bleibt folglich ein gemeinsames Abwägen von Vorteilen (effektive Behandlung) gegenüber möglichen Nachteilen (Nebenwirkungen und Kontraindikationen, Fragen der Compliance) zwischen Arzt/Ärztin und PatientIn. Bei positivem Ansprechen sollte die Behandlung über mindestens sechs Monate fortgesetzt werden. Mehrjährige Therapien sind grundsätzlich möglich, da kein Suchtrisiko besteht. Empfohlen werden in diesem Fall ein- bis zweimal jährlich Routinelaborkontrollen (bei Trizyklika auch EKG-Kontrollen).

Studienergebnisse

Zahlreiche klinische Studien belegen eine zuverlässige Effektivität von AD in der Therapie chronischer Schmerzen. Aus den veröffentlichten Metaanalysen und Übersichtsarbeiten geht hervor, dass Antidepressiva bei rund 50–90% aller SchmerzpatientInnen zu einer Schmerzreduktion um mindestens 50% führen, während sich eine vergleichbare Analgesie unter Placebo-Gabe im Durchschnitt bei ca. 30% der Behandelten findet (Onghena und Van Houdenhove, 1992; Philipp und Fickinger, 1993; Feuerstein, 1997). Bei den unterschiedlichsten Schmerzsyndromen finden sich vergleichbare Effektstärken für Antidepressiva und Opioide (Finnerup et al., 2005). Nach EBM-Kriterien ist eine psychopharmakologische Behandlung für folgende Schmerzsyndrome evidenzgesichert: Evidenzgrad A für Diabetische Neuropathie und Irritable Bowel Syndrome, Evidenzgrad B für chronischen Rückenschmerz, Muskuloskelettale Schmerzsyndrome, Rheumatoide Arthritis und Krebsschmerz (Kerns et al., 2006). Weitere vereinzelte Effektivitätsnachweise in kontrollierten klinischen Studien lassen an einen Einsatz der AD auch bei Spannungskopfschmerz, Migräne, atypischem Gesichtsschmerz, postherpetischer Neuralgie, Fibromyalgie und somatoformen Schmerzsyndromen denken. Als Alternative zu den AD können bei postherpetischer Neuralgie und Neuropathien auch Antikonvulsiva eingesetzt werden. AD als Co-Analgetika bieten die Möglichkeit, klassische Analgetika einzusparen und damit unangenehme Nebenwirkungen zu minimieren bzw. die Wirkung der Analgetika zu steigern. Demgegenüber sind Neuroleptika (Antipsychotika) nach den Ergebnissen bisheriger Metaanalysen für die Schmerztherapie nicht indiziert, für Tranquilizer existieren vereinzelt Indikationen zur kurzfristigen Einnahme (z. B. episodischer Spannungskopfschmerz).

Zur Frage einer differentiellen Indikation einzelner Substanzen bestehen bislang nur vereinzelt direkte Vergleichsstudien, sodass derzeit keine generelle Empfehlung möglich ist. Allerdings ist der differentielle Einsatz der AD je nach Zielsymptomatik bzw. Nebenwirkungsprofil der einzelnen Substanzen möglich: Bei schmerzassoziierten Schlafstörungen und Agitiertheit werden primär sedierende AD empfohlen (z. B. Amitriptylin, Trazodon, Mirtazapin, Mianserin, Maprotilin, Doxepin, evtl. Paroxetin); umgekehrt sind bei Antriebslosigkeit, Erschöpfung bzw. Fatigue-Symptomatik primär aktivierende bzw. antriebsneutralisierende AD indiziert (z. B. Clomipramin, Venlafaxin, Duloxetin, Nortriptylin, Fluoxetin, Sertralin, Fluvoxamin, evtl. Paroxetin oder Citalopram).

Durchführungshinweise

Vor Beginn einer antidepressiven Medikation muss eine ausführliche PatientInnenberatung und Informationsvermittlung erfolgen. Viele chronische SchmerzpatientInnen lehnen aufgrund eines überwiegend somatisch ausgerichteten subjektiven Krankheitsmodells und oft fehlender Kenntnis über das Wesen psychophysiologischer Zusammenhänge bei chronischem Schmerz eine psychopharmakologische (Mit-)Behandlung zunächst ab. Eine adäquate Informationsvermittlung kann beispielsweise im Rahmen einer Medikamentenanamnese erfolgen. Auch das subjektive Krankheitsmodell der PatientInnen sollte hier Berücksichtigung finden (beispielsweise anhand folgender Fragen: „Welche Erklärung haben Sie für Ihre Schmerzen? Welche Art der Behandlung könnte aus Ihrer Sicht helfen?"). Vielfach ergibt sich bereits hierdurch die Möglichkeit einer angemessenen Aufklärung zur Wirkungsweise von AD mit dem Ziel, falsche Erwartungen zu korrigieren und die Compliance zu erhöhen.

Die Wahl des geeignetsten Präparates richtet sich unter anderem auch nach dem Nebenwirkungsprofil der Substanzen. Trizyklika (TCA) haben in der Regel mehr Nebenwirkungen als die neueren dualen AD oder die SSRI. Vor allem die anticholinergen und alpha-1-adrenolytischen Nebenwirkungen der Trizyklika sind klinisch bedeutsam (z. B. Obstipation, Mundtrockenheit, Schwindel, Verwirrtheit, Reizleitungsstörungen, Harnstau). Es muss jedoch unterschieden werden zwischen Nebenwirkung und unerwünschter Wirkung: der sedierende (zum Teil antihistaminerge) Effekt einiger TCA ist für manche PatientInnen durchaus erwünscht, für andere störend. Insbesondere bei älteren PatientInnen ist das Nebenwirkungs- und Kontraindikationsspektrum der TCA zu beachten. Absolute Kontraindikationen sind Ileus, Prostatahyperplasie, Engwinkelglaukom, relative Kontraindikationen sind unter anderem kardiale Dekompensation, Arrhythmien, Demenz, Delir und Epilepsie.

Die neueren AD-Substanzgruppen zeigen bei ca. 10–20% aller PatientInnen nennenswerte Nebenwirkungen. Als Nebenwirkungen sind hier zu erwähnen: gastrointestinale Störungen (vor allem Übelkeit), Kopfschmerzen, Agitiertheit, Schlafstörungen und Schwindel. Die aktivierende (zum Teil 5-HT2 induzierte) Wirkung (überwiegend) serotonerger AD ist für manche PatientInnen erwünscht, für andere (vor allem ängstlich-agitierte Personen) störend.

Nennenswerte Interaktionen lassen sich erwarten durch die Wechselwirkung der AD mit anderen Substanzgruppen an den Isoenzymen der Cytochrom-P450 Gruppe in der Leber, vor allem das Isoenzym CYP 2D6 (erhöhte Serumspiegel durch kompetitive Abbauhemmung).

Literatur

Demyttenaere K, Bruffaerts R, Lee S, Posado-Villa J, Kovess V, Angermeyer MC, Levinson D, de Girolamo G, Nakane H, Mneimneh Z, Lara C, de Graaf R, Scott KM, Gureje O, Stein DJ, Haro JM, Bromet EJ, Kessler RC, Alonso J, Von Korff M (2007) Mental disorders among persons with chronic back or neck pain: Results from the World mental Health Surveys. Pain March 8 (Epub ahead of print)

Garcia-Cebrian A, Gandhi P, Demyttenaere K, Peveler R (2006) The association of depression and painful symptoms – a review of the European literature. European Psychiatry 21 (6): 379–388

Egle UT, Hoffmann SO, Joraschky P (2000) Sexueller Missbrauch, Misshandlung, Vernachlässigung. Erkennung und Therapie psychischer und psychosomatischer Folgen früher Traumatisierungen, 2. Auflage. Schattauer, Stuttgart New York

Feuerstein TL (1997) Antidepressiva zur Therapie chronischer Schmerzen – Metaanalyse. Der Schmerz 11: 213–226

Finnerup NB, Otto M, McQuay HJ, Jensen TS, Sindrup SH (2005) Algorithm for neuropathic pain: an evidence based proposal. Pain 118 (3): 289–305

Flor H, Hermann C (1999) Schmerz. In: Flor H, Birbaumer N, Hahlweg K (Hrsg) Grundlagen der Verhaltensmedizin. Enzyklopädie der Psychologie – Klinische Psychologie, Band 5. Hogrefe – Verlag für Psychologie, Göttingen Bern Toronto Seattle, S 249–330

Kerns JW, White A, Nashelsky J, Sherman S (2006) Does psychiatric treatment help patients with intractable chronic pain? J Fam Pract 55 (3): 235–236

Onghena P, Van Houdenhove B (1992) Antidepressant-induced analgesia in chronic nonmalignant pain: a meta-analysis of 39 placebo-controlled studies. Pain 49: 205–219

Philipp M, Fickinger M (1993) Psychotropic drugs in the management of chronic pain syndromes. Pharmacopsychiatry 26: 221–234

Rief W, Hiller W (1992) Somatoforme Störungen. Huber, Bern Göttingen Toronto Seattle

09

Psychosomatische Aspekte der gastroösophagealen Refluxkrankheit

Gabriele Moser

Zusammenfassung

In den westlichen Industriestaaten stellt die gastroösophageale Refluxkrankheit (GERD) die häufigste Erkrankung des oberen Gastrointestinaltraktes dar. Ein Viertel der Bevölkerung empfindet zumindest einmal pro Monat Sodbrennen. Neben Lebensstil und Ernährung spielt Stress eine wichtige Rolle im Verlauf und in der Behandlung der GERD. Neben der Behandlung mit säurehemmenden Medikamenten oder chirurgischen Methoden zeigen neuere Studien mit psychotherapeutischen Therapieansätzen weitere zusätzliche Behandlungsmöglichkeiten auf.

Epidemiologie

In westlich-industrialisierten Ländern leiden ungefähr 25% der Bevölkerung mindestens einmal pro Monat unter Sodbrennen. Dieses wird von 40% der Bevölkerung einmal monatlich, von 20% wöchentlich und von etwa 10% täglich empfunden (Amstrong, 1994). Eine populationsbasierte Studie an der Kölner Bevölkerung zeigte, dass 34% der Befragten angaben, unter Sodbrennen zu leiden. Knapp 10% der Bevölkerung hatten diese Beschwerden mehrmals pro Woche, wobei dies Männer und Frauen gleich häufig betraf und mit dem Alter nur geringfügig variierte (Bollschweiler et al., 2007). Allgemein zeigt sich eine Tendenz zur Zunahme von Refluxbeschwerden, was mit der ungünstigen Ernährung und dem Lebensstil der Betroffenen erklärt wird.

Ätiologie und Pathophysiologie

Als Ursachen für Refluxbeschwerden (Sodbrennen) werden neben genetischer Disposition vor allem Ernährungsstil (fetthaltige Speisen), Fettleibigkeit (Erhöhung des intraabdominellen Drucks) und das Rauchen (als Risikofaktor) angegeben. Normalerweise verhindert der untere Ösophagussphinkter den Rückfluss von Mageninhalt in die Speiseröhre. Ein niedriger Ruhedruck dieses Schließmuskels, eine Hiatushernie oder erhöhter intraabdomineller Druck können daher einen Reflux begünstigen. Etwa 50% bis 70% jener Personen, die Sodbrennen empfinden, weisen keinerlei Entzündungszeichen oder Veränderungen in der Speiseröhre auf (Lind et al., 1997). Von diesen haben 40% auch eine normale Säurebelastung der Speiseröhre (Lind et al., 1997, Fass et al., 1998). Dieses Beschwerdebild wird in der Rom-Klassifikation unter den funktionellen Ösophagusstörungen angeführt und als „functional heartburn" (funktionelles Sodbrennen) bezeichnet (Clouse et al., 1999). Wie bei anderen funktionellen Störungen, basiert die veränderte Symptomwahrnehmung vermutlich auf einer Erhöhung der viszeralen Sensitivität (siehe Kapitel funktionelle gastrointestinale Störungen). Begünstigt wird diese Wahrnehmung vermutlich durch eine erhöhte parazelluläre Permeabilität, da bei Betroffenen mit Sodbrennen ohne makroskopische Veränderungen der Speiseröhre elektronenmikroskopisch nachweisbare erweiterte Interzellulärräume beschrieben wurden (Tobey et al., 1996). Es wird vermutet, dass dadurch Säure in die Tiefe diffundieren kann, dadurch Nervenendigungen in der Submukosa erreicht werden und Schmerzempfindung so gebahnt wird.

Symptomwahrnehmung und psychischer Stress

Die Anzahl der GERD- Erkrankten war in den letzten Jahrzehnten stark angestiegen und Ende der 70-er Jahre begann man auch erstmals Studien über die Zusammenhänge zwischen Symptomen von GERD und psychologischen Faktoren zu erstellen (Kamolz et al., 2004). Stress und andere psychologisch relevante Faktoren spielen eine wichtige Rolle in der Symptomwahrnehmung im Verlauf der gastroösophagealen Refluxkrankheit. Es konnte gezeigt werden, dass der Säurerückfluss, pH-metrisch gemessen, nicht mit dem Symptom des Sodbrennens korreliert (Ott et al., 1997). Die Refluxsymptome werden unter Stressbedingungen (verstärkt) wahrgenommen (Bradley et al., 1993), wobei eine geringe Korrelation zwischen der Säureexposition im Ösophagus und der Symptomwahrnehmung gegeben ist (Sing et al., 1993). Weniger als 20% der objektiven Refluxepisoden gehen mit einer subjektiven Refluxsymptomatik einher (Baldi et al., 1989).

Untersuchungen zur Lebensqualität an einer deutschen Population von 142 Betroffenen zeigte, dass die Lebensqualität der Betroffenen in allen Dimensionen des Lebensqualitätsfragebogen SF36 (Ware et al., 1992) im Vergleich zur Normalbevölkerung um 25% reduziert ist (Madisch et al., 2003). In dieser Studie waren ein Viertel der PatientInnen mit GERD als ängstlich zu bezeichnen und weitere 18% hatten Symptome einer deutlichen Angststörung. Depressive Symptome zeigten 16%, eine klinisch relevante Depression war in weiteren 8% der untersuchten Personen mit GERD-Symptomen zu finden. Diese hohe Prävalenz psychischer Störungen, insbesondere von gesteigerten Angstsymptomen mit insgesamt 43% (Lebenszeitprävalenz beträgt normalerweise etwa 15 bis 25%) ist auffällig. Eine chinesische Studie zeigte, dass geschiedene, verwitwete und allein lebende Menschen sowie solche mit starken Belastungen am Arbeitsplatz signifikant mehr über GERD-Symptome klagten als andere (Chen HX et al., 2006). Diese Personen zeigten auch eine massive Verschlechterung ihrer krankheitsbezogenen Lebensqualität. Die Konklusion war demnach:

> Psychosoziale Faktoren spielen eine wesentliche Rolle im Entstehen von GERD-Symptomen.

Es gibt Hinweise (Kamolz et al., 1999), dass unterschiedliche Stressverarbeitungsstrategien im Umgang mit alltäglichen Belastungen zwischen stresssensitiven und stressunspezifischen RefluxpatientInnen bestehen. Stresssensitive RefluxpatientInnen geben neben einer vermehrten Refluxsymptomatik auch weitere gastrointestinale Beschwerden an. Über 90% der stresssensitiven RefluxpatientInnen lassen sich als „Tagrefluxer" beschreiben. Neurogastroenterologische Untersuchungen (Kellow et al., 1999, siehe Kapitel zur Brain-Gut-Achse) geben Einblicke, wie die Symptomwahrnehmung bei einem Teil der PatientInnen durch Stress, emotionale Belastungen und bestimmte Persönlichkeitsmuster beeinflussbar ist. Holtmann et al. (Holtmann et al., 1990) zeigten in einer Studie, dass auch „Impulsivität" als Persönlichkeitsmerkmal eine Rolle bei GERD spielen kann. Personen mit einer hohen Impulsivitätsausprägung wiesen unter Stressbedingungen einen signifikanten Säureanstieg auf, während bei Personen mit einer geringen diesbezüglichen Merkmalsausprägung der Säurewert abfiel. Eine Veränderung der Säureexposition dürfte eher bei einer Subgruppe von RefluxpatientInnen mit einem subjektiven Zusammenhang zwischen Stress und den wahrgenommenen Beschwerden eine Rolle spielen. Eine weitere Studie zeigte, dass unter Stress bei Betroffenen mit Refluxsymptomen die Angst und der Cortisolspiegel signifikant anstiegen, allerdings gab es keine Assoziation zu einem Anstieg des Säurerefluxes selbst. Diese Studie lässt den Schluss zu:

> Säurehemmende Medikamente könnten bei Personen, die sich in einer Stresssituation befinden und unter Refluxsymptomatik leiden, nicht den gewünschten Effekt erfüllen (Wright et al., 2005).

Dieses Wissen sollte daher sowohl in der Diagnostik als auch in der Therapie der Refluxerkrankung miteinbezogen werden.

Diagnostik und Therapie

Diagnostik

Zur Abklärung von Refluxbeschwerden wird allgemein eine Endoskopie des oberen Verdauungstraktes empfohlen, wobei auch die sogenannte „Probetherapie" zuvor zur Anwendung kommen kann. Hierfür werden säurehemmende Medikamente, im Allgemeinen Protonenpumpenhemmer (PPI) für ein bis zwei Wochen verabreicht. Die Mehrzahl der Betroffenen mit Refluxsymptomen kann bei gutem Ansprechen auf die Therapie auch ohne Endoskopie diagnostiziert und risikoarm sowie ökonomisch behandelt werden.

> Bei eindeutigen und klinisch dominierenden Refluxbeschwerden mit Ansprechen auf einen Säurehemmer der Substanzklasse der Protonenpumpenhemmer (PPI) liegt mit hoher Wahrscheinlichkeit eine GERD vor. Bei Nichtansprechen auf eine adäquat dosierte PPI-Therapie kann eine säurebedingte GERD als alleinige Diagnose praktisch ausgeschlossen werden (Morgner-Miehlke et al., 2006).

Hier ist anzunehmen, dass auch funktionelle Symptome die Symptomatik bedingen. Meist überlappen sich funktionelle gastrointestinale Syndrome mit GERD. Talley zeigte, dass zwischen 30–40% der

Betroffenen mit GERD auch Symptome einer funktionellen Dyspepsie und eines Reizdarmsyndroms aufweisen (Talley et al., 2003).

> Um eine Sicherheit zu gewinnen, ob tatsächlich pathologische Säurerefluxe vorliegen und nicht nur eine funktionelle Störung angenommen werden kann, ist die pH-Metrie (Messung der Säure in der Speiseröhre über 24 Stunden) das Mittel der Wahl.

Wenn mehr als 6% der Zeit während eines Tages durch Refluxepisoden mit einem pH-Wert unter 4 gemessen werden, liegt ein pathologischer Reflux vor.
Wichtig ist aber auch zu beachten, dass zwischen Symptomen und Läsionen kein enger Zusammenhang besteht:

> Häufigkeit und Schwere der Symptome lassen im Einzelfall keinen Rückschluss auf das Vorhandensein oder das Ausmaß von Läsionen zu (Kulig et al., 2004).

Deshalb ist es notwendig, wegen der Gefahr der Entwicklung von Komplikationen, wie die eines Barrett-Ösophagus (Präkanzerose), bei Bestehenbleiben bzw. länger andauernden oder immer wiederkehrenden Refluxsymptomen eine Ösophagogastroskopie durchzuführen. Bei Schmerz im Sinne von Druckgefühl (ohne kardiologische Erkrankung), auch „Non cardiac chest pain“ genannt, empfiehlt es sich bei Therapieresistenz auch eine Ösophagomanometrie (zur Erkennung einer Motilitätsstörung der Speiseröhre) durchzuführen.

Therapie

Die wichtigste Maßnahme ist die Hemmung der Säureproduktion, die in leichten Fällen auch mit (den billigeren) H2-Blockern (auch bei Bedarf) durchgeführt werden kann. Allerdings kommt es darunter schneller zur Adaption und Wirkungsverlust (Krejs, 2004). Unter dem wachsenden Kostendruck im Gesundheitswesen stellten Gillessen et al. (2006) in einer Studie die Frage, worin der Unterschied der Wirkung eines PPI (Pantoprazol) und eines H2-Blockers (Omeprazol) liegt. Dieser Vergleich zeigte vor allem einen Unterschied in der Dauer, bis Symptomfreiheit auftritt (bei Pantoprazol 40mg um 2 Tage früher) und in der täglichen Symptomlast, also in der Lebensqualität der Betroffenen (bei Pantoprazol besser). Insofern ist zu beachten, dass unter Kostendruck nicht die Behandlungsqualität und Lebensqualität der Betroffenen leiden darf. Allerdings ist auch bekannt, dass bei ungefähr einem Viertel der PatientInnen mit Refluxbeschwerden die Compliance hinsichtlich einer empfohlenen Medikation nicht gegeben ist und lediglich 40% den allgemeinen Empfehlungen folgen (Kamolz, 2002).
Begleitend zur medikamentösen Therapie werden die PatientInnen zumeist angehalten, bestimmte Verhaltensänderungen einzuleiten, um eine zusätzliche Verbesserung des Beschwerdebildes zu erzielen. Diese Maßnahmen (z. B. Gewichtsreduktion, Nikotinabstinenz, Vermeidung von Stress) und deren Einhaltung sind aber wesentlich von psychosozialen Faktoren bestimmt.

> Es kann angenommen werden, dass gerade die empfohlenen Allgemeinmaßnahmen zur Verminderung des Sodbrennens wie Stressvermeidung, Nikotinabstinenz und die Gewichtsreduktion ohne entsprechende psychosomatische Begleitung von den Betroffenen wenig befolgt werden (können).

Beachtung psychologischer Faktoren bei der Therapie der GERD

Interessanterweise wurde zuerst bei chirurgischen Interventionsstudien die Auswirkung von psychologischen Faktoren auf die subjektive Ergebnisqualität der Behandlung belegt (Watson et al., 1997; Kamolz et al., 2000). Depression wirkt sich nachhaltig auf die Ergebnisqualität einer chirurgischen Refluxtherapie aus, ohne jedoch ein objektives Korrelat aufzuweisen (Velanovich et al., 2003; Kamolz et al., 2003). Diese Erfahrung führte dazu, dass psychische Aspekte zuerst von Chirurgen untersucht wurden, da deren Operationsergebnisse durch psychische Störungen und anhaltend schlechte Lebensqualität der Operierten beeinträchtigt wurde; psychodiagnostische Maßnahmen wurden daher vor einem Eingriff als wesentlich erachtet.

Begleitende psychotherapeutische Interventionsansätze

Die progressive Muskelentspannung nach Jacobsen, ein leicht zu erlernendes Entspannungsverfahren, wird erfolgreich in der Angsttherapie, im Stressmanagement oder bei PatientInnen mit gastrointestinalen Erkrankungen eingesetzt. McDonald-Haile et al. (1994) konnten nachweisen, dass diese Therapiemethode sowohl zu einer subjektiven Symptomreduzierung, als auch zu einer objektiv geringeren Säureexposition in der Speiseröhre und einer Angstreduktion führt. Auch hypnoseinduzierte Tiefenentspannung kann die Magensäuresekretion reduzieren (Klein et al., 1989). Die Hypnotherapie wurde auch erfolgreich beim non-cardiac-chest-pain eingesetzt. Jones et al. (2006) zeigten eine signifikante Verminderung des Brustschmerzes und Verbesserung des Allgemeinbefindens unter Hypnotherapie. Auch bei verzögerter Magenentleerung kann die Hypnose eventuell die medikamentöse Therapie mit Cisaprid, die wegen kardialer Nebenwirkungen (QT-Zeit-Verlängerungen) nicht mehr routinemäßig eingesetzt werden darf, gut ersetzen: Immerhin zeigten Chiarioni et al. (2006), dass in Hypnose der Magen rascher entleert wird, als mit Cisaprid. Eine Interventionsstudie belegte auch den positiven Effekt auf die subjektive Ergebnisqualität einer zusätzlich durchgeführten psychologischen Intervention bei chirurgischen Patienten mit stressassoziierter Symptomatik (Kamolz et al., 2001).

Literatur

Armstrong D (1994) Reflux disease and Barrett's oesophagus. Endoscopy 26: 9–19

Baldi F, Ferrarini P, Longanesi A, Ragazzini M, Barbara L (1989) Acid gastroesophagael reflux and symptom occurrence. Analysis of some factors influencing their association. Dig Dis Sci 34: 1890–1893

Bollschweiler E, Knoppe K, Wolfgarten E, Hölscher AH (2007) Prävalenz von Refluxbeschwerden in der Kölner Normalbevölkerung. Z Gastroenterol 45: 177–181

Bradley A, Richter JE, Pulliam TJ, et al (1993) The relationship between stress and symptoms of gastroesophageal reflux: The influence of psychological factors. Am J Gastroenterol 88: 11–19

Chen HX, Xiong LS, Xu AG, He LJ, Hu PJ, Chen MH (2006) The risk factors and impact of gastroesophageal reflux disease on quality of life in general population. Zhonghua Nei Ke Za Zhi 45 (3): 202–205

Chiarioni G, Vantini I, De Iorio F, Benini L (2006) Prokinetic effect of gut-oriented hypnosis on gastric emptying. Aliment Pharmacol Ther 23 (8): 1241–1249

Clouse RE, Richter JE, Heading RC, Janssen J, Wilson JA (1999) Functional esophageal disorders. Gut 45: 31–36

Fass R, Fennerty MB, Ofman JJ et al (1998) The clinical and economic value of a short course of omeprazole in patients with noncardiac chest pain. Gastroenterol 115: 42–49

Gillessen A, Schoffel L, Naumburger A (2006) Financial restrictions in health care systems could affect treatment quality of GERD-patients. Z Gastroenterol 44 (5): 379–85

Holtman G, Kriebel R, Singer MV (1990) Mental stress and gastric acid secretion: Do personality traits influence the response? Dig Dis Sci 35: 998–1007

Jones H, Cooper P, Miller V, Brooks N, Whorwell PJ (2006) Treatment of non-cardiac chest pain: a controlled trial of hypnotherapy. Gut 55 (10): 1403–1408

Kamolz T (2002) Analysis of medical compliance in gastro-oesophageal reflux disease patients referred to pre-surgical examination. Digest Liver Dis 34: 183–189

Kamolz T, Bammer T, Pointner R (2000) Predictability of dysphagia after laparoscopic Nissen fundoplication. Am J Gastroenterol 95: 408–414

Kamolz T, Bammer T, Wykypiel jr H, Pointner R (1999) Stressverarbeitung und Persönlichkeitsstruktur bei Patienten mit und ohne stressassoziierter Symptomatik der gastroösophagealen Refluxkrankheit. Z Gastroenterol 37: 265–270

Kamolz T, Granderath FA, Bammer T, Pasiut M, Pointner R (2001) Psychological intervention influences the outcome of laparoscopic antireflux surgery in patients with stress-related symptoms of gastroesophageal reflux disease, Scand J Gastroenterol 36: 800–805

Kamolz TH, Granderath FA, Pointner R (2004) Gastroösophageale Refluxkrankheit – eine psychologische Betrachtungsweise. J Gastroenterol Hepatol Erkr 2 (2): 15–20

Kamolz T, Granderath FA, Pointner R (2003) Does major depression affect the outcome of laparoscopic antireflux surgery. Surg Endosc 17: 55–60

Kellow JE, Delvaux M, Azpiroz F, Camillieri M, Quigley EMM, Thompson DG (1999) Principles of applied neurogastroenterology: physiology/motility-sensation. Gut 45: 17–24

Klein KB, Speigel D (1989) Modulation of gastric acid secretion by hypnosis. Gastroenterol 96: 1383–1387

Krejs GJ (2004) Gastroösophageale Refluxkrankheit. Universum Innere Medizin 6: 1–4

Kulig M, Nocon M, Vieth M, et al (2004) Risk factors of gastroesophageal reflux disease: methodology and first epidemiological results of the ProGERD study. J Clin Epidemiol 57: 580–589

Lind T, Havelund T, Carlsson R, et al (1997) Heartburn without esophagitis: efficacy of omeprazole therapy and features determining therapeutic response. Scand J Gastroenterol 32: 974–979

Madisch A, Kulich KR, Malfertheiner P, Ziegler K, Bayerdorffer E, Miehlke S, Labenz J, Carlsson J, Wiklund IK (2003) Einfluss der gastroösophagealen Refluxkrankheit auf die allgemeine und krankheitsbezogene Lebensqualität – Ergebnisse einer Validierungsstudie in Deutschland. Z Gastroenterol 41: 1137–1143

McDonald-Haile J, Bradley LA, Baily MA, Schan CA, Richter JE (1994) Relaxation training reduces symptom reports and acid exposure in patients with gastroesophageal reflux disease. Gastroenterol 107: 61–69

Morgner-Miehlke A, Koop H, Blum AL, Hermans ML, Miehlke S, Labenz J (2006) Related Articles, Symptom- versus endoscopy-based diagnosis and treatment of gastroesophageal reflux disease (GERD) Z Gastroenterol 44 (5): 399–410

Ott JD, McManus MC, Ledbetter MS, Chen MYM, Gelfand DW (1997) Heartburn correlated to 24-hour pH monitoring and radiographic examination of the esophagus. Am J Gastroenterol 92 (10): 1827–1830

Singh S, Richter JE, Bradley LA, Haile JM (1993) The symptom index: differential usefulness in suspected acid-related complaints of heartburn and chest pain. Dig Dis Sci 38: 1402–1408

Talley NJ, Dennis EH, Schettler-Duncan VA, Lacy BE, Olden KW, Crowell MD (2003) Overlapping upper and lower gastrointestinal symptoms in irritable bowel syndrome patients with constipation or diarrhea. Am J Gastroenterol 98 (11): 2454–2459

Tobey NA, Carson JL, Alkiek RA, Orlando RC (1996) Dilated intercellular spaces: a morphological feature of acid reflux-damaged human esophageal epithelium. Gastroenterology 111 (5): 1200–1205

Velanovich V (2003) The effect of chronic pain syndromes and psychoemotional disorders on symptomatic and quality of life outcomes of antireflux surgery. J Gastrointest Surg 7: 53–58

Ware JEJr, Sherbourne CD (1992) The MOS 36-item short-form health survey (SF-36). I. Conceptual framework and item selection. Med Care 30: 473–483

Watson DI, Chan ASL, Myers JC, Jamieson GG (1997) Illness behavior influences the outcome of laparoscopic antireflux surgery. J Am Coll Surg 184: 44–48

Wright CE, Ebrecht M, Mitchell R, Anggiansah A, Weinman J (2005) The effect of psychological stress on symptom severity and perception in patients with gastroesophageal reflux. J Psychosom Res 59 (6): 42

10

Psychosomatische Aspekte des peptischen Ulkusleidens

Gabriele Moser

Zusammenfassung

Verschiedene biologische Faktoren sind assoziiert mit der Entstehung des peptischen Ulkus. Die relevantesten davon sind die Infektion mit dem Bakterium Helicobacter pylori und die Einnahme von non-steroidalen Antirheumatika. Bei 5–20% fehlen aber identifizierbare Ursachen. Bei diesen, aber auch bei allen anderen Ulkuskranken, mögen psychosoziale Faktoren für die Entstehung des Ulkusleidens eine bedeutende Rolle spielen. Neueren Studien zufolge wird geschätzt, dass Stress bei 30–65% der Betroffen zur Ulkusentstehung beiträgt. Im folgenden Kapitel wird die bisherige Forschung zu psychosozialen Faktoren, insbesondere Stress, als mögliche Mitverursacher für das peptische Ulcus kritisch dargestellt.

Einleitung

Das peptische Ulkus wurde früher als eine „psychosomatische Erkrankung" angesehen, in der die Persönlichkeit der Betroffenen (Abhängigkeitsbedürfnisse) und Stress als kausale Faktoren angenommen wurden. Die Entdeckung des Helicobacter pylori (H. p.) hat das Verständnis der Ulkuskrankheit revolutioniert und schien eine ursprüngliche Hypothese der Beteiligung psychischer Faktoren bei der Genese und Rezidivrate eines Ulkus völlig zu verdrängen. Die frühe psychosomatische Forschung beschäftigte sich vorwiegend mit der Rolle von belastenden Lebensereignissen (life events) und später auch mit deren (mangelnden) Bewältigungsformen (Coping). In den letzten zwanzig Jahren wurden vor allem die Rolle des H. p. und der non-steroidalen Antirheumatika (NSAR) untersucht. Der Enthusiasmus über die Erkenntnisse im Zusammenhang mit dem H. p. wurde aber langsam gebremst. Drei Tatsachen sind dafür verantwortlich: a) Die Erkrankung ist trotz guter Therapie und sinkender Infektion der Bevölkerung in den westlich industrialisierten Staaten nicht entsprechend rückläufig (Sugyjama et al., 2001). b) Die Tatsache einer H. p.-Infektion allein ist noch keine Erklärung für die Entstehung eines Ulkus, da die meisten Personen mit H. p.-Infektion kein Ulkus entwickeln (Jones, 2006), und c) 5–20% entwickeln ein Ulkus, unabhängig von einer H. p.-Infektion oder anderen erkennbaren biologischen Faktoren.

Epidemiologie

Die Inzidenzzahlen schwanken weltweit erheblich. Aufgrund asymptomatischer Verläufe und unterschiedlicher Rezidivhäufigkeiten ist eine genaue Angabe sehr schwierig. Für das Ulkus duodeni liegen sie zwischen 38 und 270 Fällen pro 100 000/Jahr und für das Ulkus ventriculi zwischen 34 und 114 pro 100 000/Jahr. Beim Magengeschwür sind Männer und Frauen gleich häufig betroffen, beim Ulkus duodeni sind Männer zwei- bis viermal häufiger betroffen als Frauen. Anfang des 20. Jahrhunderts wandelte sich das Ulkus ventriculi von einer Krankheit der jungen Altersgruppe zu einer Erkrankung der älteren Altersgruppe. In Städten scheint die Erkrankungsrate gegenüber ländlichen Gebieten größer zu sein.

Ätiologie und Pathogenese

Die Pathogenese des Ulkus ist multifaktoriell. Gekennzeichnet ist die Ulkusentstehung durch ein Missverhältnis zwischen protektiven und aggressiven Faktoren. Dabei wird der Zusammenbruch der Schleimhautbarriere als grundlegender Mechanismus der Ulkusentstehung angesehen. Zu den protektiven Faktoren zählen Schleim- und Bikarbonatsekretion, endogene Prostaglandinsynthese, intaktes Oberflächenepithel, Mikrozirkulation und Zellregeneration (Böcker et al., 2000). Die physiologische Schleimhautbarriere kann durch exogene, aggressive Noxen geschädigt werden. Dies sind z. B. Säuren, Laugen, galliger Reflux bei Motilitätsstörungen, Gastrin, Nikotin, Alkohol, NSAR u. v. m. Menschen mit Blutgruppe 0 haben ein erhöhtes Risiko ein Ulkus zu entwickeln (Hook-Nikanne et al., 1990).

Biologische Faktoren – H. p.-Infektion

Helicobacter pylori ist ein gramnegatives Bakterium, welches zur Gastritis führen kann. Die Übertragungswege können unterschiedlich sein. Es scheinen sowohl eine oral-orale, eine gastro-orale als auch eine fäkal-orale Transmission möglich zu sein (Wolle K et al., 2002).

Heutzutage wird die H. p.-Infektion zu den Hauptursachen der Ulkuserkrankung gezählt.

Die Antrumschleimhaut ist der bevorzugte Ort der Besiedelung. Helicobacter pylori besitzt die Fähigkeit an Epithelzellen zu adhärieren und diese zu schädigen, wobei es zur Ausprägung einer chronischen Gastritis kommt. Viele Ulcera (25% oder mehr) entstehen allerdings auch ohne Anwesenheit eines Bakteriums. Die Präsenz der H. p.-Infektion beim peptischen Ulkus scheint in den westlichen Gesellschaften rückläufig zu sein. Obwohl früher bei 70% des Ulkus ventrikuli und bei 90% des Ulkus duodeni der H. p. gefunden wurde, wird die Prävalenz dieser Infektion in rezenten Studien mit weniger als 50% angegeben (McColl et al., 1993; Freston, 2001). Ohne Frage ist die Ulkuserkrankung mit dem H. p. assoziiert, denn die Eradikation des H. p. geht mit einer dramatischen Reduktion eines Ulkusrezidivs einher (Ford et al., 2004). Aber:

> Die H. p.-Infektion ist weder ausreichend noch notwendig für die Ulkusentstehung; offenbar sind zusätzliche und/oder von einer H. p.-Infektion unabhängige Risikofaktoren daran beteiligt.

Biologische Faktoren – NSAR

Die NSAR sind als eindeutig ulcerogen zu bewerten, wobei das Risiko für die Entwicklung eines Magengeschwürs größer ist als für das eines Zwölffingerdarmgeschwürs. In vielen westlichen Gesellschaften scheint die Einnahme von NSAR mehr zur Ulkusentstehung beizutragen als das H. p. Schon eine niedrige Dosis eines NSAR wie bei der Kardioprotektion mit Aspirin kann Ulcera auslösen. Obwohl sicherere Cyclooxygenase-2-spezifische Substanzen weniger Risiko mit sich brachten, konnten auch diese nicht das Risiko für eine Ulkusentstehung eliminieren. Zudem besteht zunehmende Evidenz, dass bei diesen Substanzen ein ungünstigerer kardiovaskulärer Effekt zu erwarten ist (Gomez et al., 2003).

Biologische Faktoren – ungewöhnliche Erkrankungen

Neben dem H. p. sind noch weitere Infektionen, wenn auch sehr selten, in der Lage, Ulcera zu verursachen (Jones, 2006): dazu zählen der Helicobacter heilmannii, das Cytomegalievirus, Herpes simplex Virus Tpy I, Tuberkulose und Syphilis. Weiters ist das Zollinger-Ellison-Syndrom durch die Hypersekretion von Magensäure eine mögliche Ursache. Auch die systemische Mastozytose, der Morbus Crohn, Lymphome, Carcinome und Bestrahlung können zu Ulkusbildungen führen.

Klinisches Bild und Symptome

Klinisches Bild

Das Ulkus ist definiert als ein scharf begrenzter Schleimhautdefekt, der die Muskularis mucosae durchdringt und in die submucosa oder sogar muscularis propria reicht. Davon zu unterscheiden sind Erosionen, die sich auf die mucosa beschränken. Bei der endoskopischen Untersuchung findet sich meist ein runder oder ovaler, wie ausgestanzter Defekt, dessen Ulkusgrund häufig mit fibrinoidem Material bedeckt ist. Der Ulkusrand ist glatt und ödematös. Meist laufen Schleimhautfalten sternförmig auf den Ulkuskrater zu. Als wichtigste Komplikation gilt die Blutung aus einer arrodierten Arterie, die lebensbedrohliche Ausmaße annehmen kann. Bei akuten Geschwüren ist die Gefahr einer Perforation größer, da hier die schützende basale Vernarbung des chronischen Ulkus fehlt. Bei der gedeckten Perforation entstehen Verklebungen mit Netzanteilen oder Nachbarorganen, die den Austritt vom Mageninhalt in die freie Bauchhöhle verhindern. Aufgrund von narbigen Deformierungen können Motilitätsstörungen, z. B. Entleerungsstörungen bei Magenausgangsstenose, entstehen. Maligne Entartungen sind selten.

Symptome

Als typisches Symptom werden von den Betroffenen nagende, heftige epigastrische Schmerzen angegeben, die auch als Druckschmerz nach dem Essen auftreten können. Es gibt jedoch auch asymptomatische Verläufe. Als weitere Symptome gelten Übelkeit, Erbrechen, Mundgeruch, Appetit- und Gewichtsverlust. Viele Ulcera verschwinden innerhalb einiger Monate von alleine, ohne spezifische Therapie. Rückfälle mit ähnlichen Symptomen sind eher die Regel als die Ausnahme. Typischerweise erfolgen solche ein- bis zweimal pro Jahr (Levenstein, 2002). Die Korrelation zwischen dyspeptischen Symptomen und einem aktiven Ulkus ist schwach, auch wenn das Ulkus der oder dem Betroffenen bekannt ist. Zwischen 15% und 44% der Betroffenen mit einem peptischen Ulkus, die symptomfrei werden, haben in der Endoskopie nach wie vor einen Ulkuskrater. Umgekehrt zeigen mehr als 40% der Betroffenen mit einem abgeheilten Ulkus persistierende Symptome. Levenstein et al. (1995) zeigten, dass trotz Therapie vor allem bei jenen Personen mit nachgewiesenem Ulkus die Symptome persistierten, die einen niedrigen sozialen Status bzw. Einkommen, eine Depression, stressvolle Lebensereignisse oder auffällige Persönlichkeitsmerkmale zu Beginn der Therapie aufwiesen. Diese Beschwerden können durch eine viszerale Hypersensitivität, ähnlich wie beim postinfektiösen Reizdarmsyndrom, verursacht sein, die mit der organischen Läsion entstehen und als funktionelle gastrointestinale Störung bestehen bleiben kann. Bei Entstehung der viszeralen Hypersensitivität spielen psychosoziale Faktoren eine wichtige Rolle (siehe Kapitel Funktionelle Gastrointestinale Störungen).

Rolle der psychosozialen Faktoren in der Pathogenese und Symptombildung

Das peptische Ulkus ist ein gutes Beispiel für das biopsychosoziale Modell, weil hier offensichtlich Interaktionen zwischen sozialen, psychologischen, immunologischen, endokrinen, infektiösen und verhaltensabhängigen Faktoren vorliegen (Abb. 1). Der Anteil psychosozialer Faktoren am Entstehen eines Ulkus wird mit 30% bis 65% geschätzt (Levenstein, 2002).

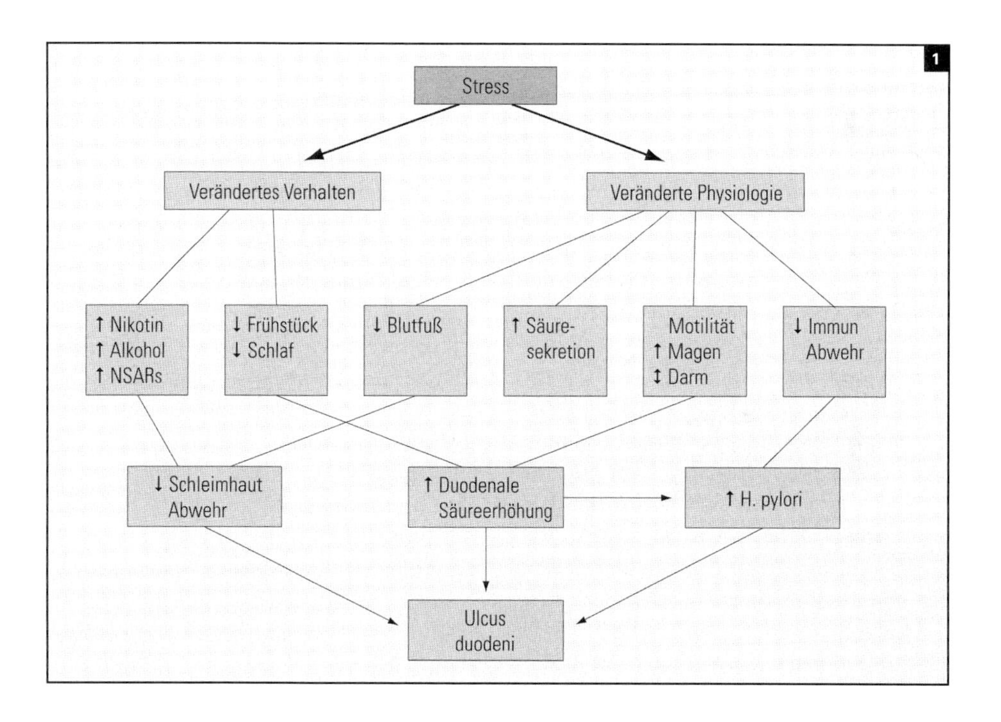

Frühere Theorien von einer spezifischen Ulkuspersönlichkeit konnten in gut durchgeführten wissenschaftlichen Studien nicht bestätigt werden.

In einer prospektiven Kohortenstudie (Rosenstock et al., 2004) mit 2.416 dänischen Erwachsenen wurde über elf Jahre lang die Inzidenz des peptischen Ulkus und der Zusammenhang zu psychosozialen und genetischen Aspekten untersucht. Die Gesamtinzidenz, kumuliert über ein Jahr, lag bei

2,9%. Dabei entfielen auf das Ulkus duodeni 1,6% und auf das Ulkus ventriculi 1,3%. Es konnte gezeigt werden:

> Ein niedriger sozioökonomischer Status erhöht unabhängig von einer Infektion mit H. pylori das Risiko an einem Ulkus zu erkranken.

Dies erklärte in dieser Studie das Entstehen von 17% aller Ulkusfälle. Hohe körperliche Aktivität bei der Arbeit erhöhte das Risiko einer Ulkuskrankheit bei Menschen mit einer H. p.-Infektion ebenfalls. In einer anderen prospektiven Langzeituntersuchung wurden als wesentliche Risikofaktoren neben einem niedrigen sozialen Status und Analgetikaeinnahme auch psychischer Stress und schwere körperliche Arbeit als Einflussfaktor für ein Ulkusrisiko bestätigt (Levenstein et al., 1995 und 1998). Weiters wurde chronische Angst – im Sinne einer generalisierten Angststörung (Goodwin et al., 2002) – und Neurotizismus als unabhängiger Risikofaktor für ein peptisches Ulkus beschrieben (Goodwin et al., 2003). Umgekehrt konnte auch gezeigt werden, dass sich nach Abheilung von Ulcera eine eventuell vorhandene Angst und ein Neurotizismus normalisieren und daher eine enge Wechselbeziehung zwischen dem subjektiven Erleben und der Ulkuskrankheit anzunehmen ist (Wilhelmsen et al., 2004). In einer Studie von 269 beschwerdefreien Personen, die sich einer Gastroskopie unterzogen, wurde gezeigt, dass gerade jene Personen mit abnormen Befunden wie Gastritis, Erosionen oder Ulkus eine mangelnde soziale Unterstützung, schlechte Stressbewältigung und eine Neigung zur „Feindseligkeit" aufwiesen (Funkunishi et al., 1996). Dass enorme Stressbelastungen einen Einfluss haben können, zeigte auch eine japanische Studie. Nach dem Erdbeben in Hanshin-Awaji wurde von einer japanischen Arbeitsgruppe berichtet, dass die existenzielle Bedrohung durch das Erdbeben vor allem bei älteren Menschen ein Ulkus ventriculi nicht nur verursachen, sondern auch zu einer Progredienz der Ulkuskrankheit führen konnte (Aoyama et al., 1998). Das Erdbeben ereignete sich 1995. Danach wurden 61 Krankenhäuser, in denen 70% aller endoskopischen Untersuchungen des Gebietes durchgeführt werden, in die Untersuchung einbezogen. Die Autoren verglichen die Diagnosen von 10.831 PatientInnen, die innerhalb von zwei Monaten nach dem Erdbeben endoskopiert wurden, mit den Diagnosen von 16.100 PatientInnen, die ein Jahr zuvor (1994) in der entsprechenden Jahreszeit, in denselben Krankenhäusern untersucht worden waren. Das Verhältnis von ulcera ventriculi zu ulcera duodeni stieg, besonders erhöht war die Zahl blutender ulcera ventriculi. Feldmann zeigte bereits 1986 (Feldmann et al., 1986) in einer kontrollierten Studie, dass Männer mit Ulcera zwar gleich häufig belastende Stresserlebnisse aufwiesen wie die Kontrollgruppen mit Nephrolithiasis oder Cholizystolithiasis, die Ulkuspatienten aber diesen Stress stärker empfanden. Das subjektive Erleben der Belastung war also wesentlich. Langfristiger Lebensstress („major life difficulties") scheint die Entstehung von Ulcera zu begünstigen (Ellard et al., 1990). Psychologische Faktoren können vermutlich die pathologischen Effekte einer H. p.-Infektion potenzieren.

> Subjektiv belastende Stresssituationen stellen ein Risiko für die Entwicklung eines peptischen Ulkus dar.

Ältere Studien hatten zwar noch nicht die Möglichkeit der Diagnose einer H. p.-Infektion, viele der früheren Studien zeigten aber ebenso wie die neueren Studien, dass psychische Risikofaktoren durch das mit Stress assoziierte Verhalten wirken können und vorwiegend mit einem erhöhten Zigaretten- und Alkoholkonsum einhergehen. Eine Studie (Olafsson et al., 2003) zeigte auch, dass die Eradikation von Helicobacter pylori noch nicht den ungesunden Lebensstil der Betroffenen ändert.
Psychische Risikofaktoren werden aber auch als unabhängig von dem assoziierten Verhalten wie Rauchen und Alkoholkonsum beschrieben. Es stellt sich daher die Frage nach möglichen psychologischen Interventionen, die nicht nur das Verhalten, sondern auch die psychische Situation der Betroffenen verändern und damit eventuell die Ulkuskrankheit beeinflussen könnten.

Diagnostik und Therapie

In der Diagnostik ist die Gastroduodenoskopie Standard, bei der Schleimhautproben entnommen werden. Die medikamentöse Therapie der Ulkuskrankheit basiert einerseits auf der Ausschaltung aggressiver Faktoren der Säure mit Protonenpumpenhemmer, andererseits auf Antibiotika zur Eradikation des Helicobacter pylori. Die derzeitige Standardtherapie zur Eradikation von Helicobacter pylori ist die sog. Tripeltherapie, bestehend aus Protonenpumpenhemmer, Clarithromycin und Metronidazol/Amoxicillin. Entsprechende Therapieempfehlungen werden in den jeweiligen Leitlinien aktualisiert wiedergegeben. Chirurgische Eingriffe sind fast ausschließlich Komplikationen wie Blutungen, Magenausgangsstenosen oder Perforationen vorbehalten. (Hermannson et al., 1999).
Einige Studien haben gezeigt, dass die Eradikation mit Antibiotika in der Heilung der Symptome versagte (Fraser, 1998), Rückfälle nicht verhindern konnten (Miwa et al., 1998) und das Risiko für einen gastroösophagealen Reflux steigen kann (Fraser et al., 1998), was wiederum ein Risiko für die Entstehung von Krebs darstellt. (Lagergren et al., 1999). Bedenkt man auch die begleitenden psychosozialen Risikofaktoren wie oben beschrieben, so scheint in der Therapie der Ulkuskrankheit daher die klassische H. p.-Eradikation und die Säureblockade allein nicht ausreichend zu sein. Psychotherapeutische Interventions- und Präventionsstudien sind aber rar bzw. kaum vorhanden. Die Anwendung von Psychopharmaka und die Empfehlung einer Psychotherapie (z. B. Verhaltenstherapie oder Gestalttherapie) reduzierten in einer Studie (Beloborodova et al., 2002) die Dauer des Heilungsprozesses und verhinderten das Wiederauftreten des Ulkus innerhalb eines Jahres. Weitere prospektive Studien sind erforderlich, um den Effekt von psychotherapeutischen oder psychopharmakologischen Interventionen beurteilen zu können.

Literatur

Aoyama N, Kinoshita Y, Fujimoto S, Himeno S, Todo A, Kasuga M, Chiba T (1998) Peptic ulcers after the Hanshin-Awaji earthquake: increased incidence of bleeding gastric ulcers. Am J Gastroenterol 93: 311–316

Beloborodova EI, Pisarenko IV, Dorokhova TA (2002) Course of duodenal ulcer disease depending on personality type and effectiveness of differential psychotropic therapy. Ter Arkh 74 (8): 60–64

Böcker W, Denk H, Heitz PhU (2000) Erosionen und Ulzerationen des Magens. In: Pathologie, 2. Auflage. Urban & Fischer, München, S 643–645

Ellard K, Beaurepaire J, Jones M, Piper D, Tennant C (1990) Acute and chronic stress in duodenal ulcer disease. Gastroenterology 99: 1628–1632

Feldman M, Walker P, Green JL, Weingarden K (1986) Life events, stress and psychosocial factors in men with peptic ulcer disease. A multidimensional case-controlled study. Gastroenterology 91 (6): 1370–1379

Ford AC, Delaney BC, Forman D, Moayyedi P (2004) Eradication therapy in helicobacter pylori positive peptic ulcer disease: systematic review and economic analysis. Am J Gastroenterol 99 (9): 1833–1855

Fraser AG, Schreuder V, Chua LE, Moore L (1998) Follow up after successful eradication of helicobacter pylori: Symptoms and reinfection. J Gastroenterol Hepatol 13: 555–559

Fraser AG, Woollard GA (1999) Gastric juice ascorbic acid is related to Helicobacter pylori infection but not ethnicity. J Gastroenterol Hepatol 14 (11): 1070–1073

Freston JW (2001) Review article: role of proton pump inhibitors in non-H. pylori-related ulcers. Aliment Pharmacol Ther 15 [Suppl 2]: 2–5

Funkunishi I, Hosaka T, Rahe RH (1996) Are abnormal gastrofiberscopic findings related to hostility with poor social support or to negative responses to stress. J Psychosom Res 41 (4): 337–342

Goodwin RD, Stein MB (2002) Generalized anxiety disorder and peptic ulcer disease among adults in the United States. Psychosom Med 64 (6): 862–866

Goodwin RD, Stein MB (2003) Peptic ulcer disease and neuroticism in the United States adult population. Psychother Psychosom 72 (1): 10–15

Gomez Cerezo J, Lubomirov Hristov R, Carcas Sansuan AJ, Vazquez Rodriguez JJ (2003) Outcome trials of COX-2 selective inhibitors: global safety evaluation does not promise benefits. Eur J Clin Pharmacol 59 (2): 169–175

Hermannson M, Holstein CS, Zilling T (1999) Surgical approach and prognostic factors after peptic ulcer perforation. Eur J Surg 566–572

Hook-Nikanne J, Sistonen P, Kosunen TU (1990) Effect of ABO blood group and secretor status on the frequency of Helicobacter pylori antibodies. Scandinavian Journal of Gastroenterology 25: 814–818

Jones MP (2006) The role of psychosocial factors in peptic ulcer disease: Beyond helicobacter pylori and NSAIDs. J Psychosom Res 60: 407–412

Lagergren J, Bergstrom R, Lindgren A, Nyren O (1999) Symptomatic gastroesophageal reflux as a risk factor for esophageal adenocarcinoma. NEJM 340: 825–831

Levenstein S, Prantera C, Varvo V, et al (1995) Patterns of biologic and psychologic risk factors in duodenal ulcer patients. J Clin Gastroenterol 21: 110–117

Levenstein S, Kaplan GA (1998) Socioeconomic status and ulcer. A prospective study of contributory risk factors. J Clin Gastoenterol 26 (1): 14–17

Levenstein S (2000) The very model of a modern etiology: A biopsychosocial view of peptic ulcer. Psychosomatic Medicine 62: 176–185

Levenstein S (2002) Psychosocial factors in peptic ulcer and inflammatory bowel disease. J Consult Clin Psychol 70 (3): 739–750

Miwa H, Matsushima H, Terai T, Tanaka H, Kawabe M, Namihisa A, Watanabe S, Sato N (1998) Relapsed duodenal ulcer after cure of Helicobacter pylori infection. J Gastroenterol 33: 556–561

McColl KE, el-Nujumi AM, Chittajallu RS, et al (1993) A study of the pathogenesis of helicobacter pylori negative chronic duodenal ulceration. Gut 34 (6): 762–768

Olafsson S, Berstad A (2003) Changes in food tolerance and lifestyle after eradication of helicobacter pylori. Scand J Gastroenterol 38 (3): 268–276

Rosenstock SJ, Jorgensen T, Bonnevie O, Andersen LP (2004) Does helicobacter pylori infection explain all socioeconomic differences in peptic ulcer incidence? Genetic and psychosocial markers for incident peptic ulcer disease in a large cohort of Danish adults. Scand J Gastroenterol 39 (9): 823–829

Sugiyama T, Nishikawa K, Komatsu Y, et al (2001) Attributable risk of H. pylori in peptic ulcer disease: Does declining prevalence of infection in general population explain increasing frequency of non-H. pylori ulcers? Dig Dis Sci 46 (2): 307–310

Wilhelmsen I, Berstad A (2004) Reduced relapse rate in duodenal ulcer disease leads to normalization of psychological distress: twelve-year follow-up. Scand J Gastroenterol 39 (8): 717–721

Wolle K, Leodolter A, Malfertheiner P (2002) Pathogenese der Helicobacter Infektion. Wiener Med Wochenschrift 152: 117–122

11

Psychosomatische Aspekte chronisch entzündlicher Darmerkrankungen

Gabriele Moser

Zusammenfassung

Chronisch entzündliche Darmerkrankungen (CED) weisen eine komplexe Beziehung zwischen emotionalen und physischen Symptomen auf und haben einen großen Einfluss auf das soziale Leben der Betroffenen. Frühere Annahmen einer spezifischen Konfliktkonstellation oder Persönlichkeit bei Betroffenen mit CED führten zu Missverständnissen bezüglich der Rolle psychosozialer Faktoren bei diesen Erkrankungen. An einer CED zu leiden bedarf einer Anpassung an die Erkrankung und der Bewältigung von krankheitsspezifischen Sorgen und Ängsten. Studien zeigten einen Einfluss von chronischem Stress und depressiver Stimmung auf den Krankheitsverlauf der CED. Psychosozialer chronischer Stress und psychische Störungen, insbesondere Depressionen und Angst, sind daher in der klinischen Betreuung zu beachten. Empfehlungen im klinischen PatientInnen-Management wie optimale Information, Beurteilung der Lebensqualität und Gewährleistung einer psychischen und auch sozialen Unterstützung werden in diesem Kapitel beschrieben und richten sich nach den Europäischen Konsensuskonferenzen der European Crohn's und Colitis Organisation (ECCO) zur Diagnose und Therapie des Morbus Crohn und der Colitis ulcerosa.

Definition, Verlauf, Epidemiologie und medizinische Behandlung

Definition

Als chronisch entzündliche Darmerkrankungen (CED) wird eine Gruppe von Erkrankungen mit Entzündung des Intestinaltraktes bezeichnet, deren Ursache bis dato unbekannt ist. Allgemein erfolgt eine Einteilung in zwei Hauptgruppen, in die Colitis ulcerosa (CU) und den Morbus Crohn (MC). Im Anfangsstadium kann jedoch bei alleinigem Dickdarmbefall die Trennung der beiden Krankheitsbilder schwierig sein, so dass in etwa 10–20% der CED von einer „indeterminated colitis", einer nicht determinierten Colitis gesprochen wird, da eine Differenzierung in Colitis ulcerosa und Morbus Crohn (zunächst) nicht möglich ist. Die ursprüngliche Beschreibung letztgenannter Erkrankung erfolgte durch die Mediziner Crohn, Ginzberg und Oppenheimer, die 1932 bei 14 PatientInnen eine subakute Entzündung des terminalen Ileums als eigene Krankheitsentität, die regionale Ileitis, erkannten (Crohn, 1932). Der hier erstmals aufgezeigte entzündliche Prozess kann seltener auch die Mundschleimhaut, den Ösophagus, den Magen und das Duodenum, sowie Jejunum und Ileum befallen. Außerdem ist eine Mitbeteiligung des Colons bzw. eine alleinige Crohn-Colitis möglich. Beide Störungen zeigen einen rezidivierenden entzündlichen Verlauf mit verschiedenen intestinalen und extraintestinalen Manifestationen. Phasen ohne entzündliche Aktivität werden als Remission bezeichnet.

Klinischer Verlauf

> Bei der Colitis ulcerosa handelt es sich um eine Entzündung der Colonmucosa. Dabei kann es in der aktiven entzündlichen Krankheitsphase zu blutig-schleimigen Durchfällen sowie abdominellen Schmerzen und Tenesmen kommen. Je nach Schwere der Erkrankung können auch Fieber, Anämie und Gewichtsverlust auftreten.

Extraintestinale Manifestationen können auch unabhängig von der entzündlichen Krankheitsaktivität des Darmes auftreten und das Auge (Episkleritis, Uveitis), die Haut (Erythema nodosum, Pyoderma gangraenosum), die Gelenke (periphere Arthritis, Spondylitis, Sakroileitis) und in ca. 3% auch die Leber (sklerosierende Cholangitis, siehe Kapitel Leber) betreffen. Die schwerwiegendste Komplikation stellt das toxische Megakolon bzw. eine Colonperforation dar. Hinsichtlich des Befallmusters ist fast immer das Rektum betroffen, wobei sich die Entzündung in die proximalen Dickdarmabschnitte kontinuierlich ausbreiten kann. Zur Einteilung des Schweregrades der Entzündung werden klinisch quantitative und qualitative Kriterien sowie standardisierte Indizes wie der „Clinical Activity Index" (CAI) und Endoscopic Index (EI) angewendet (Rachmilewitz et al., 1989). Die in einer prospektiven Studie ermittelte Rezidivrate binnen einem Jahr nach Diagnosestellung beträgt für die CU 50% (Moum et al., 1997). Von diesen zeigen 11% einen chronisch-aktiven Verlauf. In Langzeitstudien haben 5–15% aller PatientInnen einen chronisch aktiven Verlauf, etwa 40% der Verläufe sind intermittierend und etwa 50% zeigen nach einmaliger Krankheitsaktivität über Jahre einen inaktiven Verlauf. Das relative Karzinomrisiko ist zwanzigfach erhöht und hängt von der Erkrankungsaktivität, -ausdehnung und -dauer ab. Die kumulative Inzidenz für die Entwicklung eines kolorektalen Karzinoms binnen zwanzig Jahren nach Erstdiagnose einer CU beträgt 5–10% (Farmer et al., 1993).

> Beim Morbus Crohn liegt eine transmurale Entzündung vor, die alle Abschnitte des gesamten Gastrointestinaltrakts betreffen und sowohl segmental als auch kontinuierlich auftreten kann. Die Erkrankung verläuft chronisch-rezidivierend, die akute Krankheitsaktivität geht häufig mit Durchfall, Bauchschmerzen, Gewichtsverlust, oft auch mit Fieber oder Darmblutungen sowie perianalen Läsionen oder Fisteln einher.

Weitere Symptome ergeben sich durch extraintestinale Manifestationen wie Arthritis, Erythema nodosum und seltener auch durch ein Pyoderma gangraenosum oder eine Augenbeteiligung (Episkleritis, Iridozyklitis). Eine Stenose von befallenen Darmabschnitten kann starke Schmerzen verursachen, welche häufig im Bereich des terminalen Ileums und der Ileozökalklappe auftritt. Bei Erstdiagnose lässt sich bei etwa 30% der PatientInnen nur ein Befall des Ileums nachweisen, bei 49% ist zusätzlich das Kolon mit betroffen und in 21% der Fälle liegt ein isolierter Kolonbefall vor. Bei bis zu 5% der Erkrankten ist ein Befall des oberen Gastrointestinaltraktes beschrieben. Im Krankheitsverlauf besteht nach fünfzehn Jahren bei 75% der PatientInnen ein gemeinsamer Befall von Ileum und Kolon. Es wurden unterschiedliche Indizes entwickelt, um den Schweregrad der Krankheitsaktivität bei Morbus Crohn zu messen: Der Crohn's Disease Activity Index (CDAI) erfasst mit unterschiedlicher Gewichtung klinische Symptome, Hämatokrit und Körpergewicht nach dem ein Aktivitätsindex errechnet werden kann (Best et al., 1976). Etwa 20% der Erkrankten haben eine chronisch-entzündliche Aktivität ohne Remissionsphasen. Bei 35% kommt es zu einem Wechsel von Rezidiven und Remissionsphasen. Bei 45% der PatientInnen kann 5–10 Jahre nach Erstdiagnose ein klinisch inaktiver Verlauf diagnostiziert werden (Binder et al., 1985).

> Ca. 90% aller PatientInnen mit Morbus Crohn brauchen mindestens einmal im Leben wegen einer Komplikation eine Operation (Stenosen, Fisteln, Abszesse, Perforation ...). Bei 20% der operierten PatientInnen wird innerhalb von fünf Jahren ein Rezidiveingriff erforderlich (Rutgeerts et al., 1990). Weitere 22–33% benötigen mehr als zwei Operationen (Krupnick und Morris, 2000).

Hinsichtlich des intestinalen Karzinomrisikos weisen epidemiologische Studien auf eine Prävalenz zwischen 0,4 bis 0,8% hin und diese ist damit deutlich geringer als bei der Colitis ulcerosa. Als Determinanten gelten wie bei der CU kumulative Krankheitsdauer, Flächenausdehnung und Erstdiagnose vor dem 30. Lebensjahr (Persson et al., 1994).

Epidemiologie

Die jährliche Inzidenz der Colitis ulcerosa liegt bei ca. drei bis vier pro 100.000, die Prävalenz wird mit 100/100.000 angegeben (Timmer und Goebell, 1999). Das Hauptmanifestationsalter liegt bei der CU zwischen dem 20. und 40. Lebensjahr, wobei die Geschlechterverteilung nahezu ausgeglichen ist. Die Inzidenz für Morbus Crohn in Mitteleuropa ist zwischen 1,5–8,3 pro 100.000 pro Jahr angesiedelt, die Prävalenz liegt etwa bei 36/100.000. Die Geschlechterverteilung unter den Betroffenen zeigt sich ausgeglichen mit einer Tendenz zum weiblichen Geschlecht. Ein erster Erkrankungsgipfel findet sich zwischen dem 15. und 30. Lebensjahr und wie bei der CU wird auch bei MC ein zweiter Erkrankungsgipfel im 6. Lebensjahrzehnt beschrieben (Stowe et al., 1990).

Ätiologie

Trotz vielfältiger Fortschritte in der Äthiopathogeneseforschung der CED sind auslösende Ursachen bis heute nicht eindeutig identifiziert. Auf Grund von Beobachtungen in Migrationspopulationen, einer familiären Häufung sowie höherer Prävalenzen bei eineiigen gegenüber zweieiigen Zwillingen (Fiocchi, 1998) und bereits identifizierter Genveränderungen (z. B. NOD2/CARD15, Ogura et al., 2001) wird von einem Zusammenspiel einer Vielzahl genetischer Faktoren mit komplexen Umwelteinflüssen ausgegangen.

Viele Hinweise lassen vermuten, dass eine dysfunktionelle immunologische Reaktion gegen normale Bestandteile des Darminhaltes zur Auslösung und Unterhaltung der Entzündung beiträgt (Maeda et al., 2005; Tamboli et al., 2004; Schmid et al., 2004; Wehkamp et al., 2004). Auch die Durchlässigkeit der Epithelzellbarriere für Noxen (z. B. Bakterien) wird als pathogenetischer Mechanismus diskutiert. Es wurde eine erhöhte intestinale Permeabilität für Antigene bei betroffenen PatientInnen festgestellt (Wyatt et al., 1993) und nachgewiesen, dass vor und während CED-Krankheitsaktivität die mechanische Epithelbarriere defekt ist. Antiinflammatorische Zytokine spielen jedenfalls eine zentrale Rolle in der fehlgesteuerten Aktivierung des mukosalen Immunsystems (Sator, 1994; Tozawa et al., 2003; Nielsen et al., 2003). Die wichtigsten entzündungsfördernden Zytokine sind der Tumor-Nekrose-Faktor (TNF)-alpha, Interleukin (IL)-1beta, IL-8, IL-12 sowie IL-6. TNF-alpha stammt überwiegend aus Monozyten/Makrophagen und aktivierten T-Zellen.

Als beeinflussende Umweltfaktoren belegen Studien einen protektiven Effekt des Nikotins hinsichtlich des relativen Risikos eine Colitis ulcerosa zu entwickeln. Es liegt für Raucher im Vergleich zu Nichtrauchern bei 0,1–0,6. (Lindberg et al., 1988). Im Gegensatz dazu ist das Krankheitsrisiko unter Rauchern für Morbus Crohn um den Faktor 1,8–4,2 erhöht (Sutherland et al., 1990).

Bezüglich der Diagnostik und medikamentösen Therapie der CED wird im Rahmen dieses Buches mit dem Schwerpunkt auf psychosoziale Faktoren der Erkrankung auf die Europäischen Konsensuskonferenzen für Morbus Crohn (Travis et al., 2006; Caprilli et al., 2006) und die für die Colitis ulcerosa (Travis et al., 2007; Caprilli et al., 2007) verwiesen, an denen auch die Herausgeberin dieses Buches mitgearbeitet hat. Die Entwicklung biotechnologischer Substanzen, die gegen den Tumor-Nekrose-Faktor (TNF) gerichtet sind, versprechen neue Therapieoptionen für beide Erkrankungsformen, den Morbus Crohn und die Colitis ulcerosa.

Die Bedeutung von psychosozialen Faktoren als Folge der CED und als Risikofaktor für den CED-Verlauf wird im Folgenden näher beschrieben.

Historischer Rückblick zur Erforschung psychosomatischer Aspekte chronisch entzündlicher Darmerkrankungen

Dave Murray (1930) beschrieb als einer der ersten bei PatientInnen mit Colitis ulcerosa einen beobachteten Zusammenhang zwischen einer Krankheitsaktivierung und emotionalen Störungen. Daraufhin folgten noch weitere Berichte (Sullivan und Chandler, 1932; Wittkover, 1938; Daniels, 1942; Groen, 1947), bis vor ca. 60 Jahren die Theorie entstand, dass chronisch entzündliche Darmerkrankungen, wie auch eine Reihe anderer Erkrankungen, auf Basis einer konstitutionellen Prädisposition, eines spezifischen intrapsychischen Konfliktes und äußerer auslösender Faktoren entstehen können (Alexander, 1950 und 1968). Dieses historische Konzept der „psychosomatischen Erkrankung" war einerseits ein Fortschritt, da verstärkt auch die psychosoziale Dimension vor allem bei der Colitis ulcerosa berücksichtigt und beforscht wurde. So wurde z. B. beschrieben, dass arabische Beduinen, welche ihr Nomadenleben aufgeben und einen festen Wohnsitz in staatlichen Wohnsiedlungen annehmen mussten, erstmals eine Colitis ulcerosa entwickelten (Salem, 1967). Die Autoren vermuteten, dass entweder die Veränderung des Lebensstils selbst oder der Stress dieser Lebensveränderung die Erkrankung hervorgerufen haben. Andererseits wurden spezifische Konflikte und Persönlichkeitsstrukturen im Sinne einer psychogenetischen Prädisposition (prämorbide spezifische Persönlichkeit) dieser Erkrankung postuliert, was zunehmend zu Schuldgefühlen und zum „Schubladisieren" oder Stigmatisieren der Betroffen führte. Die PatientInnen wurden als „zwanghaft, übertrieben gewissenhaft oder perfektionistisch, aggressions-gehemmt, neurotisch, depressiv, ängstlich und (pseudo-un)abhängig" beschrieben. Auch heute finden sich in manchen Lehrbüchern noch Beschreibungen von „typischen Persönlichkeitsmerkmalen" bei Colitis ulcerosa wie „... retardierte Entwicklung, Ich-Schwäche, Passivität, Konfliktvermeidung, Abhängigkeit von dominierenden Bezugspersonen, Schwierigkeiten im Aufbau einer reifen und flexiblen Beziehung zur Außenwelt ..." (Kraus, 2000). Manche Therapeuten vermittelten den Betroffenen den Eindruck, dass mit Psychotherapie über eine Änderung der Persönlichkeit und einem anderen Umgang mit bestimmten Konfliktsituationen die Krankheit in ihrem Verlauf wesentlich beeinflussbar wäre. Die meisten Studien, die eine spezifische (prämorbide) Persönlichkeits- oder Konfliktstruktur nachzuweisen versuchten, halten wissenschaftlichen Kriterien aber nicht stand, weil die Datenerhebung meist retrospektiv, ohne adäquate Kontrollgruppen und ohne Berücksichtigung der Krankheitsaktivität erfolgte. Am Beispiel der psychosomatischen Forschung zur Colitis ulcerosa zeigten Carol North et al. (1990) in einer Übersichtsarbeit die methodische Schwächen der Studien kritisch auf: In unkontrollierten Studien wurden signifikant häufiger psychische Auffälligkeiten bei PatientInnen mit CU beschrieben als in Studien mit Kontrollgruppen. Bei letzteren konnten nur in der Hälfte der Studien vermehrt psychische Störungen bei PatientInnen mit CU im Vergleich zum Kontrollkollektiv nachgewiesen werden. Es ist anzunehmen, dass viele der in früheren Studien beschriebenen psychischen Auffälligkeiten bei PatientInnen mit CED ein Ergebnis der Krankheit sind und diese vor Erkrankung vermutlich nicht vorhanden waren. Diese Annahme konnte kürzlich auch in ersten Ergebnissen einer prospektiven kontrollierten Studie (Siegler et al., 2000) der „University of North Carolina Heart Study" bestätigt werden. Im Persönlichkeitstest MMPI, der bei Betroffenen viele Jahre vor Ausbruch der Erkrankung erhoben wurde, fand sich vor der Erkrankung kein Hinweis auf auffällige Persönlichkeitsmerkmale im Vergleich zur Kontrollgruppe (Abb. 1).

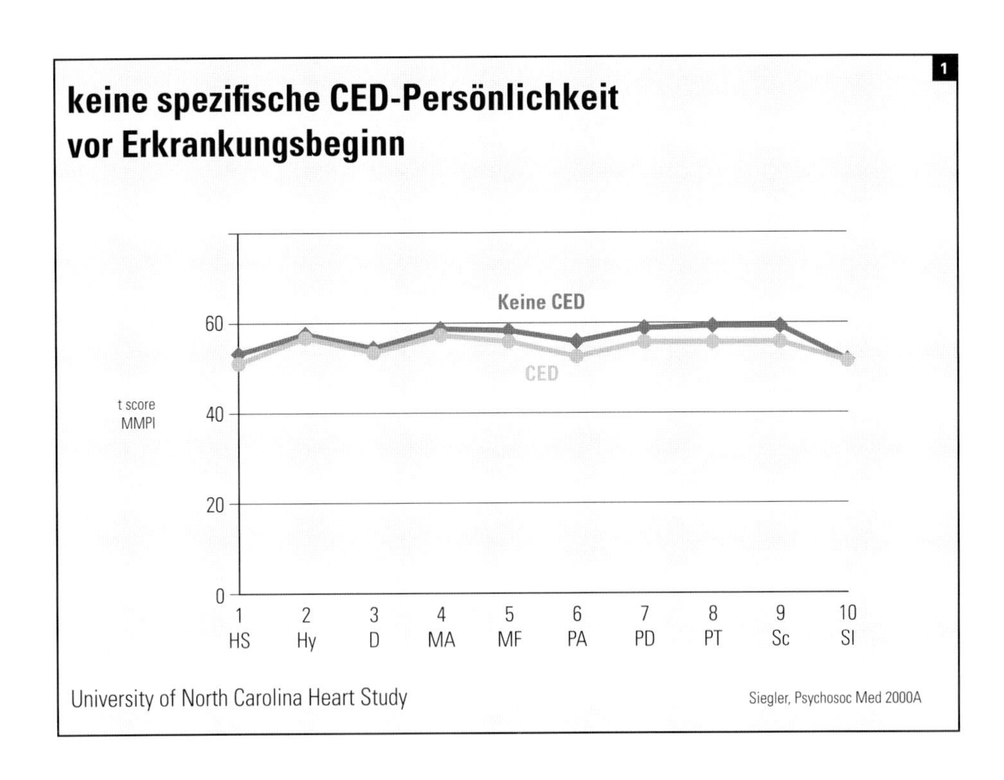

Die ursprüngliche Annahme, dass primäre psychische Faktoren wie eine bestimmte prämorbide Persönlichkeitsstruktur oder spezifische psychosoziale Störungen eine wesentliche Rolle bei der Entstehung der CED spielen, konnte bis dato nicht bestätigt werden (North et al., 1990; Enck und Schäfer, 1996).

Die Erkrankung selbst kann aber, insbesondere wenn diese im Jugendalter auftritt, zur psychischen Beeinträchtigung führen. Denn das Leiden trifft vorwiegend junge Menschen, es nimmt einen chronischen Verlauf, ist derzeit unheilbar und geht mit tabuisierten Beschwerden einher.

Beeinträchtigung der Psychosozialen Situation durch die CED

Die psychosozialen Folgen der Krankheit sind trotz Fortschritten in den therapeutischen Möglichkeiten noch immer für viele Betroffene beträchtlich.

Zahlreiche krankheitsspezifische Belastungen sind zu bewältigen:

- rezidivierende (häufig tabuisierte) Schmerzen
- eingeschränkte Mobilität wegen Durchfallsymptomatik

- Beeinträchtigung der körperlichen Attraktivität (Fistelbildungen usw.)
- Belastung durch extraintestinale Manifestation
- Invasive und schmerzhafte Eingriffe, häufig im Intimbereich
- Aktivierung von Krebsängsten usw.

Viele CED-Betroffene haben Belastungen zu bewältigen, die die psychosoziale Situation entscheidend beeinflussen können: Manche der PatientInnen mit CED kämpfen bereits seit dem Jugendalter mit unvorhersehbaren Phasen von Durchfällen mit Schmerzen, Abszessbildungen oder Fisteln im Intimbereich, bedürfen einer besonderen Fürsorge oder müssen um die Anerkennung ihrer Beeinträchtigung sowohl im familiären Bereich als auch im Berufsleben kämpfen. Sie werden von der andauernden Suche nach einer Toilette geplagt und können oft nicht zuverlässig zwischen Blähung und Stuhldrang unterscheiden. Die Betroffenen müssen mit einer nicht sichtbaren und tabuisierten Behinderung leben und werden von vielen Ängsten begleitet (Moser et al., 1995): Angst vor einem neuen Krankheitsschub, Angst vor sozialer Isolation, Angst vor dem Verlust der Attraktivität für den Sexualpartner, Angst vor Verlust des Arbeitsplatzes, Angst vor physisch und psychisch belastenden Untersuchungen oder Operationen, Angst vor der Nebenwirkung von Medikamenten usw. Anlässlich einer Arzt-PatientInnen-Tagung (Höck, 1992) beschrieb ein Betroffener seine „Alltagsprobleme“ wie folgt: „… Obwohl wir mit der Zeit lernen, damit umzugehen, gehört die Angst, in eine bedrohliche Situation zu geraten, immer noch zu den größten Problemen in unserem Alltagsleben. In unserem häuslichen Umfeld kommen wir ganz gut damit klar, und sogar ein Einkaufsbummel in vertrauter Umgebung ist wieder relativ angstfrei möglich, weil wir ein regelrechtes „Toilettenkataster“ im Kopf haben. Beim Betreten einer Gaststätte gilt unser erster suchender Blick dem „Fluchtweg“, nämlich dem zur Toilette, und dann sind wir erst einmal beruhigt … bevor wir uns darauf einlassen, uns in irgendein Abenteuer in unbekannter Umgebung zu begeben (z. B. lange Wanderungen in freier Natur), überlegen wir dreimal, ob wir nicht lieber eine unserer bewährten Ausreden bemühen sollten. Im Kino und Theater sind wir, sofern wir uns trauen, gern gesehene Gäste, denn wir setzen uns freiwillig auf die unattraktiven Außensitze – die beste Startposition auf der Flucht vor plötzlichem Stuhldrang und nicht kontrollierbaren Blähungen … Es gehört zu den großen Unaussprechlichkeiten, aber wie oft quälen wir uns über den Tag (oder durch die Nacht), weil wir uns vor unkontrollierten „Peinlichkeiten“ fürchten. Und da wir nicht darüber sprechen, können wir auch nicht in den Genuss der Tatsache kommen, dass die Menschen, die uns wichtig sind und denen wir wichtig sind, viel toleranter sind, als wir es ihnen vielleicht unterstellen! …“ Betroffene zeigen mit ihren Schilderungen eindrucksvoll die Belastungen auf, die eine CED im Alltag darstellen kann (siehe anschließender Beitrag eines Betroffenen). Dass es insbesondere für Kinder und Jugendliche schwer ist, diese Belastungen auch psychisch zu verkraften, zeigten Engström und Lindquist (1991) in ihrer Studie:

Kinder und Jugendliche mit CED haben ein hohes Risiko für die Entwicklung einer psychiatrischen Störung.

Die Betroffenen müssen mit den negativen psychosozialen Folgen leben lernen (Eckhardt et al., 1994). Mayberry et al. (1992) berichteten, dass bis zu 30% der PatientInnen mit CED aufgrund ihrer Erfahrungen versuchen die Krankheit am Arbeitsplatz aktiv zu verheimlichen. Sörensen et al. (1987) fanden in ihrer Studie, dass 54% der PatientInnen mit Morbus Crohn meinten, dass die Krankheit ihr berufliches und privates Leben beeinträchtige. Trotzdem muss betont werden:

> Die gesundheitsspezifische Lebensqualität von Betroffenen mit Morbus Crohn in einer Langzeitremission unterscheidet sich nicht von der Normalbevölkerung (Andersson et al., 2003).

In einer schwedischen Studie wurden 127 Morbus Crohn-PatientInnen mit 266 Personen aus der Normalbevölkerung verglichen. PatientInnen mit einem aktiven Krankheitsverlauf zeigten in sämtlichen Bereichen der Lebensqualität eine größere Einbuße im Vergleich zu Betroffenen in Remission.

> Die psychosozialen Konsequenzen der Krankheit werden umso bedeutsamer, je schwerer und aktiver die CED verläuft. Die Lebensqualität wird von der Krankheitsaktivität, den assoziierten Symptomen, aber auch vom Geschlecht der Betroffenen beeinflusst (Porcelli et al., 1996; Addolorato et al., 1997; Guassora et al., 2000; Cassellas et al., 2001; Cohen, 2002; Guthrie et al., 2002; Rubin et al., 2004; Bernklev et al., 2005; Janke et al., 2005; Han et al., 2005; Casellas et al., 2005).

Frauen mit CED haben meist eine größere Beeinträchtigung der psychischen Befindlichkeit und Lebensqualität als männliche Betroffene (Rubin et al., 2004; Bernklev et al., 2005; Saibeni et al., 2005; Hjortswang et al., 2003).

Depression bei chronisch entzündlichen Darmerkrankungen

Eine depressive Krankheitsverarbeitung ist für die gesundheitsbezogene Lebensqualität bestimmend (Mussel et al., 2004). Die Krankheit fordert eine große Frustrationstoleranz, soziale Unterstützung und die Fähigkeit, unvorhersehbare Belastungen zu bewältigen. Waren diese Faktoren bereits vor Erkrankungsbeginn mangelhaft vorhanden, so wird das Leiden der Betroffenen nicht nur durch die CED, sondern vor allem auch durch die psychosozialen Folgen der Krankheit verstärkt. Viele Studien weisen darauf hin, dass Betroffene mit Morbus Crohn eine schlechtere Lebensqualität haben im Vergleich zu jenen mit Colitis ulcerosa oder solchen mit anderen gastrointestinalen Störungen (Abb. 2).

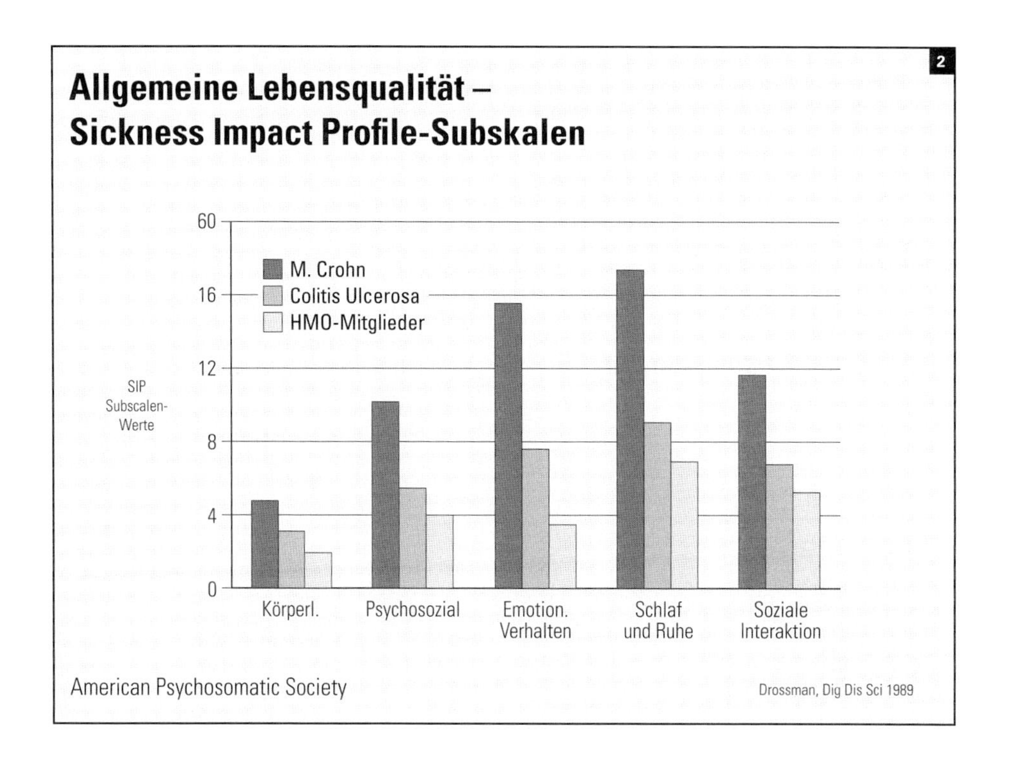

> Betroffene mit Morbus Crohn weisen ein höheres Risiko für die Entwicklung psychischer Störungen (insbesondere Depression) auf (Helzer et al., 1984; Clouse und Alpers, 1986; Tarter et al., 1987; Andrews et al., 1987; Drossman et al., 1991; Kurina et al., 2001; Nordin et al., 2002; Guthrie et al., 2002; Rubin et al., 2004).

Drossman et al. (1991) zeigten 1991 an einer Untersuchung von 997 Mitgliedern der CCFA (Crohn's and Colitis Foundation of America), dass die häufigsten psychischen Störungen bei PatientInnen mit MC mit der Krankheitsschwere und der Krankheitsaktivität assoziiert sind. Die Erkrankung an einer CED stellt an sich einen derartigen Stressor dar, dass dieser bei bestimmten PatientInnen – eventuell aufgrund prämorbider Disposition – Symptome hervorrufen kann, die für eine psychiatrische Diagnose ausreichen. Je nach Krankheitsaktivität wird die Häufigkeit einer Depression von 20% bis über 50% angegeben. Eine kanadische Studie mit Befragung von über 3.000 Betroffenen zeigte, dass die Erfahrung einer depressiven Störung bei Betroffenen dreimal so häufig (16,3% vs. 5,6%) war wie in der Allgemeinbevölkerung (Fuller-Thomson und Sulman, 2006). In dieser Untersuchung gaben 17% der Depressiven an, in den letzten zwölf Monaten zumindest einmal Selbstmordgedanken gehegt zu haben.

Weitere 30% hatten diese bereits einmal zu einem früheren Zeitpunkt. Unter den aktuell Depressiven hatten Frauen mit CED häufiger Selbstmordgedanken (50% vs. 31%). Die Befindlichkeit der Betroffenen wird zumindest in demselben Maß von psychischen wie von somatischen Faktoren beeinflusst (Drossman et al., 1989).

Einfluss von Depression auf die CED

Da die Krankheit selbst zu einer chronischen Stressbelastung und zum Auftreten einer Depression führen kann, wurde in den letzten Jahren untersucht, ob sich eine vorhandene Depression auch negativ auf den Verlauf der CED auswirken kann. Folgende prospektive Studien widmeten sich diesem Thema bei den CED:
Andrews et al. (1987) zeigten, dass bei gleicher Therapie die Präsenz einer psychischen Störung (insbesondere einer Depression) die Erlangung einer Remission beeinträchtigte. Allerdings wurde in dieser Publikation die Nachuntersuchungsdauer nicht angegeben. North et al. (1991) fanden eine milde Assoziation zwischen intestinalen Symptomen und depressiver Stimmung bei CED. Levenstein et al. (2000) zeigten in ihrer Untersuchung an PatientInnen mit Colitis ulcerosa den Einfluss von Langzeitstress auf die Krankheitsaktivität, konnten aber keinen Zusammenhang zwischen einer depressiven Stimmung und dem Krankheitsverlauf finden. Mittermaier et al. (2004) zeigten in einer prospektiven Studie an 60 PatientInnen mit CED und einer 18-Monats-Nachuntersuchung, dass jene (28%) PatientInnen mit depressiver Stimmung nach einer Akutphase trotz erfolgreicher Therapie im Vergleich zu nicht depressiven PatientInnen früher und häufiger eine neuerliche entzündliche Aktivität ihrer CED entwickelten (Abb. 3).

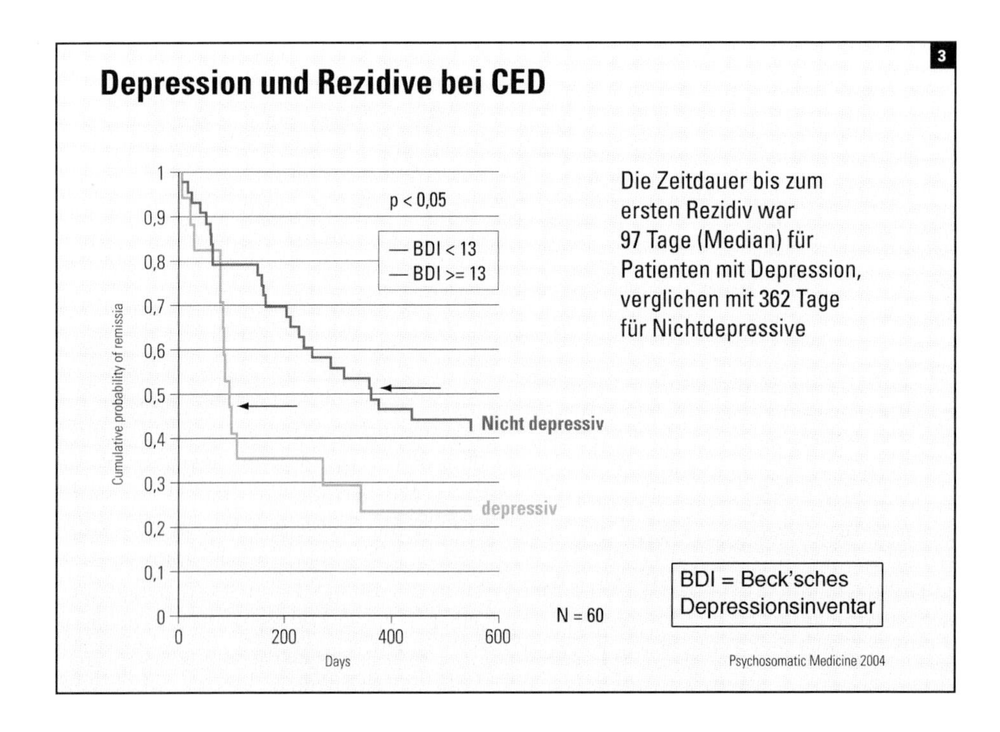

Ähnliche Ergebnisse fanden Mardini et al. (2004) bei 18 PatientInnen mit Morbus Crohn in einer prospektiven 2-Jahres-Nachuntersuchungsstudie: Angst, Hoffnungslosigkeit und aktuelle Lebensereignisse waren mit depressiven Symptomen assoziiert. Depressivität wiederum korrelierte mit zukünftigen Änderungen in der Krankheitsaktivität, gemessen mit dem Crohn's disease activity index (CDAI, Best 1976). Kürzlich konnte gezeigt werden, dass eine Depression auch einen Risikofaktor für Nichterreichung einer Remission bzw. die Notwendigkeit einer früheren neuerlichen Therapie mit Infliximab darstellt (Persoons et al., 2005). Depressive PatientInnen (24% wiesen ein „major depressive disorder" auf) hatten ein dreifach erhöhtes Wiederbehandlungsrisiko. Die AutorInnen aller oben genannten Studien schlossen daraus, dass die integrierte Erfassung psychologischer Faktoren helfen kann, RisikopatientInnen für frühere Exazerbationen zu identifizieren.

> Betreuende ÄrztInnen sollen insbesondere bei Betroffenen mit aktiver CED und solchen mit abdominellen Schmerzen in Remission nach depressiven Symptomen fragen.

Klassische depressive Symptome sind Interessensverlust, Energielosigkeit, Antriebslosigkeit, Schlafstörungen, Schuldgefühle, Grübelneigung, Konzentrationsstörungen, Neigung zum Weinen und Hoffnungslosigkeit. Dauern diese länger als zwei Wochen an, liegt eine klinisch relevanten Depression vor, die behandlungsbedürftig ist (siehe Kapitel Psychodiagnostik).

> Bei CED ist auch ein Zusammenhang zwischen psychischen Faktoren (Depressivität und Angst) und der Häufigkeit von Reizdarm-ähnlichen Symptomen in Remission bekannt. (Farrokhyar et al., 2006; Simren et al., 2002; Pace et al., 2003; Jones et al., 2006).

In einer kanadischen Untersuchung fanden sich bei mehr als 80% von CED-PatientInnen Symptome zumindest einer funktionellen gastrointestinalen Störung. Reizdarmsymptome gaben 26% der Betroffenen mit Morbus Crohn in Remission und 9,1% der Betroffenen mit Colitis ulcerosa in Remission an (Farrokhyar, 2006).

Einfluss von Stress auf den Verlauf chronisch entzündlicher Darmerkrankungen

Die prospektiven Studien zur Frage, ob einzelne belastende Lebensereignisse („life events") einen Krankheitsschub auslösen können, zeigten zum Teil unterschiedliche Ergebnisse bzw. eher keinen Einfluss von einzelnen Lebensereignissen auf die Krankheitsaktivität. Duffy et al. (1991) fanden bei 124 CED-PatientInnen eine Korrelation zwischen belastenden Lebensereignissen und Symptomexazerbation. Sie fanden ein größeres Risiko für eine Krankheitsaktivierung innerhalb von sechs Monaten nach einer Belastung. Allerdings wurden auch krankheitsbezogene Belastungen zu den life events gezählt. Riley et al. (1990) und North et al. (1991) fanden bei einem kleineren PatientInnenkollektiv keinen signifikanten Zusammenhang zwischen einzelnen, belastenden Lebensereignissen und den CED-Symptomen in einer prospektiven Studie über einen Beobachtungszeitraum von einem bzw. zwei Jahren. Wietersheim et al. (1994) und Vidal et al. (2006) fanden ebenfalls kein signifikant höheres Risiko für einen Krankheitsschub nach einem belastenden Lebensereignis bei Betroffenen mit CED.

> In der Zusammenschau aller bisher veröffentlichten Studien kann behauptet werden, dass einmalige belastende Lebensereignisse eher nicht zu einer Krankheitsaktivierung einer CED führen.

In der „Life-event-Forschung" spiegeln sich auch methodologische Probleme wider. Bei der Diskussion, ob psychische Belastungen bei CED zu einer Krankheitsaktivierung führen können, ist zu bedenken, dass Stressempfinden subjektiv und daher schwer objektivierbar ist. Auch die Definition, was ein für die betroffene Person belastendes Lebensereignis darstellt und was weniger belastend ist (aber auch als „Ereignis" gezählt werden kann), ist schwierig und nur von den Betroffenen selbst zu bestimmen. Oft sind nicht einzelne (objektivierbare) Ereignisse wesentlich, sondern eher andauernde Belastungen, die als chronisch stressvoll empfunden werden. Insofern sind folgende Studien zur Beziehung zwischen subjektiv empfundener Stressbelastung und Krankheitsaktivierung von Bedeutung: Garret et al. (1991) und Green et al. (1994) fanden einen signifikanten Zusammenhang zwischen täglichem Stress und Symptomwahrnehmung: Stress steigerte die Symptomwahrnehmung. Psychische Faktoren können daher auch die Scores der subjektiven Items (Allgemeinbefinden, Schmerz …) der Aktivitätsindizes wie z. B. des CDAI steigern und den Gesamtscore der Krankheitsaktivität damit erhöhen (Moser et al., 1995; Lichter-Kelly und Stone, 2005). Levenstein et al. (1994) fanden allerdings auch bei asymptomatischen PatientInnen mit Colitis ulcerosa in Remission eine Beziehung zwischen subjektiv empfundener Stressbelastung und entzündlich veränderter Rektalschleimhaut. In einer prospektiven Langzeitstudie (Levenstein, 2000) bei 62 PatientInnen mit Colitis ulcerosa konnte die Arbeitsgruppe zeigen, dass chronisch empfundener Stress über zwei Jahre das Risiko für eine Aktivierung der Colitis innerhalb von 8 Monaten verdreifachte (Abb. 4).

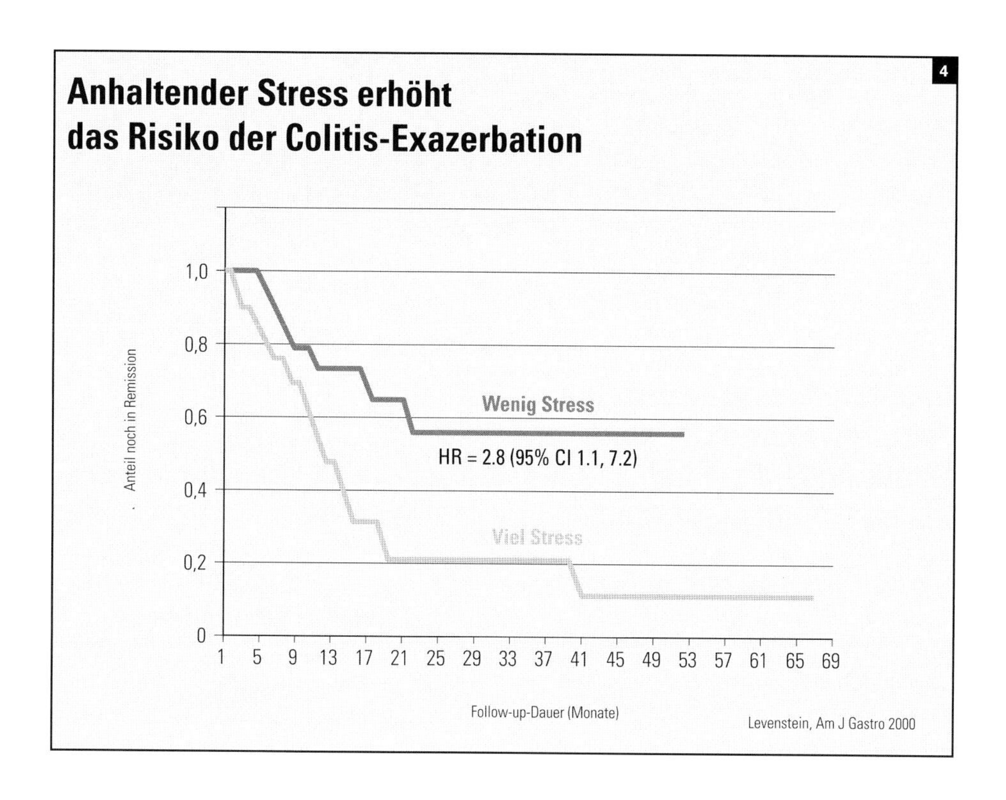

Das Ausmaß des Stressempfindens korrelierte mit der Häufigkeit der Exazerbationen, wobei dieser Zusammenhang nur bei Langzeitstress bestand.

> Stressbelastungen können zu einer Krankheitsaktivierung führen. Allerdings scheinen eher chronische, aber nicht kurz andauernde Stressbelastungen die Krankheit zu aktivieren.

Wichtig ist offensichtlich, dass die Fähigkeit der Betroffenen, Stress gut bewältigen zu können, einen wesentlichen Einfluss auf die beobachtete Reaktion (Krankheitsaktivität) hat. Bitton et al. (2003) fanden in ihrer prospektiven Studie an 60 PatientInnen mit Colitis ulcerosa heraus, dass auch kurzfristige stressvolle Ereignisse innerhalb eines Monats mit einer früheren Krankheitsaktivierung assoziiert waren. Betroffene mit CED sind selbst mehrheitlich davon überzeugt, dass psychischer Stress ihre Krankheit ausgelöst habe und auch für die Krankheitsschübe verantwortlich sei (Moser et al., 1993; Robertson et al., 1989). Gomez et al. (2003) beschrieben, dass dieser Zusammenhang insbesondere von PatientInnen mit Angst und Depression empfunden wurde. Eine Fragebogenuntersuchung von Mitchell et al. (1987) bei Mitgliedern der US-amerikanischen gastroenterologischen Gesellschaft (AGA) zeigte, dass die ÄrztInnen aus ihrer Erfahrung psychosoziale Faktoren zwar wenig bedeutsam für die Entstehung, jedoch wichtig für die Exazerbation der CED halten. Das gleiche Ergebnis fand sich bei der Befragung der Mitglieder der Konsensuskonferenzen für die Diagnostik und Therapie der CED der deutschen Gesellschaft für Verdauungs- und Stoffwechselerkrankungen (Moser, 2003 und 2004) und auch der „European Consensus Conference on diagnosis and therapy of Ulcerative colitis" (Caprilli et al., 2006).

Beachtung psychosozialer Faktoren in der klinischen Betreuung – Psychosomatische Grundversorgung

Die Erkrankung mit Morbus Crohn und Colitis ulcerosa macht es erforderlich, dass psychosoziale Faktoren in Diagnostik und Therapie integriert berücksichtigt werden. Die Erkenntnis, dass chronische Stressbelastungen (insbesondere bei der Colitis ulcerosa) und depressive Stimmung (insbesondere bei Morbus Crohn) ein Risiko für die Aktivierung der Entzündung darstellen, zeigt die Notwendigkeit einer Erfassung der psychischen Situation mit Erhebung von Belastungssituationen in der klinischen Routinebetreuung (psychosomatische Grundversorgung).

Folgende Schritte sind in der Praxis zu beachten:

Erstaufklärung und Information

Martin et al. (1992) berichteten, dass sich mehr als 60% der PatientInnen mit CED unzureichend über ihre Krankheit informiert fühlen. Aufklärung und Informationsstand sind wesentliche Einflussfaktoren für das subjektive Befinden und die krankheitsbezogene Lebensqualität der Betroffenen. Bei einer Untersuchung an 105 PatientInnen der Spezialambulanz für CED an der Universitätsklinik Wien (Moser, 1995) fand sich eine signifikante Korrelation zwischen der Einschätzung der PatientInnen betreffend ihres Informationsstandes über die CED und ihren krankheitsbezogenen und psychosozialen Sorgen und Ängsten: Je weniger sich die Betroffenen über ihre Krankheit aufgeklärt fühlten, umso mehr Sorgen und Ängste, d.h. Verminderung der Lebensqualität, hatten sie. Die meisten PatientInnen hoffen, auch bezüglich der Sorgen im psychosozialen Bereich Beratung und Hilfe von den betreuenden ÄrztInnen zur Bewältigung der Probleme zu finden.

Subjektive Krankheitstheorie

Betroffene haben oft die unterschiedlichsten Vorstellungen, wodurch ihre Erkrankung ausgelöst wurde. Die Kausalattribution der Betroffenen enthält häufig Informationen über psychosoziale Belastungen, die in der Betreuung berücksichtigt werden können, unabhängig davon, ob ein ursächlicher Zusammenhang tatsächlich vorhanden ist.

Krankheitsbewältigung und Lebensqualität

Das medizinische Betreuungspersonal ist gefordert, sich gemeinsam mit den Betroffenen von Beginn an der Bewältigung der Krankheit zu widmen. Auf Wunsch der Betroffenen sind auch die Partner oder Familienangehörige in die Betreuung mit einzubeziehen, damit ein Gefühl der Isolation oder des „Ausgeliefertseins" vermieden werden kann. In der klinischen Praxis hat es sich bewährt, mit offenen und empathisch gestellten Fragen Einschränkungen in der Arbeitsfähigkeit, im partnerschaftlich-familiären Bereich (auch Sexualität) und den sozialen Aktivitäten bzw. der Freizeitgestaltung zu evaluieren. Weiters sollten krankheitsbezogene Sorgen und Ängste erhoben werden. Zur quantitativen Erfassung kann auch der RFIPC (The Rating Form of IBD Patient Concerns) (Drossman et al., 1991), ein Fragebogen zur Erfassung der krankheitsbezogenen Lebensqualität (25 Fragen) unterstützend zum ärztlichen Gespräch verwendet werden. Betroffene sollen ermutigt werden, über ihre Frustration mit der Behandlung und deren Nebenwirkungen zu sprechen. Ein Abbrechen der Therapie oder die vermehrte Anwendung alternativer bzw. unkonventioneller Heilmethoden korreliert mit der Unzufriedenheit mit der Betreuung in der Schulmedizin und mit krankheitsspezifischen Sorgen und Ängsten, die zu wenig durch ÄrztInnen beachtet wurden (Moser et al., 1996). Bei belastenden Lebensumständen wie Stress oder mangelnder sozialer Unterstützung, sollten Hilfestellungen gefördert werden, indem Bezugspersonen mit einbezogen oder z. B. Selbsthilfegruppen empfohlen werden (siehe Verzeichnis der Selbsthilfegruppen). Supportive (stützende) Gespräche und das Erlernen von Entspannungstechniken (zur Stressbewältigung) können hilfreich sein.

Psychische Probleme

Es empfiehlt sich, nach depressiven Symptomen wie Antriebslosigkeit, Freudlosigkeit, Neigung zum Grübeln, Weinen und Schlaflosigkeit aktiv zu fragen, da diese von den Betroffenen kaum spontan angegeben werden. Einfache Fragebögen wie die HAD-Skala (Hospital Anxiety and Depression Scale, 14 Fragen (Zigmond und Snaith, 1983; Hermann et al., 1995) können für die Evaluation von Angst und Depression hilfreich sein. Sind psychische bzw. affektive Störungen wie Depression, Angst, mangelnde Krankheitsbewältigung und/oder Compliance offensichtlich, sollte eine individuelle psychotherapeutische Betreuung angeboten und eine Überweisung an eine (integrierte) psychosomatisch-psychotherapeutische Einrichtung oder kooperierende Psychotherapeuten veranlasst werden. Zur standardisierten Erfassung des Bedarfes an psychischer Betreuung steht nun erstmals auch ein am Wiener AKH validiertes Erhebungsinstrument, der ADAPT (Assessment of the Demand for Additional Psychological Treatment, 12 Fragen) zur Verfügung (Miehsler et al., 2004). Dieser kann hilfreich für die Einschätzung sein, welche psychische Betreuung adäquat bzw. indiziert ist: a) eher intensivere krankheitsorientierte Beratung (durch betreuende ÄrztInnen selbst), oder b) eine integrierte psychosomatische Betreuung (von ÄrztInnen mit einer Zusatzqualifikation in psychosomatischer Medizin, PSY II oder PSY III Diplome der ÖÄK) bzw. c) eine Psychotherapie durch ausgewiesene Experten (Psychotherapeutische Medizin, Psychotherapie). Eine genaue Darstellung des ADAPT erfolgt von Dr. Miehsler im Kapitel zum Bedarf an psychischer Betreuung.

Betroffene sind meist erleichtert, wenn sie über psychosoziale Belastungen sprechen können; bisweilen fühlen sich die betreuenden ÄrztInnen überfordert! Supervision oder eine regelmäßige Auseinandersetzung im Team sind daher wichtig. Eine psychosomatische Zusatzqualifikation ist äußerst hilfreich für ärztliches Personal, das routinemäßig CED-PatientInnen betreut (Steiner-Grossman, 1995; Moser und Drossman, 2000). Nach Ansicht der Autorin sollte diese Zusatzqualifikation für alle ÄrztInnen gefordert werden, die in Spezialambulanzen CED-Erkrankte betreuen.

Die Rolle der Psychotherapie bei CED

Die meisten Studien zur Wirksamkeit psychotherapeutischer Behandlungsmethoden bei CED zeigen ähnliche methodische Mängel wie die Studien zu psychischen Störungen bei CED. Es muss aber hier betont werden, dass Psychotherapieforschung mit großem methodologischem und logistischem Aufwand verbunden ist und hierfür signifikant weniger finanzielle Unterstützung zu finden ist als für (von der Pharmaindustrie meist selbst initiierten) medikamentösen Therapiestudien. Die wenigen kontrollierten, prospektiven Studien zeigten folgende Ergebnisse:
Bereits 1954 berichteten Grace et al. (1954) von einer niedrigeren Operationsrate und weniger schweren Komplikationen bei 34 Colitis PatientInnen mit Psychotherapie, verglichen mit einer Vergleichsgruppe von 34 PatientInnen, bei denen die Behandlung hauptsächlich aus Medikamenten und Diät bestand. Künsebeck et al. (1987) konnten in einer kontrollierten Studie nachweisen, dass eine stützende Psychotherapie bei stationären PatientInnen an einer internistischen Klinik hilfreich für eine bessere Bewältigung und rascheres Abklingen eines akuten Krankheitsschubes war. Eine Studie von Schwarz und Blanchard (1991) zum Effekt von Entspannungstechniken mit kognitiven Krankheitsbewältigungsstrategien auf die CED-Symptome zeigte, dass die Kontrollgruppe unerwartet weniger Krankheitssymptome bei der Nachuntersuchung aufwies, PatientInnen mit Psychotherapie aber eine deutlich bessere Krankheitsbewältigung, weniger CED-bezogenen Stress, weniger Angst und weniger depressive Symptome zeigten. Ein signifikanter Einfluss auf den Verlauf des Morbus Crohn einer die somatische Standardtherapie begleitenden Psychotherapie konnte in der deutschen Multicenterstudie bei 111 PatientInnen nicht nachgewiesen werden (Jantschek et al., 1998). Allerdings fand sich ein günstigerer Trend in der Psychotherapiegruppe: PatientInnen mit begleitender Psychotherapie (zwanzig Sitzungen mit psychodynamischer Psychotherapie und zehn Sitzungen Autogenes Training) zeigten einen Trend zu weniger operativen Eingriffen und Tendenz zur längeren Remission nach zwei Jahren. Die Daten zeigten allerdings keinen signifikanten Unterschied im biologischen Verlauf zur Kontrollgruppe (ohne zusätzliche Psychotherapie). Die in dieser Studie durchgeführten Psychotherapien beeinflussen aus der Sicht der PatientInnen die Krankheitsbewältigung und das Wohlbefinden positiv. Nun konnte in einer Nachuntersuchung gezeigt werden, dass die Gruppe mit Psychotherapie in den Jahren nach der Studie im Vergleich zur Kontrollgruppe weniger Krankhausaufenthaltstage und weniger Krankenstandstage auch im Vergleich zu den Jahren vor der Intervention aufwiesen (Deter et al., 2007).
In den wenigen randomisiert kontrollierten Studien werden zwar positive Effekte der Psychotherapie auf die Krankheitsbewältigung, das Schmerzempfinden und auf das psychische Befinden beschrieben. (Shaw und Ehrlich, 1987; Schwarz et al., 1991; Patterson, 1964; Mussell et al., 2003; Maunder et al., 2001; Jantschek et al., 1998; Garcia-Vega und Fernandez-Rodriguez, 2004; Keller et al., 2004). Bisher war aber kaum ein positiver Einfluss auf die entzündliche Krankheitsaktivität nachweisbar. Eine Studie mit Colitis ulcerosa- und Morbus Crohn-PatientInnen als gemeinsamer Studienpopulation, die allerdings Mängel bei der Randomisierung aufwies, zeigte auch einen Einfluss von Psychotherapie auf die Krankheitsaktivität (Milne et al., 1986). Aufgrund der Studienergebnisse zum Einfluss von psy-

chischen Störungen und Stress auf die Krankheitsaktivität kann ein Effekt einer Psychotherapie auch auf den weiteren entzündlichen Verlauf der CED erwartet werden. Dafür wären kontrollierte Studien mit Randomisierung innerhalb der Betroffenen, die einen Bedarf an Psychotherapie aufweisen, erforderlich. Diese wurden bis dato aber kaum durchgeführt und würden einen wesentlichen Fortschritt für eine psychosomatische Behandlungsstrategie darstellen. Weitere Studien sind erforderlich, um Subgruppen von PatientInnen zu definieren, welche auch bzgl. des biologischen Verlaufes von einer zusätzlichen Psychotherapie profitieren könnten. Die Analyse von Deter et al. (2007) weist zumindest darauf hin, dass der Bedarf an stationären Aufenthalten und an Krankenstandstagen durch psychotherapeutische Interventionen reduziert werden kann. Insgesamt existieren bis dato zehn Psychotherapiestudien und vier weitere Studien zu Selbstmanagement und Schulung (Wietersheim und Kessler, 2006).

Fasst man die Ergebnisse der Psychotherapiestudien zusammen, so ist die alleinige Diagnose „Morbus Crohn" oder „Colitis ulcerosa" keine ausreichende Indikation für eine Psychotherapie. Eine spezielle Therapieform bei CED kann derzeit generell nicht empfohlen werden und ist je nach der individuellen Situation und Indikation bzw. Verfügbarkeit der Methodik zu wählen.

Ziel einer psychotherapeutischen Betreuung soll die Behandlung des psychischen Leidens und Hilfe bei der Krankheitsbewältigung sein, um somit die Lebensqualität und eventuell die Schwere des Krankheitsverlaufs positiv beeinflussen zu können.

Eine integrierte psychosomatische Betreuung an gastroenterologischen Schwerpunktzentren ist zur adäquaten Versorgung der PatientInnen (z.B. in Form von psychosomatischen Spezialambulanzen oder Tageskliniken) einzurichten.

Dies wird auch in den österreichischen, den deutschen und den europäischen Leitlinien zur Behandlung der CED empfohlen (Moser, 2003 und 2004; Caprilli, 2006).

Literatur

Addolorato G, Capristo E, Stefanini GF, Gasbarrini G (1997) Inflammatory bowel disease: a study of the association between anxiety and depression, physical morbidity, and nutritional status. Scand J Gastroenterol 32: 1013–1021

Alexander F (1950) Psychosomatic Medicine: Its principles and applications. Norton, New York

Alexander F, French TM, Pollack G (1968) Psychosomatic specificity: Experimental study and results. University of Chicago Press, Chicago

Andersson P, Olaison G, Bendtsen P, Myrelid P, Sjodahl R (2003) Health related quality of life in Crohn's proctocolitis does not differ from a general population when in remission. Colorectal Dis 5 (1): 56–62

Andrews H, Barczak P, Allan RN (1987) Psychiatric illness in patients with inflammatory bowel disease. Gut 28: 1600–1604

Bernklev T, Jahnsen J, Lygren I, Henriksen M, Vatn M, Moum B (2005) Health-related quality of life in patients with inflammatory bowel disease measured with the short form-36: psychometric assessments and a comparison with general population norms. Inflamm Bowel Dis 11 (10): 909–918

Best WR, Becktel JM, Singleton JW et al (1976) Development of a Crohn's disease activity index. National Cooperative Crohn's disease study. Gastroenterology 70: 439–444

Binder V, Hendriksen C, Kreiner S (1985) Prognosis in Crohn's disease – based on results from a regional patient group from the country of Copenhagen. Gut 26: 146–150

Bitton A, Sewitch MJ, Peppercorn MA, deB Edwardes MD, Shah S, Ransil B, Locke SE (2003) Psychosocial determinants of relapse in ulcerative colitis: a longitudinal study. Am J Gastroenterol 98: 2203–2208

Caprilli R, Gassull MA, Escher JC, Moser G, Munkholm P, Forbes A, Hommes DW, Lochs H, Angelucci E, Cocco A, Vucelic B, Hildebrand H, Kolacek S, Riis L, Lukas M, de Franchis R, Hamilton M, Jantschek G, Michetti P, O'Morain C, Anwar MM, Freitas JL, Mouzas IA, Baert F, Mitchell R, Hawkey CJ (2006) European Crohn's and Colitis Organisation. European evidence based consensus on the diagnosis and management of Crohn's disease: special situations. Gut 55 [Suppl] 1: 36–58

Casellas F, Arenas JI, Baudet JS, Fabregas S, Garcia N, Gelabert J, Medina C, Ochotorena I, Papo M, Rodrigo L, Malagelada JR (2005) Impairment of health-related quality of life in patients with inflammatory bowel disease: a Spanish multicenter study. Inflamm Bowel Dis 11 (5): 488–496

Casellas F, Lopez-Vivancos J, Badia X, Vilaseca J, Malagelada JR (2001) Influence of inflammatory bowel disease on different dimensions of quality of life. Eur J Gastroenterol Hepatol 13 (5): 567–572

Clouse RE, Alpers DH (1986) The relationship of psychiatric disorder to gastrointestinal illness. Ann Rev Med 37: 283–395

Cohen RD (2002) The quality of life in patients with Crohn's disease. Aliment Pharmacol Ther 16: 1603–1609

Crohn BB, Ginzberg L, Oppenheimer GD (1932) Regional enteritis. J Am Med Association 99: 1923–1929

Daniels GE (1942) Psychiatric aspects of ulcerative colitis. N Engl J Med 226: 178–184

Deter HC, Keller W, Wietersheim J, Jantschek G, Duchmann R, Zeitz M, et al (2007) Psychological treatment may reduce the need for healthcare in patients with Crohn's disease. Inflamm Bowel Dis 13 (6): 745–752

Drossman DA, Leserman J, Mitchell CM, Li Z, Zagami EA, Patrick DL (1991) Health status and health care use in persons with inflammatory bowel disease. A national sample. Dig Dis Sci 36 (12): 1746–1755

Drossman DA, Leserman J, Li Z, Mitchell CM, Zagami EA, Patrick DL (1991) The Rating Form of IBD Patient Concerns: a new measure of health status. Psychosom Med 53: 701–712

Drossman DA, Patrick, DL, Mitchell CM, Zagami EA, Appelbaum MI (1989) Health-related quality of life in inflammatory bowel disease – functional status and patient's worries and concerns. Dig Dis Sci 34: 1379–1386

Duffy LC, Zielezny MA, Marshall JR, Byers TE, Weiser MM, Phillips JF, Calkins BM, Ogra PL, Graham S (1991) Relevance of major stress events as an indicator of disease activity prevalence in inflammatory bowel disease. Behavioral Medicine 17: 101–110

Eckhardt VK, Lesshafft C, Kanzler G, Bernahrd G (1994) Disability and health care use in patients with Crohn's disease: A spouse control study. Am J Gastroent 89: 2157–2162

Enck P, Schäfer R (1996) Psychosoziale Faktoren beim M. Crohn – eine Übersicht. Z Gastroenterol 34: 708–713

Engström I, Lindquist BL (1991) Inflammatory bowel disease in children and adolescents: a somatic and psychiatric investigation. Acta Paed Scand 80: 640–647

Farmer RG, Easley KA, Rankin GB (1993) Clinical patterns, natural history, and progression of ulcerative colitis. A long-term follow-up of 1116 patients. Dig Dis Sci 38: 1137–1146

Farrokhyar F, Marshall JK, Easterbrook B, Irvine EJ (2006) Functional gastrointestinal disorders in patients with inactive inflammatory bowel disease: Prevalence and impact of health. Inflamm Bowel Dis 12: 38–46

Fiocchi C (1998) Inflammatory Bowel Disease: Etiology and Pathogenesis. Gastroenterology 115: 182–205

Fuller-Thomson E, Sulman J (2006) Depression and inflammatory bowel disease: findings from two nationally representative Canadian surveys. Inflamm Bowel Dis 12 (8): 697–707

Garcia-Vega E, Fernandez-Rodriguez C (2004) A stress management programme for Crohn's disease. Behav Res Ther 42 (4): 367–383

Garrett VD, Brantley PJ, Jones GN, McNigth GT (1991) The relation between daily stress and Crohn's disease. J Behav Med 14: 87–96

Gomez-Gil E, Vidal A, Panes J, Jaen J, Peri JM, Fernandez-Egea E, Pique JM (2003) Relationship between patient's subjective stress perception and the course of inflammatory bowel disease. Gastroenterol Hepatol 26 (7): 411–416

Grace WJ, Pinsky RH, Wolff H (1954) Treatment of ulcerative colitis. Gastroenterol 26: 462

Groen J (1947) Psychogenesis and psychotherapy of ulcerative colitis. Psychosom Med 9: 151–174

Guassora AD, Kruuse C, Thomsen OO, Binder V (2000) Quality of life study in a regional group of patients with Crohn's disease. A structured interview study. Scand J Gastroenterol 35 (10): 1068–1074

Guthrie E, Jackson J, Shaffer J, Thompson D, Tomenson B, Creed F (2002) Psychological disorder and severity of inflammatory bowel disease predict health-related quality of life in ulcerative colitis and Crohn's disease. Am J Gastroenterol 97: 1994–1999

Han SW, McColl E, Barton JR, James P, Steen IN, Welfare MR (2005) Predictors of quality of life in ulcerative colitis: the importance of symptoms and illness representations. Inflamm Bowel Dis 11 (1): 24–34

Helzer JE, Chammas S, Norland CC, Stillings WA, Alpers DH (1984) A study of the association between Crohn's disease and psychiatric illness. Gastroenterology 86: 324–330

Hermann C, Buss V, Snaith P (1995) HADS-S-Hospital Anxiety and Depression Scale – Deutsche Version: Ein Fragebogen zur Erfassung von Angst und Depressivität in der somatischen Medizin. Huber, Bern

Hjortswang H, Jarnerot G, Curman B, Sandberg-Gertzen H, Tysk C, Blomberg B, Almer S, Strom M (2003) The influence of demographic and disease-related factors on health-related quality of life in patients with ulcerative colitis. Eur J Gastroenterol Hepatol 15 (9): 1011–1020

Höck R. Alltagsprobleme des Patienten mit Morbus Crohn und Colitits ulcerosa. Vortragsmanuskript (persönliche Korrespondenz), Vortrag am II. Bayerischen Arzt-Patienten-Tag der DCCV, Nürnberg, 25.7.1992

Janke KH, Klump B, Gregor M, Meisner C, Haeuser W (2005) Determinants of life satisfaction in inflammatory bowel disease. Inflamm Bowel Dis 11 (3): 272–286

Jantschek G, Zeitz M, Pritsch M, Wirsching M, Klor HU, Studt HH, Rasenack J, Deter HC, Riecken EO, Feiereis H, Keller W (1998) Effect of psychotherapy on the course of Crohn's disease. Results of the German prospective multicenter psychotherapy treatment study on Crohn's disease. German Study Group on Psychosocial Intervention in Crohn's Disease. Scand J Gastroenterol 33 (12): 1289–1296

Jones MP, Wessinger S, Crowell MD (2006) Coping strategies and interpersonal support in patients with irritable bowel syndrome and inflammatory bowel disease. Clin Gastroenterol Hepatol 4: 474–481

Keller W, Pritsch M, Von Wietersheim J, Scheib P, Osborn W, Balck F, Dilg R, Schmelz-Schumacher E, Doppl W, Jantschek G, Deter HC (2004) The German Study Group on Psychosocial Intervention in Crohn's Disease. Effect of psychotherapy and relaxation on the psychosocial and somatic course of Crohn's disease: main results of the German Prospective Multicenter Psychotherapy Treatment Study on Crohn's Disease. J Psychosom Res 56 (6): 687–696

Kraus MR (2000) Colitis ulcerosa. In: Csef H, Kraus MR (Hrsg) Psychosomatik in der Gastroenterologie. Urban & Fischer, München Jena, S 137–156

Künsebeck HW, Lempa W, Freyberger H (1987) Kurz- und Langzeiteffekte ergänzender Psychotherapie bei Morbus Crohn. In: Lamprecht F. Spezialisierung und Integration in Psychosomatik und Psychotherapie. Berlin, Springer, S 253–262

Kurina LM, Goldacre MJ, Yeates DGill LE (2001) Depression and anxiety in people with inflammatory bowel disease. J Epidemiol Community Health 55: 716–720

Langholz E, Munkholm P, Davidsen M (1994) Course of ulcerative colitis: analysis of changes in disease activity over years. Gastroenterology 107: 3–11

Levenstein S, Prantera C, Varvo V, Scribano ML, Andreoli A, Luzi C, Arca M, Berto E, Milite G, Marcheggiano A (2000) Stress and exacerbation in ulcerative colitis: A prospective study of patients enrolled in remission. Am J Gastroenterol 95 (5): 1213–1220

Levenstein S, Prantera C, Varvo V, Scribano ML, Berto E, Andreoli A, Luzi C (1994) Psychological stress and disease activity in ulcerative colitis: a multidimensional cross-sectional study. Am J Gastroenterol 89: 1219–1225

Lindberg E, Tysk C, Andersson K, Järnerot G (1988) Smoking and inflammatory bowel disease. A case control study. Gut 29: 352–357

Litcher-Kelly L, Stone AA (2005) Recall and momentary assessments of two self-report items from the Crohn's Disease Activity Index (CDAI). Psychosom Med A-75: 1621

Maeda S, Hsu LC, Liu H et al (2005) Nod2 mutation in Crohn's disease potentates NF-kappa B activity and IL-1beta processing. Science 307: 734–738

Mardini HE, Kip KE, Wilson JW (2004) Crohn's disease: a two-year prospective study of the association between psychological distress and disease activity. Dig Dis Sci 49 (3): 492–497

Martin A, Leone L, Castagliuolo I, Di-Mario F, Naccarato R (1992) What do patients want to know about their inflammatory bowel disease? Ital J Gastroenterol 24: 477–480

Maunder RG, Esplen MJ (2001) Supportive-expressive group psychotherapy for persons with inflammatory bowel disease. Can J Psychiatry 46 (7): 622–626

Mayberry MK, Probert C, Srivastava E, Rhodes J, Mayberry JF (1992) Perceived discrimination in education and employment by people with Crohn's disease: A case control study of educational achievement and employment. Gut 33: 312–314

Miehsler W, Weichselberger M, Offerlbauer-Ernst A, Dejaco C, Reinisch W, Vogelsang H, Machold K, Stamm T, Gangl A, Moser G (2004) Assessing the demand for psychological care in chronic diseases: Development and validation of a questionnaire based on the example of inflammatory bowel disease. Inflamm Bowel Dis 10 (5): 637–645

Milne B, Joachim G, Niedhardt J (1986) A stress management program for inflammatory bowel disease patients. J Advan Nurs 11: 561–567

Mitchell CM, Drossman DA (1987) Survey of the AGA membership relating to patients with functional disorders. Gastroenterology 92: 1282–1284

Mittermaier C, Dejaco C, Waldhoer T, Öfferlbauer-Ernst A, Miehsler W, Beier M, Tillinger W, Gangl A, Moser G (2004) Impact of depressive mood on relapse in patients with inflammatory bowel disease – a prospective 18 month follow up study. Psychosom Med 66: 79–84

Moser G (2003) Guidelines of the DGVS. Psychosomatic aspects of Crohn's disease. German Society of Digestive and Metabolic Diseases. Z Gastroenterol 41 (1): 50–51

Moser G, Drossman DA (2000) Managing IBD patients' concerns. In: Bayless TM, Hanauer SB (eds) Advanced therapy in inflammatory bowel disease, 2nd edn. Decker, Hamilton London, S 527–529

Moser G, Genser D, Tribl B, Vogelsang H (1995) Letter to the editor: Reply to „Psychological stress and disease activity in ulcerative colitis". Am J Gastroenterol 90 (10): 1904

Moser G, Jantschek G (2004) Psychosomatic [Diagnosis and Therapy of ulcerative Colitis: Results of an Evidence Based Consensus Conference by the German Society of Digestive and Metabolic Diseases and the Competence Network on Inflammatory Bowel Disease]. Z Gastroenterol 42 (9): 1038–1040

Moser G, Maier-Dobersberger Th, Vogelsang H, Lochs H (1993) Inflammatory bowel disease (IBD): Patients' beliefs about the etiology of their disease – a controlled study. Psychosom Med 55: 131

Moser G, Tillinger W, Sachs G, Genser D, Maier-Dobersberger Th, Spiess K, Wyatt J, Vogelsang H, Lochs H, Gangl A (1995) Disease related concerns – a study on outpatients with inflammatory bowel disease (IBD). Eur J Gastroenterol Hepatol 7: 853–858

Moser G, Tillinger W, Sachs G, Maier-Doberberger T, Wyatt J, Vogelsang H, Lochs H, Gangl A (1996) Relationship between the use of unconventional therapies and disease related concerns: a study of patients with inflammatory bowel disease. J Psychosom Res 40: 503–509

Moum B, Ekbom a. et al (1997) Clinical course during the 1st year after diagnosis in ulcerative colitis and Crohn's disease. Results of a large, prospective population-based study in south eastern Norway, 1990–93. Scand J Gastroenterol 32 (10): 1005–1012

Murray CD (1930) Psychogenic factors in the etiology of ulcerative colitis. Am J Dig Dis 180: 239–248

Mussell M, Bocker U, et al (2003) Reducing psychological distress in patients with inflammatory bowel disease by cognitive-behavioural treatment: exploratory study of effectiveness. Scand J Gastroenterol 38 (7): 755–762

Mussell M, Bocker U, Nagel N, Singer MV (2004) Predictors of disease-related concerns and other aspects of health-related quality of life in outpatients with inflammatory bowel disease. Eur J Gastroenterol Hepatol 16 (12): 1273–1280

Nielsen OH, Kirman I, Rudiger N et al (2003) Upregulation of interleukin-12 and -17 in active inflammatory bowel disease. Scand J Gastroenterol 38: 180–185

Nordin K, Pahlman L, Larsson K, Sundberg-Hjelm M, Loof L (2002) Health-related quality of life and psychological distress in a population-based sample of Swedish patients with inflammatory bowel disease. Scand J Gastroenterol 37 (4): 450–457

North CS, Alpers DH, Helzer JE, Spitznagel EL, Clouse RE (1991) Do life events or depression exacerbate inflammatory bowel disease? A prospective study. Ann Intern Medicine 114: 381–386

North CS, Clouse RE, Spitznagel EL, Alpers DH (1990) The relation of ulcerative colitis to psychiatric factors: a review of findings and methods. Am J Psychiatry 147: 974–981

Ogura Y, Bonene DK, InoharaN et al (2001) A frameshift mutation in NOD2 associated with susceptibility to Crohn's disease. Nature 411: 603–606

Pace F, Molteni P, Bollani S, Sarzi-Putini P, Stockbrugger R, Bianchi Porro B, Drossman DA (2003) Inflammatory bowel disease versus irritable bowel syndrome: a hospital-based, case-control study of disease impact on quality of life. Scand J Gastroenterol 38: 1031–1038

Patterson M (1964) An evaluation of the effectiveness of psychotherapy in the treatment of ulcerative colitis. Gastroenterology

Persson PG, Karlén P, Bernell O et al (1994) Chrohn`s disease and cancer: a population-based cohort study. Gastroenterology 107: 1675–1679

Persoons P, Demyttenaere K, Fischer B, Vandenberghe J, Van Oudenhove L, Rutgeerts P (2005) The Impact of mavor depressive disorder on the short and long-term outcome of Crohn's disease after treatment with anti-TNF-alfa (Infliximab): a prospective study. Psychosom Med A-76: 1082

Porcelli P, Leoci C, Guerra V (1996) A prospective study of the relationship between disease activity and psychologic distress levels in patients with inflammatory bowel disease. Scand J Gastroenterol 31: 792–796

Rachmilewitz D et al (1989) Coated mesalazine (5 – amino salicylic acid) versus sulphasalazine in the treatment of active ulcerative colitis: a randomised trial. Br Med J 298: 82–86

Riley SA, Mani V, Goodman MJ, Lucas S (1990) Why do patients with ulcerative colitis relapse? Gut 31: 179–183

Robertson DAF, Ray J, Diamond I, Edwards JG (1989) Personality profile and affective state of patients with inflammatory bowel disease. Gut 30: 623–626

Rubin GP, Hungin AP, Chinn DJ, Dwarakanath D (2004) Quality of life in patients with established inflammatory bowel disease: a UK general practice survey. Aliment Pharmacol Ther 19: 529–535

Rutgeerts P, Geboes K, Vantrappen, G (1990) Predictability of the postoperative course of Crohn`s disease. Gastroenterology 99: 956–963

Saibeni S, Cortinovis I, Beretta L, Tatarella M, Ferraris L, Rondonotti E, Corbellini A, Bortoli A, Colombo E, Alvisi C, Imperiali G, de Franchis R (2005) Gruppo di Studio per le Malattie Infiammatorie Intestinali. Gender and disease activity influence health-related quality of life in inflammatory bowel diseases. Hepatogastroenterology 52(62): 509–515

Salem SN, Shubair KS (1967) Non-specific ulcerative colitis in Bedouin Arabs. Lancet 1: 473–474

Sartor RB (1994) Cytokines in intestinal inflammation: pathophysiological and clinical considerations. Gastroenterology 106: 533–539

Schmid M, Fellermann K, Wehkamp J et al (2004) The role of defensins in the pathogenesis of chronic-inflammatory bowel disease. Z Gastroenterol 42: 333–338

Schwarz SP, Blanchard EB (1991) Evaluation of psychological treatment for inflammatory bowel disease. Behav Res Ther 29: 167–177

Shaw L, Ehrlich A (1987) Relaxation training as a treatment for chronic pain caused by ulcerative colitis. Pain 29(3): 287–293

Siegler I, Levenstein S, Feaganes JR, Brummett BH (2000) Personality before and after illness onset among patients with inflammatory bowel disease: a controlled, prospective study. Psychosom Med 62: A151

Simren M, Axelsson J, Gillberg R, Svedlund J, Björnsson ES (2002) Quality of life in inflammatory bowel disease in remission: The impact of IBS-like symptoms and associated psychological factors. Am J Gastroenterol 97: 389–396

Steiner-Grossman P (1995) The approach to the inflammatory bowel disease family. In: Kirsner JB, Shorter RG (eds). Inflammatory Bowel Disease. (fourth edition) Williams Wilkins 985–994

Stowe SP, Redmond S, Stormont M et al (1990) An epidemiologic study of inflammatory bowel disease in Rochester, NY-hospital incidence. Gastroenterology 98: 104–110

Sörensen VZ, Olsen BG, Binder V (1987) Life prospects and quality of life in patients with Crohn's disease. Gut 28: 382–385

Sullivan AJ, Chandler CA (1932) Ulcerative colitis of psychogenic origin: report of six cases Yale. J Biol Med 4: 779–786

Sutherland IR, Ramcharan S, Bryant H, Fick G (1990) Effect of cigarette smoking on recurrence of Crohn`s disease. Gastroenterology 98: 1123–1128

Tamboli CP, Neut C, Desreumaux P et al (2004) Dysbiosis in inflammatory bowel disease. Gut 53: 1–4

Tarter RE, Switala J, Carra J, Edwards KL, Van Thiel DH (1987) Inflammatory bowel disease: psychiatric status of patients before and after disease onset. Int J Psychiatry Med 17: 173–181

Timmer A, Goebell H (1999) Incidence of ulcerative colitis, 1980–1995 – a prospective study in an urban population in Germany. Z Gastroenterol 37: 1079–1084

Tozawa K, Hanai H, Sugimoto K, et al (2003) Evidence for the critical role of interleukin-12 but not interferon-gamma in the pathogenesis of experimental colitis in mice. J Gastroenterol Hepatol 18: 578–587

Travis SPL, Stange EF, Lémann M, Öresland T, Chowers Y, Forbes A, D'Haens G, Kitis G, Cortot A, Prantera C, Marteau P, Colombel J-F, Gionchetti P, Bouhnik Y, Tiret E, Kroesen J, Starlinger M, Mortensen NJ for the European Crohn's and Colitis Organisation (ECCO) (2006) European evidence based consensus on the diagnosis and management of Crohn's disease: current management. Gut 55 [Suppl 1]: i16–i35

von Wietersheim J, Overbeck A, Kiel K, Kohler T, Jantschek G, Feiereis H (1994) The significance of recurrence – inducing events for patients with chronic inflammatory bowel diseases. Results of a prospective longitudinal study over three years. Psychother Psychosom Med Psychol 44: 58–64

Wehkamp J, Harder J, Weichenthal M, et al (2004) NOD2 (CARD15) mutations in Crohn's disease are associated with diminished mucosal alpha-defensin expression. Gut 53: 1658–1664

Wietersheim J, Kessler H (2006) Psychotherapy with chronic inflammatory bowel diseases in patients: A review. Inflamm Bowel Dis 12: 1175–1184

Wittkower E (1938) Ulcerative colitis, personality studies. Br Med J 2: 1356–1360

Wyatt J, Vogelsang H, Hubl W, et al (1993) Intestinal permeability and the prediction of relaps in Crohn's disease. Lancet 341: 1437–1439

Zigmond AS, Snaith RP (1983) The hospital anxiety and depression scale. Acta Psychiatrica Scand 67: 361–370

11.1

SICHT DER BETROFFENEN

Leben mit Morbus Crohn

Thomas Feichtenschlager

M. Crohn ist eine derzeit unheilbare, chronische Erkrankung. Die Ursache ist unbekannt. Wahrscheinlich sind es mehrere Komponenten, die gleichzeitig auftreten müssen, damit die Krankheit ausbricht. Die Wertigkeit der Psyche als Krankheits- oder Schubauslöser differiert, je nach persönlichem Blickwinkel und auch medizinhistorisch. Die Effektivität einer Psychotherapie zur Behandlung eines Morbus Crohn ist nicht unumstritten. Unumstritten sind die negativen Einflüsse einer chronischen Erkrankung auf die Psyche. Die PatientInnen in oder nach Therapie sind meist sehr zufrieden. Als Betroffener stellt sich mir die Frage, wann ist sie indiziert? Wenn man meine Sicht erfragt, was erwartet der Leser? Die Erfahrung mit der Krankheit? Mit der Therapie? Mit der Psychotherapie? Traumatisierungen durch Krankheit, Diagnostik, Operationen, Umfeld? Meine Krankheitsentstehungstheorie? Meine Strategien zur Krankheitsbewältigung? Und habe ich welche?

Anbieten werde ich nur meinen Krankheitsverlauf mit Fakten und Befindlichkeiten. Mein Privatleben bleibt trotz relevanter Einflüsse ausgespart, meine Intimsphäre bleibt bewahrt.

Die Fakten. Wie der Crohn begann ..., bis jetzt

Anfänglich nicht Besorgnis erregend, doch innerhalb weniger Monate so heftig, dass die Erkrankung sehr schnell richtig erkannt wurde. In den ersten Jahren hätte man den Verlauf als chronisch aktiv bezeichnet, dieser Ausdruck war mir allerdings damals nicht bekannt. In dieser Phase war ich so gut wie nie beschwerdefrei, hatte ständig Schmerzen, Durchfall, war untergewichtig und anämisch. Ohne wesentliches ärztliches Zutun – ich werde später noch darauf zurückkommen – kam es nach ca. drei Jahren zu einer deutlichen Verbesserung und rückblickend würde ich den nun erreichten Zustand besser als nur passabel beschreiben. Doch plötzlich kam es zu einer Komplikation – es bildete sich ein Abszess im rechten Unterbauch aus. Nach einer Inzision entwickelte ich meine erste Fistel zur Bauchdecke. Daraus resultierte meine erste Operation mit Darmresektion. Schon wenige Wochen nach dem Eingriff hatte ich das Gefühl gesund zu sein. Ab diesem Zeitpunkt würde ich meinen Krankheitsverlauf nicht mehr als chronisch aktiv, sondern schubhaft bezeichnen. Nun war ich quasi gesund, unterbrochen von mehr oder weniger langen

Phasen des Krankseins oder je nach Betrachtungsweise auch umgekehrt. Die zweite Darmresektion war wiederum indiziert, weil ich an zwei Stellen zur Bauchdecke Fisteln entwickelte. Das Fördervolumen war so groß, dass ich die beiden Fisteln mit einem Stoma versorgte, um überhaupt mobil zu sein. Mein behandelnder Chirurg setzte alles daran einen konservativen Verschluss der Fisteln zu erreichen, inklusive drei Wochen total parenteraler Ernährung. Als er zum Skalpell griff, war ich sehr erleichtert. In den folgenden sechs Jahren habe ich meinen Crohn praktisch nicht wahrgenommen. Mehrmalige Fieberschübe bis über 40°C waren Grund für eine neuerliche Abklärung meines Darms. Der Dünndarm vor der Anastomose war hochgradig verengt, wahrscheinlich innere Fisteln und das Colon bis zur linken Flexur war ein starres, vermutlich funktionsloses Rohr. Der Befund war wesentlich schlechter im Vergleich zur Erstdiagnose, mein allgemeines Befinden mit Ausnahme der Fieberschübe ungleich besser. Eigentlich fühlte ich mich überhaupt nicht krank. Auch meine Laborbefunde waren perfekt. Doch ich bildete wiederum eine Fistel aus. Diesmal aber mit spontanem Verschluss nach wenigen Monaten.

Die Stenose verschwand leider nicht. In unregelmäßig weiten Abständen kam es zu Subileusattacken mit heftigen Schmerzen und Erbrechen. Nach wenigen Tagen war ich wieder vollständig beschwerdefrei. Anfänglich war ich überzeugt, den jeweiligen Grund für die Attacke zu wissen, als ich aber keine Zusammenhänge mehr erkennen konnte, entschloss ich mich zur bislang letzten Operation, sieben Jahre nach Diagnose der Engstelle. Seither bin ich beschwerdefrei. Eine zwischenzeitlich durchgeführte Darmuntersuchung war unauffällig. Eine neuerliche habe ich in Kürze geplant.

Und die Befindlichkeiten ...

Die ersten Beschwerden traten etwa am Ende des ersten Semesters meines Medizinstudiums auf. Erste Prüfungen hatte ich erfolgreich abgelegt. Zwar war ich sehr konsequent beim Lernen, fühlte mich aber nicht überfordert, besonders gestresst oder könnte sonstige Turbulenzen nennen, die ich damals als auslösende Faktoren bezeichnen könnte. (*Anders als einige meiner PatientInnen, die sofort eine Theorie der Krankheitsentstehung beim ersten Gespräch präsentieren.*) Meine ersten Beschwerden waren Durchfall, Bauchmerzen und Gewichtsverlust. Ich war überhaupt nicht beunruhigt. Ich hatte auch bis dahin niemals Probleme mit meinem Gastrointestinaltrakt. Ich suchte die Hausärztin auf, die überwies mich zum Magenröntgen, da sie die Abdominalschmerzen höher bewertete als den Durchfall. Ein Zwölffingerdarmgeschwür war Erklärung genug für meine Beschwerden und die Cimetag-Kur half ein wenig. Während eines sechswöchigen USA-Aufenthaltes, den ich keinesfalls stornieren wollte, verschlechterte sich mein Zustand deutlich.

Unmittelbar nach meiner Heimkehr wurde ich stationär aufgenommen und machte so richtig Bekanntschaft mit der Medizin und ihren Protagonisten. Viele Fragen wurden gestellt, wenige Informationen gab es über Untersuchungen. Die Aufklärung darüber erfolgte von MitpatientInnen, und aus Rücksicht auf mich „jüngsten Kollegen" wurden die unangenehmen Untersuchungen schöngeredet und verharmlost.

Die Diagnose wurde aber sehr rasch gestellt. Noch traumatisiert von Gastro, Irrigo etc., wurde mir mitgeteilt, ich hätte Morbus Crohn, eine chronische Entzündung am Übergang vom Dünndarm zum Dickdarm. Aufgrund einer Engstelle musste eine Operation durchgeführt werden.

Vollkommen naiv, dachte ich mir, eine Operation wird in Vollnarkose durchgeführt, ist daher eine völlig schmerzfreie Angelegenheit: Man schläft krank ein und erwacht gesund. Da sich die Engstelle intraoperativ nicht so ausgeprägt wie im Röntgen darstellte, entschied sich der Chirurg nur zur Appendektomie und gleichzeitig zur Cholezystektomie aufgrund eines Steines. Der entzündete Darm verblieb aber. Jetzt hatte ich Schmerzen von der OP und vom Crohn, aber eine völlig insuffiziente analgetische Therapie mit Novalgin. Dazu kam ein Harnkatheter, eine Magensonde, ein Drain aus dem Bauch und ich konnte ausnahmslos nur am Rücken liegen. Es war ein Höllentrip. Bis es mir halbwegs menschlich ging, dauerte es fünf oder sechs endlose Tage und viel endlosere Nächte. Zu weitreichenden Schlüssen und Folgerungen war ich damals nicht fähig. Nach einigen Monaten und dem Nachlassen einer kurzfristig sehr wirksamen Steroidtherapie, bekam ich manchmal nur für wenige Minuten Panik und Schweißausbrüche, bei dem Gedanken nochmals eine Operation über mich ergehen lassen zu müssen. (Meine zweite Operation war übrigens genau so, wie ich sie mir in meinen schlimmsten Träumen vorgestellt habe. Eigenartigerweise hatte ich ab diesem Zeitpunkt keine Angst mehr vor weiteren Eingriffen.)

Meine erste Steroidbehandlung war ein voller Erfolg – euphorisch, schmerzfrei, kein Durchfall, Appetit, Gewichtszunahme – aber nur wenige Wochen nach Absetzen meldete sich der Crohn zurück. Der zweite Stoß war lange nicht so effektiv und mein Vertrauen in die Medizin dahin. Mein Gesundheitszustand verschlimmerte sich rasch, um dann lange Zeit konstant schlecht zu bleiben. Kurioserweise studierte ich nicht rasend schnell, jedoch ohne gröbere Verzögerungen genau jene Wissenschaft, der ich kein Vertrauen entgegenbrachte. Immer wieder musste ich mich fragen, ob ein Weiterstudieren sinnvoll ist, ohne die Gedanken an etwaige Alternativen weiter zu spinnen. Die Hausärztin ließ mir ausrichten, meine Erkrankung sei „psychisch bedingt". Für mich klang das wie: „selber schuld". Einerseits stritt ich ihr zu jener Zeit jegliche Kompetenz bezüglich M. Crohn ab, andererseits war ich schon getroffen und irgendwie befand ich mich in einer Verteidigungsposition, beziehungsweise in einer Situation, meine psychische Gesundheit zu beweisen. In dieser Phase der chronischen Aktivität wurden auch die meisten guten Tipps und Ratschläge an mich herangetragen. Gestern noch musste ich jemanden erklären wie M. Crohn buchstabiert wird, tags darauf wusste er schon, wer der beste Arzt für diese Art von Erkrankung sei, ausgeschnipselte Artikel aus bunten Illustrierten über Wunderdrogen wurden mir unter die Nase gerieben, etc.

Irgendwann war ich dann doch weichgeklopft, und habe eine zweite Meinung eingeholt, mehr um den Angehörigen einen Gefallen zu tun, nicht weil es mir ein inneres Bedürfnis war. Ich war an diesem Tag in schlechter Verfassung – physisch und psychisch. Ich legte meine Befunde vor und sprach über meine Beschwerden. Resümee: Alle Untersuchungen müssen wiederholt werden, um eine optimale Therapie zu finden. Ich verließ die Ordination mit der Gewissheit, nie wieder zurückzukehren. Zu jener Zeit gab es Kortison und Salazopyrin oder Operation und meine Diagnose stand klipp und klar fest. Was sollte diese neue Durchuntersuchung für Erkenntnisse bringen? Mein Misstrauen in die Schulmedizin war weiter gefestigt. Und meine psychische Verfassung schlecht. Auch in jene Periode musste meine erste und einzige aktive Erfahrung mit Alternativmedizin fallen. Ich habe mich zu einer F.X. Mayr-Diät breitschlagen lassen. Das Konzept des Arztes war nicht unklug: Bei jedem Ordinationstermin einen kleinen zusätzlichen Ratschlag, aber nie zwei! Ich habe aber wichtiges Basiswissen für meine künftigen PatientInnen gesammelt, dass nämlich ein Mensch mit Untergewicht mehr Nahrung braucht, als nur Milch und Semmeln, dass Abführmittel, sprich Bittersalz, für die Therapie einer Durchfallerkrankung ungeeignet ist und, dass diese Erkenntnisse mit etwas Hausverstand billiger zu haben gewesen wären.

Rückzug wurde nun mehr und mehr meine Strategie. Ich versuchte, alle Beschwerden zu überspielen. Menschen, die ich nun kennen lernte, verschwieg ich mein Kranksein. Kontakte mit der Schulmedizin vermied ich so gut es ging. Aufgrund einer hochgradigen Eisenmangelanämie (sowohl mein Serumeisen als auch mein Hämoglobin waren damals einstellig) ließ ich mir einmal wöchentlich eine Eiseninjektion geben. Das war die einzige Maßnahme, an die ich wirklich glaubte. Meine sozialen Kontakte waren aber nicht wesentlich eingeschränkt. Nach etwa zwei bis drei Jahren chronisch aktiven Verlaufes kam es zu einer relativ raschen und deutlichen Verbesserung, ohne Mithilfe der Medizin oder irgendwelcher anderen Veränderungen in meinem Umfeld. Meine Erkrankung wechselte von einem chronisch aktiven in einen schubhaften Verlauf. Davor war es mir nicht möglich, irgendwelche emotionalen oder psychischen Einflüsse mit meinem Befinden in Verbindung zu bringen, da es mir ja eigentlich dauernd schlecht ging. Nun war es anders. Auch bei nur kurzfristigen und leichten Symptomen, schoss mir alles durch den Kopf, was so auf mich zukommen könnte. Und ich begann darüber nachzudenken, was nun eine Verschlechterung ausgelöst haben könnte, und die Liste der möglichen Ursachen war und ist lang: Probleme, Stress, Ernährung, Rauchen, usw., usw. Als dann wirklich eine dramatische Verschlechterung eintrat, nämlich ein Abszess, war dieses Kausalitätsbedürfnis besonders groß.

Der erste schwere Schub kam mit massiven Schmerzen nachts, danach wuchs langsam eine schmerzhafte Resistenz im meinem rechten Unterbauch. Der Ultraschall versagte und die Entzündungswerte waren normal. Doch nach einer Rötung der Haut war kein Zweifel mehr, ein Abszess hatte sich gebildet! Vor der Operation wollte sich der Chirurg nicht auf sein Vorgehen festlegen. Von der Narkose erwartete ich schlimmes Erwachen mit einigen Tagen des Grauens. Doch der erste Eingriff war eine schlichte Inzision in Narkose, aber unmittelbar danach wähnte ich mich gesund, hatte aber ein Loch im Bauch, aus dem noch stinkender Eiter floss. „Wann wird das wieder zugenäht?" war meine Frage beim ersten Verbandswechsel. „Gar nicht, das muss von alleine zuheilen!" (Mein Pathologierigorosum hatte ich bereits erfolgreich abgelegt, aber über Fisteln zur Bauchdecke und deren Behandlung wusste ich nichts.) Eine Mischung aus Staunen und Entsetzen machte sich breit, vor allem sollte ich mit diesem Loch nach Hause gehen, selbst verbinden und nur zeitweise zu Kontrollen kommen. Das Fördervolumen war klein, das Verbinden keine Hexerei und so habe ich mit einer Fistel eine Famulatur auf einer Gastroenterologie ohne Fehltag absolviert. Das Zuwarten kostete meine Nerven, da ich keine Fortschritte erkennen konnte. Im Gegenteil, eine Verschlechterung mit Ausbildung eines zweiten Abszesses gab den Anstoß für die Resektion.

Wie ich schon erwähnt habe, war die Operation schrecklich, aber danach fühlte ich mich erstmals seit sechs Jahren Krankheit gesund. Meine Operationsängste waren verflogen und alle Fachrichtungen und Medikamente erschienen läppisch im Vergleich zur Heilkraft der Chirurgie. Mein Vertrauen in die Medizin war wieder hergestellt, mit einem kleinen Rückschlag.

Bisher wurde ich fast ausschließlich in einem kleinen Ordensspital behandelt. Nun wurde mir nahe gelegt, doch ein hochspezialisiertes Zentrum aufzusuchen. Zu meinem Termin um acht Uhr früh erschien ich mit druckfrischem Laborbefund. Dort erwartete mich eine Schwester am Anmeldeschalter im Befehlston: „Blutabnahme in Raum fünf! Becher für den Harn in der Toilette abstellen!“ Mein Protest war sinnlos, mein auswärtiger Laborbefund wertlos. Denke ich daran zurück, bekomme ich noch heute Aggressionen und ärgere mich über mich selbst, dass ich nicht sofort gegangen bin. Schon gegen dreizehn Uhr sprach die Kapazität zu mir: „Obwohl es Ihnen gut geht, ist die Erhebung eines genauen Darmstatus unumgänglich!“ Ich habe sie umgangen.

Über eine Freundin erfuhr ich von der Gründungsveranstaltung einer Selbsthilfegruppe für CED. Zum ersten Mal hatte ich Kontakt mit anderen Crohn- und Colitiskranken. Bei diesem Treffen war ich hauptsächlich mit Schauen und Zuhören beschäftigt, ja fast überfordert, wurde aber gleich mit irgendeiner kleinen Funktion betraut. Ich bin auch heute noch aktives Mitglied. Man spricht dort vieles aus, was man selbst bisher nicht verbalisiert hat, wie Toilettensuche, Angst vor Inkontinenz oder Stoma, vor Operationen oder Medikamentennebenwirkungen etc. Etwas überspitzt gesagt, war/ist man hier als Außenseiter Insider.

Ein Jahr später promovierte ich. Die Wartezeit auf den Turnus war alles andere als unproblematisch. Es kam ein schwerer Schub. Diesmal entwickelten sich in kurzen Abständen zwei Fisteln, abermals zur Bauchdecke. Ich wurde zum Stomaträger, da massenhaft Stuhl floss. Mein Chirurg, ein unverbesserlicher Optimist, ging wieder konservativ vor, er wartete ab. Ist man unerfahren in der Stomaversorgung und hat man eine Fistel zum Dünndarm, ist der Tagesablauf noch mehr darmgesteuert als sonst. Die zweite Fistelöffnung lag unmittelbar neben der ersten und verlangte großes handwerkliches Geschick bei der Verklebung. „Hält das Stoma oder hält es nicht?“ ward zur wichtigsten Frage. Wenn man merkt, dass sich ein Dünndarmstoma löst, ist es in wenigen Minuten undicht. Einzige Chance ist eine penible Reinigung der Stomaumgebung und Anbringen eines neuen Beutels. Das ist zuhause kein Problem, doch dort hält es immer. Also verlässt man das Haus mit Reserven an Stomaversorgung und angespannt, weil die Katastrophe jederzeit eintreten kann.

Da Abwarten nichts brachte, setzte mein Arzt auf TPE (totale parenterale Ernährung), das bedeutete für mich drei Wochen nur Tee und Infusionen, bei sehr großem Appetit, weil ich ja eigentlich beschwerdefrei war. Denn körperlich ging es mir, wie nach jeder Inzision, hervorragend. Anstatt depressiv und mürrisch zu werden, machte mich das Fasten eher euphorisch, so wie meine allgemeine Stimmungslage sehr gut war. Schlussendlich wurde das Fördervolumen größer und die Haut um die Fisteln war vom aggressiven Dünndarmstuhl so stark entzündet, dass ich doch operiert wurde. Erstmals erhielt ich postoperativ Morphine, was eine Wohltat war. Guter Dinge verließ ich das Krankenhaus.

Eintritt ins Berufsleben = Wechsel der Fronten

Ich war in Wien auf der Warteliste und habe mich in einigen Krankenhäusern in Niederösterreich beworben. Zweimal kam es zu einem Vorstellungsgespräch, dabei wurde mir einmal klipp und klar gesagt, dass man aufgrund meiner chronischen Erkrankung meine Bewerbung nicht berücksichtigen wird. Verschweigen wollte ich meinen Crohn nicht, und meine Operationsnarben konnte ich sowieso nicht wegleugnen oder als Folge einer komplizierten Appendektomie hinstellen. In Wien bekam ich zwar einen Vertrag, allerdings befristet für ein Jahr („Wer waaß scho, ob sie des schaffn!"). Die Freude über einen Turnusplatz ließ die Diskriminierung vergessen – ich glaube jetzt wurmt mich das mehr als damals. Aber das Nichtverheimlichen meiner Krankheit war jetzt positiv. Da ich zufällig auf einer Gastroenterologie im Turnus war und es bekannt war, dass ich mich für CED besonders interessierte, bekam ich eine Ausbildungsstelle auch mit dem Auftrag, eine Ambulanz für CED zu etablieren.

Mein Crohn war für ca. sechs Jahre in Remission. Dann traten die ersten Fieberschübe auf. Nach den vorliegenden Befunden einer Durchuntersuchung, stand fest, dass der Crohn unbemerkt aktiv geblieben war. Eine langstreckige Stenose im Bereich der Anastomose mit Entzündung im neoterminalen Ileum und auch im anschließenden Kolon hatte sich ausgebildet. Der Befund war schlechter als je zuvor.

Die ersten Selbstbehandlungsversuche begannen. Es war ungemein praktisch, da ich niemanden über mein Ansprechen oder Nichtansprechen berichten musste. Leider war eher letzteres der Fall. Denn nach einer Gastroenteritis entwickelte ich wieder einen Abszess zur Bauchdecke. Es war ein absolut psychisches Tief und verbunden mit einem Blackout, denn trotz der Befürchtung, einen Abszess zu entwickeln, habe ich den bevorstehenden Griechenlandurlaub nicht abgesagt, dort aber prompt einen bekommen. Nach spontaner Eröffnung ging es mir wie immer dramatisch besser. Meine Frau war allerdings schwer geschockt. Sie sah mich schon in einem Krankenhaus auf Kreta verkommen. Beide kamen wir heilfroh nach Österreich zurück. Nach der spontanen Eröffnung hatte ich die Fistel an alter, gewohnter Stelle, aber diesmal mit sehr geringer Sekretion. Ich war zwar felsenfest von der Notwendigkeit einer Operation überzeugt, doch diesmal setzte ich alles daran, einen konservativen Verschluss zu erzielen. Kortison und Antibiotika, alleine oder in Kombination, halfen nicht. Nach wenigen Monaten begann ich alle Medikamente rasch auszuschleichen und war bereit für die nächste Operation. Innerhalb weniger Tage verschloss sich die Fistel dauerhaft. Dies ist mir bis heute ein Mirakel. Und es ging mir wieder gut – meistens. Denn es kam zuerst in großen, dann in immer kürzeren Abständen zu Subileusattacken. Manchmal war ein Jahr oder länger Ruhe. Immer glaubte ich die Ursache für den Verschluss zu kennen: Diätfehler!? Zweimal erwischte es mich im Ausland, einmal im Dienst und zwei- oder dreimal ließ ich mich für wenige Tage aufnehmen. Das hat sich in einem Zeitraum von sechs Jahren abgespielt! Wenn ich meine PatientInnen auf ein Medikament zur Immunsuppression einstelle, habe ich ein starres Schema der Laborkontrollen. Ich kam aber nicht auf die Idee, diese Untersuchungen auch bei mir durchzuführen. So schluckte ich Imurek und nach wenigen Wochen hatte ich leichte Oberbauchschmerzen, also pausierte ich, um nochmals zu beginnen. Obwohl schon nach der ersten Einnahme die gleichen Symptome auftraten, schöpfte ich keinen Verdacht. Ich stieg auf Puri-Nethol um und das Spiel begann von vorne. Nach einem Reexpositionsversuch mit Puri-Nethol ließ ich mich zu einer Laborkontrolle hinreißen. Dass ich eine medikamenteninduzierte Pankreatitis hatte, brauche ich nicht weiter erwähnen.

Aber zuletzt hatte ich keine Ahnung mehr, was den Verschluss verursachte.

Also blieb nur die Operation. Als etwa acht Tage nach dem Eingriff ein wenig Eiter aus der Wunde trat, traf mich fast der Schlag

und der innere Film mit dem Titel „Abszess – Fistel – Zuwarten – Zuwarten – OP" wurde abgespult. Gott sei Dank war es nur eine Wundinfektion und einen Tag vor Weihnachten schloss sich die Wunde. Das war ziemlich genau vor sieben Jahren. Seither sind alle Kontrollen unauffällig. Die Kolik, die ich ein Jahr später plötzlich in der Ambulanz bekam, wurde zu meiner großen Erleichterung von einem prävesikalen Nierenstein verursacht.
Nun bin ich mit meinem Bericht in der Gegenwart angekommen. Derzeit werde ich kaum daran erinnert, chronisch krank zu sein, aber es ist mir stets bewusst, weil die Krankheit ihre „Fußabdrücke" in meinem Leben hinterlassen hat. Unterschlagen habe ich die „Fußabdrücke" meiner Persönlichkeit, meiner Psyche, meiner Emotionen im Krankheitsverlauf. Aber man muss wahrscheinlich nicht unbedingt zwischen den Zeilen lesen können, um zu erkennen, dass begleitende psychotherapeutische Maßnahmen bei mir wohl zu verschiedenen Zeitpunkten durchaus angebracht gewesen wären, vielleicht in Form einer Kriseninterventіon, einer Familientherapie, einer Verhaltenstherapie und vielleicht einer Psychoanalyse. Und warum habe ich nie eine psychotherapeutische Hilfe in Anspruch genommen? Ich kann die Frage nicht wirklich gut beantworten, aber ich glaube, in den Phasen meines Lebens, in denen ich am meisten davon profitiert hätte, hat niemand die richtigen und klaren Worte gefunden, mir diese Hilfestellung anzubieten. Verschleierte Andeutungen habe ich nicht oder falsch verstanden.
Und finde ich diese Worte zum richtigen Zeitpunkt bei meinen PatientInnen? Die Kunst ist es, das zu können, ich befinde mich aber noch im Stadium des Bemühens. Viele meiner PatientInnen wissen, dass ich ein Betroffener bin, einige fragen mich auch, wie es mir damit geht. Manche meinen dann auch, als Kranker kann ich daher auch mit Gewissheit einschätzen, wie es ihnen psychisch geht – doch oft habe ich keine Ahnung wie ich mich selbst fühle.

Österreichische Morbus Crohn-Colitis ulcerosa Vereinigung ÖMCCV

Die ÖMCCV ist eine Initiative zur Selbsthilfe von PatientInnen für PatientInnen mit chronisch entzündlichen Darmerkrankungen. Sie ist eine Vereinigung, deren Tätigkeit nicht auf Gewinn gerichtet ist und versucht, durch ihre Arbeit das Verständnis der Öffentlichkeit für die Anliegen und Probleme der Erkrankten zu erwecken und zu fördern.
Ihr Zweck ist, das Los der an Morbus Crohn oder Colitis ulcerosa Erkrankten zu lindern, Hilfe zur Selbsthilfe zu geben und damit dem Einzelnen zu mehr Lebensqualität zu verhelfen.
Denn Betroffene brauchen neben der kompetenten Hilfe des Arztes auch das Gespräch mit anderen Erkrankten, um die Krankheit zu akzeptieren und die damit verbundenen familiären und sozialen Probleme bewältigen zu können. Nicht zuletzt beugt der Kontakt mit ebenfalls Betroffenen einer möglichen gesellschaftlichen Isolation vor, da Ängste durch das Ansprechen noch immer tabuisierter Themen abgebaut werden.

Für mehr Informationen:
www.oemccv.at oder
ÖMCCV, Obere Augartenstraße 26–28,
1020 Wien,
Telefon: 01/333 06 33

12

Psychische Aspekte bei gastrointestinalen Endoskopien

Gerlinde Weilguny

Zusammenfassung

Eine Endoskopie stellt für viele PatientInnen ein außergewöhnliches Ereignis dar. Angst, Scham, Stress und Sucht beeinflussen ihr Gefühlsleben je nach Konstitution mehr oder weniger. Ursachen, Ausprägung, Messinstrumente und Einflussfaktoren der Angst werden genauer besprochen.
Positiv abgelaufene Voruntersuchungen, freundliches, Kompetenz ausstrahlendes Personal und Aufklärung wirken nur begrenzt beruhigend. Die meisten PatientInnen verlangen nach einer Sedierung.
Alternativ oder ergänzend zu Sedativa wurden verschiedene Methoden zur Angstreduktion, wie spezielle Aufklärung, Musiktherapie, Entspannungstechniken und Hypnose untersucht. Wie brauchbar und wirksam diese Praktiken sind, wird anhand von Literaturvergleichen aufgezeigt.
Als Endoskopieschwester, aufmerksame Beobachterin und an Psychologie interessierter Laiin möchte ich publiziertes Wissen zu psychischen Phänomenen bei EndoskopiepatientInnen diskutieren, aber dazu auch Beobachtungen und Gedanken aus meiner Berufserfahrung einfließen lassen.

Allgemeine psychologische Einflussfaktoren bei der Endoskopie

Endoskopie ist ein tiefer Eingriff in die Intimsphäre eines Menschen: Ein bedrohlich wirkender schwarzer Schlauch wird zu Betrachtungszwecken in einen Teil des Körpers, den man meist selbst noch nie gesehen hat, eingeführt. Womöglich wird bei dieser Untersuchung auch eine Behandlung nötig. Welche Gefühle entstehen werden, wenn man sich dem Eingriff zum ersten Mal unterzieht, ist ungewiss: Wird es unangenehm oder schmerzhaft sein? Die UntersucherInnen könnten eine folgenschwere Diagnose stellen, etwas übersehen oder missdeuten. Sie könnten unerfahren, unkonzentriert oder unvorsichtig sein. Eine Komplikation könnte auftreten oder man könnte durch einen Hygienefehler infiziert werden. Diese Ungewissheit erzeugt Angst. Man muss sich eventuell nackt ausziehen, schwitzt, erbricht, verliert Harn oder Stuhl. Das mag peinlich sein und verursacht – individuell unterschiedlich – ebenfalls Angst und Scham.
Selten gibt es aber auch PatientInnen, die statt mit der üblichen ängstlichen Zurückhaltung, mit einer beinahe masochistischen Einstellung zur Endoskopie gehen, manchmal sogar versuchen, sich häufiger endo-

skopieren zu lassen, als medizinisch sinnvoll ist (Krankheitsgewinn und Zuwendung durch Eingriffe, Münchhausen-Syndrom). Dies trifft in vermehrtem Umfang auf rektale Untersuchungstechniken zu, die offensichtlich Menschen mit dem Drang nach rektaler Stimulation besonders anziehen.
Zusätzlich belasten die PatientInnen – vor, während und nach der endoskopischen Prozedur – eine Reihe von unangenehmen Begleiterscheinungen: Probleme mit dem Untersuchungstermin, Erzählungen von negativen Erfahrungen bei Endoskopien, die mühselige Vorbereitung zu den diversen Eingriffen (Nüchternheit, Darmreinigung), eine ungewohnte Umgebung oder lange Wartezeiten. Hektik und Personalmangel können dazu führen, dass sich die PatientInnen nicht mehr als individuelle Persönlichkeiten, mit eigenen Bedürfnissen, wahrgenommen fühlen.
Ein spezielles Problem in der Endoskopie, wenn BehandlerInnen und EndoskopikerInnen nicht ident sind, stellt die Aufklärung und das Wissen um den Informationsstand von PatientInnen mit schweren, unheilbaren Krankheiten dar. Es ist schwierig, wenn die EndoskopikerInnen über einen Eingriff aufzuklären haben, der das Wissen um die hoffnungslose Situation verlangt, aber unklar ist, wie viel die PatientInnen davon bereits wissen (z. B. Endoprothetik von malignen Stenosen). Es ist ebenso unangenehm, wenn die PatientInnen nach einer Endoskopie mit offensichtlich schwerwiegendem Ergebnis Aufklärung verlangen, die EndoskopikerInnen aber weder der Histologie noch den HauptbehandlerInnen vorgreifen wollen.
Information und Aufklärung wird von PatientInnen in der Situation unmittelbar vor der Endoskopie oft vergessen oder verzerrt erlebt. Deshalb wird heute die Aufklärung am Tag vor der Endoskopie favorisiert.

Endoskopie und Angst

Definition

Angst wird wissenschaftlich als ein auf die Zukunft bezogener Gefühlszustand der Bedrohtheit beschrieben – von allgemeiner und unbestimmter Natur, während Furcht reale Gründe hat. Angst wird meist von Gefühlen wie Depression, Zorn, Scham und Schuld begleitet (Bräutigam, 1988).
Akute Angst ist eine kurz dauernde Reaktion und löst unterschiedliche Reaktionsmuster aus: einerseits können Personen repressiv agieren, indem sie alle Hinweise auf Gefahren verdrängen und andererseits können sie vigilant reagieren, indem sie genaue Informationen, auch über Gefahren, fordern und hinterfragen. Angst wird mehr oder weniger stark von biologischen Phänomenen begleitet: Stresshormone wie Noradrenalin und Cortisol steigen im Blut an, Tachykardie und Hypertonie, aber auch Hypotonie, Muskelspannung, Zittern und Schwindel können auftreten (Tonnesen, 1999).

Messung

Um Angst systematisch untersuchen zu können, ist es notwendig, sie zu messen. Der bekannteste und am häufigsten verwendete standardisierte Fragebogen zur Angsterhebung ist der Spielberger State and Trait Anxiety Inventory – STAI (Spielberger, 1995). Der Bogen besteht aus je 20 Fragen zur momentanen und zur konstitutionellen Angst. Ein neuerer Fragebogen (Pena, 2005), der vor und nach Endoskopie zu beantworten ist, definiert ab einer gewissen Punkteanzahl „unerwünschte Endoskopieerfahrung". Als einfaches, gut praktikables Messinstrument erwies sich auch die Visuelle Analogskala (VAS) (Gould, 2001). Es handelt sich dabei um eine Skala zur Messung subjektiver Einstellung, wie sie auch häufig in der Schmerzforschung eingesetzt wird. Auf einer meist 100 mm langen Linie, deren Endpunkte extreme Zustände darstellen, wie „kein Schmerz – extremer Schmerz", „keine Angst – extreme Angst" wird von den PatientInnen die Empfindungsstärke als Abstand vom linken Rand eingetragen (Abb. 1). Daneben stellt auch das offene Interview ein akzeptiertes Werkzeug in der Angstforschung dar.

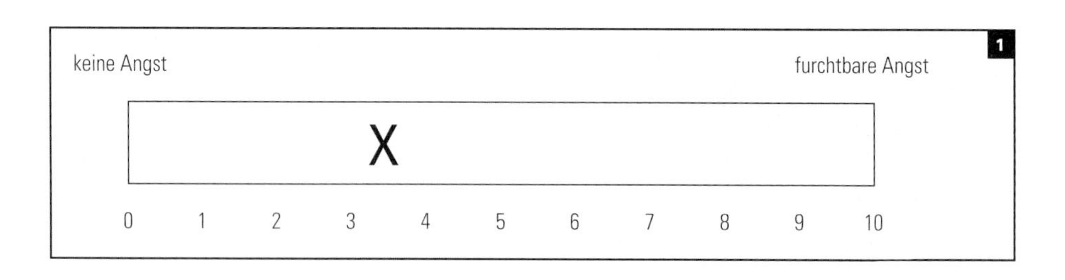

Art, Häufigkeit und Intensität von Angst

Es gibt zahlreiche Studien, die sich damit beschäftigen, wie Ängste bei endoskopischen Eingriffen reduziert werden können, jedoch nur wenige, die sich damit auseinandersetzen, wie viel und welche Ängste unsere PatientInnen erleben und welchen Einfluss das auf den Verlauf und Erfolg von Untersuchungen hat.
1990 analysierte Gebbensleben 98 PatientInnen (40 Männer) mit einem Durchschnittsalter von 49 Jahren, die gastroskopiert und/oder koloskopiert wurden. 69% der Frauen, aber nur 48% der Männer hatten schon einmal eine Endoskopie gehabt. 33% verneinten jede Angst vor der Endoskopie, 36% gaben zu, ein wenig, 19% sehr viel und 12% ganz furchtbare Angst zu haben. Frauen hatten doppelt so häufig sehr viel oder furchtbare Angst wie Männer. Die Angstursache wurde von den PatientInnen selbst folgendermaßen interpretiert: 24% fürchteten sich vor dem Ergebnis, 24% wegen eigener Erfahrungen und 22% wegen schlimmer Gerüchte über die Endoskopie. 16% erzählten, immer beim Arztbesuch Angst zu haben und 19% glaubten, das Schamgefühl könnte verletzt werden. Als wünschenswerte Hilfe sahen 63% eine Sedierung, 21% genaue Informationen und 19% eine beruhigende Atmosphäre an, 7% wollten einen Angehörigen dabei haben. 37% wollten am Monitor mitschauen, 36% wollten schlafen, 3% wollten eine Vollnarkose, aber 26% wollten unbedingt wach bleiben.
Auch Drossmann (1996) untersuchte Ängste bei gastrointestinalen Endoskopien. 793 PatientInnen wurden über untersuchungsbezogene Ängste und Zufriedenheit bzw. Schwierigkeiten bei den Untersuchungen befragt. 60% gaben an, Angst zu haben. 18% äußerten Angst vor dem Ergebnis, 12% vor Schmerzen und 4% vor einem Karzinom. Frauen und Personen, welche zum ersten Mal endoskopiert wurden, hatten tendenziell häufiger Angst, ebenso wie PatientInnen, die bei Voruntersuchungen Probleme hatten.

Eine neuere Untersuchung (Jones, 2004) bestätigte diese Daten, fand aber keinen Geschlechtsunterschied. Alter, Zuweisungsmodus, Art des endoskopischen Eingriffs oder Erfahrungen mit Endoskopie blieben ohne Einfluss, wohl aber hatte der mehr oder weniger ängstliche Charakter des Menschen Bedeutung. Die Einschätzung des Ausmaßes von Angst durch die EndoskopikerInnen war, wie in den meisten gleichartigen Untersuchungen, notorisch falsch.

Pena (2005) fand, dass die Intensität der Angst vor Endoskopie vom Charaktertypus abhängt und durch Alkohol- und Drogengebrauch verstärkt wird.

Ob PatientInnen direkt vom Hausarzt oder erst nach Konsultation der Ambulanz der endoskopierenden Institution untersucht werden, ist ohne Einfluss auf PatientInnenenängste, Kooperation und PatientInnenurteil über die Prozedur (Mahajan, 1996).

Ängste werden auch durch Erwartungshaltungen und deren Erfüllung oder Nichterfüllung bestimmt. 1999 befragten wir 103 PatientInnen vor und nach einer gastrointestinalen Endoskopie zu ihren Erwartungen und deren Erfüllung. Am wichtigsten für die PatientInnen erwiesen sich die Qualifikation der UntersucherInnen, Sicherheit, Hygiene und Information (Weilguny, 1999).

Endoskopie im Kindesalter erweist sich in Bezug auf Angst und Akzeptanz, durch die PatientInnen und die Eltern, als eine sehr spezielle Situation. Die Untersuchungen werden praktisch immer in Narkose durchgeführt, die Ängste beziehen sich meist auf die Zeit vor dem Eingriff. Es kann hier nicht darauf eingegangen werden.

Vermeidung und Behandlung

Eine ganze Reihe von Studien beschäftigte sich mit Angst mindernden Maßnahmen: Die wohl häufigste Methode, Angst vor bzw. während endoskopischer Eingriffe zu mildern, ist eine anxiolytische Medikation. Die Mehrzahl der PatientInnen verlangt heute nach Sedierung sowohl zur Gastroskopie als auch zur Koloskopie. Allerdings entstehen aufgrund der intravenösen Sedierung die häufigsten Komplikationen während und nach gastrointestinalen Endoskopien. Außerdem muss die notwendige Überwachung und die verminderte Verkehrstauglichkeit bedacht werden. Es gibt deshalb immer wieder Ansätze, Sedativa durch nichtmedikamentöse Verfahren zu ersetzen bzw. zu ergänzen. Die in der Literatur beschriebenen Interventionen umfassen neben der Sedierung verschiedene Methoden der Information und Aufklärung, Verhaltenstraining, Entspannungstechniken, Musiktherapie und Hypnose.

Den Anspruch, immer auf Wunsch Sedierung angeboten zu bekommen, erfüllt die heutige Realität nur unvollkommen. In einer von Ladas et al. 2006 publizierten Umfrage wurde in Europa erhoben, wie häufig und mit welchen Substanzen PatientInnen bei Gastroskopien sediert werden. In 62% der Endoskopieabteilungen wird PatientInnen keine Sedierung angeboten. In knapp der Hälfte (47%) der Staaten Europas werden weniger als ein Viertel der PatientInnen zur Gastroskopie sediert. Meist wird Midazolam (82%), gefolgt von Propofol (47%) und Diazepam (38%) verwendet, oft steht aber keine pulsoxymetrische Überwachung zur Verfügung. Auf eine tiefer gehende Diskussion medikamentöser Sedierung oder Narkose wird in diesem Zusammenhang verzichtet.

Informationsbasierte Ansätze

2006 untersuchte Eberhardt, welchen Einfluss Information und soziale Unterstützung auf PatientInnenängste vor gastrointestinalen Endoskopien haben. Das Ergebnis zeigte, dass klare (aber nicht ausführliche) Information sowie mentale Unterstützung von Freunden oder Verwandten Ängste reduzieren können.
Bereits 1989 zeigten Levi et al. in einer Studie an 243 Personen, dass die Art der Aufklärung keinen signifikanten Einfluss auf das Ausmaß der PatientInnenängste hat. Er verglich fünf Möglichkeiten einer Aufklärung: kurze Erklärung durch die behandelnden ÄrztInnen oder genaue Beschreibung des Eingriffs durch die EndoskopikerInnen oder eine umfassende Erklärung des Eingriffs mit illustriertem Album oder ein Untersuchungsvideo oder Erfahrung durch Voruntersuchungen. Ethnische Herkunft und Alter bedingten keine Unterschiede bezüglich Ausmaß und Art der Angst. Ein deutlicher Unterschied zeigte sich im Vergleich der Geschlechter: Frauen erwiesen sich als ängstlicher. Auch Lanius (1990) beschrieb, dass Aufklärungsbroschüren Ängste nicht vermindern konnten.
Im Gegensatz dazu wies Luck (1999) in einer randomisierten Studie einen signifikant günstigen Einfluss eines Aufklärungsvideos auf die Angst vor Koloskopie nach. Auch in dieser Studie waren Frauen aber auch „Endoskopie-Naive" ängstlicher. Ähnliches zeigte Van Zuuren (2006): Eine Informationsbroschüre hatte einen günstigen Effekt auf PatientInnenängste. Maguire (2004) konnte mit Information und Verhaltenstraining vor der Gastroskopie den Stress für PatientInnen vermindern und die Einführphase erleichtern. Hackett (1998) wies dies – für Information – mit und ohne Verhaltenstraining nach, nicht jedoch für Verhaltenstraining alleine.
Interessant ist der Ansatz von Morgan (1998), das Ausmaß der Information vom Bewältigungstypus (repressiv oder vigilant, s. o.) abhängig zu machen. Immer wenn das Ausmaß an Information mit dem persönlichen Typus und Wunsch nach Information übereinstimmte (viel für Vigilante, wenig für Repressive), konnte Angst abgebaut werden, bei Inkongruenz in jede Richtung (viel Information für Repressive, wenig Information für Vigilante) aber nicht.
In der Zusammenschau der Studien über Information jedweder Form darf wohl von einem moderaten positiven Effekt ausgegangen werden. Da diese Maßnahmen einfach installierbar sind, kann man durchaus zur Verwendung raten.

Musiktherapie

Die Literaturrecherche fand 14 Studien, die sich mit der Wirkung von Musik während gastrointestinaler Endoskopien beschäftigen. In sechs (Escher, 1993; Palakanis, 1994; Pampton, 1997; Chlan, 2000; Hayes, 2003; Andrada, 2004) von neun Studien in denen das Ausmaß der Angst erhoben wurde, kam es bei den PatientInnen in der Musikgruppe zu einer signifikanten Angstreduktion, dreimal dagegen nicht (Stermer, 1998; Smolen, 2002; Binek, 2003). Zu günstiger Beeinflussung von biologischen Zeichen der Angst wie Herzfrequenz, Blutdruck oder Blutspiegel von Stresshormonen und des subjektiven Empfindens kam es in drei (Palakanis, 1997; Salmore, 2000; Smolen, 2002) von fünf Studien, zweimal nicht (Escher, 1993; Hayes, 2003). In fünf Studien wurde der Verbrauch an sedierenden Medikamenten untersucht, bei vier davon wurde in der Musikgruppe ein geringerer Verbrauch an Medikamenten nachgewiesen (Schiemann, 2002; Smolen, 2002; Lee, 2004; Harikumar, 2006), einmal nicht (Salmore, 2000).

In zwei Studien wurde die Untersuchungszeit und das Erreichen des Coecums unter Musiktherapie gemessen: Einmal zeigte die Musikgruppe im Vergleich zur Kontrollgruppe verkürzte Untersuchungszeiten und ein häufigeres Erreichen des Coecums (Schiemann, 2002), einmal nicht (Harikumar, 2006). Musik kann somit als mit hoher Wahrscheinlichkeit wirksames Instrument zur Angstreduktion während gastrointestinaler Endoskopien angesehen werden.

Hypnose

Häuser fasste 2003 den derzeitigen Wissensstand zur Hypnose bei Endoskopie zusammen: 1994 zeigte Cadranell an 24 PatientInnen vor Koloskopie, die keine medikamentöse Sedierung bekommen konnten, dass Hypnose als Vorbereitung bei 50% wirksam ist. Erfolgreich Hypnotisierte hatten signifikant weniger Schmerzen, das Coecum wurde doppelt so häufig erreicht, wie bei jenen, die nicht auf Hypnose ansprachen und die Bereitschaft zur Wiederholung der Untersuchung war in der erfolgreich hypnotisierten Gruppe viel höher. Vier Jahre später (1998) berichtete Zimmermann über mehr als 200 PatientInnen, die zur Gastroskopie hypnotisiert wurden. Er konnte damit gleich gute Sedierung und Akzeptanz erzielen wie mit Medikamenten und unterstreicht, dass eine Überwachung nach Hypnose nicht notwendig ist. 1999 publizierte Conlong eine randomisierte Vergleichsstudie an 124 PatientInnen zur Gastroskopie, die entweder Midazolam, Hypnose oder nur anästhesierenden Rachenspray erhielten. Interessanterweise empfanden hypnotisierte PatientInnen die Untersuchung signifikant unangenehmer als medikamentös sedierte, während außenstehende BeobachterInnen hypnotisierte PatientInnen signifikant ruhiger beurteilten, als die beiden anderen Gruppen. Auch die Endoskopie durchführenden ÄrztInnen empfanden die mit Midazolam sedierten PatientInnen schwieriger zu endoskopieren als die Hypnotisierten. Ein guter Teil dieser Diskrepanz dürfte der pharmakologisch bedingten Amnesie nach Midazolam zuzuschreiben sein. Die Studie induzierte aber einige Kritik hinsichtlich der von ihr verwendeten Hypnosetechnik. Elkins (2006) verglich sechs PatientInnen, welche sich unter Hypnose koloskopieren ließen, mit zehn PatientInnen, die unter Standardbedingungen koloskopiert wurden. Unter Hypnose benötigten die PatientInnen weniger Sedativa und die Aufwachzeit war kürzer. Zusammenfassend darf man von einem wahrscheinlich positiven Effekt der Hypnose ausgehen, der aber nicht so stark wirksam ist wie Sedativa. Ob der erzielbare Vorteil den relativ hohen Aufwand rechtfertigt, muss skeptisch beurteilt werden.

Praktische Anmerkungen

In der täglichen Arbeit in der Endoskopie zeigt sich, dass viele PatientInnen Sedierung verlangen und diese deshalb auch angeboten werden muss. Damit erscheinen viele der oben beschriebenen angstlösenden Techniken überflüssig. Andererseits scheint es wertvoll, die Dosis von Sedativa einzusparen und auch auf PatientInnen vorbereitet zu sein, die keine Sedierung wünschen oder erhalten dürfen. Dafür scheint Musik gut geeignet, weil sie einfach implementierbar ist, während Hypnose aufwändig und deshalb wenig praktikabel erscheint. Informationsbroschüren und Videos sind ebenso einfach einzusetzen, der Erfolg ist jedoch gering. Kleine Monitore zum Mitschauen sind wahrscheinlich für jene PatientInnen wertvoll, die viel Information wünschen und brauchen.

Alle skizzierten Maßnahmen sollen aber keinen Ersatz darstellen für Freundlichkeit, Einfühlungsvermögen, verständliche Erklärung durch ÄrztInnen und Assistenz sowie ausreichend Zeit und kurze Wartezeiten für unsere PatientInnen.

Schlussfolgerung

Auffallend ist die Diskrepanz zwischen dem Thema, das reich an Tabus und Ängsten ist, und wenig bisher durchgeführter Feldforschung zu Art, Frequenz, Ursachen und Auswirkungen psychischer Phänomene, vor allem Angst, im Umfeld der Endoskopie.
Sedativa sind heute bei PatientInnen so gefragt, dass Alternativen höchstens als Ergänzung, bei Kontraindikationen oder zur Einsparung von Dosis, dienen können. Trotzdem erscheinen sie wertvoll, weil sie Einsicht in die psychologischen Mechanismen des Individuums ermöglichen, weil sie helfen, ein persönliches Verhältnis zwischen PatientIn und TherapeutIn aufzubauen und nicht zuletzt dadurch auch die Arbeitszufriedenheit des therapeutischen Teams erhöhen.

Literatur

Andrada JM, Vidal AA, Aguilar-Tablada TC, Reina IG, Silva LG, Guinaldo A, De la Rosa JL, Cibaja IH, Alamo AF, Roldan AB (2004) Anxiety during the performance of colonoscopies: modification using music therapy. Eur J Gastroenterol Hepatol 16 (12): 1381–1391

Bampton P, Draper B (1997) Effect of relaxation music on patient tolerance of gastrointestinal endoscopic procedures. J Clin Gastroenterol 25 (1): 343–345

Binek J, Sagmeister M, Borovicka J, Knierim M, Magdeburg B, Meyenberger C (2003) Perception of gastrointestinal endoscopy by patients and examiners with and without background music. Digestion 68 (1): 5–8

Bräutigam W, Zettl S (1988) Wie Angst entsteht; Angst in meinem Leben. In: Schultz HJ (Hrsg) Angst. Kreuz Verlag, Stuttgart, S 20–44

Cadranel JF, Benhamou Y, Zylberberg P, Novello P, Luciani F, Valla D, Opolon P (1994) Hypnotic relaxation: a new sedative tool for colonoscopy? J Clin Gastroenterol 18 (2): 127–129

Chlan L, Evans D, Greenleaf M, Walker J (2000) Effects of a single music therapy intervention on anxiety, discomfort, satisfaction and compliance with screening guidelines in outpatients undergoing flexible sigmoidoscopy. Gastroenterol Nurs 23 (4): 148–156

Conlong P, Wynne R (1999) The use of hypnosis in gastroscopy: A comparison with intravenous sedation. Postgrad Med J 75: 223–226

Drossman DA, Brandt L, Sears C, Li Z, Nat J, Bozymski EM (1996) A preliminary study of patients' concerns related to GI endoscopy. Am J Gastroenterol 91 (2): 287–292

Eberhardt J, van Wersch A, van Schalk P, Cann P (2006) Information, social support and anxiety before gastrointestinal endoscopy. Br J Health Psychol 11: 551–559

Elkins G, White J, Patel P, Marcus J, Perfect MM, Montgomery GH (2006) Hypnosis to manage anxiety and pain associated with colonoscopy for colorectal cancer screening: Case studies and possible benefits. Int J Clin Exp Hypn 54 (4): 416–431

Escher J, Hohmann U, Anthenien L, Dayer E, Bosshard C, Gaillard RC (1993) Music during gastroscopy. Schweiz Med Wochenschr 123 (26): 1354–1358

Gebbensleben B, Rohde H (1990) Anxiety before gastrointestinal endoscopy – a significant problem? Dtsch Med Wochenschr 115 (41): 1539–1544

Gould D (2001) Visual Analogue Scale. J Clin Nurs 10: 697–706

Gracey-Whitman L (2000) The use of hypnosis in gastroscopy. Postgrad Med J 76: 670

Hackett ML, Lane MR, McCarthy DC (1998) Upper gastrointestinal endoscopy: are preparatory interventions effective? Gastrointest Endosc 48 (4): 341–347

Harikumar R, Raj M, Paul A, Harish K, Kumar SK, Sandesh K, Asharaf S, Thomas V (2006) Listening to music decreases need for sedative medication during colonoscopy: a randomized, controlled trial. Indian J Gastroenterol 25 (1): 3–5

Häuser W (2002) Hypnose in der Gastroenterologie. Z Gastroenterol 41: 405–412

Hayes A, Buffum M, Lanier E, Rodhal E, Sasso C (2003) A music intervention to reduce anxiety prior to gastrointestinal procedures. Gastroenterol Nurs 26 (4): 154–159

Jones MP, Ebert CC, Sloan T, Spanier J, Bansai A, Howden CW, Vanagunas AD (2004) Patient anxiety and elective gastrointestinal endoscopy. J Clin Gastroenterol 38 (1): 35–40

Ladas S, Aabakken L, Rey JF, Novak A (2006) Use of sedation for routine diagnostic upper gastrointestinal endoscopy: a European Society of Gastrointestinal Endoscopy Survey of National Endoscopy Society Members. Digestion 74 (2): 69–77

Lanius M, Zimmermann P, Heegewaldt H, Hohn M, Fischer M, Rohde H (1990) Does an information booklet on gastrointestinal endoscopy reduce anxiety for these examinations? Results of a randomized study with 379 patients. Z Gastroenterol 28 (12): 651–655

Lee D, Chan A, Wong H, Fung T, Li A, Chan S, Mui L, Chung E (2004) Can visual distraction decrease the dose of patient controlled sedation required during coloscopy ? Endoscopy 36: 197–201

Levy N, Landmann L, Sterner E, Erdreich M, Beny A, Meisels R (1989) Does a detailed explanation prior to gastroscopy reduce the patient's anxiety? Endoscopy 21 (6): 263–265

Luck A, Pearson S, Maddern G, Hewett P (1999) Effects of video information on precolonoscopy anxiety and knowledge: a randomized trial. Lancet 354 (9195): 2032–2035

Maguire D, Walsh JC, Little CL (2004) The effect of information and behavioral training on endoscopy patients' clinical outcome. Patient Educ Couns 54 (1): 61–65

Mahajan RJ, Agrawal S, Barthel JS, Marshall JB (1996) Are patients who undergo open-access endoscopy more anxious about their procedures than patients referred from the GI clinic ? Am J Gastroenterol 91 (12): 2505–2508

Morgan J, Roufeil L, Kaushik S, Bassett M (1998) Influence of coping style and precolonoscopy information on pain and anxiety of colonoscopy. Gastrointest Endosc 48 (2): 19–27

Palakanis KC, De Nobile JW, Sweeney WB, Blankenship CL (1994) Effect of music therapy on state anxiety in patients undergoing flexible sigmoidoscopy. Dis Colon Rectum 37 (5): 478–481

Pena LR, Mardini HE, Nickl NJ (2005) Development of an instrument to assess and predict satisfaction and poor tolerance among patients undergoing endoscopic procedures. Dig Dis Sci 50 (10): 1860–1871

Salmore RG, Nelson JP (2000) The effect of procedure teaching, relaxation instruction, and music on anxiety as measured by blood pressures in an outpatient gastrointestinal endoscopy laboratory. Gastroenterol Nurs 23 (3): 102–110

Schiemann U, Gross M, Reuter R, Kellner H (2002) Improved procedure of colonoscopy under accompanying music therapy. Eur J Med Res 7 (3): 131–134

Smolen D, Topp R, Singer L (2002) The effect of self-selected music during colonoscopy on anxiety, heart rate, and blood pressure. Appl Nurs Res 15 (3): 126–136

Spielberger CD (1995) Test anxiety, 1st edn. Taylor and Francis, Philadelphia

Stermer E, Levy N, Beny A (1998) Ambiente in the Endoscopy room has little effect on patients. J Clin Gastroenterol 26 (4): 256–258

Tonnesen H, Puggaard L, Braagaard J, Ovesen H, Rasmussen V, Rosenberg J (1999) Stress response to endoscopy. Scand J Gastroenterol 34 (6): 629–631

Uedo N, Ishikawa H, Morimoto K, Ishihara R, Narahara H, Akedo I, Ioka T, Kaji I, Fukuda S (2004) Reduction in salivary cortisol level by music therapy during colonoscopic examination. Hepatogastroenterology 51 (56): 451–453

Van Zuuren FJ, Grypdonck M, Crevits E, Walle CV, Defloor T (2006) The effect of an information brochure on patients undergoing gastrointestinal endoscopy: A randomized controlled study. Patient Educ Couns 64 (1–3): 173–182

Weilguny G (2005) Kann Hypnose oder Musik Patientenängste bei endoskopischen Eingriffen reduzieren? Abschlussarbeit der 18. Weiterbildung für „Basales und Mittleres Pflegemanagement" des AKH Wien

Zimmermann J (1998) Hypnotic technique for sedation of patients during upper gastrointestinal endoscopy. Am J Clin Hypn 40 (4): 284–287

13

Psychosomatische Askpekte bei Zöliakie

H. Vogelsang, E. Krause, W. Häuser

Zusammenfassung

Zöliakie ist eine genetisch bedingte Glutenintoleranz, die mit einer lebenslangen immunologischen Reaktion verschiedener Organe – insbesondere des Dünndarms – bei Zufuhr bestimmter Proteinteile von Getreide (insbesondere Weizen, Roggen, Gerste) einhergeht. Psychosoziale Faktoren haben keine ursächliche Bedeutung. Die Prävalenz psychischer Störungen bei Zöliakie ist erhöht. Eine strikte glutenfreie Diät bringt in über 95% eine rasche symptomatische Besserung der körperlichen Beschwerden und meist auch organische Heilung. Ob eine glutenfreie Kost zu einer Besserung zöliakieassoziierter psychischer Störungen führt, ist nicht sicher erwiesen. Eine glutenfreie Diät ist meist aufwändig für Menschen der westlichen Welt und kann zu psychosozialen Belastungen führen. Die Lebensqualität bei der Zöliakie wird durch psychosoziale Faktoren (psychische Komorbidität) mitbestimmt. Im Rahmen der psychosomatischen Grundversorgung sollten die behandelnden InternistInnen den PatientInnen angemessene Informationen über die Behandlung und Prognose (sehr gut unter Diät) geben, auf Selbsthilfeorganisationen hinweisen sowie ein Screening auf vermehrte psychosoziale Belastungen bzw. evtl. psychische Komorbidität durchführen. Aufgabengebiete der Psychiatrie, der klinischen Psychologie bzw. psychosomatischen Medizin bei Zöliakie sind die Diagnostik und Therapie komorbider psychischer Störungen inklusive anhaltender Noncompliance mit der glutenfreien Diät. Erste Studien weisen darauf hin, dass psychotherapeutische Maßnahmen bei komorbiden seelischen Störungen und Noncompliance den psychischen Disstress reduzieren und die Therapieadhärenz verbessern können.

Epidemiologie, Verlauf und medizinische Behandlung

Zöliakie ist eine genetisch bedingte – assoziiert mit HLA-DQ2 und -DQ8 – Glutenintoleranz, die wahrscheinlich erst durch verschiedene Auslöser (z. B. Infektionen) symptomatisch wird und dann mit einer lebenslangen immunologischen Reaktion (T-lymphozytär vermittelt) verschiedener Organe – insbesondere des Dünndarms – auf Zufuhr bestimmter Proteinteile von Getreide (insbesondere Weizen, Roggen, Gerste) einhergeht. Bei Diagnose finden sich bei über 95% positive endomysiale und Tissuetransglutaminase-Antikörper im Serum und definitionsgemäß eine Zottenatrophie der Dünndarmschleimhaut.
An der Zöliakie können Menschen jeder Rasse und in jedem Lebensalter erkranken. Die Zöliakie hat zwei Häufigkeitsgipfel der klinischen Manifestation, einen unter zwei Jahren und einen zweiten zwischen zwanzig und vierzig Jahren. In Europa rechnet man mit einer Prävalenz von 0,5–1%.

Bei der Zöliakie lassen sich verschiedene klinische Verlaufsformen unterscheiden: Die klassische Zöliakie zeigt sich in einer Gewichtsabnahme, Durchfällen und voluminösen Fettstühlen. Eine „atypische" Zöliakie (keine typischen Bauchsymptome) kann mit einer chronischen Eisenmangelanämie, einer Dermatitis herpetiformis, einer Osteoporose oder Polyneuropathie einhergehen. Bei der silenten (stummen) Zöliakie finden sich keine oder nur sehr geringe klinische Symptome. Bei allen drei genannten Formen finden sich jedoch typische histologische Veränderungen in der Dünndarmschleimhaut und positive endomysiale oder Tissuetransglutaminase-Antikörper im Serum. Mehr als 60% der Betroffenen weisen heute zum Diagnosezeitpunkt keine bzw. keine abdominalen Symptome auf und wissen deshalb nichts von der Erkrankung. Weiterhin zeigen sich bei PatientInnen mit Zöliakie im Vergleich zur allgemeinen Bevölkerung häufiger andere Autoimmunerkrankungen wie Diabetes mellitus Typ 1, autoimmune Hepatitis und Thyreoiditis (Vogelsang et al., 2002). Die Therapie der Zöliakie besteht in einer lebenslangen glutenfreien Kost. Eine glutenfreie Kost bedeutet für den Betroffenen eine deutliche Änderung seiner Ernährungsweise. Alle, weizen- und roggenmehlbasierte Nahrungsmittel, die in der westlichen Welt häufig konsumiert werden, wie Brot, Pizza, Nudeln oder Kuchen, dürfen nicht konsumiert werden. Die genannten Produkte können aber auf Maismehlbasis umgestellt werden. In Folge einer strikten glutenfreien Diät können Betroffene nur spezielle Mahlzeiten in Restaurants, Kantinen oder bei Freunden zu sich nehmen. Das eigenständige Zubereiten einer glutenfreien Kost ist mit einem logistischen und finanziellen Aufwand verbunden. Die Symptome und die histologischen Veränderungen der Dünndarmschleimhaut der klassischen und latenten Zöliakie bilden sich unter einer glutenfreien Kost bei den meisten Betroffenen (>95%) vollständig zurück, auch die zöliakiespezifischen Antikörper im Serum sind nach sechs bis zwölf Monaten nicht mehr nachweisbar. Die mit der Zöliakie assoziierten Autoimmunerkrankungen bessern sich meist nicht unter einer glutenfreien Kost.

> Bei der Zöliakie können verschiedene klinische Verlaufsformen unterschieden werden. Die Therapie der Zöliakie besteht in einer lebenslangen glutenfreien Kost.

Neurologische Erkrankungen

Etwa 12% der ZöliakiepatientInnen leiden an neurologischen Erkrankungen (Bushara, 2005). Unter etlichen neurologischen Erkrankungen, die mit Zöliakie assoziiert sind, erscheint insbesondere die *Glutenataxie* pathogenetisch interessant, eine sporadische cerebelläre Ataxie mit zirkulierenden Anti-Gliadin-Antikörpern ohne andere Ursache für Ataxie. Diese Antikörper reagieren auch mit den Purkinjezellen des Kleinhirns und sogar PatientInnen ohne gleichzeitige Enteropathie verbessern sich unter glutenfreier Diät. Anti-Tissuetransglutaminase-Antikörper finden sich sowohl um Hirngefäße als auch im Jejunum von GlutenataxiepatientInnen – ähnlich wie bei ZöliakiepatientInnen (Vaknin et al., 2004).

Obwohl die Assoziation von *peripherer Polyneuropathie* mit Zöliakie kontrovers diskutiert wird (Hadjivassiliou et al., Feb. 2006; Rosenberger et al., 2005), profitierten PatientInnen mit einer Gluten-Polyneuropathie – Polyneuropathie plus Anti-Gli-

adin-Antikörper – sowohl klinisch als auch neurophysiologisch von einer glutenfreien Diät (Hadjivassiliou et al., Dez. 2006). In einer anderen Studie veränderten sich die neurologischen Symptome wie zum Beispiel Parästhesien unter Einhaltung der Diät nicht (Cicarelli et al., 2003).
Selten treten auch cerebrale *Verkalkungen und Epilepsie* bei Zöliakie – insbesondere im Kindesalter – auf (Gobbi, 2005). Überraschenderweise verbesserten sich bei einigen, teilweise therapieresistenten Epilepsien die Anfälle unter glutenfreier Diät.

> Spezifische neurologische Krankheitsbilder (Ataxie, Polyneuropathie) sind mit der Zöliakie assoziiert.

Psychische Störungen

Verschiedene Zusammenhänge werden zwischen Zöliakie und psychischen Störungen diskutiert:

a. Die psychische Störung kann die Folge einer zöliakiebedingten Malabsorption, z. B. von Vitaminen und biogenen Aminen sein (Hallert, Astrom, 1982; Hallert et al., 1982).
b. Die psychische Störung ist auf Grund genetischer und/oder autoimmunologischer Prozesse mit der Zöliakie assoziiert.
c. Die psychische Störung ist die Folge der mit der Zöliakie einhergehenden psychosozialen Belastungen (Eaton et al., 2006).

Bei PatientInnen mit *Schizophrenie* wurde eine gering höhere Prävalenz der Zöliakie im Vergleich zur allgemeinen Bevölkerung gefunden, aber eine glutenfreie Diät dürfte – wenn überhaupt – nur bei wenigen PatientInnen eine Besserung der psychiatrischen Erkrankung bringen (Eaton et al., 2006; Kalaydjian et al., 2006).
Auch bezüglich der Assoziation von Zöliakie und *Depression* gibt es heterogene Ergebnisse, wobei diese Fragestellung häufig Thema wissenschaftlicher Untersuchungen war. Je nach PatientInnenkollektiv (Jugendliche oder Erwachsene, unbehandelte Zöliakie bzw. ZöliakiepatientInnen unter Einhaltung der glutenfreien Diät) erhielt man unterschiedliche Resultate. Eine neue große (fast 14.000 ZöliakiepatientInnen und 66.000 Kontrollen) Untersuchung zeigte jedoch ein eindeutig erhöhtes Risiko von ZöliakiepatientInnen für spätere Depression (Hazard Ratio 1,8), aber nicht für bipolare Störungen an. Umgekehrt bestand bei PatientInnen mit Depression bzw. bipolarer Störung sogar ein 2,3- bzw. 1,7-fach (OR) erhöhtes Risiko für spätere Zöliakie, was eventuell auch für einen positiven Einfluss der Diät spricht (siehe oben: später kein Risiko für bipolare Störungen) (Ludvigsson et al., 2007). Dies könnte durch niedrigere freie Tryptophanspiegel vor Diät bedingt sein (Pynnönen et al., 2005).
Erwachsene mit Zöliakie weisen im Vergleich zu einer Kontrollgruppe ein signifikant erhöhtes Lebenszeitrisiko für die Ausbildung von *Panikattacken* (13,9% vs. 2,1%) und Episoden einer Major Depression (41,7% vs. 29,8%) auf. Bei PatientInnen mit Major Depression wurde Zöliakie häufiger bereits in jüngeren Lebensjahren diagnostiziert. Die Autoren ziehen daraus den Schluss, dass der frühe Beginn einer Zöliakie ein bedeutender Faktor für die Entstehung dieser Depression sein könnte (Carta et al., 2002).
Obwohl ZöliakiepatientInnen ein erhöhtes Risiko für *Verhaltensstörungen* haben könnten, ist Zöliakie bei psychiatrischen AmbulanzpatientInnen nicht überrepräsentiert (Pynnönen et al., 2002). Anderer-

seits jedoch kann sich Zöliakie ausschließlich in Form von neuropsychiatrischen Symptomen äußern(Pynnönen et al., 2002). Unbehandelte Zöliakie scheint für Verhaltensstörungen (Pynnönen et al., 2002), für vermindertes psychophysisches Wohlbefinden sowie zu einer Tendenz für Depression und Reizbarkeit zu prädisponieren (Fasano et al., 2001).

Untersuchungen bei erwachsenen deutschen ZöliakiepatientInnen ergaben eine höhere Prävalenz einer wahrscheinlichen psychischen Störung (erfasst mittels der Krankenhaus Angst und Depression Skala HADS) mit 18% im Vergleich zur allgemeinen deutschen Bevölkerung (11%) (Häuser et al., 2006). Die Häufigkeit einer wahrscheinlichen seelischen Störung war bei PatientInnen mit Morbus Crohn und Zöliakie gleich. Fera et al. diagnostizierten mittels eines strukturierten psychiatrischen Interviews eine Häufigkeit einer affektiven Störung von 19% bei erwachsenen ZöliakiepatientInnen (Fera et al., 2003).

Die Prävalenz psychischer Störungen ist bei erwachsenen ZöliakiepatientInnen – wie bei anderen chronischen körperlichen Erkrankungen – höher als in der allgemeinen Bevölkerung. Biologische als auch psychosoziale Mechanismen können die Assoziation erklären.

Psychischer Disstress

Unter psychischem Disstress wird eine Belastung durch psychische Symptome, z. B. Angst und Depressivität, welche nicht so ausgeprägt ist, dass die Kriterien einer seelischen Störung erfüllt sind, verstanden. Von depressiven Symptomen ist ein ähnlicher Anteil von ZöliakiepatientInnen betroffen, unabhängig davon, ob die Zöliakie im Kindesalter oder im Erwachsenenalter diagnostiziert wurde. Das Alter zum Diagnosezeitpunkt, die Diätdauer sowie auch die Compliance bezüglich der glutenfreien Diät korrelierte nicht mit der Depressivität (Ciacci et al., 1998). Im Gegensatz zu diesen Befunden stellten Fera et al. einen Zusammenhang mit der Diätdauer und dem psychischen Disstress fest: je kürzer die Diät eingehalten wurde, umso höher die Scores (Fera et al., 2003). Ciacci et al. stellten die Hypothese auf, dass eine ängstlich-depressive Verstimmung bei PatientInnen auftritt, die in ihrer Krankheitsverarbeitung zu übersteigerten Gefühlen von Frustration neigen (Ciacci et al., 2002). Bei Untersuchungen bei österreichischen (Krause, 2004) und deutschen erwachsenen ZöliakiepatientInnen (Häuser et al., 2006) unter glutenfreier Kost waren das Ausmaß der Ängstlichkeit der ZöliakiepatientInnen höher als das der allgemeinen Bevölkerung, jedoch nicht das Ausmaß der Depressivität. Es fanden sich keine Unterschiede in den Angst- und Depressivitätsscores von deutschen Zöliakie- und CrohnpatientInnen. Weiterhin wiesen die österreichischen ZöliakiepatientInnen im Vergleich zur Kontrollgruppe vermehrte weitere körperliche Beschwerden inklusive reizdarmähnlicher Symptome auf (Krause, 2004). Eine höhere Rate von gastrointestinalen Beschwerden trotz einer langjährigen glutenfreien Kost konnte auch bei skandinavischen PatientInnen mit histologisch und serologisch nachgewiesener Remission gezeigt werden (Midhagen, Hallert, 2003).

Kopfschmerzen, depressive Verstimmung und neurologische Symptome traten bei ZöliakiepatientInnen im Vergleich zur

Kontrollgruppe signifikant häufiger auf. Bei Einhaltung einer strikten glutenfreien Diät wurde eine signifikante Reduzierung von Kopfschmerzen, Depressivität, Krämpfen und Müdigkeit festgestellt (Cicarelli et al., 2003). Addolorato et al. beschrieben nach einem Jahr glutenfreier Kost bei erwachsenen PatientInnen eine Reduktion der Ängstlichkeit, aber nicht der Depressivität (Addolorato et al., 2001). Die gehäuft angegebene Müdigkeit bei Zöliakie besserte sich unter glutenfreier Diät, scheint aber eher mit der Depressivität zu korrelieren als mit der Diätcompliance (Siniscalchi et al., 2005).

Weiterhin wiesen die österreichischen ZöliakiepatientInnen im Vergleich zur Kontrollgruppe vermehrte weitere körperliche Beschwerden inklusive reizdarmähnlicher Symptome(nach Rome II-Kriterien) auf (12,9% vs. 1%; p = 0,001) und litten auch häufiger unter funktionellen abdominalen Blähungen (16,8% vs. 6,9%; p = 0,030) (Krause, 2004). Eine höhere Rate von gastrointestinalen Beschwerden trotz einer langjährigen glutenfreien Kost konnte auch bei skandinavischen PatientInnen mit histologisch und serologisch nachgewiesener Remission gezeigt werden (Midhagen, Hallert, 2003). Auch im deutschen Zöliakiegesundheitssurvey gaben PatientInnen, welche angaben, eine glutenfreie Kost > 1 Jahr einzuhalten, eine höhere Rate von gastrointestinalen Beschwerden an, welche die Rome I-Kriterien eines Reizdarmsyndroms erfüllten (23,3%) (Häuser et al., 2007a) im Vergleich zur Rate von 12,1% in der allgemeinen deutschen Bevölkerung (Icks et al., 2001). Psychische Störungen, weibliches Geschlecht und gelegentliche Noncompliance mit glutenfreier Kost waren Prädiktoren von Reizdarmsyndrom-Beschwerden (Häuser et al., 2007a).

Ein höheres Maß an psychischem Disstress bei PatientInnen mit Zöliakie ist im Vergleich zur allgemeinen Bevölkerung gesichert. Das Ausmaß des psychischen Disstresses ist vergleichbar dem anderer chronischer Erkrankungen. Ob eine glutenfreie Kost zu einer Reduktion psychischer Symptombelastung führt, ist nicht eindeutig nachgewiesen.

Gesundheitsbezogene Lebensqualität (gLQ)

Durch die Diagnose Zöliakie erhalten die Betroffenen theoretisch die Bürde einer chronischen Erkrankung – obwohl eigentlich eher eine durch Diät vollständig behandelbare Veranlagung – und zusätzlich die Verpflichtung einer strikten, lebenslangen Diät auferlegt, welche mit psychischen, sozialen und ökonomischen Belastungen und Einschränkungen einhergehen kann. Folgende mit der Zöliakie einhergehende Belastungen wurden in nationalen Zöliakie-Gesundheitssurveys genannt (Häuser et al., 2006; Fasano, Catassi, 2001; Green et al., 2001; Zarkadas et al., 2006; Hallert et al., 2002):

a. Soziale Belastungen: Probleme bei der Identifikation und Kauf glutenfreier Nahrungsmittel; Probleme bei Essen (Restaurants, Kantinen); finanzielle Belastungen; Stigmatisierung; Ausschluss von sozialen Kontakten

b. Psychische Belastungen: Ängstlichkeit, Furcht (vor Krebserkrankung, Vererbung auf Kinder)
c. Körperliche Belastungen: Anhaltende Magen-Darmbeschwerden, Müdigkeit, mangelnde körperliche Leistungsfähigkeit

Zur Erfassung der spezifischen Belastungen der Zöliakie und der glutenfreien Kost wurde aktuell ein zöliakiespezifischer Fragebogen zur Erfassung der gesundheitsbezogenen Lebensqualität entwickelt (Häuser et al., 2007b).
Anderseits erfolgt durch das Einhalten der glutenfreien Diät eine allgemeine Verbesserung abdomineller, aber auch extraintestinaler Beschwerden bei PatientInnen mit symptomatischer Zöliakie (Mustalahti et al., 2002; Viljamaa et al., 2005). Ob sich die gesundheitsbezogene Lebensqualität von asymptomatischen (silenten) ZöliakiepatientInnen unter einer glutenfreien Kost verbessert, ist nicht eindeutig gesichert. Finnische Autoren beschrieben eine Reduktion gastrointestinaler Beschwerden bei ZöliakiepatientInnen, die asymptomatisch im Rahmen eines Screenings diagnostiziert wurden (Mustalahti et al., 2002; Viljamaa et al., 2005). Johnston et al. konnten bei irischen screening-detektierten ZöliakiepatientInnen keine Besserung der gLQ unter einer glutenfreien Kost nachweisen (Johnston et al., 2004). Die Daten bezüglich der gLQ von ZöliakiepatientInnen im Vergleich zur allgemeinen Bevölkerung sind divergent: US-amerikanische, kanadische und skandinavische Autoren beschrieben bei PatientInnen unter einer glutenfreien Kost eine vergleichbare gLQ (Green et al., 2001; Zarkadas et al., 2006; Roos et al., 2006), während italienische und deutsche Studien eine reduzierte gLQ (Häuser et al., 2006; Ciacci et al., 2002) beschrieben. In univariaten Analysen wurden eine Assoziation zwischen reduzierter gLQ und weiblichem Geschlecht (Zarkadas et al., 2006; Hallert et al., 2002; Roos et al., 2006), jüngerem Lebensalter bei Erstdiagnose (Ciacci et al., 2002), neu diagnostizierten PatientInnen (24), langer Latenz der Diagnose (Fera et al., 2003; Usai et al., 2002), schlechter Diätcompliance (Fera et al., 2003: Usai et al., 2002), Ängstlichkeit (Fera et al., 2003) und körperlichen sowie seelischen Komorbiditäten (Usai et al., 2002) beschrieben. In einer multivariaten Analyse konnte bei 20% von deutschen erwachsenen ZöliakiepatientInnen eine im Vergleich zur allgemeinen Bevölkerung reduzierte gLQ nachgewiesen werden. Körperliche und seelische Komorbiditäten, geringe Compliance mit der glutenfreien Kost sowie Unzufriedenheit mit der Arzt-PatientIn-Beziehung waren Prädiktoren einer reduzierten Lebensqualität (Häuser et al., 2007 c).

> Bei symptomatischen ZöliakiepatientInnen kann durch eine glutenfreie Kost eine Lebensqualität erzielt werden, welche mit der Lebensqualität der allgemeinen Bevölkerung vergleichbar ist. Bei Subgruppen von PatientInnen mit Zöliakie, insbesondere bei PatientInnen mit körperlichen und psychischen Komorbiditäten, ist eine reduzierte Lebensqualität nachweisbar.

Psychosomatische Grundversorgung und Psychotherapie

Die psychosomatische Grundversorgung umfasst differentialdiagnostische Abschätzungen (welchen Anteil haben psychosoziale Probleme und psychische Störungen an der klinischen Symptomatik eines Krankheitsbildes?) sowie grundlegende therapeutische Leistungen, vor allem Beratung (Psychoedukation) und emotionale Unterstützung von PatientInnen durch alle ÄrztInnen mit Gebieten mit PatientInnenbezug, z. B. Hausärzte oder Internisten. Im Falle von PatientInnen mit Zöliakie bedeutet psychosomatische Grundversorgung die Vermittlung von entängstigenden Informationen über den Krankheitsverlauf- sehr positive Prognose (= Gesundung) unter strikter glutenfreier Diät- und Behandlungsmöglichkeiten, Verhaltensempfehlungen (glutenfreie Kost), eine Exploration möglicher psychosozialer Belastungen durch die Zöliakie (z. B. Krankheitsängste), emotionale Unterstützung sowie die Weitervermittlung an Zöliakie-Selbsthilfeorganisationen und im Falle psychischer Komorbidität an Fachpsychotherapeuten (Case, 2005). Hinweise auf einen positiven Effekt der psychosomatischen Grundversorgung und Fachpsychotherapie zeigen erste Studien: Eine britische Studie konnte einen positiven Effekt einer ärztlichen Erklärung der glutenfreien Kost und einer kontinuierlichen Betreuung durch einen Diätassistenten auf die Adhärenz an eine strikte glutenfreie Kost bei kaukasischen PatientInnen nachweisen (Butterworth et al., 2004). Eine italienische Studie konnte bei PatientInnen mit Zöliakie und komorbider depressiver Störung durch eine Gruppenpsychotherapie den psychischen Disstress reduzieren und die Diätcompliance verbessern (Addolorato et al., 2004).

Eine kontinuierliche internistische Betreuung von ZöliakiepatientInnen ist sowohl aus internistischer als auch psychotherapeutischer Sicht sinnvoll. Eine fachpsychotherapeutische Behandlung sollte bei psychischer Komorbidität und/oder anhaltender Noncompliance mit der glutenfreien Kost erfolgen.

Literatur

Addolorato G, Capristo E, Ghittoni G, et al (2001) Anxiety but not depression decreases in coeliac patients after one-year gluten-free diet: a longitudinal study. Scand J Gastroenterol 36: 502–506

Addolarato G, de Lorenzi G, Abenavoli L et al (2004) Psychological support counselling improves gluten-free diet compliance in coeliac patients with affective disorders. Aliment Pharmacol Ther 20: 777–782

Bushara KO (2005) Neurologic presentation of celiac disease. Review Gastroenterology 128 [4 Suppl 1]: S92–97

Butterworth JR, Banfield LM, Iqbal TH, Cooper BT (2004) Factors relating compliance with a gluten-free diet in patients with coeliac disease: comparison of white Caucasian and South Asian patients. Clin Nutr 23: 1127–1134

Carta MG, Hardoy MC, Boi MF, Mariotti S, Carpiniello B, Usai P (2002) Association between panic disorder, major depressive disorder and celiac disease: A possible role of thyroid autoimmunity. J Psychosom Res 53 (3): 789–793

Case S (2005) The gluten-free diet: How to provide effective education and resources. Gastroenterology 128: S128–S134

Ciacci C, Iavarone A, Mazzacca G, De Rosa A (1998) Depressive symptoms in adult celiac disease. Scand J Gastroenterol 33(3): 247–250

Ciacci C, Iavarone A, Siniscalchi M, Romano R, De Rosa A (2002) Psychological dimensions of celiac disease: toward an integrated approach. Dig Dis Sci 47 (9): 2082–2087

Cicarelli G, Della Rocca G, Amboni M, Ciacci C, Mazzacca G, Filla A, Barone P (2003) Clinical and neurological abnormalities in adult celiac disease. Neurol Sci 24 (5): 311–317

Eaton WW, Byrne M, Ewald H, Mors O, Chen CY, Agerbo E, Mortensen PB (2006) Association of schizophrenia and autoimmune diseases: Linkage of Danish national registers. Am J Psychiatry 163 (3): 521–528

Fasano A, Catassi C (2001) Current approaches to diagnosis and treatment of celiac disease: An evolving spectrum. Gastroenterology 120: 636–651

Fera T, Cascio B, Angelini G, Martini S, Guidetti CS (2003) Affective disorders and quality of life in adult celiac disease patients on a gluten-free diet. Eur J Gastroenterol Hepatol 15 (12): 1287–1292

Gobbi G (2005) Coeliac disease, epilepsy and cerebral calcifications. Brain Dev 27 (3): 189–200 (Review)

Green PHR, Stavropoulos SN, Panagi SG, et al (2001) Characteristics of adult celiac disease in the USA: Results of a national survey. Am J Gastroenterol 96: 126–131

Hadjivassiliou M, Maki M, Sanders DS, Williamson CA, Grunewald RA, Woodroofe NM, Korponay-Szabo IR (2006) Autoantibody targeting of brain and intestinal transglutaminase in gluten ataxia. Neurology 66 (3): 373–377

Hadjivassiliou M, Grunewald RA, Kandler RH, Chattopadhyay AK, Jarratt JA, Sanders DS, Sharrack B, Wharton SB, Davies-Jones GA (2006) Neuropathy associated with gluten sensitivity. J Neurol Neurosurg Psychiatry 77 (11): 1262–1266

Hadjivassiliou M, Kandler RH, Chattopadhyay AK, Davies-Jones AG, Jarratt JA, Sanders DS, Sharrack B, Grunewald RA (2006) Dietary treatment of gluten neuropathy. Muscle Nerve 34 (6): 762–766

Hallert C, Astrom J (1982) Psychic disturbances in adult celiac disease. II. Psychological findings. Scand J Gastroenterol 17: 21–24

Hallert C, Astrom J, Sedvall G (1982) Psychic disturbances in adult celiac disease. III. Reduced central monoamine metabolism and signs of depression. Scand J Gastroenterol 17: 25–28

Hallert C, Grännö C, Hulten S, Midhagen G, Ström M; Svensson H, Valdimarsson T (2002) Living with coeliac disease. Controlled study of the burden of illness. Scan J Gastroenterol 37: 39–42

Häuser W, Gold J, Caspary WF, Stein J, Stallmach A (2006) Health related quality of life in adult coeliac disease in Germany – results of a national survey. Eur J Gastroenterol Hepatol 18: 747–757

Häuser W, Musial F, Caspary WF, Stein J, Stallmach A (2007a) Predictors of irritable bowel-type symptoms and healthcare seeking behaviour among adults with celiac disease. Psychosomatic Medicine 69 (in press)

Häuser W, Gold J, Stein J, Caspary WF, Stallmach A (2007b). Development and validation of the Celiac Disease Questionnaire CDQ – a disease specific quality of life instrument. J Clin Gastr 41: 157–166

Häuser W, Caspary WF, Steon J, Stallmach A (2007c) Predictors of reduced health related quality of life in adult coeliac disease. Aliment Pharmacol Ther (in press)

Icks A, Hassert B, Enck P, Rathmann W, Giani G (2002) Prevalence of functional bowel disorder and related health care seeking: a population based study. Z Gastroenterol 40: 177–183

Johnston SD, Rodgers C, Watson RG (2004) Quality of life in screen-detected and typical coeliac disease and the effect of excluding dietary gluten. Eur J Gastroenterol Hepatol 16: 1281–1286

Kalaydjian AE, Eaton W, Cascella N, Fasano A (2006) The gluten connection: the association between schizophrenia and celiac disease. Review. Acta Psychiatr Scand 113 (2): 82–90

Krause E (2004) Psychische Beschwerden oder funktionelle gastrointestinale Störungen trotz Einhaltung der glutenfreien Diät. Unveröffentlichte Diplomarbeit (Universität Wien)

Ludvigsson JF, Reutfors J, Osby U, Ekbom A, Montgomery SM (2007) Coeliac disease and risk of mood disorders – A general population-based cohort study. J Affect Disord 99: 117–126

Midhagen G, Hallert C (2003) High rate of gastrointestinal symptoms in celiac patients living on a gluten-free diet: Controlled study. Am J Gastroenterol 98: 2023–2026

Mustalahti K, Lohiniemi S, Collin P, Vuolteenaho N, Laippala P, Maki M (2002) Gluten-free diet and quality of life in patients with screen-detected celiac disease. Eff Clin Pract 5 (3): 105–113

Pynnönen P, Isometsa E, Aalberg V, Verkasalo M, Savilahti E (2002) Is coeliac disease prevalent among adolescent psychiatric patients? Acta Paediatr 91: 657–659

Pynnonen PA, Isometsa ET, Verkasalo MA, Kahkonen SA, Sipila I, Savilahti E, Aalberg VA (2005) Gluten-free diet may alleviate depressive and behavioural symptoms in adolescents with coeliac disease: A prospective follow-up case-series study. BMC Psychiatry 17 5 (1): 14

Roos S, Karner A, Hallert C (2006) Psychological well-being of adult coeliac patients treated for 10 years. Dig Liver Dis 38 (3): 177–180

Rosenberg NR, Vermeulen M (2005) Should coeliac disease be considered in the work up of patients with chronic peripheral neuropathy? Review. J Neurol Neurosurg Psychiatry 76 (10): 1415–1419

Siniscalchi M, Iovino P, Tortora R, Forestiero S, Somma A, Capuano L, Franzese MD, Sabbatini F, Ciacci C (2005) Fatigue in adult coeliac disease. Aliment Pharmacol Ther 22 (5): 489–494

Usai P, Minerba L, Marini B, et al (2002) Case control study on health-related quality of life in adult coeliac disease. Dig Liver Dis 34: 547–552

Vaknin A, Eliakim R, Ackerman Z, Steiner I (2004) Neurological abnormalities associated with celiac disease. J Neurol 251 (11): 1393–1397

Viljamaa M, Collin P, Huhtala H, Sievanen H, Maki M, Kaukinen K (2005) Is coeliac disease screening in risk groups justified? A fourteen-year follow-up with special focus on compliance and quality of life. Aliment Pharmacol Ther 22 (4): 317–324

Vogelsang H, Propst A, Dragosics B, Granditsch G (2002) Diagnosis and therapy of celiac disease in adolescence and adulthood. Z Gastroenterol 40 (7): I–VII

Zarkadas M, Cranney A, Case S, et al (2006) The impact of gluten-free diet on adults with celiac disease: results of a national survey. J Hum Nutr Diet 19: 41–49

13.1

SICHT DER BETROFFENEN

Leben mit Zöliakie

Annelies Pfeifer

Bei mir wurde Zöliakie schon als Kleinkind diagnostiziert – ich bin daher mit der Diät aufgewachsen.

Zum Glück war ich schon immer selbstbewusst und habe immer, wenn mir etwas Glutenhaltiges angeboten wurde, erklärt, dass ich es nicht essen darf und warum. Ich kenne aber auch andere Fälle (aus meiner Zöliakie-Jugendgruppe), bei denen Kinder und Jugendliche Angebotenes einfach immer ablehnten, um nichts erklären zu müssen oder um nicht als anders zu gelten.

Auch ich habe in meiner Kindheit und Jugend manchmal unschöne Situationen erlebt: ich wurde z. B. gefragt, wie ich „so etwas" nur essen könne – mit „so etwas" war ein durch Aufstrich etwas aufgeweichtes glutenfreies Waffelbrot gemeint. Es ist mir auch passiert, dass andere Kinder zwar offen genug waren, um ein Stück meines Brotes zu kosten (zu der Zeit hat es noch nicht soviel Auswahl an glutenfreien Fertigprodukten gegeben und oft sind die selbstgemachten Brote nicht so perfekt ausgefallen), ich aber dann Kommentare wie „pfui, grauslich – das isst Du?" oder Ähnliches zu hören bekam und das, obwohl es mir – zum Glück – sehr gut geschmeckt hat!

Erst später habe ich festgestellt, dass sich mein Geschmack einfach anders entwickelt hat – ich war eben von Anfang an sehr an Mais, Soja und Buchweizen gewöhnt. Als z. B. meine Mutter einmal eine Buchweizentorte machte, lehnten sowohl mein Vater als auch meine Geschwister diesen Geschmack durchwegs ab. Ich aber fand die Torte gut, was meine Mutter erleichtert aufseufzen ließ: „Wenigstens einer schmeckt die Torte!".

Wie schon erwähnt, war ich ein selbstbewusstes, offenes Kind, deshalb hatte ich auch nie Probleme, an Skikursen, Schullandwochen, Zelt- und Reitlagern u. ä. teilzunehmen. Nach einer telefonischen Vorbereitung der Zuständigen durch meine Mutter bin ich mit glutenfreiem Brot, Mehl, Bröseln und Nudeln bewaffnet jeweils am ersten Tag in die Küche marschiert, habe die Sachen abgegeben – nicht ohne zu betonen, dass mein Brot im Kühlschrank aufbewahrt werden müsse – und habe dann täglich mit dem Koch das Menü besprochen. Teilweise wurde ich von meinen Mitschülern auch beneidet – während sie „Restlessen" wie Schinkenfleckerln bekommen haben, wurde mir ein extra für mich mit glutenfreien Zutaten bereitetes Schnitzel mit Pommes Frites serviert. Auch hier muss ich etwas anmerken: Meine Mutter hat seit der Gründung bei der österreichischen Arbeitsgemeinschaft Zöliakie mitgearbeitet, war daher sehr sicher im Umgang mit der Diät und konnte die zuständigen Köche am Telefon immer sehr gut instruieren – und man muss nun einmal ein bestimmtes Maß an Überzeugungskraft haben, einem Koch zu sagen, wie er kochen soll und worauf er zu achten hat, was sicher nicht jedermanns Sache ist. Für mich waren also Ferien in Lagern einerseits dank meiner Mutter, aber auch aufgrund meines eigenen Auftretens, kein Problem – ich weiß aber nicht, wie schwer es für ein schüchternes zurückhaltendes Kind sein muss, in eine fremde Großküche zu gehen und mit wildfremden Erwachsenen über die Diät zu sprechen, ja teilweise sogar erklären zu müssen, worauf man beim Kochen aufpassen muss.

Natürlich habe auch ich schlechte Phasen in meiner Kindheit gehabt, in denen ich mit Zöliakie und der Diät haderte, wo mir Langos, Soletti (die es damals noch in keiner adäquaten glutenfreien Form gegeben hat) und Schwarzbrot abgegangen sind. An dieser Stelle muss ich wohl zugeben, dass ich all diese Dinge auch mal gekostet habe – wie könnten sie mir sonst abgehen!

Trotzdem habe ich das Leben mit Zöliakie als Kind und Jugendliche einfacher gefunden als ich es nun als Erwachsene erlebe und empfinde.

Natürlich, in meiner Kindheit habe ich meistens zu Hause gegessen, die Schulbrote hat auch meine Mutter gemacht und wenn ich einmal wo eingeladen war, hat meine Mutter schon dafür gesorgt, dass es auch ein Stück Torte oder Kuchen gab, das ich essen konnte.

Als Erwachsene muss ich nun viel öfter auswärts essen, sei es in einer Firmenkantine, bei Geschäftstreffen oder einfach wegen Zeitmangel fürs Kochen.

Bei Kantinenessen habe ich sehr unterschiedliche Erfahrungen gemacht:

aus Kosten- und Zeitgründen werden viele Convenience-Produkte eingesetzt und sogar wenn der Koch gewillt wäre, auf die Diät einzugehen, hat er oft nicht die Möglichkeit, eine Speise glutenfrei zuzubereiten, da manche Zutaten der Speisen schon vorproduziert sind.

Aber auch in solchen Situationen habe ich sehr positive Erlebnisse gehabt: da wurden 10-kg-Säcke von Erdäpfelflocken herangeschleppt, damit ich selber die Zutatenliste studieren konnte und auch wenn in Kantinen häufig nicht viel Spielraum ist, da es vielleicht nur zwei Menüs zur Wahl gibt, hat mir ein vorausschauender, mitdenkender und vor allem Verständnis habender Koch fast immer etwas Glutenfreies gezaubert – wobei mir bewusst war, dass so etwas in einer großen Firmenkantine sicher zu den löblichen Ausnahmen gehört hat.

Leider gibt es auch sehr negative Beispiele: Im gleichen Unternehmen, in dem ich in der einen Kantine so positiv überrascht wurde, war es mir an einem anderen Standort nicht einmal gestattet, mir ein Gericht aus dem Kundenrestaurant (wo es mehr Auswahl gab) in die Kantine zu holen, um mit meinen KollegInnen zu essen – in meinem Stammhaus hat das sogar das Küchenpersonal für mich übernommen, damit ich mich nicht so lange anstellen musste!

Man sieht also, dass man sehr dem Entgegenkommen und dem Verständnis bzw. der Willkür anderer Menschen ausgeliefert ist. Auch bei Geschäftsessen kann es zu sehr unangenehmen Situationen kommen. Manchmal lässt sich nur durch eine ausführliche Erklärung verhindern, dass man als heikel oder pingelig gilt.

Beim Essen in Restaurants kann es überhaupt leicht zu Problemen kommen: meist haben KellnerInnen keine Ahnung über Zutaten und Zubereitungsart der Speisen und es kommt zu umständlichen „Stille-Post"-Gesprächen zwischen Gast, KellnerIn und Koch/Köchin. Oder: was tut man, wenn man das Gefühl hat, die KellnerInnen nehmen einen nicht ernst, nach dem Motto „die merkt doch eh nicht, ob das jetzt ein bissel gestaubt ist ..." – geht man dann in die Küche, um direkt mit den KöchInnen zu sprechen? Aber wie tut man das, ohne überheblich oder wichtigtuerisch zu wirken, obwohl es für uns Zöliakie-Betroffene natürlich um etwas äußerst Wichtiges geht?!

Was ich bei meiner Situation als besonders erschwerend empfinde, ist die Tatsache, dass ich auf Diätfehler keinerlei körperliche Reaktion zeige. Das macht einerseits das Einhalten der Diät in dem Sinne schwerer, dass man natürlich eher versucht ist, etwas Falsches zu essen, wenn man danach keine Beschwerden hat – man muss also umso mehr Disziplin aufbringen und sich immer Spätfolgen vor Augen halten.

Außerdem habe ich so keinerlei Möglichkeiten herauszufinden, ob bestimmte Speisen von diversen Restaurants bzw. Feinkostläden, von denen ich an meinem derzeitigen Arbeitsplatz oft Mittagsmenüs beziehe, tatsächlich glutenfrei sind oder nicht. Dabei geht es natürlich nicht darum, dass Naturschnitzel nicht gestaubt oder Saucen nicht gebunden sind (das kläre ich natürlich im Vorfeld ab), sondern um Dinge wie Gewürzmischungen und Ähnliches, in denen auch oft Spuren von glutenhaltigen Zusatzstoffen enthalten sind. Würde ich eine körperliche Reaktion zeigen, könnte ich sicherlich den einen oder anderen Diätfehler vermeiden, den ich so wahrscheinlich begehe (das zeigen leider auch meine Werte bei Permeabilitätstests).

Da ich jedoch weder die Zeit habe, alles zu Hause vorzukochen und auch keine Lust, in meinem Leben in Bezug auf Essen neurotisch zu werden, versuche ich einen guten Mittelweg zu wählen und so gut wie möglich, aber eben in einem „normalen" Rahmen, meine Diät einzuhalten.

Zum Glück gibt es eine umfangreiche Liste der Österreichischen Arbeitsgemeinschaft Zöliakie, in der all jene Produkte gelistet sind, die garantiert glutenfrei sind, da für diese Produkte Nachweise oder Bestätigungen der Produktionsfirmen vorliegen. Aber natürlich ist der Umfang dieser Liste nicht mit dem Umfang des Sortiments in Supermärkten zu vergleichen, da viele Firmen keine Auskunft geben wollen bzw. nicht können, da auch sie Halbfertig-Produkte zukaufen. Außerdem kommen ständig neue Produkte auf den Markt, die natürlich nicht sofort in dieser Liste erfasst werden können.

Das soll kein Vorwurf an die ErstellerInnen dieser Liste sein – im Gegenteil, hier wird ganz tolle Arbeit geleistet – es soll viel mehr die Eingeschränktheit und auch die Unsicherheit beim Einkauf „normaler", also nicht diätetischer, Produkte zeigen.

Die Gesetze zur Lebensmitteldeklaration haben sich dank der Arbeit der Österreichischen Arbeitsgemeinschaft Zöliakie in den letzten 20 Jahren drastisch in unserem Sinne verbessert, da mittlerweile jede messbare, also mittlerweile auch schon ganz geringe Menge an glutenhaltigen Zutaten deklariert werden muss. Leider schlägt die Sache teilweise ins Gegenteil um: Aus Angst vor möglichen Folgeprozessen schreiben manche Firmen auf ihre Produkte „nicht glutenfrei", obwohl keinerlei Spuren darin enthalten sind. Was wiederum zu Unsicherheiten bei den Betroffenen führt. Hier kann also wieder die Liste weiterhelfen, in der die tatsächlich kontrolliert glutenfreien Produkte angeführt sind. Auf diese Liste kann man sich 100%ig verlassen, während man bei den sonstigen Produkten noch keine Erfahrungen mit dem Wahrheitsgehalt der Deklarationen hat.

Auch Reisen ins Ausland empfinde ich als recht unproblematisch, da es in den meisten Ländern Selbsthilfegruppen gibt, die ähnliche Listen anbieten, damit man sich beim Einkauf von Lebensmitteln zurechtfindet.

Zusätzlich nehme ich mir immer Brot mit (es gibt schon sehr gute Haltbarprodukte),

da es nicht überall so einfach ist, glutenfreies Brot zu erhalten und oft auch die geschmacklichen Unterschiede recht groß sind.
Ansonsten habe ich die Einstellung, mich in der Zeit des Urlaubs essenstechnisch lieber einzuschränken, als Diätfehler zu begehen – meine Lieblingsspeisen kann ich mir zu Hause wieder selber kochen.
Im Großen und Ganzen lebe ich sehr gut mit Zöliakie, trotzdem habe auch ich Momente, in denen ich mir vorstelle, wie es wäre, alles essen zu können, und es gibt nach wie vor bestimmte Produkte, die ich vermisse, da es sie nicht glutenfrei gibt wie z.B. Langos.
Trotz mancher Unbill ist es immer eine Erleichterung für noch nicht Diagnostizierte, wenn die Diagnose Zöliakie eindeutig gestellt werden kann – oft ist damit eine lange Suche nach Ursachen für diverse Symptome und – besonders bei Erwachsenen – ein langer Leidensweg beendet. Ich hoffe aber, dass die diagnostizierenden ÄrztInnen sich alle bewusst sind, was es bedeutet, eine glutenfreie Diät einzuhalten, was alles dahintersteckt und welche Probleme damit verbunden sind. Damit ist es aber noch lange nicht getan: Die Diät zu verstehen und zu wissen, was man alles nicht essen darf, dass man für viele verschiedene Situationen gerüstet sein muss und manchmal Probleme auftreten, mit denen man nicht gerechnet hat, ist wichtig zu verstehen.
Wirklich hilfreich ist die Österreichische Arbeitsgemeinschaft Zöliakie, die ihren Mitgliedern ein umfangreiches Handbuch zur Verfügung stellt, in dem oben genannte Liste enthalten ist, das aber noch viele andere Informationen zu glutenfreien Lebensmitteln, Bezugsquellen, finanziellen Unterstützungen, Urlaubsmöglichkeiten und vielem mehr bietet.
Das hat für besondere Freude bei meinem Freund gesorgt: Ich sei die erste Frau mit „mitgeliefertem" Handbuch!

Adressen von Selbsthilfegruppen sind im letzten Kapitel des Buches aufgelistet.

14

Ernährung und Wohlbefinden – Bedeutung von Nahrungsmittelunverträglichkeiten

Dieter Genser

Zusammenfassung

Sowohl das körperliche als auch das psychische Wohlbefinden können durch Nahrungsmittelunverträglichkeiten empfindlich gestört werden. In diesem Beitrag sollen exemplarisch spezifische Nahrungsmittelunverträglichkeiten wie Laktoseintoleranz und Fruktosemalabsorption, sowie unspezifische Nahrungsmittelunverträglichkeiten wie Reizdarmsyndrom und Morbus Crohn besprochen werden.
Bei Laktoseintoleranz und Fruktosemalabsorption sind sowohl Diagnostik (z. B. mittels H_2-Atemtest) als auch Therapie (Meiden des auslösenden Agens) ohne größeren Aufwand möglich, sobald bei entsprechender Symptomatik an das Vorliegen dieser Intoleranzen gedacht wird.
Die Diagnostik von Nahrungsmittelunverträglichkeiten beim Reizdarmsyndrom und beim M. Crohn ist aufwändiger. Bei der Erkrankungsvariante des Reizdarmsyndroms, die von Durchfällen dominiert ist, liegen häufiger Nahrungsmittelunverträglichkeiten vor, weshalb hier das Meiden von individuell als unverträglich identifizierten Nahrungsmitteln („Eliminations- oder Ausschlussdiät") eine therapeutische Option ist. Beim M. Crohn ist zur Rezidivprophylaxe der Einsatz von Eliminationsdiäten in einzelnen Studien erfolgreich.
Nahrungsmittelunverträglichkeiten können durch Einschränkung der Lebensmittelauswahl zur Malnutrition führen. Die Erkennung und Betreuung gefährdeter Patienten kann psychologische und ernährungswissenschaftliche Kompetenzen erfordern.

Einleitung

Eine problemlose Verdauung der Nahrung ist für das allgemeine Wohlbefinden eine wesentliche Voraussetzung. Unverträglichkeiten auf Nahrungsmittel können das Wohlbefinden deutlich beeinträchtigen und vielfältige Ursachen haben (siehe Abb. 1). Prinzipiell sind toxische Reaktionen (z. B. auf Pilzgifte, bakterielle Toxine bei verdorbenen Lebensmitteln) von nicht toxischen Reaktionen zu unterscheiden. Bei letzteren werden immunologische Reaktionen (IgE-mediierte und nicht IgE-mediierte Nahrungsmittelallergien) von nicht immunologischen Reaktionen („Nahrungsmittelintoleranzen") differenziert. Bei den Nahrungsmittelintoleranzen werden nach der Klassifikation der Europäischen Akademie für Allergie und Klinische Immunologie (EAACI) die Enzymopathien (z. B. Laktoseintoleranz) von pharmakologischen Ursachen (z. B. vasoaktive Monoamine wie

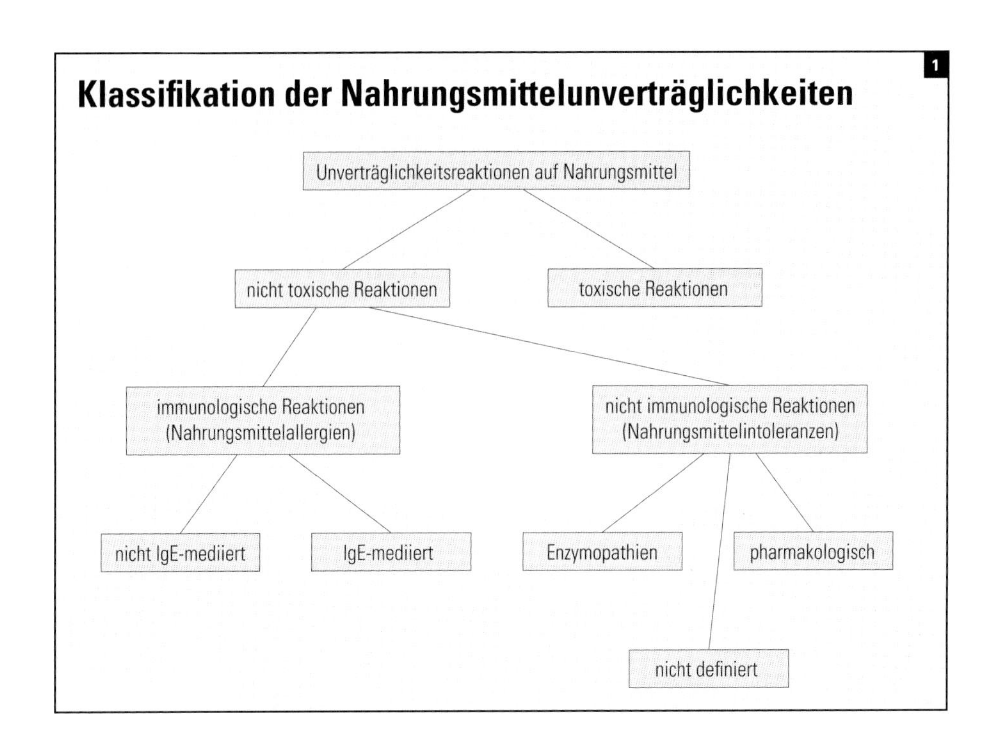

Histamin oder Tyramin) und einer weiteren Gruppe mit nicht definierter Ursache (z. B. bei Sulfiten, Nitriten oder Nitraten) abgegrenzt (Kinaciyan, 2005; Ortolani und Pastorello, 2006).

Eine weitere Einteilung unterscheidet spezifische von unspezifischen Nahrungsmittelintoleranzen. **Spezifische Nahrungsmittelintoleranzen** werden durch einen bestimmten Nahrungsmittelbestandteil ausgelöst wie z. B. bei der Laktose- oder Fruktoseintoleranz und können durch Meiden der jeweiligen Substanz therapiert werden. Bei **unspezifischen Nahrungsmittelintoleranzen** treten verschiedene Beschwerden auf (z. B. abdominelles Völle- oder Druckgefühl, Übelkeit, Stuhlveränderungen), deren Art und Ausmaß wechseln können und deren Kausalzusammenhang mit bestimmten Nahrungsbestandteilen schwierig zu objektivieren ist (Kasper, 2004). In diesem Beitrag werden nach allgemeinen Aspekten exemplarisch einzelne Nahrungsmittelintoleranzen (Laktoseintoleranz, Fruktoseintoleranz) mit vorwiegend gastroenterologischer Symptomatik besprochen sowie gastroenterologische Erkrankungen, bei denen Nahrungsmittelintoleranzen relevant sein können (Reizdarmsyndrom, M. Crohn).

Allgemeine Aspekte zu Nahrungsmittelintoleranzen

In Großbritannien gaben bei einer epidemiologischen Untersuchung mittels Fragebogen von 10.552 Personen ca. 20% an, an einer Nahrungsmittelunverträglichkeit zu leiden. Zur Objektivierung dieser Angaben wurde ein Teil der Gesamtstichprobe genauer untersucht und bei 93 Personen auch ein doppelblind-placebo-kontrollierter oraler Provokationstest (der Goldstandard in der objektiven Diagnostik von Nahrungsmittelintoleranzen) mit einzelnen Nahrungsmitteln durchgeführt. Dabei konnte nur bei 18 Personen (19%) auch tatsächlich eine Nahrungsmittelunverträglichkeit verifiziert werden. Die Prävalenz der nachgewiesenen Unverträglichkeiten in der Gesamtbevölkerung wurde auf 1,4 bis 1,8% geschätzt (Young et al., 1994). Da bei dieser Untersuchung PatientInnen mit schweren anaphylaktischen Reaktionen in der Anamnese ausgeschlossen wurden und nur Daten zu den acht häufigsten als unverträglich angesehenen Lebensmitteln erhoben wurden, liegt die tatsächliche Prävalenz vermutlich höher.

Jedenfalls zeigt diese umfangreiche Studie, dass Nahrungsmittelunverträglichkeiten subjektiv sehr viel häufiger vermutet werden als sie objektiv nachweisbar sind und dass psychische Komponenten eine relevante Rolle spielen können. Allerdings wurde die Prävalenz an psychologischen Auffälligkeiten bzw. psychiatrischen Erkrankungen (insbesondere depressive Neurosen wurden häufig festgestellt) bei Personen mit unbestätigten Nahrungsmittelunverträglichkeiten ursprünglich überschätzt (Peveler et al., 1996). Unterschiede zwischen Personen mit bestätigten und nicht bestätigten Nahrungsmittelunverträglichkeiten sind, dass bei letzteren häufiger unspezifische Beschwerden und eine größere Anzahl von unverträglichen Nahrungsmitteln angegeben werden. Deshalb ist bei diesen Personen auch die Gefahr größer, dass aufgrund von (oft unbegründeten und unnötigen) Einschränkungen in der Nahrungsmittelauswahl Ernährungsdefizite entstehen (Parker et al., 1993).

> Patientenangaben von Nahrungsmittelunverträglichkeiten bedürfen einer genaueren Abklärung. Dies kann psychologische und ernährungswissenschaftliche Kompetenzen erforderlich machen.

Laktoseintoleranz

Das **Disaccharid Laktose** kann bei Säugetieren normalerweise zumindest im Säuglings- und Kleinkindesalter durch die in der Bürstensaummembran des Dünndarms lokalisierte Disaccharidase Laktase (Laktase-Phlorizin-Hydrolase) gespalten und in Form der Monosaccharide Glucose und Galaktose resorbiert werden (Kasper, 2004; Montalto et al., 2006).

Eine **Störung der Laktoseresorption (Laktosemalabsorption)** kann verschiedene Ursachen haben. Bei der sehr seltenen autosomal rezessiv vererbten kongenitalen Form des Laktasemangels treten bereits mit dem ersten Milchkonsum nach der Geburt gastrointestinale Beschwerden auf. Eine Laktosemalabsorption kann auch sekundär als Folge von Dünndarmerkrankungen wie z. B. Zöliakie oder M. Crohn, aber auch kurzfristig bei diversen Enteritiden auftreten. Die operative Entfernung von Magen- und/oder Dünndarmanteilen führt teilweise zu einer so stark beschleunigten Passage des Speisebreies, dass Laktose nicht suffizient gespalten werden kann (Kasper, 2004). Treten als Folge der Laktosemalabsorption klinische Beschwerden auf (siehe unten), spricht man von Laktoseintoleranz.

Die häufigste Ursache von Laktosemalabsorption bzw. -intoleranz ist der **primäre**

Laktasemangel des Erwachsenen (adulte Form der Hypolaktasie). Die Bezeichnung **Laktase-Nonpersistenz** drückt am besten aus, dass es sich dabei eigentlich nicht um eine Erkrankung handelt, sondern um den normalen physiologischen Zustand, der nach dem Abstillen bei den meisten Säugetieren und auch beim Großteil der Weltbevölkerung vorliegt. Die Laktaseaktivität erreicht üblicherweise um die Geburt das Maximum und sinkt zwischen dem 3. und 15. Lebensjahr im Rahmen einer genetisch determinierten Down-Regulation auf 5-10% der maximalen Aktivität ab (Koletzko und Koletzko, 2006). Allerdings bleibt die Expression des Enzyms bei einigen Populationen (z. B. beim Großteil der Kaukasier) auch im Erwachsenenalter erhalten. Eine wesentliche genetische Grundlage für diese Regulation wurde erst in den letzten Jahren von einer finnischen Arbeitsgruppe identifiziert. In einem Abstand von 14 kB aufwärts vom Laktasegen auf Chromosom 2q liegt bei Position 13910 ein C/T-Polymorphismus. Der CC-Genotyp ist mit einer deutlich verminderten Laktaseaktivität assoziiert (Enattah et al., 2002).

Die Häufigkeit des Laktasemangels im Erwachsenenalter ist regional sehr unterschiedlich und beträgt z. B. in Skandinavien < 5%, in Mitteleuropa etwa 10–20%, in Südeuropa > 50%, jedoch in Afrika und Asien bis zu 100% (De Vrese, 2001).

Wenn Personen ohne (oder mit zu geringer) Laktaseaktivität eine relevante Menge an Laktose oral zuführen, so gelangt die nicht enzymatisch abgebaute Laktose in den Dickdarm und wird von Darmbakterien abgebaut. Beim bakteriellen Abbau entstehen einerseits Gase (H_2, CO_2, Methan) und andererseits organische Säuren (hauptsächlich kurzkettige Fettsäuren), die osmotisch aktiv sind und zu einem Wasseringestion in den Darm führen. Die Folge sind Blähungen und weicher Stuhl bis zu Durchfällen und Bauchschmerzen (etwa ein bis drei Stunden nach dem Verzehr laktosehaltiger Produkte) (Kasper, 2004).

Der Schweregrad der Symptomatik hängt von der Menge der zugeführten Laktose, von der Geschwindigkeit der Magenentleerung bzw. der gastrointestinalen Transitzeit, der Restaktivität der Laktase und der bakteriellen Darmflora ab (De Vrese, 2001; Kasper, 2004).

Zur **Diagnose** einer Laktoseintoleranz kann nun neben dem Laktose-H_2-Atemtest bzw. der Messung des Blutglucosespiegels nach oraler Gabe von Laktose auch der genetische Test auf den C/T-Polymorphismus angewendet werden.

Therapeutisch stehen zwei Optionen zur Verfügung. Die **Diät** besteht im Meiden von laktosehaltigen Milch- und Milchprodukten sowie von industriellen Produkten, die Milch oder Laktose enthalten (Schokolade, Kekse, Mehlspeisen, Fertigpuddings, Saucen), falls sie Beschwerden machen. Eine Übersicht über den Laktosegehalt einiger Lebensmittel gibt Tabelle 1. Eine Alternative oder Ergänzung zur Diät ist die Verwendung von **Laktasepräparaten** (Montalto et al., 2006).

Tabelle 1: Übersicht über den Laktosegehalt einiger Lebensmittel mit Beispielen (*g Laktose/ 100g Lebensmittel*) (nach Souci et al., 2000)

• **Laktosereich:** unvergorene Milch; Speisen, die Milch, Milchpulver oder Milchzucker in größeren Mengen enthalten (Milchreis, Pudding, Aufläufe)	
Kondensmilch: 7,5% / 10% Fett	*9,3 / 12,5*
Speiseeis	*6,7*
Stutenmilch	*6,2*
Vollmilch (Kuh, 3,5%), Schafmilch	*4,7*
Buttermilch	*4,0*
• **Laktosearm:** Milchprodukte, bei denen die Laktose teilweise durch bakterielle Gärung abgebaut ist	
Joghurt: 1,5% / 3,5% Fett	*3,3 / 3,2*
Topfen: mager / 40% Fett	*3,2 / 2,6*
Schlagobers, Hüttenkäse	*3,3*
Fruchtjoghurt: mager / vollfett	*3,0 / 3,1*
• **„Nahezu laktosefreie" Milchprodukte:** länger gereifte Käsesorten Appenzeller, Brie, Butterkäse, Camembert, Edamer, Gorgonzola, Parmesan, Roquefort, Schmelzkäse, Tilsiter	*< 0,1*

Bereits lange ist bekannt, dass die meisten Betroffenen gewisse Mengen von Laktose in der Milch (etwa ¼ l) ohne nachweisbare Verschlechterung der Symptomatik vertragen (Suarez et al., 1995). Auch eine rezente Metaanalyse von randomisierten verblindeten cross-over-Studien konnte zeigen, dass die Menge Laktose, die mit den üblichen Milchportionen bzw. Milchprodukten konsumiert wird, im Vergleich zu Placebo bei Laktosemalabsorbern nicht wesentlich mehr Beschwerden verursacht. Lediglich die Inzidenz an weichen Stühlen oder Durchfällen war bei Laktosemalabsorbern statistisch signifikant etwas höher, während es hinsichtlich Inzidenz und Schweregrad von abdominellen Blähungen, Bauchschmerzen und Flatulenz sowie beim Schweregrad an weichen Stühlen oder Durchfällen keine signifikanten Unterschiede gab (Savaiano et al., 2006). Außerdem scheint es die Möglichkeit einer **Gewöhnung** an gewisse Mengen von Laktose zu geben: Ein kontinuierlicher Laktosekonsum führt zu geringerer H_2-Abatmung und zu weniger Beschwerden. Als wesentlicher Mechanismus dafür gilt eine Adaptation der Darmflora (Hertzler und Savaiano, 1996).

Wie bereits erwähnt, spielen für das **Ausmaß der Symptomatik** auch die Geschwindigkeit der Magenentleerung bzw. die gastrointestinale Transitzeit eine Rolle: Bei langsamer Darmpassage besteht ein längerer Kontakt zwischen den Laktosemolekülen der Nahrung und den Enzymen der Darmschleimhaut, sodass auch bei schwächerer Enzymaktivität insgesamt mehr Laktose abgebaut werden kann. Diesbezüglich günstige Nahrungsmitteleigenschaften sind höhere Viskosität, niedrigerer pH-Wert und höherer Energiegehalt (De Vrese et al., 2001; Kasper, 2004). Da auch **psychische Faktoren** die gastrointestinale Motilität beeinflussen, könnte unter Stress die verträgliche Menge an Laktose deutlich reduziert sein. Auch der Konsum einer größeren Menge an Laktose auf einmal mit der darauf folgenden Symptomatik kann dazu führen, dass bewusst oder unbewusst der Verzehr von Milch(produkten) zunehmend reduziert wird. Mit dieser erlernten Aversion kann im Sinne einer „selbsterfüllenden Prophezeiung" die verträgliche Menge an Laktose tatsächlich geringer werden, weil durch das Meiden von Milch die Adaptation der Dickdarmflora verloren geht (Savaiano, 2003).

Eine reduzierte Zufuhr von Milch und Milchprodukten kann eine optimale **Kalziumversorgung** beeinträchtigen und das **Osteoporoserisiko** erhöhen, wie unter anderem die Studie von Di Stefano et al. (2002) zeigt. Sie untersuchten an 103 gesunden Personen im jugendlichen Erwachsenenalter (Spannbreite: 25–33 Jahre) den Zusammenhang zwischen Laktosemalabsorption (gemessen mittels H_2-Atemtest mit 20 g Laktose), Laktoseintoleranz (evaluiert durch Erfassung der Symptomatik), Kalziumaufnahme (Ernährungsprotokoll über 3 Tage) und Knochendichte (DEXA lumbal und femoral). Die Knochendichte war bei den 55 Laktosemalabsorbern in dieser Studie nicht signifikant niedriger im Vergleich zu den 48 Absorbern und auch bezüglich der Kalziumzufuhr gab es keinen signifikanten Unterschied. Allerdings war bei den Malabsorbern, die auch eine Intoleranzsymptomatik zeigten ($n = 29$), sowohl die Kalziumzufuhr als auch die Knochendichte signifikant niedriger als bei den Malabsorbern ohne Intoleranzsymptomatik bzw. den Absorbern. Außerdem bestanden bei diesen 29 Personen auch eine negative Korrelation zwischen der Knochendichte und dem Schweregrad der Symptomatik.

In letzter Zeit wurde an umfangreichen Untersuchungen auch ein signifikant erhöhtes Vorkommen des mit Laktosemalabsorption assoziierten CC-Genotyps des Laktasegens bei Patienten mit Osteoporose bzw. mit Frakturen gefunden. Auch ein erhöhtes Auftreten von Aversionen gegen Milch, eine verminderte Zufuhr von Kalzium aus Milch und eine geringere Knochendichte wurde beim CC-Genotyp im Vergleich zu den anderen Genotypen gefunden (Obermayer-Pietsch, 2006).

Möglicherweise treten auch andere Erkrankungen, bei denen eine ausreichende Kalziumversorgung wesentlich ist, beim CC-Genotyp häufiger auf. So konnte bei fast 1.000 Finnen ein signifikant höheres Risiko für Dickdarmkrebs bei Personen mit dem CC-Genotyp festgestellt werden (Rasinperä et al., 2005).

Daraus ergibt sich, dass bei diagnostizierter Laktoseintoleranz am besten mit einer Diätberatung eine **ausreichende Kalziumzufuhr** gewährleistet sein soll. Dabei ist es wesentlich zu wissen, dass Milch und laktosehaltige Milchprodukte nicht gänzlich gemieden werden müssen, sondern in individuell zu ermittelnden Mengen verzehrt werden sollen und dass diese Mengen bis zu einem gewissen Grad auch gesteigert werden können. Es muss darauf hingewiesen werden, dass es nahezu laktosefreie Milchprodukte (z. B. Hartkäse, *s. Tabelle 1*) gibt und dass auch laktosehaltige fermentierte Produkte wie Joghurt üblicherweise problemlos konsumiert werden können. Außerdem gibt es industrielle Produkte (laktosefreie Milch/Milchprodukte) und pharmazeutische Hilfsmittel (exogene Laktase, Kalziumpräparate), die eine ausreichende Kalziumversorgung gewährleisten können (Montalto et al., 2006).

Abschließend soll noch darauf hingewiesen werden, dass bei Personen, die von selbst und ohne Diagnostik eine laktosereduzierte Kost einhalten, überprüft werden sollte, ob dies tatsächlich notwendig ist (Savaiano, 2003).

Fruktosemalabsorption

Das **Monosaccharid Fruktose** (Fruchtzucker) wird bevorzugt mit dem Carrierprotein GLUT 5 in bzw. durch die Dünndarmschleimhautzellen transportiert. Bei der Fruktosemalabsorption scheint dieses Transportsystem beeinträchtigt zu sein und die mit der Nahrung aufgenommene Fruktose wird im Dünndarm unvollständig resorbiert. Die Transportkapazität wird durch Sorbit blockiert und durch Glukose stimuliert, weshalb das aus Fruktose und Glukose bestehende Disaccharid Saccharose auch bei Fruktosemalabsorption im Allgemeinen gut resorbiert werden kann. Diese intestinale Fruktosemalabsorption muss streng von der hereditären Fruktoseintoleranz differenziert werden, die auf einem autosomal-rezessiven Mangel an Fructose-1-Phosphat-Aldolase beruht (Kasper, 2004).

Ebenso wie bei der Laktoseintoleranz gelangt die im Dünndarm nicht resorbierte Fruktose ins Colon, wird dort bakteriell abgebaut und kann über den gleichen Mechanismus wie Laktose (kurzkettige Fettsäuren, Gase) gastrointestinale Beschwerden verursachen. Die Diagnose wird mittels H_2-Atemtest gestellt, wobei 25 bzw. 50 g Fruktose verabreicht werden. Dabei ist anzumerken, dass ein alleiniger H_2-Anstieg bei der Fruktosebelastung ohne begleitende bzw. nachfolgende Symptomatik häufig ist und keine klinische Relevanz hat (Koletzko und Koletzko, 2006). Andererseits zeigten bei einer rezenten US-amerikanischen Untersuchung von 15 gesunden Personen (Personal und StudentInnen einer medizinischen Universität, 9 Frauen, 6 Männer) 10 Personen bei 25 g und 12 Personen bei 50 g Fruktose Symptome, während ein als relevant angesehener H_2-Anstieg von mindestens 20 ppm nur bei 8 bzw. 11 Personen gesehen wurde (Beyer et al., 2005). Zur Häufigkeit der Fruktoseintoleranz sind bisher kaum epidemiologische Daten publiziert. Nach den Ergebnissen einer Innsbrucker Arbeitsgruppe besteht bei über 80% aller „Laktosemalabsorbern" gleichzeitig auch eine Fruktosemalabsorption. Außerdem wird vermutet, dass „so manches Reizdarmsyndrom nach einer Fruchtzucker-reduzierten Diät verschwindet" (Ledochowski et al., 2000 a). Andererseits kommt eine griechische Studie zu dem Schluss, dass ein zufälliges gleichzeitiges Auftreten von Laktose-, Fruktose- und Sorbitmalabsorption (gemessen mit 25 g Laktose, 25 g Fruktose und 10 g Sorbit) bzw. eine Intoleranz auf diese Zucker bei geringen verzehrten Mengen nicht häufig ist (Ladas et al., 2000). Jedenfalls erscheint es sinnvoll, bei Personen mit Laktoseintoleranz, die trotz Einhalten einer streng laktosereduzierten Diät anhaltend Beschwerden haben, eine Fruktosemalabsorption auszuschließen.

Ledochowski et al. (2000a) fanden auch, dass bei Personen mit Fruktosemalabsorption signifikant höhere Beck'sche **Depressionsscores** als bei Personen mit normaler Fruktoseresorptionskapazität bestehen. Da die Personen mit Fruktosemalabsorption auch signifikant niedrigere Tryptophanspiegel aufweisen, wird als Ursache für depressive Symptome eine gleichzeitige Resorptionsstörung für Tryptophan vermutet. Eine daraus resultierende verringerte Serotoninsynthese könnte den bei depressiven Verstimmungen häufigen „Süßhunger" erklären. Nach der Theorie von Wurtman & Wurtman bewirkt der Insulinanstieg nach Kohlenhydrataufnahme eine vermehrte Aufnahme der meisten Aminosäuren, nicht jedoch von Tryptophan in die Muskulatur, was zu einem relativen Anstieg von Tryptophan im Blut, zu einer verstärkten Aufnahme über die Blut-Hirn-Schranke in das Gehirn und in weiterer Folge substratabhängig zu einer vermehrten Serotoninproduktion und Verbesserung der Stimmungslage führen soll. Die praktische Bedeutung dieser Theorie wird jedoch kritisch diskutiert (Benton, 2002). Nach Ledochowski et al. (2000a) besteht insbesondere bei Fruktosemalabsorption die Gefahr, dass durch das Stillen des Süßhungers wieder mehr Fruktose zugeführt wird und sich die gastrointestinale und psychische Symptomatik weiter verschlechtert.

Die **Therapie** der Fruktosemalabsorption besteht in der reduzierten Zufuhr von Fruktose und Sorbit in der Nahrung. Insbesondere Dörrobst, Honig und bestimmte Fruchtsäfte sowie diverse industriell hergestellte Produkte mit einem Zusatz von Fruktose bzw. Sorbit (E 420) sollten gemieden werden („zuckerfreie" Süßwaren, Diabetikerprodukte). Von einer generellen Reduktion der Obstzufuhr ist dringend abzuraten, jedoch sollten möglichst Obstsorten mit einem Glukose-Fruktose-Verhältnis bevorzugt werden, bei dem Glukose überwiegt (Verhältnis Glukose/Fruktose: > 1). Fruktosehaltige Speisen können außerdem durch Süßen mit Glukose besser verträglich gemacht werden (Kasper, 2004; Ledochowski et al., 2000a). Insbesondere bei Kindern muss die individuelle Verträglichkeit immer wieder ausgetestet werden, weil mit zunehmendem Alter größere Mengen toleriert werden (Koletzko und Koletzko, 2006).

In einer Interventionsstudie an 53 Personen mit Fruktosemalabsorption führte eine fruktose- und sorbitreduzierte Diät über vier Wochen nicht nur zu einer signifikanten Reduktion an Meteorismus und zu einer reduzierten Stuhlfrequenz, sondern auch zu einer Verbesserung der psychischen Komponente. Der Beck'sche Depressionsscore sank signifikant von durchschnittlich 13,8 (± 9,3) auf 9,3 (± 3,1). Auch das allgemeine Wohlbefinden – dokumentiert anhand von analogen Skalen – verbesserte sich signifikant (Ledochowski et al., 2000b). Eine Bestätigung dieser Ergebnisse durch weitere Studien wäre wünschenswert.

Reizdarmsyndrom (Colon irritabile, Irritable bowel syndrom)

Das Reizdarmsyndrom gilt als häufigste abdominelle Störung in gastroenterologischen Ordinationen und Abteilungen. Die Erkrankung wird eingereiht unter die „funktionellen gastrointestinalen Störungen", d. h. es liegen keine organischen oder offensichtlichen biochemischen Störungen vor (Karamanolis und Tack, 2006). Die Diagnose und Therapie des Reizdarmsyndroms wird im Kapitel „Funktionelle Gastrointestinale Störungen" genauer beschrieben.

Die Variabilität der **Symptomatik** bei fehlenden organischen Befunden hat früher zu unterschiedlichen Diagnosekriterien geführt. Die teilweise geringe Konkordanz zwischen den verschiedenen Definitionsformen (Mearin et al., 2001) ist einerseits ein Grund für die unterschiedlichen Häufigkeitsangaben der Erkrankung und wirft andererseits Probleme bei der Bewertung von Studien auf. So ist vor allem die Verallgemeinerung von Daten problematisch, da Ergebnisse, die bei PatientInnen einer bestimmten Definition gefunden wurden, nur bedingt für PatientInnen einer anderen Klassifizierung gelten.

Unabhängig davon, welche diagnostischen Kriterien angewendet werden, ist die **Pathogenese** der Erkrankung nicht eindeutig geklärt. Als wesentliche ätiologische bzw. pathogenetische Faktoren werden eine gestörte Schmerzperzeption (viszerale Hypersensitivität), eine gestörte Darmmotilität und psychosoziale Ursachen diskutiert, wobei vor allem Interaktionen zwischen

den einzelnen Bereichen von Bedeutung sein dürften (Horwitz und Fisher, 2001).
Physischer und psychischer Stress, aber auch Nahrungsaufnahme führen schon bei Gesunden normalerweise zu Veränderungen der myoelektrischen Aktivität in der Darmwand. Bei PatientInnen mit Reizdarmsyndrom sind aber Kontraktionsmuster, Dauer oder Stärke der Darmmotilität abnorm verändert. So kann eine fettreiche Mahlzeit zu viel stärkeren oder länger anhaltenden Kontraktionen der Darmmuskulatur führen als bei Gesunden, was Schmerzen verursachen kann. Reize im Darm werden von den PatientInnen anscheinend viel deutlicher und stärker empfunden („viszerale Hypersensitivität"). Dies geht aus Studien hervor, bei denen Ballonkatheter in den Darm eingeführt und aufgeblasen werden. Von PatientInnen werden deutlich geringere Volumina bzw. Drücke als unangenehm oder schmerzhaft empfunden als von Gesunden (Horwitz und Fisher, 2001; Wood JD, 2001).
Sowohl neuroanatomisch, als auch im Bereich der Neurotransmittersysteme besteht eine enge Beziehung zwischen dem enterischen Nervensystem und dem Zentralnervensystem (**Gehirn-Darm-Achse**). Es gibt Hinweise, dass bei PatientInnen mit Reizdarmsyndrom nicht nur eine Störung im Bereich der Schmerzrezeptoren des Darmes, sondern auch in den verarbeitenden Gehirnzentren beteiligt ist (Horwitz und Fisher, 2001; Wood, 2001).
Die zahlreichen Interaktionsmöglichkeiten und vor allem der Einfluss psychosozialer Faktoren auf das Beschwerdebild machen es nicht leicht, die Bedeutung der Ernährung beim Reizdarmsyndrom zu beurteilen. **Nahrungsmittelunverträglichkeiten** sind bei PatientInnen mit Reizdarmsyndrom häufiger als in der gesunden Bevölkerung und von etlichen Nahrungsmitteln wird berichtet, dass sie Beschwerden auslösen oder verstärken, wie zum Beispiel: Kaffee, Alkohol, Milch, rohes Obst, gebratene Speisen bzw. generell Speisen mit hohem Fettanteil sowie Lebensmittel, die Fruktose (Apfel-, Birnensaft, mit Fruchtzucker gesüßte Getränke), Sorbit oder andere Zuckeralkohole enthalten (Dapoigny et al., 2003; Karamanolis und Tack, 2006).
Eine Umfrage mittels Fragebögen in den USA ergab eine signifikante Assoziation zwischen Reizdarmsymptomen und Nahrungsmittelunverträglichkeiten, allerdings reichte die Palette der signifikant häufiger unverträglichen Lebensmitteln von Bohnen über Schokolade und Milchprodukten bis hin zu Nüssen und Zwiebeln.

> Eine pathogenetische Bedeutung spezieller Nahrungsmittel oder Nahrungsbestandteile wird für das Reizdarmsyndrom als unwahrscheinlich angesehen. Eher scheint die Erkrankung das Auftreten von Nahrungsmittelunverträglichkeiten zu begünstigen.

Es besteht die Möglichkeit, dass lediglich das veränderte Schmerzempfinden die Ursache für diese Befunde ist. Diese Erklärungsmöglichkeit wird durch ein weiteres Ergebnis dieser Studie unterstützt: Auch ein deutlich höherer Verbrauch von Schmerzmitteln (wegen anderer Ursachen eingenommen) wurde bei den Personen mit Symptomen des Reizdarmsyndroms gefunden (Locke et al., 2000).
Ob und welche Nahrungsmittelunverträglichkeiten tatsächlich auftreten, kann nur mittels doppelblind placebokontrolliertem Provokationstest untersucht werden. Leider gibt es nur wenige Studien, die dies

gemacht haben und vor allem auch den Erfolg einer **Eliminationsdiät** bzw. **Exklusionsdiät** systematisch getestet haben, bei der individuell als unverträglich identifizierte Nahrungsmittel in der Ernährung konsequent vermieden werden. In einer 1998 publizierten Analyse der Literatur bis 1996 konnten nur sieben Studien verwertet werden. Dabei wurden in 6–58% der Fälle Nahrungsmittel als unverträglich klassifiziert, wobei Milch, Weizen, Eier, Kaffee und Nüsse am häufigsten vorkamen. In 15–71% der Fälle war eine Elimination der entsprechenden Nahrungsmittel mit einem klinischen Erfolg verbunden, allerdings gibt es kaum Langzeitbeobachtungen. Als Ursache für die Unverträglichkeit vieler Nahrungsmittel wurden Laktose, Salizylate und Amine vermutet. Bezüglich der PatientInnenpopulation ist anzumerken, dass PatientInnen, bei denen die Durchfallsymptomatik überwiegt, nicht nur häufiger Nahrungsmittelunverträglichkeiten haben, sondern auch besser auf eine Eliminationsdiät ansprechen als PatientInnen mit überwiegender Obstipationssymptomatik (Niec et al., 1998).

Eine kleine englische Studie zeigte, dass die bei PatientInnen erhöhte H_2-Produktion unter einer Standardeliminationsdiät (mit Einschränkungen bei Milchprodukten, Zerealien, Zitrusfrüchten, Hefe und koffeinhaltigen Getränken) ebenso wie das Ausmaß an Beschwerden abnimmt und weist auf eine mögliche Bedeutung einer abnormen Darmflora bzw. Fermentierung hin (King et al., 1998). Für eine pathogenetische Beteiligung der Darmflora, zumindest bei „bacterial overgrowth" des Dünndarms, spricht auch die erfolgreiche Verabreichung von Antibiotika (Pimentel et al., 2000).

Bei ReizdarmpatientInnen wurde traditionell empfohlen, generell die **Ballaststoffzufuhr** zu erhöhen (Dapoigny et al., 2003). Gerade die oft empfohlene Kleie (Weizenkleie, Kleieprodukte) führt jedoch nach einer Umfrage an 100 PatientInnen viel häufiger zu einer Verschlechterung der Symptomatik (in 55%) als zu einer Besserung (nur in 10%), auch bei längerer Beobachtung und offensichtlich korrekter Anwendung (schrittweise Umstellung, ausreichend Flüssigkeitszufuhr). Bei dieser Umfrage verschlechterten auch Obst (bes. Zitrusfrüchte), Müsli und Nüsse in über 25% der Fälle die Beschwerden, lediglich Ballaststoffsupplemente führten bei 35% der Befragten zu einer Besserung (Francis und Whorwell, 1994). Inzwischen wurde gezeigt, dass bei ReizdarmpatientInnen mit Obstipationssymptomatik vor allem lösliche Ballaststoffe (Flohsamen, Ispaghula) positive Effekte haben (Karamanolis und Tack, 2006).

Es kann derzeit keine generelle Ernährungsempfehlung für PatientInnen mit Reizdarmsyndrom gegeben werden. Vor einer Ernährungsberatung bei PatientInnen mit Reizdarmsyndrom ist es besonders wichtig, eine suffiziente Ernährungsanamnese zu führen (z.B. ein einwöchiges Ernährungsprotokoll in Kombination mit Beschwerdetagebuch).

PatientInnen mit **überwiegender Durchfallsymptomatik** ist die Elimination etwaiger unverträglicher Nahrungsmittel zu empfehlen. Bei **Obstipation** kann ein Versuch mit erhöhter Ballaststoffzufuhr (eventuell nur in Form von Supplementen) unternommen werden, wobei unbedingt auf eine ausreichende Flüssigkeitszufuhr zu achten ist (und körperliche Bewegung ebenfalls sinnvoll ist). Bei starken **Blähungen** kann vor allem das Meiden von Bohnen, Erbsen und anderen Leguminosen, Zwiebeln und Brassicacaeen (wie z. B. Kohl, Karfiol, Broccoli, Kohlsprossen) Beschwerden lindern.

Allerdings soll auch vermieden werden, dass PatientInnen mit Reizdarmsyndrom durch zu drastische Einschränkung ihrer Lebensmittelauswahl in eine Mangelernährung kommen. Die Bedeutung dieser Gefahr zeigt eine umfangreiche rezente Studie aus Norwegen. Im Rahmen einer populationsbasierten Querschnittsstudie wurden über 11.000 Personen zu einem Gesundheitsscreening eingeladen. Ca. 4.600 Personen füllten einen Fragebogen über abdominelle Beschweren aus. Bei 141 Personen wurde (basierend auf den ROM II-Kriterien) die Diagnose Reizdarmsyndrom gestellt und 84 Personen wurden genauer zu Nahrungsmittelunverträglichkeiten, Muskel- und Skelettschmerzen und mentaler Stimmung untersucht. Es gaben 70% der Personen nahrungsmittelassoziierte Beschwerden an, wobei 62% tatsächlich auch Nahrungsmittel mieden (durchschnittlich 2,5 Lebensmittel, Spannbreite 1–14). Die häufigsten subjektiven Unverträglichkeiten wurden für Milch, Zwiebel, Kohl, Kaffee und Schokolade angegeben. Bei dieser umfangreichen Studie wurde kein Zusammenhang zwischen Nahrungsmittelintoleranzen und psychischen Auffälligkeiten (erfasst wurden hauptsächlich Ängstlichkeit und Depression mittels der Hopkin Symptom Check List 10) nachgewiesen. Bemerkenswert ist bei dieser Studie, dass erstmals in größerem Umfang gezielt das Risiko für Mangelernährung erhoben wurde. Bei immerhin 12% wurde aufgrund der Ernährungsanamnese eine inadäquate Nährstoffzufuhr mit potentieller Gefahr für eine Mangelernährung (beispielsweise zu niedrige Zufuhr an Energie, Vitaminen oder Mineralstoffen) bei langfristiger Anwendung erhoben (Monsbakken et al., 2006).

Morbus Crohn (Ileitis terminalis)

Chronisch entzündliche Darmerkrankungen entstehen vermutlich aus einer komplexen Interaktion von genetischen, immunologischen und Umweltfaktoren. Obwohl insbesondere beim M. Crohn für bestimmte Ernährungsgewohnheiten (Konsum raffinierter Kohlenhydrate, verminderte Ballaststoffzufuhr) und Nahrungsmittelinhaltstoffe (Transfettsäuren) immer wieder eine pathogenetische Bedeutung vermutet worden ist, wird derzeit nicht angenommen, dass die Ernährung bei der Entstehung der Erkrankung ursächlich beteiligt ist (Stein, 2003).

Abgesehen von der Nikotinabstinenz können derzeit keine Empfehlungen zur Senkung des Risikos, an M. Crohn zu erkranken, gegeben werden. Im Verlauf der Erkrankung kann die Ernährung allerdings eine wesentliche Rolle spielen (O'Sullivan und O'Morain, 2006).

Es können beim M. Crohn in Abhängigkeit von Lokalisation und Krankheitsaktivität sowohl eine generelle Mangelernährung, als auch spezifische Mangelzustände auftreten. Regelmäßige **Erhebungen des Ernährungszustandes** sind notwendig, um rechtzeitig die Indikationen zur Ernährungstherapie zu stellen und entsprechende Mangelzustände auszugleichen. Enterale bilanzierte Diäten sind im akuten Stadium wirksam, bei Komplikationen kann eine parenterale Ernährung erforderlich sein. Nach den derzeitigen Leitlinien der deutschen Gesellschaft für Verdauungs- und Stoffwechselkrankheiten (DGVS) gibt es zur Erhaltung der Remission keine generelle Diät oder Ernährungstherapie, jedoch wird in Einzelfällen eine individuelle Eliminationsdiät bei PatientInnen mit Nahrungsmittelunverträglichkeit(en) für sinnvoll gehalten (Stein, 2003).

Die meisten publizierten Studien zu **Eliminationsdiäten** stammen aus England. Bereits Anfang der 80er Jahre wurde gezeigt, dass durch das Weglassen von Nahrungsmitteln, die als unverträglich identifiziert wurden (am häufigsten: Weizen, Milchprodukte, Brassicacaeen, Mais, Hefe und Paradeiser), das rezidivfreie Intervall verlängert werden konnte (Jones et al., 1985). Eine nach diesem Schema durchgeführte kleine Studie in Deutschland fand keine Wirksamkeit der Eliminationsdiät (Stange et al., 1990), dagegen war in einer englischen Multicenterstudie (Riordan et al., 1993) bei PatientInnen, deren Krankheitsschub erfolgreich mit Elementardiät behandelt wurde, nach zwei Jahren die Rückfallrate in der Gruppe mit Exklusionsdiät (n = 40) signifikant niedriger (62%) als in der Vergleichsgruppe (n = 38) ohne Diät, aber mit anfänglicher Kortisontherapie (79%). Nahrungsmittel wurden dann als unverträglich identifiziert, wenn bei schrittweisem Einführen (ein neues Nahrungsmittel pro Tag) Durchfälle oder Schmerzen auftraten. Am häufigsten war dies bei Mais, Weizen, Milch und Hefe der Fall. In einer weiteren gut kontrollierten Studie wurde ein aufwändigeres Protokoll zur Identifizierung von Nahrungsmittelunverträglichkeiten bei 42 PatientInnen mit M. Crohn verwendet (Pearson et al., 1993). Nach Therapie eines Krankheitsschubes mit Elementardiät wurden Nahrungsmittel im Abstand von fünf Tagen einzeln eingeführt. Zunächst als unverträglich klassifizierte Produkte wurden aus dem Speiseplan gestrichen, aber später zur Kontrolle nochmals getestet und die Unverträglichkeit bei einzelnen PatientInnen sogar mittels doppelblind angeordnetem Provokationstest verifiziert. Die damit identifizierten unverträglichen Nahrungsmittel waren Milch, Erdnuss und Weizen. Bezüglich des Krankheitsverlaufes fand sich bei dieser Studie kein Unterschied zwischen den PatientInnen, die Unverträglichkeiten identifizierten und auch eine entsprechende Eliminationsdiät einhielten und PatientInnen ohne Nahrungsmittelunverträglichkeiten. Die Autoren schließen daraus, dass Nahrungsmittelunverträglichkeiten bei PatientInnen mit M. Crohn zwar vorkommen, allerdings nicht immer persistieren und dass der Einsatz einer Eliminationsdiät generell zu aufwändig ist im Verhältnis zum Nutzen. Wegen der schwierigen Handhabung in der Praxis, aber auch aufgrund der Tatsache, dass erfolgreiche Studiendaten nur von einem sehr selektierten Krankengut stammen, wird die Methodik im klinischen Alltag selten eingesetzt.

Wie hoch der Anteil von subjektiv empfundenen **Nahrungsmittelunverträglichkeiten** bei PatientInnen mit M. Crohn im Vergleich zu Gesunden ist, welches die kritischen Nahrungsmittel sind und ob mittels Untersuchung von Nahrungsmittelantikörpern (IgE und IgG) PatientInnen selektiert werden können, die auf eine Eliminationsdiät eventuell mit höherer Wahrscheinlichkeit ansprechen, wurde in einer eigenen Studie untersucht (Genser, 1996). Es wurden 142 PatientInnen mit M. Crohn bei einem Besuch in der gastroenterologischen Ambulanz und der medizinischen Universitätsklinik in Wien und 116 gesunde Kontrollpersonen auf der Abteilung für Arbeitsmedizin mittels Fragebogen untersucht. Dabei waren 46% der PatientInnen sicher, bestimmte Nahrungsmittel nicht zu vertragen (im Vergleich zu 8% der Gesunden) und 34% gaben eine „fragliche" Unverträglichkeit an (im Vergleich zu 12% der Gesunden). Nur 20% der PatientInnen gaben keine Unverträglichkeiten an, dagegen 80% der Kontrollgruppe. Die häufigsten Nahrungsmittelunverträglichkeiten sind in Tabelle 2 aufgelistet. Bezüglich der „klassischen“ IgE-Antikörper gegen 13 verschiedene Nahrungsmittelantigene bzw. Antigengruppen gab es keinen Unterschied zwischen PatientInnen und Kontrollen, dagegen waren alle untersuchten Nahrungsmittelantikörper der Klasse IgG bei den PatientInnen hochsignifikant erhöht, am häufigsten gegen Hefe (Saccharomyces cerevisiae). Eine eindeutige Korrelation zwischen den subjektiv angegebenen Unverträglichkeiten und den Antikörpern bzw. dem Krankheitsverlauf war jedoch nicht zu finden, weshalb auch eine Selektion von PatientInnen, die auf eine Eliminationsdiät eventuell besser ansprechen, mittels Laborparameter oder Fragebogenuntersuchung nicht möglich erscheint. Auch konnten keine spezifischen Nahrungsmittel mit sicherer pathogenetischer Bedeutung identifiziert werden.

Tabelle 2: Häufigste Nahrungsmittel-Unverträglichkeiten bei Patienten mit M. Crohn und gesunden Kontrollpersonen (Genser, 1996)

Patienten mit M. Crohn (n = 142)	**Kontrollpersonen** (n = 116)
55% Bohnen	14% Kaffee
52% Zwiebel	10% Bohnen
46% Kohl, Sauerkraut	8% Kohl
43% kohlensäurehältige Getränke	7% Rotwein
40% Erbsen, Karfiol	6% kohlensäurehältige Getränke, Spirituosen
39% Knoblauch	5% Weißwein, Mayonnaise, Karfiol, Gurken, Paprika, Knoblauch
36% Kaffee, Milch(getränke)	
35% Mayonnaise, Süßigkeiten	

Zwei weitere Untersuchungen zeigen bezüglich der Häufigkeit von Nahrungsmittelunverträglichkeiten bei PatientInnen mit chronisch entzündlichen Darmerkrankungen ähnliche Ergebnisse. Bei einer dänischen Studie wurden Fragebögen an 189 PatientInnen per Post verschickt, wobei 70% antworteten (53 CrohnpatientInnen, 77 Colitis ulcerosa-PatientInnen) und die Angaben mit 70 gesunden Kontrollen verglichen wurden. 65% der PatientInnen (aber nur 14% der Kontrollen) gaben eine Unverträglichkeit auf ein oder mehrere Lebensmittel an (häufigste Symptome: Durchfall, Bauchschmerzen, Meteorismus). Die am häufigsten als unverträglich genannten Lebensmitteln waren Gemüse (40%, insbesondere Zwiebel und Kohl), Obst (28%, besonders Äpfel, Erdbeeren und Zitrusfrüchte), Milch (27%), Fleisch (25%) und Brot (23%), wobei zwischen Crohn- und ColitispatientInnen keine wesentlichen Unterschiede gefunden wurden (Ballegaard et al., 1997).

Bei der zweiten Untersuchung wurden im Rahmen eines Arzt-PatientInnen-Seminars in Deutschland bei 65 PatientInnen mit M. Crohn, 53 mit Colitis ulcerosa und 82 Angehörigen als Kontrollen mittels Fragebögen die Verträglichkeit von 187 Lebensmitteln untersucht. Auch dabei zeigte sich bei den PatientInnen eine signifikant höhere Rate an Unverträglichkeiten (20–66% bei 107 Lebensmitteln bzw. Speisen) im Vergleich zu den Kontrollen (keine Unverträglichkeit bei 79–88% der Nahrungsmittel). Die häufigsten als unverträglich angegebenen Lebensmittelgruppen bei M. Crohn waren Salat/Gemüse/Hülsenfrüchte (33%), Knabbereien (29%) und Fleisch/Wurst/Fisch/Ei/Snacks (27%). Aufgrund der hohen Häufigkeit von Unverträglichkeiten bei vielen Nahrungsmitteln erwägen die Autoren die Erarbeitung von Diätplänen, bei denen alle mit Raten von 20% und mehr als unverträglich eingestuften Lebensmittel zunächst für zwei bis vier Wochen eliminiert werden. Danach sollen in mehrtägigen Abständen ursprünglich als unverträglich eingestufte Nahrungsmittel einzeln auf ihre tatsächliche individuelle Unverträglichkeit getestet werden. Sinn dieser Maßname soll es sein, ernährungsabhängige Beschwerden positiv zu beeinflussen (Rabast und Horn, 2003).

Der oben erwähnte Befund der erhöhten IgG-Antikörper gegen Saccharomyces cerevisiae erscheint in Verbindung mit anderen Studienergebnissen interessant. Das Vorkommen von Antikörpern gegen **Hefe (Saccharomyces cerevisiae)** bei M. Crohn ist bereits seit längerem bekannt (Main et al., 1998). Inzwischen werden von verschiedenen Firmen Assays zur Bestimmung von anti-saccharomyces cerevisiae-Antiköpern („ASCA") als serologischer Marker für M. Crohn angeboten (Vermeire et al., 2001). Die pathogenetische Bedeutung der Hefe ist aber noch nicht geklärt. Lediglich in einer kleinen Studie an 19 PatientInnen in einer „stabilen Krankheitsphase" konnte ein negativer Einfluss von Saccharomyces cerevisiae auf die Krankheitsaktivität gezeigt werden: Unter konsequenter hefearmer Diät wurde in einem cross-over-Design gezeigt, dass die placebo-kontrollierte Gabe von Hefekapseln (4 g Saccharomyces cerevisiae täglich über einen Monat) die klinische Krankheitsaktivität erhöhte, wobei PatientInnen mit höheren Antikörpertitern auch zu höherer Krankheitsaktivität neigten (Barclay et al., 1992). Positive Berichte einer hefearmen Ernährung sind bisher nicht publiziert worden. Dagegen gibt es zumindest in einer kontrollierten Pilotstudie einen positiven Effekt durch Verabreichung einer anderen Hefeart, nämlich von **Saccharomyces boulardii** auf die Durchfallsymptomatik bei Crohn-PatientInnen (Plein und Hotz, 1993).

Es kann also bei M. Crohn zur Rezidivprophylaxe keine allgemein gültige Ernährungsempfehlung gegeben werden. Etwaige Nahrungsmittelunverträglichkeiten müssen die PatientInnen selbst (oder besser unter kompetenter Anleitung) identifizieren. In diesem Zusammenhang soll noch vor strikten Diäten bei M. Crohn gewarnt werden. Es muss auch berücksichtigt werden, dass PatientInnen mit chronisch entzündlichen Darmerkrankungen oft selbstständig bewusst oder unbewusst ihre Nahrungsmittelauswahl in der Hoffnung einschränken, damit ihre Beschwerden zu reduzieren oder Rezidiven vorzubeugen. Da bei M. Crohn schon krankheitsbedingt zahlreiche Ernährungsdefizite auftreten, sollte jede unnötige Einschränkung der Ernährung durch nicht gerechtfertigte Diäten vermieden werden (O'Sullivan und O'Morain, 2006). Es gibt Hinweise darauf, dass Ängstlichkeit und Depression bei PatientInnen mit chronisch entzündlichen Darmerkrankungen mit Malnutrition assoziiert sind (wobei Ursache und Wirkung nur mit Hilfe von Longitudinalstudien differenziert werden können) (Addolorato et al., 1997).

In der Praxis sollte einerseits bei entsprechender psychologischer Konstellation der Ernährungszustand besonders genau kontrolliert werden. Andererseits muss auch bei Vorliegen einer Malnutrition der psychologischen Betreuung die notwendige Beachtung geschenkt werden.

Weitere Aspekte zu Nahrungsmittelintoleranzen bei gastroenterologischen Erkrankungen

Während bei der Laktoseintoleranz die Ursache der Unverträglichkeit über die Enzymaktivität der Laktase erklärt werden kann und bei der Fruktoseintoleranz über einen gestörten Resorptionsmechanismus, sind beim Reizdarmsyndrom und beim M. Crohn die Ursachen und Mechanismen der Nahrungsmittelintoleranzen letztendlich noch unklar. Deshalb ist auch eine sichere Diagnostik und darauf aufbauende rationale Therapie schwierig und kann individuell aufwändig sein. Es sei an dieser Stelle nochmals darauf hingewiesen, dass nicht nur bei unspezifischen, sondern auch bei spezifischen Intoleranzen unnötige Einschränkungen der Nahrungszufuhr mit der Gefahr der Mangelernährung langfristig vermieden werden sollen.

Von medizinischer Seite waren unzureichende Kenntnisse bzw. falsche Vorstellungen zur Pathogenese gastroenterologischer Erkrankungen früher der Grund für viele Fehleinschätzungen beim diätetisch-therapeutischen Vorgehen. Die Tatsache, dass Gastrointestinalorgane direkt mit der aufgenommenen Nahrung in Kontakt kommen und abdominelle Beschwerden häufig nach dem Verzehr spezieller Nahrungsmittel und Speisen auftreten, hat zu der Annahme geführt, der Verlauf jeder Erkrankung könne mit einer Diät positiv beeinflusst werden (Kasper, 2004).

Tabelle 3: Häufigste Nahrungsmittelintoleranzen bei Krankenhauspatienten in Deutschland (nach Kluthe et al., 2004)

• 20–30%:	Hülsenfrüchte, Gurkensalat, frittierte Speisen, Weißkohl, CO_2-haltige Speisen
• 10–20%:	Grünkohl, fette Speisen, Paprikagemüse, Sauerkraut, Rotkraut, süße und fette Backwaren, Zwiebeln, Wirsing, Pommes frites, hartgekochte Eier, frisches Brot, Bohnenkaffee, Kohlsalat, Mayonnaise, Kartoffelsalat, Geräuchertes
• 5–10%:	Eisbein, zu stark gewürzte Speisen, zu heiße und zu kalte Speisen, Süßigkeiten, Weißwein, rohes Stein- und Kernobst, Nüsse, Sahne, paniert Gebratenes, Pilze, Rotwein, Lauch, Spirituosen, Birnen

Die früher verordneten Varianten der Schonkost (Magen-, Gallen-, Leber-Darmschonkost) gingen davon aus, dass durch die Ruhigstellung eines Organs mit einer bestimmten Ernährung der Krankheitsverlauf positiv beeinflusst werden könnte.

> Das Prinzip einer Schonkost ist heute überholt, weil die meisten Unverträglichkeiten nicht typisch für ein bestimmtes Krankheitsbild sind, sondern ein individuelles Merkmal der PatientInnen darstellen.

Deshalb wurden die organbezogenen Schonkostformen abgeschafft, und eine gastroenterologische „Basisdiät" eingeführt („leichte Vollkost"). Diese basiert auf einer Erhebung in Krankenhäusern in Deutschland und ist durch das Weglassen von häufig (>5%) als unverträglich angeführten Nahrungsmitteln gekennzeichnet, deckt aber den Bedarf an essenziellen Nährstoffen und den individuellen Energiebedarf (Kluthe et al., 2004).

Literatur

Addolorato G, Capristo F, Stefanini GF, Gasbarrini G (1997) Inflammatory bowel disease: a study of the association between anxiety and depression, physical morbidity, and nutritional status. Scand J Gastroenterol 32: 1013–1021

Ballegaard M, Bjergström A, Bröndum S, Hylander E, Jensen L, Ladefoged K (1997) Self-reported food intolerance in chronic inflammatory bowel disease. Scand J Gastroenterol 32: 569–571

Barclay GR, McKenzie H, Pennington J, Parratt D, Pennington CR (1992) The effect of dietary yeast on the activity of stable chronic Crohn's disease. Scand J Gastroenterol 27: 196–200

Benton D (2002) Carbohydrate ingestion, blood glucose and mood. Neurosci Biobehav Rev 26: 293–308

Beyer PL, Caviar EM, McCallum RW (2005) Fructose intake at current levels in the United States may cause gastrointestinal distress in normal adults. J Am Diet Assoc 105: 1559–1566

Dapoigny M, Stockbrügger RW, Azpiroz F, Collins S, Coremans G, Müller-Lissner S, Oberndorff A, Pace F, Smout A, Vatn M, Whorwell P (2003) Role of alimentation in irritable bowel syndrome. Digestion 67: 225–233

De Vrese M, Stegelmann A, Richter B, Fenselau S, Laue C, Schrezenmeir J (2001) Probiotics – compensation for lactase insufficiency. Am J Clin Nutr 73 [Suppl]: 421S–429S

Di Stefano M, Veneto G, Malservisi S, Cechetti L, Minguzi L, Strocchi A, Corazza GR (2002) Lactose Malabsorption and intolerance and peak bone mass. Gastroenterology 122: 1793–1799

Enattah NS, Sahi T, Savilahti E, Terwilliger JD, Peltonen L, Järvelä I (2002) Identification of a variant associated with adult-type hypolactasia. Nature Genet 30 (2): 233–237

Francis CY, Whorwell PJ (1994) Bran and irritable bowel syndrome: time for reappraisal Lancet 344: 39–40

Genser D (1996) Ernährungsgewohnheiten, Nahrungsmittelintoleranzen und Nahrungsmittelantikörper bei Patienten mit Morbus Crohn. Diplomarbeit an der naturwissenschaftlichen Fakultät der Universität Wien

Hertzler SR, Savaiano DA (1996) Colonic adaptation to daily lactose feeding in lactose maldigesters reduces lactose intolerance. Am J Clin Nutr 64: 232–236

Horwitz BJ, Fisher RS (2001) The irritable bowel syndrome. N Engl J Med 344: 1846–1850

Jones VA, Workman E, Freeman AH, Dickinson RJ, Wilson AJ, Hunter JO (1985) Crohn's disease: Maintenance of remission by diet. Lancet II: 177–180

Karamanolis G, Tack J (2006) Nutrition and motility disorders. Best Pract Res Clin Gastroenterol 20 (3): 485–505

Kasper H (2004) Erkrankungen der Gastrointestinalorgane. In: Kasper H (Hrsg) Ernährungsmedizin und Diätetik. Elsevier, Urban & Fischer, München, S 127–244

Kinaciyan T (2005) Nahrungsmittelunverträglichkeiten. In: Widhalm K (Hrsg) Ernährungsmedizin. ÖÄK, Wien, S 393–413

King TS, Elia M, Hunter JO (1998) Abnormal colonic fermentation in irritable bowel syndrome. Lancet 352: 1187–1189

Koletzko S, Koletzko B (2006) Wenn Zucker krank machen – Maldigestion und metabolische Unverträglichkeiten. Aktuel Ernaehr Med 31 [Suppl 1]: S68–75

Kluthe R, Dittrich A, Everding R, Gebhardt A, Hund-Wissner E, Kasper H, Rottka H, Rabast U, Weingard W, Wild M, Wirth A, Wolfram G (2004) Das Rationalisierungsschmema 2004 des Bundesverbandes deutscher Ernährungsmediziner (BDEM) e.V. Aktuel Ernaehr Med 29: 245–253

Ladas SD, Grammenos I, Tassios PS, Raptis SA (2000) Coincidental malabsorption of lactose, fructose, and sorbitol ingested at low doses is not common in normal adults. Dig Dis Sci 45 (12): 2357–2362

Ledochowski M, Widner B, Fuchs D (2000) Fruktosemalabsorption. J Ernährungsmed 2 (3): 10–14

Ledochowski M, Widner B, Bair H, Probst T, Fuchs D (2000) Fructose- and sorbitol-reduced diet improves mood and gastrointestinal disturbances in fructose malabsorbers. Scand J Gastroenterol 35: 1048–1052

Locke GR III, Zinsmeister AR, Talley NJ, Fett SL, Melton LJ (2000) Risk factors of irritable bowel syndrome: Role of analgesics and food sensitivities. Am J Gastroenterol 95: 157–165

Mearin F, Badía X, Balboa A, Baró E, Caldwell E, Cucala M, Díaz-Rubio M, Fueyo A, Ponce J, Roset M, Talley NJ (2001) Irritable bowel syndrome varies enormously depending on the employed diagnostic criteria: comparison of Rome II versus previous criteria in a general population. Scand J Gastroenterol 36: 1155–1161

Main J, McKenzie H, Yeaman GR, Kerr MA, Robson D, Pennington CR, Parrat D (1988) Antibody to Saccharomyces cerevisiae (bakers' yeast) in Crohn's disease. BMJ 297: 1105–1106

Monsbakken KW, Vandvik PO, Farup PG (2006) Perceived food intolerance in subjects with irritable bowel syndrome – etiology, prevalence and consequences. Eur J Clin Nutr 60: 667–672

Montalto M, Curigliano V, Santoro L, Vastola M, Cammarota G, Manna R, Gasbarrini A, Gasbarrini G (2006) Management and treatment of lactose malabsorption. World J Gastroenterol 12 (2): 187–191

Niec AM, Frankum B, Talley NJ (1998) Are adverse food reactions linked to irritable bowel syndrome? Am J Gastroenterol 95: 2184–2190

Obermayer-Pietsch (2006) Genetics of Osteoporosis. Wien Med Wochenschr 156 (5–6): 162–167

Ortolani C, Pastorello EA (2006) Food allergies and food intolerances. Best Pract Res Clin Gastroenterol 20 (3): 467–483

O'Sullivan M, O'Morain C (2006) Nutrition in inflammatory bowel disease. Best Pract Res Clin Gastroenterol 20 (3): 561–573

Parker SL, Krondl M, Coleman P (1993) Foods perceived by adults as causing adverse reactions. J Am Diet Assoc 93: 40–44

Peveler R, Mayou R, Young E, Stoneham M (1997) Psychiatric aspects of food-related physical symptoms: A community study. J Psychosom Res 41 (2): 149–159

Pearson M, Teahon K, Levi AJ, Bjarnason I (1993) Food intolerance and Crohn's disease. Gut 34: 783–787

Pimentel M, Chow EJ, Lin HC (2000) Eradication of small intestinal bacterial overgrowth reduces symptoms of irritable bowel syndrome. Am J Gastroenterol 95: 3503–3506

Plein K, Hotz J (1993) Therapeutic effects of saccharomyces boulardii on mild residual symptoms in a stable phase of Crohn's disease with special respect to chronic diarrhea – a pilot study. Z Gastroenterol 31: 129–134

Rabast U, Horn M (2003) Häufigkeit der unspezifischen Lebensmittelintoleranz bei Patienten mit chronisch entzündlichen Darmerkrankungen. Aktuel Ernaehr Med 38: 106–112

Rasinperä H, Forsblom C, Enattah NS, Halonen P, Salo K, et al (2005) The C/C-1390 genotype of adult-type hypolactasia is associated with an increased risk of colorectal cancer in the Finish population. Gut 54: 643–647

Riordan AM, Hunter JO, Cowan RE, Crampton JR, Davidson AR, Dickinson RJ, Dronfield MW, Fellows IW, Hishon S, Kerrigan GNW, Kennedy HJ, McGouran RCM, Neale G, Saunders JHB (1993) Treatment of active Crohn's disease by exclusion diet: East Anglian Multicentre Controlled Trial. Lancet 342: 1131–1134

Savaiano DA, Boushey CJ, McGabe GP (2006) Lactose intolerance symptoms assessed by meta-analysis: A grain of truth that leads to exaggeration. J Nutr 136: 1107–1113

Souci SW, Fachmann W, Kraut H (2000) Die Zusammensetzung der Lebensmittel, Nährwerttabellen. medpharm/CRC Press

Stange EF, Schmid U, Fleig EW, Ditschuneit H (1990) Ausschlußdiät bei Morbus Crohn: Eine kontrollierte, randomisierte Studie. Z Gastroenterol 28: 561–564

Stein J (2003) Leitlinien der DGVS: Ernährung. Z Gastroenterol 41: 62–68

Suarez FL, Savaiano DA, Levitt MD (1995) A comparison of symptoms after the consumption of milk or lactose-hydrolyzed milk by people with self-reported severe lactose intolerance. N Engl J Med 333: 1–4

Vermeire S, Joossens S, Peeters M, Monsuur F, Marien G, Bossuyt X, Groenen P, Vlietinck R, Rutgeerts P (2001) Comparative study of ASCA (anti-Saccharomyces cerevisiae antibody) assays in inflammatory bowel disease. Gastroenterology 120: 827–833

Wood JD (2001) Enteric nervous system, serotonin, and the irritable bowel syndrome. Curr Opin Gastroenterol 17: 91–97

Young E, Stoneham MD, Petruckevitch A, Barton J, Rona R (1994) A population study of food intolerance. Lancet 343: 1127–1130

15

Psychosomatische Aspekte chronischer Lebererkrankungen

Winfried Häuser

Zusammenfassung

Der klinische Status von PatientInnen mit chronischen Lebererkrankungen wird am angemessensten durch ein biopsychosoziales Modell erklärt. Psychische Faktoren (Riskantes Sexualverhalten, Alkohol- und/oder Drogenkonsum) können zur chronischen Hepatitis B und C sowie alkoholischen Lebererkrankungen führen. Ob psychischer Disstress entzündliche bzw. fibrotische Prozesse in der Leber steigert, ist nicht gesichert. Bei chronischen Lebererkrankungen wird die gesundheitsbezogene Lebensqualität am stärksten durch psychische Komorbidität beeinflusst. Im Rahmen der psychosomatischen Grundversorgung sollten die behandelnden InternistInnen den PatientInnen angemessene Informationen über den möglichen Krankheitsverlauf und die Behandlungsmöglichkeiten geben, ein Screening auf vermehrte psychosoziale Belastungen bzw. psychische Komorbidität durchführen, PatientInnen mit chronischer Hepatitis B und C bei der Modifikation von Lebensstilfaktoren (Tabakrauchen, Alkohol, Übergewicht) unterstützen sowie mit PsychiaterInnen, PsychosomatikerInnen und Selbsthilfegruppen zusammenarbeiten. Aufgabengebiete der Psychiatrie bzw. Psychosomatischen Medizin in der Hepatologie sind die Diagnostik und Therapie komorbider psychischer Störungen inklusive interferoninduzierter psychischer Störungen sowie die psychosoziale Evaluation vor Interferontherapie, Lebertransplantation und Leberlebendspende. Ob psychotherapeutische Maßnahmen einen günstigen Einfluss auf den biologischen Krankheitsverlauf bzw. die gesundheitsbezogene Lebensqualität bei chronischen Lebererkrankungen haben, ist bisher nicht ausreichend in Studien überprüft worden.

Chronische Infektionen (Hepatitis B und C)

Chronische Hepatitis B

Epidemiologie, Verlauf und medizinische Behandlung

> Die Hepatitis-B-Virus- (HBV-) Infektion ist mit weltweit mehr als 300 Millionen Virusträgern eine der häufigsten Infektionskrankheiten.

In Deutschland geht man von ca. 400.000 Menschen mit chronischer Hepatitis B aus. Die Übertragung von HBV geschieht vor allem durch Blut- und Schleimhautkontakte (z.B. Transfusionen oder sexuelle Kontakte), aber auch durch kontaminierte Nadeln beim intravenösen Drogenkonsum. Die Übertragung einer Hepatitis B auf PatientInnen durch infizierte ÄrztInnen oder infiziertes Pflegepersonal ist möglich. Während der Schwangerschaft und Geburt können infizierte Mütter das HBV auf das Neugeborene übertragen. Durch die Aufnahme der Hepatitis B-Impfung in das Routineimpfprogramm von Kindern und Jugendlichen lässt sich bereits vor dem sexuell aktiven Lebensalter eine Immunität gegen HBV erreichen. Feste Sexualpartner sowie Personen, welche im selben Haushalt von PatientInnen mit chronischer Hepatitis B leben, sollten – im Falle einer fehlenden Immunität – aktiv geimpft werden.

Der klinische Verlauf einer HBV-Infektion ist hochvariabel (siehe Tabelle 1). Die chronische Hepatitis B manifestiert sich in einem weiten Spektrum unterschiedlicher Verläufe, die von PatientInnen mit hoher entzündlicher Aktivität und hohem Risiko für die Ausbildung einer Leberzirrhose und eines hepatozellulären Karzinoms (HCC) bis zu klinisch asymptomatischen Hbs-g-Trägern mit nur minimaler HBV-Replikation reichen. Die klinischen Symptome sind unspezifisch (Müdigkeit, Gelenk- und Muskelschmerzen, Druckgefühl im rechten Oberbauch). Eine Behandlungsindikation besteht bei HBe-Ag- und/oder HBV-DNA-positiven (> 1.000.000 Kopien/ml) PatientInnen mit deutlicher oder fortschreitender Fibrose bzw. kompensierter Zirrhose. Die aktuelle Standardtherapie besteht in Interferon (IFN)-α. Weitere Informationen zu den aktuellen Behandlungsoptionen finden sich in den Konsensuspapieren der deutschen und österreichischen gastroenterologischen Fachgesellschaften (Cornberg et al., 2007; www.dgvs.de/index_527.php und www.oegh.at/images/stories/pdf/konsensusreport/virushepatitis-konsensus-krems.pdf, ÖGGH 2005). In 0–8% der Behandel-

Tabelle 1: Verlauf der HBV- und HCV-Infektion (nach Greten et al., 2006)

	HBV	HCV
Anzahl chronisch infizierter Personen in Deutschland	400 000	500 000
Anteil der Patienten, deren Infektion chronisch wird Erwachsene Neugeborene	 1–5% >90%	 75% 1–4%
Anteil der Infizierten, die klinisch auffällig werden	30–50%	10–50%
Anteil der chronisch Infizierten, die eine Zirrhose entwickeln	15–40%	5–20%
Anteil der Patienten mit Zirrhose, die innerhalb von 5 Jahren ein HCC entwickeln	17%	5–10%
Impfung möglich	Ja	Nein
Mögliche Therapien	IFN-α Lamivudin Adefovir	IFN-α Ribavirin
Dauerhaftes Therapieansprechen bei chronischer Infektion (HBV: HbBeAG oder HBsAgSerokonversion; HCV: HCV-RNA negativ)	HBeAG: 20–35% HBsAG: 0–8%	45–80%

HBeAG: Hepatitis B-e-Antigen; HBsAG: Hepatitis B-surface-Antigen; HBV: Hepatitis B Virus; HCV: Hepatitis C Virus; HCC: Hepatozellulares Karzinom

ten kommt es zu einem Ansprechen der IFN-Therapie mit einem dauerhaften Verlust von HbsAg und HBeAg sowie Reduktion der HBV-DNA unter der Nachweisgrenze kommerzieller Hybridisierungsassays. PatientInnen, welche diese Erfolgsparameter erfüllen, zeigen eine geringere Rate hepatischer Dekompensationen und HCCs sowie ein längeres Langzeitüberleben (Manns et al., 2004; Greten et al., 2006) (siehe Tabelle 1).

Psychosoziale Krankheitsfolgen und Lebensqualität

> Obwohl HBV wesentlich infektiöser ist als das Human Immundeficiency Virus (HIV) und das Hepatitis C Virus (HCV), liegen – im Gegensatz zu den beiden genannten Infektionskrankheiten – kaum Studien zu psychosozialen Belastungen von PatientInnen mit chronischer HBV-Infektion vor.

Eine erhöhte Rate von psychischen Störungen (30,2%) und ein niedrigeres psychosoziales Funktionsniveau wurden bei türkischen (Atesci et al., 2005) bzw. vermehrte Depressivität und psychosoziale Stressoren sowie ein niedrigeres psychosoziales Funktionsniveau bei koreanischen Immigranten in den USA (Kunkel et al., 2000) beschrieben.

> Unter gesundheitsbezogener Lebensqualität (gLQ) wird das körperliche, seelische und soziale Befinden und subjektive Funktionsfähigkeit in Anbetracht des Gesundheits- bzw. Krankheitszustandes (inklusive der medizinischen Behandlung) eines Menschen verstanden.

Die gLQ kann mit krankheitsübergreifenden und -spezifischen Fragebögen erfasst werden.

> Mit der Erfassung des subjektiven Krankheits- und Therapieerlebens im Rahmen von gastroenterologischen Studien wird eine zentrale Forderung der Psychosomatischen Medizin und von PatientInnen berücksichtigt (Hoeck 1995; Drossman 1996; Borgoankor und Irvine 2000).

Die gesundheitsbezogene Lebensqualität (gLQ) von US-amerikanischen und deutschen HBV-PatientInnen war vergleichbar mit der gLQ von PatientInnen mit anderen chronischen Lebererkrankungen (chronische Hepatitis C, cholestatische Lebererkrankungen, alkoholtoxische Lebererkrankungen) und reduziert gegenüber den jeweiligen Bevölkerungsstichproben (Younossi et al., 1999; Häuser et al., 2004a).

Psychosomatische Grundversorgung

Die Psychosomatische Grundversorgung umfasst differenzialdiagnostische Abschätzungen (Welchen Anteil haben psychosoziale Probleme und psychische Störungen an der klinischen Symptomatik eines Krankheitsbildes?) sowie grundlegende therapeutische Leistungen, vor allem Beratung (Psychoedukation) und emotionale Unterstützung von PatientInnen durch alle ÄrztInnen mit Gebieten mit PatientInnenbezug, z.B. HausärztInnen, InternistInnen oder FrauenärztInnen. Der Erwerb von Kenntnissen und Fertigkeiten der Psychosomatischen Grundversorgung ist in Deutschland für AllgemeinärztInnen und FrauenärztInnen verpflichtend (Fritzsche et al., 2003). Im Falle von PatientInnen mit chronischen Lebererkrankungen bedeutet psychosomatische Grundversorgung eine Exploration von psychosozialen Belastungen durch die Lebererkrankungen (z.B. Krankheitsängste), die Vermittlung von entängstigenden Informationen über den Krankheitsverlauf und Behandlungsmöglichkeiten, Verhaltensempfehlungen, emotionale Unterstützung sowie die Weitervermittlung an Selbsthilfegruppen und Fachpsychotherapeuten. Folgende Verhaltensempfehlungen sind für PatientInnen mit chronischer HBV-Infektion wichtig: Kondome sollen bei Sexualverkehr außerhalb fester Beziehungen benutzt werden. Wenn auch nicht durch Studien belegt, sollten Menschen mit chronischer HBV-Infektion Alkohol nur in geringen Mengen konsumieren und auf Tabakrauchen verzichten (Chen et al., 2003). Die Einsatzmöglichkeiten in operativen Fächern der Medizin sind begrenzt, sonst können alle Berufe ausgeübt werden. Tätigkeiten im Lebensmittelgewerbe sind mit dem zuständigen Gesundheitsamt abzusprechen. Auf Kontaktsport- und insbesondere Kampfsportarten sollte bei hohen HBV-DNA-Spiegeln verzichtet werden.

Psychotherapie

Studien, ob PatientInnenschulung und -unterstützung in Form von Selbsthilfegruppen bzw. Onlineberatung (www.kompetenznetz-hepatitis.de/patientenforum/hep_net/haeufige_fragen.htm) Krankheitsängste reduzieren und die gLQ verbessern können, sind dem Autor nicht bekannt. Sharif et al. (2005) konnten durch psychoedukative Sitzungen bei iranischen PatientInnen mit unterschiedlichen chronischen Lebererkrankungen (inkl. chronische Hepatitis B), welche für die Lebertransplantation gelistet waren, eine Verbesserung der gLQ erreichen.

Chronische Hepatitis C

Epidemiologie, Verlauf und medizinische Behandlung

Etwa 170–350 Millionen Menschen weltweit sind mit dem Hepatitis-C-Virus (HCV) infiziert. In Deutschland liegt die Prävalenz von Menschen mit einem positiven HCV-Antikörperstatus mit 320.000–560.000 vergleichsweise niedrig. Die Übertragung von HCV erfolgt durch direkten Blut-Blut-Kontakt. Die meisten heute bestehenden HCV-Infektionen lassen sich auf intravenösen Drogenkonsum und Transfusion von Blutprodukten vor 1990 zurückführen. Dialyse-PatientInnen sind ebenfalls häufiger betroffen. Heute ist eine Infektion über Blutprodukte praktisch ausgeschlossen, da seit 2001 jedes Blutprodukt direkt auf das Hepatitis C-Virus mittels Polymerase-Kettenreaktion (PCR) getestet wird. Sehr selten sind HCV-Infektionen auf Sexualverkehr mit Hepatitis C-positiven Geschlechtspartnern zurückzuführen. Außerdem stellen Tätowierungen, Piercings, Akupunktur und medizinische Eingriffe Risikofaktoren dar. Übertragungen einer Infektion von einer HCV-positiven Mutter auf das Kind vor oder während der Geburt kommen in bis zu 7% der Fälle vor. Die Infektionsursache lässt sich in vielen Fällen jedoch nicht sicher eruieren. Eine aktive oder passive Immunisierung gegen HCV ist derzeit nicht möglich.

Wegen der meist fehlenden Beschwerden wird die akute HCV-Infektion selten diagnostiziert. Die akute Infektion geht in 50–80% der Fälle in ein chronisches Stadium über. Der Verlauf der chronischen HCV-Infektion ist variabel und reicht von einer jahrzehntelangen, auch histologisch sehr milden chronischen Hepatitis ohne Einfluss auf die Lebenserwartung bis zu einer rasch- progredienten Entzündung mit Entwicklung einer Leberzirrhose und aufgrund deren Komplikationen (Ösophagusvarizenblutung, HCC) reduzierten Lebenserwartung (siehe Tabelle 1). Schätzungen gehen davon aus, dass ohne Behandlung 30% der PatientInnen mit chronischer Hepatitis C einen progredienten Krankheitsverlauf mit Übergang in eine Leberzirrhose, 30% einen stabilen Krankheitsverlauf ohne Übergang in eine Zirrhose haben und bei 40% der Verlauf nicht vorhergesagt werden kann (Harvey et al., 2001). Neben genetischen Faktoren, Alter zum Zeitpunkt der Infektion und männliches Geschlecht sowie HCV-Genotyp haben Lebensstilfaktoren einen Einfluss auf den Verlauf der chronischen HCV-Infektion. (Selbst geringer) regelmäßiger Alkoholkonsum und Tabakrauchen sowie Übergewicht führen zu einer Zunahme der Leberfibrose (Dev et al., 2006; Feld und Liang 2006; Hutchinson et al., 2005; Leandro et al., 2006).

Die klinischen Symptome sind unspezifisch (Müdigkeit, Gelenk- und Muskelschmerzen, Druckgefühl im rechten Oberbauch). Eine Indikation zur Therapie besteht bei PatientInnen mit positivem Nachweis von HCV-RNA, bei denen relevante biochemische und/oder histologische Entzündungszeichen sowie eine signifikante Fibrosierung nachweisbar sind. Die aktuelle Standardtherapie der chronischen HCV-Infektion besteht in der Kombinationstherapie von pegyliertem Interferon-α und Ribavirin. Für detaillierte Angaben zu den aktuellen Therapieempfehlungen der deutschen und österreichischen Fachgesellschaften wird auf die Literatur verwiesen (Fleig et al., 2004; http://www.oeggh.at/images/stories/pdf/Konsensusreports/Virushepatitis-Konsensus-Krems.pdf 2006, ÖGGH 2005). Die dauerhaften virologischen Ansprechraten liegen in Abhängigkeit vom HCV-Genotyp zwischen 50–80% und gehen mit einer Verbesserung der Leberhistologie einher (Fleig et al., 2004; Greten et al., 2006). Eine vollständige Elimination gelingt in der Regel nicht. HCV bleibt im Lebergewebe und in den mononukleären Zellen des peripheren Blutes nachweisbar (Gockel et al., 2006) (siehe Tabelle 1).

Psychosoziale Krankheitsfolgen und Lebensqualität

Zahlreiche Studien zur gLQ bei chronischer Hepatitis C wurden durchgeführt, auch weil diese eine sekundäre Ergebnisvariable bei IFN-/Ribavirinstudien ist. Die Tatsache, dass sich die gLQ im Falle eines dauerhaften virologischen Ansprechens bessert, wird als Bestätigung der Kosteneffektivität der medikamentösen Therapie angeführt (Sieber et al., 2003).

> Bisherige Studien zu biopsychosozialen Determinanten der gLQ bei chronischer Hepatitis C zeigen jedoch, dass psychosoziale Faktoren einen größeren Ein-

fluss auf die gLQ haben als der biologische Schweregrad (Ausmaß Entzündung/Fibrose bzw. Virämie).

Die gLQ bei chronischer Hepatitis C wird nur bei fortgeschrittener Zirrhose durch deren Schweregrad beeinflusst (Häuser et al., 2004b; Niederau et al., 2006). PatientInnen ohne Arbeit bzw. Rente oder niedrigem Schulabschluss gaben eine niedrigere gLQ an als erwerbstätige PatientInnen mit höherem Schulabschluss (Niederau et al., 2006). Schon die Mitteilung der Diagnose führte bei vorher sich gesund fühlenden potentiellen Blutspendern zu einer Reduktion der gLQ (Cordoba et al., 2003; Rodger et al., 1999). Irische Frauen, die im Rahmen einer Anti-D-Prophylaxe mit HCV infiziert worden waren und im weiteren Verlauf von dieser Infektion erfuhren, gaben eine Reduktion der gLQ selbst dann an, wenn im Serum keine HCV-RNA nachweisbar war (Coughlan et al., 2002). Mit der Diagnose verbundene Gefühle von sozialer Stigmatisierung, Krankheitsängste und emotionaler Disstress wurden als Gründe der reduzierten gLQ diskutiert. Das Ausmaß der Krankheitsängste hatte einen negativen Einfluss auf die gLQ und ist unabhängig von der Schwere des Leberschadens (Gallegos et al., 2003; Häuser et al., 2004b). Die subjektiv wahrgenommene Krankheitsschwere wurde nicht durch das biologische Ausmaß des Leberschadens, sondern durch Copingstil (Selbstbeobachtung) und Informationsvermittlung über die Erkrankung durch einen Hepatologen bestimmt (Constant et al., 2005a). 15–50% der PatientInnen wiesen eine klinisch relevante vermehrte Angst und/oder Depressivität auf (Fontana et al., 2002; Häuser et al., 2004b; Zickmond et al., 2003). Wie bei anderen chronischen körperlichen Erkrankungen hatten körperliche Begleiterkrankungen (Fontana et al., 2001; Häuser et al., 2004b) und vor allem psychische Komorbiditäten inklusive Drogenkonsum einen negativen Einfluss auf die gLQ (Gjeruldsen et al., 2006; Gutteling et al., 2006; Häuser et al., 2004b; Hussain et al., 2001; Yotcheva et al., 2001). PatientInnen, die eine IFN-/Ribavirintherapie abbrachen, hatten eine schlechtere gLQ vor Beginn der Therapie als therapieadhärente PatientInnen (Hollander et al., 2006). Die gLQ sank unter der Therapie mit IFN und Ribavirin wegen der damit verbundenen neuropsychiatrischen Nebenwirkungen (siehe 1.2.4) zunächst weiter ab (Hollander et al., 2006) und besserte sich nach Ende der Therapie bei PatientInnen mit anhaltend negativer HCV-RNA. Zu welchem Anteil biologische (Rückgang Entzündung und Fibrose) und zu welchem Anteil psychische Prozesse (Reduktion Krankheitsängste und Gefühl der Stigmatisierung) zur Verbesserung der gLQ nach erfolgreicher IFN/Ribavirintherapie beitragen, ist unbekannt. Bei Non-Respondern war die gLQ nach Therapieende noch schlechter als bei Therapiebeginn (Mc Hutchinson et al., 2001).

Fatigue (vermehrte körperliche und/oder geistige Müdigkeit bzw. Erschöpfbarkeit) wurde als ein Symptom der HCV-Infektion und als Bestandteil/Einflussvariable

Tabelle 2: Determinanten der gesundheitsbezogenen Lebensqualität bei chronischer Hepatitis C

Psychische Begleiterkrankungen
Soziale Schicht, Beschäftigungsstatus
Krankheitsängste und -bewältigung
Körperliche Begleiterkrankungen
Interferontherapie
Biologischer Schweregrad (Child C-Zirrhose)

der gLQ ebenfalls intensiv untersucht. Bis zu 2/3 der PatientInnen mit chronischer Hepatitis C gaben in Selbstbeurteilungsinstrumenten eine vermehrte Fatigue an, welche nicht mit dem Ausmaß der Leberfunktionsstörung bzw. Virämie korrelierte (Hassoun et al., 2002; Poynard et al., 2002; Häuser et al., 2003). Zur Erklärung der neuropsychiatrischen Beschwerden bei chronischer Hepatitis C wurden biologische und psychologische Gründe angeführt. In der Magnet-Resonanz-Spektroskopie konnten Veränderungen im ZNS nachgewiesen werden, aus denen eine mögliche direkte ZNS-Schädigung durch HCV abgeleitet wurde (Forton et al., 2002; Weissenborn et al., 2004). Aufgrund post mortem in Hirngewebe bzw. Liquor nachweisbarer HCV-RNA wurde eine HCV-Encephalopathie vermutet (Forton et al., 2003; Vargas et al., 2002). Forton et al., (2003) postulierten an Hand neuropsychologischer Tests und MR-Spektroskopie, dass 50% der Fatigue inklusive Merk- und Konzentrationsstörungen durch eine direkte ZNS-Beteiligung hervorgerufen seien. Die (alleinige) Bedeutung der postulierten neurotoxischen Effekte von HCV wurde durch folgende Befunde relativiert: Fatigue wurde auch von PatientInnen mit anderen Lebererkrankungen, insbesondere der primär biliären Zirrhose PBC, im selben Ausmaß angegeben wie bei PatientInnen mit chronischer Hepatitis C. Fatigue ist ein Leitsymptom anderer nichtinfektiöser Erkrankungen wie dem Fibromyalgiesyndrom sowie affektiver Störungen (Wessely und Pariante 2002). Mehrere Studien wiesen bei PatientInnen mit chronischer Hepatitis C eine hohe Korrelation zwischen dem Ausmaß der geklagten Fatigue und der Depressivität bzw. psychologischem Disstress nach (Mc Donald et al., 2002; Wessely und Pariante 2002).

Auch nach Adjustierung nach Alter, Geschlecht, Rauch- und Trinkgewohnheiten sowie sozialem Schichtindex stellten Nagano et al. (2004) eine signifikante Korrelation zwischen Typ1-Persönlichkeit (geringe subjektive Kontrollüberzeugungen, unerfüllte Anerkennungswünsche, Angst vor Objektverlust) und dem Schweregrad der Leberentzündung fest.

Psychosomatische Grundversorgung

Folgende Informationen sollten den PatientInnen zur Prophylaxe bzw. Reduktion unangemessener Krankheitsängste vermittelt werden: HCV kann nicht durch einfache Umarmungen oder Küsse übertragen werden. Das Infektionsrisiko durch Geschlechtsverkehr ist gering (nach 20 Jahren innerhalb einer Partnerschaft 2–5%). Der Gebrauch von Kondomen wird nur während der Menstruationsblutung der Frau oder bei Sexualpraktiken mit der Gefahr von Schleimhautverletzungen empfohlen. Bei häufig wechselnden Sexualpartnern wird der ständige Gebrauch von Kondomen empfohlen. Im Haushalt sollten Rasierklingen/-apparate, Nagelscheren/-feilen sowie Zahnbürsten getrennt genutzt werden. Gemeinsames Besteck, Geschirr und Wäsche bedürfen keiner besonderen Behandlung, so lange keine Kontamination mit dem Blut der PatientInnen vorliegt. HCV-positive Mütter können stillen, sofern keine blutenden Verletzungen der Mamille vorliegen. Mit Ausnahme operativer Fächer in der Medizin können PatientInnen mit chronischer Hepatitis C alle Berufe ausüben, d. h. auch in Schule, Kindergarten, Polizei, Feuerwehr und im Gaststättengewerbe tätig sein sowie öffentliche Einrichtungen (z. B. Sauna, Sportvereine, Schwimmbad) besuchen. Wenn auch nicht durch Interventionsstudien gesichert, wird aus hepatologischer Sicht PatientInnen mit chronischer Hepatitis C empfohlen, auf Alkohol und Tabakkonsum vollständig zu verzichten und Normalgewicht zu halten.

> Auf Grund des negativen Einflusses von krankheitsbezogenen Ängsten ist es wichtig darauf hinzuweisen, dass die chronische HCV-Infektion „besser ist als ihr Ruf" in den medizinischen und allgemeinen Medien (Haris 2002).

Die Zahlen zu Komplikationen und Sterblichkeit der chronischen Hepatitis C (siehe auch Tabelle 1) sind wahrscheinlich falsch hoch, da sie aus Leberzentren stammen, in denen sich PatientInnen mit schwereren Krankheitsverläufen sammeln (Harvey et al., 2001). In den ersten 10 Jahren der Infektion hat die chronische Hepatitis C einen sehr geringen Einfluss auf die Mortalität. 40% der PatientInnen, die direkt an den Folgen der Lebererkrankung starben, hatten hohe Mengen von Alkohol konsumiert (Harris et al., 2002).

Psychotherapie

Während zur psychiatrischen Behandlung von PatientInnen mit HCV-Infektion und psychischer Komorbidität bzw. von neuropsychiatrischen Nebenwirkungen der Interferontherapie (siehe 1.3) zahlreiche Studien vorliegen, sind dem Autor keine Studien bekannt, welche die Effekte von PatientInnenedukation oder Hepatitis C-Support bzw. Selbsthilfegruppen (Cormier 2005) auf die gLQ überprüft haben.

Interferontherapie

Psychiatrische Ausschlusskriterien

Bezüglich einer IFN-Therapie der chronischen HBV- und HCV-Infektion gibt es absolute und relative psychiatrische Kontraindikationen. Eine fachpsychiatrische bzw. -psychosomatische Exploration vor Einleitung einer IFN-Therapie ist notwendig. Aktuelle schwere affektive oder psychotische Störungen sowie aktuelle Substanzabhängigkeit (Drogen, Alkohol) gelten als Kontraindikation (Fleig et al., 2004). PatientInnen im Methadon- bzw. Polamidonprogramm sowie psychischen Störungen in der Vorgeschichte können – unter der Maßgabe einer engmaschigen psychiatrischen Betreuung – in eine IFN-Therapie aufgenommen werden. Unter engmaschiger psychiatrischer Betreuung und gegebenenfalls Einleitung einer Psychopharmakatherapie unterschieden sich PatientInnen mit psychischen Vorerkrankungen nicht in der Rate von neuropsychiatrischen Nebenwirkungen und Therapieabbrüchen von PatientInnen ohne psychiatrische Vorgeschichte (Schäfer et al., 2003).

Neuropsychiatrische Nebenwirkungen von IFN

Verschiedene neurobiologische Mechanismen (Aktivierung proinflammatorischer Zytokine, antagonistische Wirkung gegenüber Serotonin und endogenen Opioiden, Schilddrüsenfunktionsstörungen) wurden als Ursache der IFN-assoziierten neuropsychiatrischen Nebenwirkungen diskutiert (Fontana 2000). In der umfangreichen Literatur findet sich auf Grund der unterschiedlichen verwendeten diagnostischen Methoden eine große Spannweite der Häufigkeit neuropsychiatrischer Nebenwirkungen. Neuropsychiatrische Nebenwirkungen sind ein häufiger Grund für den vorzeitigen Abbruch der IFN-/Ribavirintherapie. Die Spannweite der Abbruchraten in klinischen Studien wurde zwischen 5% und 14% angegeben (Fried 2003). Die in Tabelle 3 aufgeführten Häufigkeiten sind als Durchschnittswerte zu verstehen. Manische und depressive Beschwerden können zusammen auftreten. Psychische Störungen in der Vorgeschichte, früherer intravenöser Drogenkonsum und psychischer Disstress vor Beginn der IFN-Therapie sind Risikofaktoren für das Auftreten psychischer Beschwerden nach Einleitung einer IFN-Therapie (Constant et al., 2005b). Über schwere Depression mit Suizid wurde auch bei PatientInnen ohne psychiatrische Vorgeschichte berichtet (Rifflet 1998). Kognitive Störungen (Reaktionszeit, Vigilanz, Gedächtnis) waren häufig und korrelierten nicht signifikant mit dem Ausmaß depressiver Syndrome (Kraus et al., 2005). Die neuropsychiatrischen Nebenwirkungen waren in der Regel nach Absetzen bzw. Ende der IFN-Therapie reversibel (Fleig et al., 2004), in Einzelfällen wurden anhaltende neuropsychiatrische Veränderungen inklusive Suizid nach Absetzen der IFN-Therapie beschrieben (Rifflet 1998).

Management neuropsychiatrischer Nebenwirkungen

Ein Abbruch der IFN-Therapie ist bei schwerer Depression und/oder Suizidalität bzw. einer Psychose oder Manie indiziert. Neben der Beendigung der IFN-Therapie muss eine psychopharmakologische Behandlung durchgeführt werden. Bei leichten bis mittelschweren neuropsychiatrischen Nebenwirkungen kann die Therapie in der Regel unter psychiatrisch-psychotherapeutischer Behandlung fortgeführt werden. Der Serotoninwiederaufnahmehemmer

Tabelle 3: Häufigkeit neuropsychiatrischer Nebenwirkungen einer Interferontherapie (nach Fontana 2000)

Depression	30%
Schwere Depression/Selbstmordversuch	1–2%
Ängstlichkeit	10–20%
Maniforme Beschwerden	18%
Schlafstörungen	30%
Reizbarkeit	20–30%
Emotionale Instabilität	10%
Störungen der geistigen Leistungsfähigkeit	10–20%
Delir	< 1%
Psychose	< 1%
Rückfall in Substanzabhängigkeit	< 1%

(SSRI) Paroxetin konnte in einer Studie depressive Symptome unter IFN-Therapie reduzieren (Kraus et al., 2002). In einer kleinen Studie konnte durch die prophylaktische Gabe des SSRI Citalopram eine Reduktion der Häufigkeit einer Major Depression bei PatientInnen mit psychischen Störungen in der Vorgeschichte erreicht werden (Schäfer et al., 2005).

Alkoholtoxische Lebererkrankungen

Epidemiologie, Verlauf und medizinische Behandlung

> Es besteht eine lineare Korrelation zwischen dem durchschnittlichen täglichen Alkoholkonsum und dem relativen Risiko der Entwicklung einer Lebererkrankung.

Das Risiko einer fortschreitenden Lebererkrankung ist, bezogen auf den durchschnittlichen täglichen Konsum, bei Frauen um das 1,5–2-Fache größer als bei Männern. Übergewicht ist ein eigenständiger zusätzlicher Risikofaktor. Ein riskanter (erhöhtes Risiko einer alkoholbedingten Lebererkrankung) Alkoholkonsum wird bei Frauen ab einem Konsum von >20 g/Alkohol/d (0,5 Liter Bier bzw. 0,25 Liter Wein) und bei Männern von >30 g Alkohol/d angenommen (Diehl und Mann 2005). Die deutsche Hauptstelle gegen die Suchtgefahren (2006) geht von einem riskanten Alkoholkonsum bei 7,8 Millionen Deutschen im Alter von 18–59 Jahren aus, davon erfüllen 2,4 Millionen die Kriterien eines Alkoholabusus und 1,5 Millionen einer Alkoholabhängigkeit. Die Gesamtzahl der Menschen mit alkoholbedingten Lebererkrankungen in Deutschland wird auf 6–8 Millionen geschätzt.

Das Spektrum alkoholbedingter Folgeschäden reicht von der Leberverfettung, Fettleber über unterschiedliche Schweregrade einer Alkoholhepatitis zur Leberzirrhose. Demnach reicht das mögliche Spektrum klinischer Symptome von der Beschwerdefreiheit über unspezifische leichtgradige Beschwerden (Druckgefühl rechter Oberbauch, Müdigkeit, Dyspepsie) zu akuten lebensbedrohlichen Krankheitsbildern wie akuter gastrointestinaler Blutung oder Alkoholhepatitis mit Ikterus mit Leberkoma sowie der Entwicklung einer Leberzirrhose. 5–10% der PatientInnen mit alkoholischer Leberzirrhose entwickeln ein HCC. Eine alkoholische Fettleber ist unter Alkoholabstinenz innerhalb von ein bis zwei Monaten, eine leichte bis mittelschwere Alkoholhepatitis innerhalb von sechs Monaten vollständig reversibel.

Auch bei bereits bestehender Zirrhose wird die weitere Prognose durch Alkoholabstinenz gebessert. Das Erreichen einer möglichst langen oder bleibenden Abstinenz sowie – im Falle einer Fehlernährung – die Ernährungstherapie sind daher die entscheidenden Therapiemaßnahmen. Die Wirksamkeit einer medikamentösen Therapie alkoholischer Lebererkrankungen ist nicht gesichert (Stickel et al., 2003). Bei schweren Alkoholhepatitiden kann eine (par-)enterale Ernährung, die Substitution von Mangelzuständen (z. B. Vitamin B-Komplexe) sowie gegebenenfalls die Gabe von Kortikosteroiden durchgeführt werden (O'Shea und Mc Cullough 2005). Die medikamentöse (z. B. Diuretika bei Aszites) und endoskopische Therapie (z. B. Ligatur von Ösophagusvarizen) der Komplikationen der Leberzirrhose unterscheidet sich nicht von der Therapie von Leberzirrhosen anderer Ätiologie. Auf die Problematik der Selektion von Alkoholabhängigen für eine Lebertransplantation wird im Unterkapitel „Lebertransplantation" eingegangen. Alkoholabusus nach der orthotopen Lebertransplantation (OLT) geht mit einer erheblichen Morbidität und Gefahr der Transplantatzirrhose einher (Foster 1997).

Psychosomatische Grundversorgung

Die überwiegende Zahl alkoholmissbrauchender bzw. -abhängiger PatientInnen fand sich in allgemeinen Krankenhäusern (20–30%) und bei niedergelassenen ÄrztInnen (70–80%), wo diese PatientInnen in der Regel auf die alkoholbedingten Folgeerkrankungen und nicht auf die Suchterkrankung hin behandelt wurden. Nur 1–2% der PatientInnen suchten einen Psychiater auf (Diehl und Mann 2005). Die Früherkennung von Alkoholabusus und -abhängigkeit durch Zusammenschau typischer klinischer und Laborbefunde, einer gezielten Konsumanamnese sowie der Einsatz von standardisierten, für die allgemeinärztliche Praxis entwickelten Fragebögen wie dem Lübecker Alkoholabhängigkeits- und -missbrauchs-Screening-Test LAST (Rumpf et al., 2003) oder der Alcohol Use Disorder Identification Test AUDIT-C (Bush et al., 2003) ist daher ein wesentlicher Bestandteil der psychosomatischen Grundversorgung. Ebenfalls für den hausärztlichen Bereich wurden verbale Kurzinterventionen (4 x 15 Minuten) entwickelt, deren positive Effekte bis zu 48 Monate nachweisbar waren (Fleming et al., 2002). Bereits eine hausärztliche Maßnahme wie Information und Ratschlag von 30 Minuten veranlasste 50% der PatientInnen, ihren Alkoholkonsum dauerhaft zu reduzieren (Moyer et al., 2002). Verbale Interventionstechniken bei alkoholbedingten gesundheitlichen Problemen werden in Deutschland im Rahmen der Kurse zur Psychosomatischen Grundversorgung vermittelt (Bundeszentrale für gesundheitliche Aufklärung 2001; Fritzsche et al., 2003).

Psychiatrisch-psychotherapeutische Behandlung

Zu den Methoden der ambulanten und stationären Suchtpsychotherapie und der adjuvanten medikamentösen Behandlung mit den Substanzen Acamprosat, Naltrexon und Disulfiram wird auf psychiatrische Lehrbücher verwiesen (Mann 2002).

Chronische autoimmune Erkrankungen

Epidemiologie, Verlauf und medizinische Behandlung

Zu den chronischen autoimmunen Lebererkrankungen zählen die primär biliäre Zirrhose (PBC), die primär sklerosierende Cholangitis (PSC) sowie die verschiedenen Formen der autoimmunen Hepatitis (AIH). Bei 10–20% der PatientInnen findet man Zwischenformen (Overlap-Syndrome). Die Prävalenz der AIH liegt in Europa liegt bei 1 : 10.000, der PBC zwischen 4 und 15 : 100.000 und der PSC zwischen 1 und 6 : 100.000. PBC und PSC entwickeln sich langsam fortschreitend, der Verlauf der AIH ist sehr variabel. Bei PBC und PSC besteht ein deutlich erhöhtes Risiko für hepatobiliäre Karzinome.
Die PBC lässt sich in ein asymptomatisches, ein symptomatisches Stadium (Ikterus, Juckreiz) und ein Endstadium mit ausgeprägtem Ikterus unterscheiden. Ursodesoxycholsäure (UDC) verzögert bei PBC die histologische Progression und führt zu einer Lebensverlängerung. Die OLT verbessert mit einem Fünfjahresüberleben von 72% die Lebenserwartung als auch die gLQ (Holstege 2002).
Die PSC, welche in bis zu 70% mit einer Colitis ulcerosa assoziiert ist, zeigt histologisch ein weites Spektrum von asymptomatischen PatientInnen mit milder periportaler Entzündung bis hin zu symptomatischen PatientInnen (Ikterus) mit fortgeschrittener Leberzirrhose. Positive Wirkungen von Medikamenten sind bei der PSC bisher nicht gesichert. Eine endoskopische Dilatation von fokalen dominanten Strukturen der Gallenwege und Einlage von Endoprothesen bessert die klinische Symptomatik und die biochemischen Parameter. Eine Wirkung auf das Überleben ist nicht gesichert. Die OLT ist die einzige wirksame Therapiemaßnahme bei PSC. Nach OLT kann die Colitis ulcerosa einen therapieresistenten Verlauf nehmen, so dass eine Proktokolektomie notwendig werden kann (Holstege 2002).
Die autoimmune Hepatitis befällt überwiegend Frauen. Die Beschwerden sind uncharakteristisch (Oberbauchbeschwerden, Abgeschlagenheit). Je nach vorliegenden Antikörpern werden zwei Typen unter-

schieden. Die AIH spricht gut auf eine immunsuppressive Therapie mit Kortikosteroiden und/oder Azathrioprin an. Unbehandelt geht die AIH in eine Leberzirrhose über. Die Prognose nach einer OLT bei Zirrhose ist gut (Bayer et al., 2004).

Psychosoziale Krankheitsfolgen und Lebensqualität

Die gLQ bei PBC ist vergleichbar mit der anderer chronischer Lebererkrankungen und ist teilweise mit dem biologischen Schweregrad assoziiert (Younossi et al., 2000). Juckreiz ist bei PBC oft ausgeprägter als bei anderen chronischen Lebererkrankungen und hat einen negativen Effekt auf die gLQ. Müdigkeit ist kein spezifisches Symptom der PBC bzw. PSC und ist nicht mit dem Ausmaß des Leberschadens, jedoch mit dem Ausmaß der Depressivität assoziiert (Huet et al., 2000; Bjornsson et al., 2004; Bjornsson et al., 2005). Eine randomisierte kontrollierte Studie mit dem Antidepressivum Fluvoxamin zeigte bei beiden Erkrankungen keinen signifikanten Effekt (Ter Borg et al., 2004). In einer Studie zu Fatigue bei PBC wiesen 45% der PatientInnen erhöhte Depressions-Scores in Beck Depression Inventory auf (Huet et al., 2000). Aufgrund der oft jahrelang notwendigen Therapie mit Kortikosteroiden kam es bei 1/3 der PatientInnen mit AIH zu neuropsychiatrischen Nebenwirkungen (Yoneyama et al., 2006). Weitere Studien zu psychosozialen Belastungen und psychischer Komorbidität bei PBC/PSC/AIH sind dem Autor nicht bekannt.

Psychosomatische Grundversorgung und Psychotherapie

Zu allen autoimmunen Lebererkrankungen konnten in medizinischen Datenbanken keine Arbeiten zur psychosomatischen Grundversorgung und Psychotherapie gefunden werden.

Stoffwechselerkrankungen

Hämochromatose

Epidemiologie, Verlauf und medizinische Behandlung

Die hereditäre Hämochromatose wird in vier Typen unterteilt. Durch einen genetischen Defekt des HFE-Gens kommt es bei Typ 1 zu einer Eisenüberladung der Leber. Sie ist die häufigste angeborene Stoffwechselerkrankung in Populationen keltischer Herkunft und wird autosomal-rezessiv vererbt. Die Prävalenz homozygoter Merkmalsträger liegt in Deutschland bei 1:200. Die phänotypische Ausprägung variiert und hängt von Faktoren wie Ernährung und Blutverlusten ab. Unbehandelt können sich eine Leberzirrhose und ein HCC entwickeln. Durch die Eiseneinlagerung in anderen Organen kann es zu einem Bronzediabetes, Herzrhythmusstörungen (bei Kardiomyopathie), Arthralgien sowie Impotenz (sekundärer Hypogonadismus) kommen. Die Lebenserwartung ist bei Fehlen einer Leberzirrhose oder eines Diabetes nicht reduziert. Eine lebenslange Therapie mit Aderlässen alle drei Monate ist notwendig. Bei fortschreitender hepatischer Dekompensation bei Zirrhose ist eine OLT indiziert. Die Ein- und Fünfjahresüberlebensraten nach OLT bei Hämochromatose liegen deutlich unter der bei anderen Indikationen (Niederau 2003).

Psychosoziale Krankheitsfolgen und Lebensqualität

Ein negativer Effekt eines genetischen Screenings auf C282Y-Mutation auf Angst,

Depressivität und Lebensqualität konnte bisher nicht nachgewiesen werden (Power und Adams, 2001; Meiser et al., 2005; Patch et al., 2005). In einer US-amerikanischen Studie gaben etwa die Hälfte der PatientInnen Probleme bei Versicherungen (Ablehnung, erhöhte Prämien) aufgrund der Diagnose an, ohne dass dies die Lebensqualität negativ beeinträchtigte (Shaheen et al., 2003). Die gLQ wurde stärker durch das Vorliegen von Arthralgien als von dem Vorliegen einer Leberzirrhose oder eines Diabetes bestimmt (Adams and Speechley 1996). Vermehrte Angst/Depressivität sowie Arbeitslosigkeit hatten einen negativen Einfluss auf die Lebensqualität (Meiser et al., 2005).

Psychosomatische Grundversorgung und Psychotherapie

Eine psychotherapeutische Mitbehandlung wird bei vermehrtem psychischen Disstress bei Diagnosestellung im Rahmen von Screeninguntersuchungen oder im Krankheitsverlauf empfohlen (Meiser et al., 2005). In medizinischen Datenbanken konnten keine Arbeiten zur Wirksamkeit psychotherapeutischer Maßnahmen bei Hämochromatose gefunden werden.

Morbus Wilson

Epidemiologie, Verlauf und medizinische Behandlung

Der Morbus Wilson ist eine autosomal rezessiv vererbte Störung des Kupferstoffwechsels, die zu einer Akkumulation von Kupfer in verschiedenen Organen (Leber, Auge, Gehirn) führt. Mehrere Mutationen wurden auf dem Chromosom 13 beschrieben. Die zwei häufigsten Mutationen sind bei 30–50% der PatientInnen nachweisbar. Der Morbus Wilson tritt unabhängig von Rasse und Region auf und weist eine weltweite Prävalenz homozygoter PatientInnen von 1:30.000 auf. Frühsymptom sind flüchtige ikterische Schübe, Hämolyse und Tremor. Es können verschiedene klinische Verlaufsformen differenziert werden: Die hepatische Form manifestiert sich als akute Hepatitis, manchmal in Form eines akuten Leberversagens. Gelegentlich liegt bei der Erstdiagnose schon eine Zirrhose vor. Die neurologische Verlaufsform manifestiert sich in Ruhe- und Intentionstremor, unkoordiniertem Bewegungsablauf und zunehmender Hilflosigkeit. Bei der hepatozerebralen Verlaufsform liegen sowohl die Symptome einer Leberzirrhose als auch eines progredienten neurologischen (Rigor, Akinesie, Tremor, Dysphagie, Dysarthrie) sowie eines psychischen Abbaus (läppische Euphorie, kognitive Defizite) vor. Oft können die neuropsychiatrischen Symptome nicht von einer manisch-depressiven Psychose oder neurotischen Störungen unterschieden werden. Gewisse bizarre Verhaltensweisen entziehen sich der diagnostischen Einordnung nach ICD-10 (Dening und Berrios, 1989; Propst et al., 1996). Bei rechtzeitiger Diagnose stehen mit Penicillamin, Zink oder Trientine wirksame Therapieoptionen zur Verfügung, welche zu einer normalen Lebenserwartung führen können. Bei akutem Leberversagen oder dekompensierter Leberzirrhose ist eine OLT indiziert, welche auch den genetischen Defekt partiell korrigiert. Eine Verbesserung der neuropsychiatrischen Symptome nach OLT ist möglich, aber nicht in jedem Fall zu erwarten (Holstege, 2002). Die Fünfjahreüberlebensrate nach OLT liegt bei 90% und die gLQ ist der alters- und geschlechtsgemachter Kontrollpersonen vergleichbar (Sutcliffe et al., 2003). PatientInnen mit neuropsychiatrischen Symptomen hatten eine schlechtere Prognose nach OLT als PatientInnen mit alleinigen hepatischen Symptomen (Medivi et al., 2005).

Psychosoziale Krankheitsfolgen und Lebensqualität

Die bisherige Literatur fokussierte auf die oben dargestellten psychiatrischen Symptome der Erkrankung sowie die gLQ nach OLT.

Psychosomatische Grundversorgung und Psychotherapie

Die Motivierung der PatientInnen sowie der asymptomatischen Angehörigen mit nachweisbarem Gendefekt zur lebenslangen Medikamenteneinnahme wird als wichtige ärztliche Aufgabe angesehen (Probst et al., 1996). Die Behandlung der durch den Morbus Wilson bedingten psychischen Störungen durch die internistische Therapie in Kombination mit Psychopharmaka und Psychotherapie wurde nur in Form von Kasuistiken beschrieben.

Lebertransplantation

Epidemiologie, Verlauf und medizinische Behandlung

> Innerhalb der letzten 15 Jahre hat sich die orthotope Lebertransplantation (OLT) als Behandlungsverfahren der Wahl bei PatientInnen mit terminalen Lebererkrankungen etabliert.

Häufigste Indikationen für eine OLT sind die alkoholische und HCV-Zirrhose. Seltenere Indikationen sind Stoffwechselerkrankungen (z. B. Morbus Wilson, α1-Antitrypsinmangel, primäre Hämochromatose), Intoxikationen mit Leberversagen (z. B. Paracetamol) oder das HCC (Holstege, 2002). In den weltweit etwa 200 OLT-Zentren liegt die Einjahresüberlebensrate bei etwa 85% und die Neunjahresüberlebensrate bei etwa 66%. Die meisten Todesfälle ereignen sich in den ersten drei Monaten nach OLT. Wird das erste Jahr überlebt, so liegt die Wahrscheinlichkeit für ein Langzeitüberleben bei 90% (Adam, 2000; Holstege, 2002).
In Deutschland werden pro Jahr etwa 750 Lebertransplantationen durchgeführt. Etwa 85% der PatientInnen erhalten Lebern von hirntoten Spendern, die übrigen im Rahmen der Leberlebendspende. Eurotransplant ist die Vermittlungsstelle für Organspenden in den Benelux-Ländern, Deutschland, Österreich und Slowenien. An der internationalen Zusammenarbeit dieser Länder sind alle Transplantationszentren, Gewebetypisierungslaboratorien und Krankenhäuser, in denen Organspenden durchgeführt werden, beteiligt. Ab dem 16.12.2006 wird das Allokationssystem von Eurotransplant auf den MELD-Score (Model for End-stage Liver Disease) (Wiesner er al., 2001) umgestellt. Durch die Eingabe des Serum-Kreatinins, des Gesamtbilirubins und der INR (International Normalized Ratio) in eine Formel wird der MELD-score errechnet. Die PatientInnen werden an Hand des Scores in eine Reihenfolge gebracht, nach der die Zuteilung der Spenderleber erfolgt. PatientInnen mit fulminantem Leberversagen (plötzlich aufgetretene Lebererkrankung aus völliger Gesundheit heraus) sind ausgenommen und erhalten eine Spenderleber innerhalb von zwei bis drei Tagen.
Nach der OLT ist eine lebenslange Einnahme von Immunsuppressiva (z. B. Ciclosporin, Tacrolimus) notwendig. Noncompliance mit der immunsuppressiven Therapie ist häufig und mit erlebten Nebenwirkungen der Therapie und generellen Einstellungen

Medikamenten gegenüber assoziiert (O'Carroll et al., 2006). Die Langzeitkomplikationen der OLT bestehen im Wiederauftreten der Lebererkrankung im Transplantat, akuten und chronischen Abstoßungsreaktionen, Nebenwirkungen (z. B. Hypertonus und Nierenschädigung durch Ciclosporin) sowie einer erhöhten Rate von Malignomen (Ciccarelli et al., 2005).

Fachpsychotherapeutische Evaluation vor OLT

Es besteht eine erhebliche Diskrepanz zwischen Bedarf und Anzahl verfügbarer Lebern. Insbesondere die große Anzahl alkoholtoxischer Leberzirrhosen erhöht die Liste potentieller Transplantationskadidaten. In einer US-amerikanischen Studie erhöhte sich die durchschnittliche Wartezeit von 1988 bis 1997 von 34 auf 477 Tage. Etwa 10% der PatientInnen verstarben pro Jahr auf der Warteliste (Eghtesad et al., 2003). Dieses Dilemma zwingt die OLT-Zentren zu einem medizinisch und ethisch begründeten Evaluationsprozess.

> Bei der Evaluation vor OLT sind absolute und relative medizinische und psychosoziale Kontraindikationen zu berücksichtigen.

Die meisten OLT-Zentren kooperieren mit Einrichtungen der Psychosomatischen Medizin, Psychiatrie und Psychotherapie bzw. Medizinischen Psychologie, welche für die psychosoziale Evaluation vor OLT zuständig sind. Ein international anerkanntes psychosoziales Evaluationsprogramm existiert bisher nicht. Die Transplant Evaluation Rating Scale (TERS) von Twillmann und Wolcott (1993) ist eine der wenigen etablierten Untersuchungsinstrumente zur Erfassung psychosozialer Funktionen von OLT-Kandidaten. Sie erlaubt dem beurteilenden Team eine partielle Validierung der getroffenen Entscheidungen, ohne den individuellen Auswahlprozess zu ersetzen (Rothenhäusler et al., 2003) (siehe Tabelle 4). Anhand der aufgeführten Entscheidungskriterien erfolgt die fachpsychotherapeutische Empfehlung:

a. Keine Bedenken
b. RisikopatientIn
c. Erhebliche Bedenken bzw. Kontraindikation aus psychiatrischer bzw. psychosomatischer Sicht.

Bei PatientInnen mit alkoholtoxischer bzw. HCV-bedingter (durch Drogenkonsum) Leberzirrhose sind zusätzlich zu den in Tabelle 4 aufgeführten Themen zu explorieren: Bestehende oder fehlende eigene Einsicht der PatientInnen und ihrer Familie in die Suchtproblematik; Umfang und Erfolg früherer und aktueller suchttherapeutischer Behandlungen; aktuelle Abstinenzdauer. Eine mindestens sechsmonatige dokumentierte Alkoholabstinenz vor Aufnahme auf eine OLT-Liste wird von einzelnen Zentren gefordert. Die Studien zum prädiktiven Wert einer mindestens sechsmonatigen Alkoholabstinenz auf die Rückfallrate nach OLT (bis 43%!) führten zu widersprüchlichen Ergebnissen (Di Martini et al., 2001; Foster et al., 1997; Osorio et al., 1994; Pageaux et al., 1999). In einer Analyse von 22 Studien zu Prädiktoren weiterer Abstinenz nach OLT bei alkoholischer Leberzirrhose konnten die in Tabelle 5 aufgeführten Prädiktoren identifiziert werden. Die Dauer der Alkoholabstinenz war kein Prädiktor (Mc Callum und Masterton 2006).
Fehlende Krankheitseinsicht bzw. aktueller Substanzkonsum sind als Kontraindikation

Tabelle 4: Transplantat Evaluation Rating Scale von Twillmann und Wolcott (1993) – Deutsche Version von Rothenhäusler, Ehrentraut und Kapfhammer (2003)

Psychosoziale Charakteristika und ihre Wertung	**Level 1**	**Level 2**	**Level 3**
Psychiatrische Vorgeschichte (Achse-1-Störungen nach DSM-III-R) Wertung = 4-fach	Keine	Aktuelle Anpassungsstörung als Reaktion auf Gesundheitszustand; Achse-I-Störung in der Vorgeschichte (behandelt und vollremittiert): aktuell klinisch bedeutsame Symptome einer Achse-I-Störung	Kriterien für eine aktuelle Achse-I-Störung erfüllt (mit Ausnahme einer Anpassungsstörung als Reaktion auf Gesundheitszustand); kontinuierliche Symptome einer chronischen Achse-I-Störung
Psychische Vorgeschichte (Achse-II-Störungen nach DSM-III-R Wertung = 4-fach	Keine Diagnose, unterschwellige Cluster-C-Persönlichkeitsstörungen	Cluster-C-Persönlichkeitsstörungen; Unterschwellige Cluster-A- oder B-Persönlichkeitsstörungen	Cluster-A- oder -B-Persönlichkeitsstörungen
Substanzgebrauch/ -missbrauch Wertung = 3-fach	Negative Anamnese bzgl. schweren Alkohol- oder Drogengebrauchs/ -missbrauchs; Gesellschaftstrinker in Permissivkulturen; sehr limitierte Drogenerfahrung (z. B. einmaliges Ausprobieren von Ecstasy)	In der Vorgeschichte signifikanter Substanzgebrauch/-missbrauch; erfolgreiche Suchtbehandlung oder Abstinenz noch vor aktueller Erkrankung	Anamnestisch Substanzgebrauch/ -missbrauch, wobei Abstinenz erst nach längerer Zeit seit aktueller Erkrankung erzielt wurde; fortgesetzter Substanzgebrauch/-missbrauch
Compliance (Patient hält sich an ärztliche Abmachungen und Verordnungen) Wertung = 3-fach	Angemessene Compliance während der Behandlung	Nur teilweise Compliance oder mit Schwierigkeiten behaftete Compliance während der Behandlung	Vor kurzem ungenügende Compliance oder immer noch ungenügende Compliance
Gesundheitsverhalten Wertung = 2,5-fach	Positives Gesundheitsverhalten (körperliche Aktivität, Nichtraucher, gesunde Ernährung etc.) bereits vor Auftreten der Erkrankung	Veränderungen im Gesundheitsverhalten nach Diagnosestellung	Fortbestehend ungünstiges Gesundheitsverhalten
Qualität der familiären/ sozialen Unterstützung Wertung = 2,5-fach	Gut bis exzellent: Freunde/Familienmitglieder sind präsent und verfügbar, bereit sich auf die Bedürfnisse des Patienten einzustellen	Mäßig bis gut: einige Beziehungsprobleme bzw. Konflikte oder Abhängigkeitsprobleme	Mäßig bis mangelhaft: extreme Konflikte; kürzlich abgebrochene Paarbeziehungen; pathologische Beziehungsmuster auf Kosten des Patienten

Bisheriges Coping (Bewältigungsverhalten) Wertung = 2,5-fach	Gut bis exzellent: kommt mit Problemen zurecht, kann sich flexibel an Veränderungen anpassen; reichhaltiges Repertoire an Bewältigungsstrategien	Mäßig bis gut: mäßige Flexibilität im Copingrepertoire und einige unterschiedliche Copingstrategien; aber generell limitiert; einige negativistische Verhaltensmuster unter Stress	Mäßig bis mangelhaft: unter Stress Dekompensation; negativistische Verhaltensmuster; rigider Verarbeitungsstil; selbstschädigende Verhaltensmuster in der Vorgeschichte; impulsive und/oder aggressive Verhaltensweisen
Aktuelles Coping (Bewältigungsverhalten) Wertung = 2,5-fach	Emotionale Akzeptanz der Erkrankung; Abwägen der Therapieoptionen mit realistisch erscheinender Ausgewogenheit aus Hoffnung und Zukunftsängsten	Verleugnung: Vorstellungsverzerrung Hinsichtlich Bedeutung der Erkrankung; Ambivalenz den Behandlungsoptionen gegenüber	Extreme Verleugnung; grobe Vorstellungsverzerrung hinsichtlich Krankheitsverlauf; hochgradige Ambivalenz gegenüber der Behandlung
Affektqualität Wertung = 2,5-fach	Angemessene Befürchtungen; einige Ängste; angemessene Traurigkeit	Befürchtungen und Ängste mittelgradiger Ausprägung; mittelgradige Depressivität	Generalisierte Angst; hochgradige Depressivität; extreme Befürchtungen und Gefühle von Zorn
Kognitiver Status in der Vergangenheit und zum aktuellen Zeitpunkt Wertung = 1-fach	Keine kognitive Beeinträchtigung oder Aufmerksamkeitsdefizite; normaler Schlaf-Wach-Zyklus; normales Aktivitätsniveau und normale Reagibilität	Leichte Beeinträchtigungen (aktuell bestehend oder in der Krankheitsanamnese) hinsichtlich kognitiver Funktionsfähigkeit, Aufmerksamkeit, Schlaf-Wach-Rhythmus, Aktivitätsniveau und/oder Reagibilität	Globale Störung der kognitiven Funktionsfähigkeit, der Aufmerksamkeit; schwere Störung des Schlaf-Wach-Rhythmus, reduziertes oder erhöhtes Aktivitäts- und Reagibilitätsniveau

für eine OLT anzusehen. Akute bzw. chronische psychische Störungen (schizophrene oder affektive Psychosen; schwere Depressionen, Angst- und Zwangsstörungen) führen zu erheblichen fachpsychotherapeutischen Bedenken. Die Abgrenzung reversibler hepatischer Encephalopathien von irreversiblen alkoholtoxischen kognitiven Schädigungen kann im Einzelfall schwierig sein. Ein weiteres Ausschlusskriterium ist eine mangelhafte Therapieadhärenz der PatientInnen in der Vergangenheit (z. B. unzuverlässige Einnahme von Diuretika; unkontrollierte Flüssigkeitszufuhr, Nichterscheinen zu festgelegten Kontrollterminen beim Hausarzt oder in der Leberambulanz). Die sozialen Strukturen (fester Wohnsitz, stabile und unterstützende familiäre Beziehungen) sind ein weiteres wesentliches Entscheidungskriterium. Erhebliche ethische

Tabelle 5: Prädiktoren (Metaanalyse von 22 Studien) einer anhaltenden Alkoholabstinenz nach Lebertransplantation bei alkoholischer Leberzirrhose (Mc Callum und Masterton 2006)

Soziale Stabilität
Fehlende nahe Verwandte mit Alkoholproblemen
Hohes Lebensalter
Keine wiederholten erfolglosen Suchttherapien
Gute medizinische Compliance
Fehlender multipler Substanzmissbrauch bzw. andere psychische Komorbidität

Probleme kann die Beurteilung der kognitiven Funktionen, z. B. des Verständnisses der mit der OLT und der danach folgenden Belastungen, bei PatientInnen führen, welche die Sprache des OLT-Zentrums nicht ausreichend sprechen und keine die Sprache des OLT-Zentrums sprechende, verlässlich verfügbare Angehörige haben.
Eine österreichische Studie identifizierte auf der Basis der aufgeführten Kriterien 18% der PatientInnen als RisikopatientInnen und gab bei 14% erhebliche Bedenken an. Bei 95% der PatientInnen waren die Bedenken auf eine Suchterkrankung zurückzuführen (Rothenhäusler et al., 2003).
Im Rahmen der OLT-Evaluation wurde bei der Hälfte der PatientInnen mit terminaler Lebererkrankung eine vermehrte Depressivität und bei einem Drittel vermehrte Ängstlichkeit festgestellt. Die Autoren forderten die Implementierung und Evaluation von psychologischen Interventionen bei PatientInnen auf der OLT-Warteliste mit vermehrtem psychischem Disstress, auch um die Posttransplantatmorbidität und -letalität zu reduzieren (Streisand et al., 1999). Die von den Autoren geforderten Studien sind bis heute noch nicht durchgeführt worden.

Leberlebendspende

Eine Möglichkeit, die Mortalität auf der Warteliste zu senken, wird derzeit in der Leberlebendspende gesehen, bei der der rechte Leberlappen des Spenders transplantiert wird. Die Mortalitätsrate des Spenders liegt zwischen 0,2 und 0,8% (Brölsch et al., 2000). Im Unterschied zur Nierenlebendspende, für die bereits langjährige Erfahrungen vorliegen, bedeutet die Leberlebendspende die Verletzung eines nicht paarig angelegten, gesunden Organs, deren medizinische und psychologische Langzeitfolgen für die Spender durch die bislang noch geringe Erfahrung nicht sicher abzuschätzen sind. Der Fachpsychotherapeut hat bei der Evaluation des potentiellen Leberlebendspenders nicht nur auf die von der Evaluation von OLT-Kandidaten bekannten psychosozialen Kontraindikationen zu achten, sondern auch aufgrund des Transplantationsgesetzes die Freiwilligkeit des Spenders bzw. das Fehlen einer Zwangsausübung auf den Spender zu beurteilen. In Anbetracht der bekannten perioperativen Risiken sowie der unbekannten Langzeitrisiken muss bezweifelt werden, ob potenzielle Spender oder auch Vertreter des medizinischen Systems (Transplanteure) eine realistische Einschätzung der Freiwilligkeit der Organspende vornehmen können. Sozialer Erwartungsdruck (Familie, Freunde, Ärzte) führten zu einer Einschränkung der Freiwilligkeit (Walter et al., 2005). Aus der Dynamik des Familien- und medizinischen Systems entstandene Problemkonstellationen bei potenziellen Spendern wurden in der psychosomatischen Literatur an Hand von Kasuistiken verdeutlicht (Schauenburg und Andorno 2003). In einer deutschen Studie wurde die Lebendspende bei 11% der Kandidaten wegen ausgeprägter Ambivalenz der potentiellen Spender nicht befürwortet (Walter et al., 2005). Bisher liegen nur wenige Daten über den weiteren psychosozialen Verlauf nach Leberlebendspende auf. Walter et al. (2005) stellten bei 26% der Spender sechs Monate nach der Spende eine erhöhte Ängstlichkeit oder einen erhöhten körperlichen Beschwerdedruck auf. Ein japanisches OLT-Zentrum berichtete von 10% neu aufgetretenen Depressionen nach Leberlebendspende (Fukunishi et al., 2001). Diese Ergebnisse weisen auf einen erheblichen weiteren Forschungs- und Betreuungsbedarf im Gebiet der Leberlebendspende hin.

Psychosoziale Folgen und Lebensqualität

32% der PatientInnen gaben nach OLT eine de novo sexuelle Dysfunktion an, welche von der Mehrzahl der PatientInnen auf die immunsuppressive Therapie zurückgeführt wurde (Ho et al., 2006). Die Häufigkeit einer partiellen bzw. vollständigen posttraumatischen Belastungsstörung PTSD vier Jahre nach OLT wurde mit 16,0% bzw. 2,7% angegeben. Die Dauer der Intensivbehandlung und die Anzahl der medizinischen Komplikationen waren Risikofaktoren für das Auftreten einer PTSD (Rothenhäusler et al., 2002).

In einer Metaanalyse zur gLQ vor und nach OLT zeigte sich – unabhängig von der zur OLT führenden Erkrankung – im Verlauf eine deutliche Verbesserung in den körperbezogenen Dimensionen der gLQ (Reduktion von Müdigkeit und Schwäche), welche die Zunahme anderer körperlicher Beschwerden, teils durch Nebenwirkungen der Immunsuppressiva bedingt wie Kopfschmerzen, Sehstörungen und Gewichtszunahme, überwogen. Die gLQ war im ersten Jahr nach OLT stärker beeinträchtigt als in den Folgejahren. Die psychosozialen Dimensionen der gLQ besserten sich im Langzeitverlauf nicht oder nur gering. Anhaltende ängstlich-depressive Verstimmungen und kognitive Beeinträchtigungen wurden im Langzeitverlauf beschrieben. Im Vergleich zur allgemeinen Bevölkerung gaben Lebertransplantierte eine vergleichbare gLQ an mit Ausnahme der körperlichen Funktionsfähigkeit (Bravata et al., 1999; Nickel et al., 2002; Moore et al., 2000; O' Carroll et al., 2003). Eine depressive Krankheitsverarbeitung (ausgeprägtes Selbstmitleid, Grübeln, sozialer Rückzug) war mit einer schlechteren gLQ verbunden (Nickel et al., 2000). Vermehrte Ängstlichkeit und Neurotizismus waren Risikofaktoren für ein schlechtes psychosoziales Outcome ein Jahr nach OLT (O' Carroll et al., 2003). Frauen zeigten eine schlechtere psychosoziale Anpassung als Männer (Blanch et al., 2004). HCV-PatientInnen gaben vor und nach OLT eine schlechtere gLQ und mehr psychologischen Disstress an als PatientInnen mit alkoholischer Zirrhose (Burra et al., 2005).

Nur ein Drittel (32%) der PatientInnen eines deutschen OLT-Zentrums waren nach der OLT noch erwerbstätig (Nickel et al., 2002). In einer US-amerikanischen Studie waren 49% der PatientInnen, welche vor der OLT in einem Arbeitsverhältnis standen, weiterbeschäftigt. Eine Beschäftigungsdauer > 6 Monate vor der OLT und ein Jahreseinkommen > 80.000 US $ waren positive Prädiktoren einer Weiterbeschäftigung nach OLT (Sahota et al., 2006). In einer US-amerikanischen Studie gaben die PatientInnen ökonomische Sorgen bzw. Probleme durch die Kosten der medizinischen Behandlung an (Jones, 2005). In einer Studie mit PatientInnen mit PBC gaben diese an, nach der OLT am meisten durch gesundheitsbezogene Sorgen, insbesondere durch die Angst vor Transplantatabstoßung, belastet zu sein (Guby, 1998).

Psychosomatische Grundversorgung und Psychotherapie

Obwohl edukative bzw. supportive Gruppenunterstützung von einigen Transplantationszentren routinemäßig angeboten und als hilfreich beschrieben werden (Jowsey et al., 2001; Stewart et al., 1995), liegen nur wenige Studien zu ihrer Wirksamkeit vor. Psychoedukative Gruppensitzungen konnten die gLQ und Therapieadhärenz von Lebertransplantierten bessern (Kober et al., 1990; Lisson et al., 2005). Englische und US-amerikanische Autoren berichteten über Probleme, Studien mit alkoholabhängigen PatientInnen während und nach der Transplantationsperiode durchzuführen (Georgiou et al., 2003; Weinrieb et al., 2001). Erim et al. (2006) konnten durch eine manualisierte sechsmonatige Gruppentherapie (Psychoedukation, Problemlösetraining) bei PatientInnen mit alkoholischer Leberzirrhose in der Organwartezeit eine Stabilisierung des seelischen Befindens und eine Abstinenz der meisten PatientInnen erreichen.

Literatur

Adam R, Cailliez V, Majno P, et al (2000) Normalised intrinsic mortality risk in liver transplantation: European Liver Transplant Registry Study. Lancet 356: 621–627

Adams PC, Speechley M (1996) The effect of arthritis on the quality of life in hereditary hemochromatosis. J Rheumatol. 23: 707–710

Atesci FC, Cetin BC, Oguzhanoglu NK, et al (2005) Psychiatric disorders and functioning in hepatitis B virus carriers. Psychosomatics 46: 142–147

Bayer EM, Schramm C, Kanzler S, et al (2004) Autoimmune Lebererkrankungen. Diagnostik und Therapie. Z Gastroenterol 42: 19–30

Bergasa N (2003) Pruritus and fatigue in primary biliary cirrhosis. Clin Liver Dis 7: 879–900

Bjornsson E, Simren M, Olsson R, et al (2004) Fatigue in patients with primary sclerosing cholangitis. Scand J Gastroenterol 39: 961–968

Bjornsson E, Simren M, Olsson R, et al (2005) Fatigue is not a specific symptom in patients with primary biliary cirrhosis. Eur J Gastroenterol Hepatol 17: 351–357

Blanch J, Sureda B, Flavia M, et al (2004) Psychosocial adjustment to orthtopic liver transplantation in 266 recipients. Liver Transpl 10: 228–234

Borgaonkar MR, Irvine EJ (2000) Quality of life measurement in gastrointestinal and liver disorders. Gut 47: 444–454

Bravata DM, Olkin I Barnato AE, et al (1999) Health-related quality of life after liver transplantation: a metaanalysis. Liv Transplant Surg 4: 318–331

Broelsch CE, Malago M, Testa G, et al (2000) Living donor liver transplantation in adults. Europe Liver Transpl 6: S64–S65

Bundeszentrale für gesundheitliche Aufklärung (2001) Kurzinterventionen bei Patienten mit Alkoholproblemen. Ein Leitfaden für die ärztliche Praxis. Köln

Burra P, de Bona M, Canova D, et al (2005) Longitudinal prospective study on quality of life and psychological distress before and one year after liver transplantation. Acta Gastroenterol Bel 68: 1 9–25

Bush K, Kivlahan DR, Mc Donell MB, et al (1998) The AUDIT alcohol consumption questions (AUDIT-C): an effective brief screening test for problem drinking. Arch Int Med 158: 1789–1795

Chen ZM, Liu BQ, Boreham J, et al (2003) Smoking and liver cancer in China: case-control comparison of 36,000 liver cancer deaths vs. 17,000 cirrhosis deaths. Int J Cancer 107: 106–12

Ciccarelli O, Kaczmarek B, Roggen F, et al (2005) Long-term medical complications and quality of life in adult recipients surviving 10 years or more after liver transplantation. Acta Gastroenterol Bel 68: 323–330

Constant A, Castera L, Dantzer R (2005 a) Mood alterations during interferon-alpha therapy in patients with chronic hepatitis C: evidence for an overlap between manic/hypomanic and depressive symptoms. J Clin Psychiatry 66: 1050–1057

Constant A (2005 b) Psychosocial factors associated with perceived disease severity in patients with chronic hepatitis C: relationship with information sources and attentional coping styles. Psychosomatics 46: 25–33

Cordoba J (2003) Labeling may be an important cause of reduced quality of life in chronic hepatitis C. Am J Gastro 98: 226–227

Cormier M (2005) The role of hepatitis C support groups. Gastroenterol Nurs 28 [3 Suppl] S4–9

Coughlan B, Sheehan J, Hickey, et al (2002) Psychologcial well-being and quality of life in women with iatrogenic hepatitis C virus infection. Br J Health Psychol 7: 105–116

Dening TR, Berrios GE (1989) Wilson's disease: A prospective study of psychopathology in 31 cases. Br J Psychiatry 155: 206–213

Deutsche Hauptstelle für Suchtgefahren (2006) Jahrbuch Sucht 2006. Neuland Verlag, Geesthach

Dev A, Patel K, Conrad A, Blatt LM, McHutchison JG (2006) Relationship of smoking and fibrosis in patients with chronic hepatitis C. Clin Gastroenterol Hepatol, May 5 [Epub ahead of print]

Diehl A, Mann K (2005) Früherkennung von Alkoholabhängigkeit. Probleme identifizieren und intervenieren. Dtsch Ärztebl 33: B1894–1899

Di Martini A, Day A, Dew MA, et al (2001) Alcohol use following liver transplantation. A comparison of follow-up methods. Psychosomatics 42: 55–62

Drossman DA (1996) Gastrointestinal illness and the biopsychosocial model. J Clin Gastroenterol 22: 252–254

Eghtesad B, Jain AB, Fung JJ (2003) Living donor liver transplantation: Ethics and safety. Transplant Proc 35: 51–52

Rim Y, Beckmann M, Tagay S, et al (2006) Stabilisierung der Abstinenz durch Psychoedukation für alkoholabhämgige Patienten vor Lebertransplantation. Z Psychosom Med Psychother 52: 341–357

Feld JJ, Liang TJ (2006) Hepatitis C – identifying patients with progressive liver injury. Hepatology 43 [2 Suppl 1]: S194–206

Fleig WE, Krummenerl P, Leßke J (2004) Diagnostik und Therapie der akuten und chronischen Hepatitis-C-Virusinfektion sowie der viralen Hepatitis bei Kindern und Jugendlichen – Ergebnisse einer evidenzbasierten Konsensuskonferenz der Deutschen Gesellschaft für Verdauungs- und Stoffwechselerkrankungen in Zusammenarbeit mit dem Kompetenznetz Hepatitis. Z Gastroenterol 42: 703–733

Fleming MF, Mundt MP, French MT, et al (2002) Brief physician advice for problem drinkers: Long-term efficacy and benefit analysis. Alcohol Clin Exp Res 26: 36–43

Fontana RJ (2000) Neuropsychiatric toxicity of antiviral treatment in chronic hepatitis C. Dig Dis 18: 107–116

Fontana RJ, Moyer CA, Sonnad S, et al (2001) Comorbidities and quality of life in patients with interferon-refractory chronic hepatitis C. Am J Gastroenterol 96: 170–178

Fontana RJ, Hussain KB, Schwartz SM, et al (2002) Emotional distress in chronic hepatitis C patients not receiving antiviral therapy. Hepatology 36: 40–47

Forton DM, Thomas HC, Murphy CA, et al (2002) Hepatitis C and cognitive impairment in a cohort of patients with mild liver disease. Hepatology 35: 433–439

Forton DM, Taylor-Robinson SD, Thomas HC (2003) Cerebral dysfunction in chronic hepatitis C infection. J Viral Hepat 10: 81–86

Foster P, Fabrega F, Karademir S, et al (1997) Prediction of abstinence from ethanol in alcoholic recipients following liver transplantation. Hepatology 25: 1469–1477

Fried FW (2003) Side effects of therapy of hepatitis C and their management. Hepatology 36 [5 Suppl 1]: S237–S244

Fritzsche K, Geigges W, Richter D, et al (Hrsg) (2003) Psychosomatische Grundversorgung. Springer, Berlin

Fukunishi I, Sugawara Y, Takayma T, et al (2001) Psychiatric disorders before and after living-related transplantation. Psychosomatics 43: 337–343

Gallegos-Orozco JF, Fuentes AP, Gerardo Argueta J, et al (2003) Health-related quality of life and depression in patients with chronic hepatitis C. Arch Med Res 34: 124–129

Georgiou G, Webb K, Griggs K, et al (2003) First report of a psychosocial intervention for patients with alcohol-related liver disease undergoing liver transplantation. Liver Transpl 9: 772–775

Gjeruldsen S, Loge JH, Myrvang B, et al (2006) Drug addiction in hepatitis C patients leads to a lower quality of life. Nord J Psychiatry 60: 157–161

Gockel HR, Heidemann J, Lügering N (2006) Viruspersitenz bei Hepatitis C. Lebenslange Infektion trotz Therapie? Med Klein 101: 378–383

Goh J, Coughlan B, Quinn J, O'Keane JC, Crowe J (1999) Fatigue does not correlate with the degree of hepatitis or the presence of autoimmune disorders in chronic hepatitis C infection. Eur J Gastroenterol Hepatol 11: 833–838

Goldblatt J, Taylor PJS, Lipman T, et al (2002) The true impact of fatigue in primary biliary cirrhosis. Gastroenterology 122: 1235–1241

Greten TF, Wedemeyer H, Manns MP (2006) Prävention virusassoziierter Karzinomentstehung am Beispiel des hepatozellulären Karzinoms. Dtsch Ärztebl 103: B1557–1564

Gubby L (1998) Assessment of quality of life and related stressors following liver transplantation. J Transpl Cord 8: 113–118

Gutteling JJ, De Man RA, van der Plas SM, et al (2006) Determinants of quality of life in chronic liver patients. Aliment Pharmacol Ther 23: 1629–1635

Häuser W, Almouhtasseb R, Muthny F, Grandt D (2003) Validierung der deutschen Version der Fatigue Impact Scale FIS-D. Z Gastroenterol 41: 973–982

Häuser W, Holtmann G, Grandt D (2004) Psychiatric and active somatic comorbidities determine health related quality of life in patients with chronic liver diseases. Clin Hepatol Gastroenterol 2: 157–163

Häuser W, Zimmer C, Schiedermaier P, Grandt D (2004) Biopsychosocial predictors of health related quality of life in patients with chronic hepatitis C. Psychosom Med 66: 954–958

Haris HE, Ramsay ME, Andrews N, Eldridge KP (2002) Clinical course of hepatitis C virus during the first decade of infection. Cohort study. BMJ 324: 450–453

Harvey J, Alter MD, Seef LB (2001) Recovery, persistence and sequelae in hepatitis C infection: a perspective on long-term outcome. Sem Liv Disease 20: 17–35

Hassoun Z, Willems B, Deslaurires J, Nguyen BN, Huet PM (2002) Assessment of fatigue in patients with chronic hepatitis C using the fatigue impact scale. Dig Dis Sci 27: 2674–2681

Ho KJ, Ko HH, Schaeffer DF (2006) Sexual health after orthotopic liver transplantation. Liver Transpl (epub Jun 1)

Hoeck R (1995) Lebensqualität bei chronisch entzündlichen Darmerkrankungen: Was sagt der Patient dazu? Bauchredner 42: 3–10

Hollander A, Forster GR, Weiland (2006) Health-related quality of life before, during and after combination therapy with interferon and ribavirin in unselected Swedish patients with chronic hepatitis C. Scan J Gastroenterol 41: 577–585

Holstege A (2002) Indikation zur Lebertransplantation beim chronischen Leberversagen. Z Gastroenterol 40: 891–902

Huet PM, Deslauriers J, Tran A, et al (2000) Impact of fatigue on quality of life of patients with primary biliary cirrhosis. Am J Gastroenterol 95: 760–767

Hussain KB, Fontana RJ, Moyer CA, Su GL, Sneed-Pee N, Lok AS (2001) Comorbid illness is an important determinant of health – related quality of life in patients with chronic hepatitis C. Am J Gastroenterol 96: 2734–2744

Hutchinson SJ, Bird SM, Goldberg DJ (2005) Influence of alcohol on the progression of hepatitis C virus infection: a metaanalysis. Clin Gastroenterol Hepatol 3: 1150–1159

Jones JB (2005) Liver transplant recipients' first year of posttransplant recovery: a longitudinal study. Prog Transplant 15: 345–352

Jowsey SG, Taylor ML, Schneekloth TD, et al (2001) Psychosocial challenges in transplantation. J Psychiatr Pract 7: 404–414

Keller R, Torta R, Lagget M, Crasto S, Bergamasco B (1999) Psychiatric symptoms as late onset of Wilson's disease: Neuroradiological findings, clinical features and treatment. Ital J Neurol Sci 20: 49–54

Kober B, Kuchler T, Broelsch C, et al (1990) A psychologcial support concept and quality of life research in a liver transplantation program: an interdisciplinary multicenter study. Psychother Psychosom 54: 117–131

Kraus MR, Schäfer A, Faller H, et al (2002) Paroxetine for the treatment of interferon-alpha-induced depression in chronic hepatitis C. Aliment Pharmacol Ther 16: 1091–1099

Kraus MR, Schäfer A, Wissmann S, et al (2005) Neurocognitive changes in patients with hepatitis C receiving interferon alfa-2b and ribavirin. Clin Pharmacol Ther 77: 90–100

Kunkel EJ, Kim JS, Hann HW (2000) Depression in Korean immigrants with hepatitis B and related liver diseases. Psychosomatics 41: 472–480

Leandro G, Mangia A, Hui J, Fabris P (2006) Relationship between steatosis, inflammation, and fibrosis in chronic hepatitis C: a meta-analysis of individual patient data. Gastroenterology 130: 1636–1642

Lisson G, Rodrigue JR, Reed AI, et al (2005) A brief psychological intervention to improve adherence following transplantation. Ann Transplant 10: 52–57

Mann K (Hrsg) (2002) Neue Therapieansätze bei Alkoholproblemen. Pabst, Lengrich

Manns MP, Wedemeyer H, Meyer S, et al (2004) Diagnostik, Verlauf und Therapie der Hepatitis-B-Infektion – Ergebnisse einer evidenzbasierten Konsensuskonferenz der Deutschen Gesellschaft für Verdauungs- und Stoffwechselerkrankungen in Zusammenarbeit mit dem Kompetenznetz Hepatitis. Z Gastroenterol 42: 677–702

Mc Callum S, Masterton G (2006) Liver transplantation for alcoholic liver disease: a systematic review of psychosocial selection criteria. Alcohol Alcohol Apr 24; eEpub ahead of print

Mc Donald J, Jayasuriya R, Bindley P, Gonslavez C, Gluseska S (2002) Fatigue and psychological disorders in chronic hepatitis C. J Gastroenterol Hepatol 17: 171–176

Mc Hutchinson JG, Ware JE jr, Bayliss MS, et al (2001) The effects of interferon alpha-2b in combination with ribavirin on health related quality of life and work productivity. Hepatology 34: 140–147

Medivi C, Mirante VG, Fassatti LR, et al (2005) Liver transplantation for Wilson's disease: the burden of neurological and psychiatric disorders. Liver Transpl 11: 1056–1063

Meiser B, Dunn S, Dixon J, Powell LW (2005) Psychological adjustment and knowledge about hereditary hemochromatosis in a clinic-based sample: a prospective study. J Genet Couns 14: 453–463

Moore KA, Jones RM, Burrows GD (2000) Quality of life and cognitive function of liver transplant patients: a prospective study. Liver Transplant 6: 633–642

Moyer A, Finney JW, Swearingen CE, et al (2002) Brief interventions for alcoholic problems: a meta-analytic review of controlled investigations in treatment-seeking and non-treatment-seeking populations. Addiction 97: 279–292

Nagano J, Nagase S, Sudo N, et al (2004) Psychosocial stress, personality and the severity of chronic hepatitis C. Psychosomatics 45: 100–106

Nickel R, Egle UT, Wunsch A, et al (2002) Krankheitsbewältigung bei Patienten nach Lebertransplantation unter Berücksichtigung der Zugehörigkeit zu einer Selbsthilfegruppe. Z Gastroenterol 40: 285–290

Niederau C (2003) Hereditäre Hämochromatose. Internist 44: 191–207

Niederau C, Bemba G, Kautz A (2006) Sozioökonomische Charakteristika, Lebensqualität und Wissensstand bei Patienten mit Hepatitis-C-Virusinfektion in Deutschland. Z Gastroenterol 44: 305–317

O'Carroll RE, Couston M, Cossar J, et al (2003) Psychological outcome and quality of life following liver transplantation: a prospective, national, single-center study. Liver Transpl 9: 712–720

O' Carroll RE, Mc Gregor LM, Swanson V, et al (2006) Adherence to medication after liver transplantation in Scotland: a pilot study. Liver Transpl June 13

O' Shea RS, Mc Cullough AJ (2005) Treatment of alcohol hepatitis. Clin Liver Dis 9: 103–134

Österreichische Gesellschaft für Gastroenterologie und Hepatologie ÖGGH (2005) 3. ÖGGH Konsensuskonferenz zur Diagnostik und Therapie der Virushepatitis. Krems, 8.–9.4.2005. www.oeggh.at/images/stories/pdf/Konsensusreports/Virushepatitis-Konsensus-Krems.pdf

Osorio RW, Ascher NL; Arvey M, et al (1994) Predicting recidivism after orthotopic liver transplantation for alcoholic liver disease. Hepatology 20: 105–111

Pageaux GP, Michel J, Coste V, et al (1999) Alcoholic cirrhosis is a good indication for liver transplantation, even for cases of recidivism. Gut 45: 421–426

Patch C, Roderick P, Rosenberg W (2005) Comparison of genotypic and phenotypic strategies for population screening in hemochromatosis: assessment of anxiety, depression, and perception of health. Genet Med 7: 550–556

Power TE, Adams PC (2001) Psychosocial impact of C282Y mutation testing for hemochromatosis. Genet Test 5: 107–110

Poynard T, Cacoub P, Ratziu R, et al (2002) Fatigue in patients with hepatitis C. J Viral Hepat 9: 295–303

Probst T, Prpbst A, Judmaier G, et al (1996) Morbus Wilson. Dtsch Med Wschr 121: 280–284

Rifflet H, Vuillemin E, Oberti F (1998) Suicidal impulses in patients with chronic viral hepatitis C during or after therapy with interferon alpha. Gastroenterol Clin Biol 22: 353–357

Rodger AJ, Jolley D, Thompson SC, Lanigan A, Crofts N (1999) The impact of diagnosis of hepatitis C virus on quality of life. Hepatology 30: 1299–1301

Rothenhäusler HB, Ehrentraut S, Kapfhammer, et al (2002) Psychiatric and psychosocial outcome of orthotopic liver transplantation. Psychother Psychosom 71: 285–297

Rothenhäusler HB, Ehrentraut S, Kapfhammer HP (2003) Psychiatrische Evaluation von Patienten vor Lebertransplantation. Psychother Psych Med 53: 364–375

Sahota A, Zaghla H, Adkins R, et al (2006) Predictors of employment after liver transplantation. Clin Transplant 20: 490–495

Schäfer M, Schmidt F, Folwaczny C (2003) Adherence and mental side effects during hepatitis C treatment with interferon-alfa and ribavirin in psychiatric risk groups. Hepatology 37: 443–451

Schäfer M, Schwaiger M, Garkisch AS, et al (2005) Prevention of interferon-alpha associated depression in psychiatric risk patients with chronic hepatitis C. J Hepatol 42: 793–798

Schauenburg H, Biller-Andorno N (2003) Einwilligungsfähigkeit und Informed Consent bei der Lebendorganspende – schwierige Konstellationen in der psychosomatisch-medizinischen Evaluation potenzieller Spender. Z Psychosom Med Psychother 49: 164–174

Shaheen NJ, Lawrence LB, Bacon BR, et al (2003) Insurance, employment, and psychosocial consequences of a diagnosis of hereditary hemochromatosis in subjects without and organ damage. Am J Gastroenterol 98: 1175–1180

Sharif F, Mohebbi S, Tabatabaee HR, Saberi-Firoozi M, Gholamzadeh S (2005) Effects of psycho-educational intervention on health-related quality of life (QOL) of patients with chronic liver disease referring to Shiraz University of Medical Sciences. Health Qual Life Outcomes 6: 81

Sieber U, Scoczynski S, Rossol J (2003) Cost effectiveness of peginterferon α-2b plus ribavirin versus interferon α-2b plus ribavirin for initial treatment of chronic hepatitis C. Gut 52: 425–432

Stewart AM; Kelly B, Robinson JD, et al (1995) The Howard University Transplant and Dialysis Support Group: twenty years and going strong. Int J Group Psychother 45: 471–488

Stickel F, Seitz HK, Hahn EG, et al (2003) Alkoholische Lebererkrankung. Etablierte und experimentelle Therapieansätze. Z Gastroenterol 41: 333–342

Streisand R, Rodrigue JR, Seras SF, et al (1999) A psychometric normative database for pre-liver transplantation evaluations. The Florida cohort. Psychosomatics 40: 479–485

Sutcliffe RP, Maguire DD, Muiesan P (2003) Liver transplantation for Wilson's disease: Long-term results and quality-of-life assessment. Transplantation 15 75: 1003–1006

Ter Borg PC, van Os E, van den Broek WW, et al (2004) Fluvoxamine for fatigue in primary biliary cirrhosis and primary sclerosing cholangitis: a randomised controlled trial. BMC Gastroenterol 13: 4–13

Twillmann RK, Manetto C, Wellisch DK (1993) The Transplant Evaluation Scale: a revision of the psychosocial levels system for evaluating organ transplant candidates. Psychosomatics 34: 144–153

Vargas HE, Laskus T, Radkowski M, et al (20032) Detection of hepatitis C virus sequences in brain tissues obtained in recurrent hepatitis after liver transplantation. Liver Transplant 8: 1014–1019

Walter M, Pascher A, Jonas S, et al (2005) Die Leberlebendspende aus Sicht des Spenders: Psychosomatische Untersuchungsergebnisse. Z Psychosom Med Psychother 51: 331–345

Weinrieb RM; van Horn DH, Mc Lellan AT, et al (2001) Alcoholism treatment after liver transplantation: Lessons learned from a clinical trial that failed. Psychosomatics 42: 110–116

Weissenborn K, Krause J, Boekemyer M, et al (2004) Hepatitis C virus infection affects the brain – evidence from psychometric studies and magnetic resonance spectroscopy. J Hepatol 41: 845–851

Wessely S, Pariante C (2002) Fatigue, depression and chronic hepatitis C infection. Psychol Med 32: 1–10

Wiesner RH, Edwards E, Freeman R, et al (2003) Model for end-stage liver disease (MELD) and allocation of donor livers. Gastroenterology 124: 91–96

Yoneyama K, Honda E, Kogo M, et al (2006) Efficacy and safety of prednisolone in patients with autoimmune hepatitis. Adv Ther 23: 74–91

Younossi ZM, Guyatt G, Kiwi M (1999) Development of disease specific questionnaire to measure health related quality of life in patient with chronic liver disease. Gut 45: 295–300

Younossi ZM, Kiwi ML, Boparai N, et al (2000) Cholestatic liver disease and health-related quality of life. Am J Gastroenterol 95: 497–502

Yovtcheva SP, Rifia MA, Moles JK, van der Linden BJ (2001) Psychiatric comorbidity among hepatitis-C positive patients. Psychosomatics 42: 411–415

Zickmund S, Ho EY, Masuda M, Ippolito L, LaBrecque DR (2003) „The treated me like a leper". Stigmatization and the quality of life of patients with chronic hepatitis C. J Gen Intern Med 18: 835–844

15.1

Schulung des Pflegepersonals zur Betreuung von Betroffenen mit Hepatitis C – Die Bedeutung einer „Adherence Nurse"

Susanne Mild

Zusammenfassung

Eine Hepatitis C Adherence Ausbildung ist ein innovatives Fortbildungsprojekt für den gehobenen Fachdienst für Gesundheits- und Krankenpflege. Die Standardtherapie bedeutet für Betroffene eine große Belastung. Die lange Therapiedauer und das Auftreten von Nebenwirkungen führen zu einer Einschränkung der Lebensqualität. Hier kommt dem Pflegepersonal neben dem ärztlichen Personal eine entscheidende Bedeutung zu. Die Compliance der Betroffenen ist einer der wichtigsten Faktoren, welche den Therapieerfolg beeinflussen. Auch bei der Motivation der Betroffenen kommt dem Pflegepersonal eine wichtige Rolle zu. Das Pflegepersonal ist oft die erste Anlaufstelle, an welche sich Betroffene mit ihren Fragen oder Problemen wenden. Das Ziel der Fortbildung ist, eine kompetente AnsprechpartnerIn auf die alltäglichen Fragen in Bezug auf Hepatitis C zu schaffen. Das Pflegepersonal hat die Möglichkeit eine qualitativ hochwertige zusätzliche Erfahrung für das PatientInnenmanagement zu erwerben und es kann selbstständig ein Nebenwirkungs-Screening durchführen. Die Pflegeperson kann eigenverantwortlich und selbstständig im prophylaktischen Bereich und in psychosozialer Gesprächsführung tätig sein. Auch komplementäre Pflegemethoden wie z. B. Aromapflege können eine gute Unterstützung der Betroffenen während der Therapie sein.

Adherence

In der Behandlung chronischer Erkrankungen ist die Adherence (Therapietreue) die Grundvoraussetzung einer erfolgreichen Langzeitbehandlung. Der neue Begriff der Adherence ersetzt hierbei den vormals verwendeten Begriff der Compliance. Dieser beschrieb das PatientInnenverhalten einseitig aus der Sicht der ÄrztInnen. Die Adherence hingegen sieht Therapietreue als ein Ergebnis einer gemeinsamen Interaktion zwischen ÄrztInnen und PatientInnen. Die Pflegeperson steht als Unterstützung zwischen ÄrztInnen und PatientInnen. Die Englisch-Deutsche Übersetzung für das Wort „adherence" ist Anhaftung, Anhängen, Aufrechterhaltung, Einhalten und Festhalten. All diese Übersetzungen umschreiben, was ÄrztInnen von ihren PatientInnen gerne hätten, wenn sie eine Therapie verschreiben: Die Betroffenen sollen die

Therapie einhalten und auch an der Therapie festhalten, um das Therapieschema aufrecht zu erhalten.

„Adherence nurse"

In verschiedenen Langzeit Therapieschemata hat sich eine Adherence nurse positiv etablieren können, so z. B. im Otto-Wagner-Spital in Wien. Hier wurde 2003 eine speziell ausgebildete Adherence nurse an der HIV-Station eingeführt. Sie vermittelt auf verständliche Weise Sinn und Art der Therapie. Sie hat auch dafür gesorgt, etwaige Gesprächsbarrieren zwischen ÄrztInnen und PatientInnen zu verringern. Der Erfolg war durchschlagend. Die Bereitschaft in Behandlung zu bleiben konnte erheblich gesteigert werden.

Standardtherapie

Die aktuelle Standardtherapie der chronischen Hepatitis C erfolgt mit einem pegyliertem Interferon, welches einmal wöchentlich subkutan appliziert wird und Ribavirin, welches in Tablettenform täglich oral eingenommen wird. Die Therapie unterscheidet sich beim Genotyp 1 und 4 durch die Dauer der Verabreichung. Die Behandlung wird im vorangehenden Kapitel (siehe oben) beschrieben, ändert sich auch mit Fortschreiten der Wissenschaft und der Erkenntnisse und kann in den jeweiligen Leitlinien der Österreichischen Gesellschaft für Gastroenterologie und Hepatologie aktualisiert (online) nachgelesen werden.

Therapieziel

Die Therapieziele sind eine Normalisierung der Transaminasen, eine Besserung der Lebensqualität und das Verschwinden des Hepatitisvirus im Blut (HCV-PCR negativ). Dadurch erreicht man eine Senkung des Hepatomrisikos und die Normalisierung der Lebenserwartung. Es gibt eine definitive Heilungschance: 50% beim Genotyp 1 und 80–90% beim Genotyp 3. Es gibt Hinweise, dass auch bei fehlender Dauerheilung der Krankheitsverlauf günstig beeinflusst wird. Die Nachteile der Therapie sind die lange Therapiedauer (sechs bis zwölf Monate) und die wöchentlichen subkutanen Injektionen. Es gibt keine Heilungsgarantie, jedoch Nebenwirkungen, die beträchtlich werden können.

Fortbildungsprojekt in drei Modulen

Die Firma AESCA hat im Jahr 2005 ein Fortbildungsprojekt für diplomiertes Pflegepersonal gestartet. Pflegpersonen aus ganz Österreich haben teilgenommen. Das Fortbildungsprojekt wurde wissenschaftlich unterstützt von Prim. Doz. Dr. Michael Gschwantler. Vortragende waren unter anderen auch Univ. Prof. Dr. Gabriele Moser. Im ersten Modul wurde ein Basiswissen über die Virologie, die Epidemiologie und über den Übertragungsweg der Hepatitis C vermittelt. Weiters gab es Vorträge über Krankheitsverlauf, Diagnose und Therapie. Außerdem wurde das Management von Therapienebenwirkungen vorgestellt. Psychologische Aspekte wurden vorgetragen und die PatientInnenrechte wurden gelehrt.

Im zweiten Modul wurde eine zweitägige Hospitation in einer Leberambulanz eines hepatologischen Zentrums absolviert. Die TeilnehmerInnen konnten eine Ambulanz innerhalb Österreichs wählen und die Tage gegebenenfalls auch splitten.

Im dritten Modul wurden Erfahrungen ausgetauscht, das Fachwissen wurde wiederholt und vertieft. Das Ausbildungsmodul endete mit einem Abschlusstest.

Projektnutzen

Ein besseres Fachwissen des Pflegepersonals führt zu einer Verbesserung der Versorgungsqualität. Der PatientInnen und ihre Angehörigen können dadurch individueller und ganzheitlicher betreut werden. Durch eine optimal abgestimmte Arbeitsaufteilung zwischen ÄrztInnen und Pflegepersonal kann eine Arbeitsentlastung für die ÄrztInnen durch Abklärung von Routinefragen im Vorfeld entstehen.

PatientInnenratgeber

In Rahmen des Fortbildungsprojektes wurden PatientInnenratgeber entwickelt, welche zur Ergänzung zum persönlichen Gespräch gedacht sind. Unter anderem werden in diesen Ratgebern folgende Themen behandelt:

- Am Arbeitsplatz
- Reaktionen an der Einstichstelle
- Anämie und andere Blutstörungen
- Ernährung, Appetit und Gewichtsabnahme
- Müdigkeit und Energielosigkeit
- Grippeähnliche Symptome
- Hautprobleme
- Haarausfall
- Depression
- Reisen während der Therapie
- Familie und Beziehungen
- Schwangerschaft und Empfängnisverhütung für Männer und Frauen.

Diese Ratgeber zu den einzelnen Themen gibt es als Infobroschüre gebunden und jedes einzelne Thema ist auf einem eigenen Informationsblatt abgebildet.

Die Aufgabe der Pflegeperson bei der ambulanten Betreuung während der Hepatitis C Therapie

Voraussetzung einer Adherence-Betreuung

Die Voraussetzung einer Adherence-Betreuung ist ein eigener Arbeitsraum für die Pflegenden, denn nur so kann ein vertrautes Gespräch zwischen Betroffenen und Pflegeperson stattfinden. Auch muss die Akzeptanz durch die Ärzte gegeben sein, damit die Pflegeperson in ihrem Rahmen selbständig arbeiten kann. Die Annahmebereitschaft der PatientInnen wird vorausgesetzt. Die Pflegenden sollen gut geschult sein, das heißt, eine eigene Fortbildung für und von Pflegepersonen muss regelmäßig durchgeführt werden. Auch Fachvorträge von ÄrztInnen sollten unter wissenschaftlichen Aspekten eigens für Pflegepersonen abgehalten werden.

> Die Aufrechterhaltung der Lebensqualität muss die oberste Priorität während der Therapie sein.

Erstkontakt mit dem Betroffenen

Der Erstkontakt mit Betroffenen findet meistens mit der Pflegeperson statt. Betroffene kommen oft völlig verängstigt, fehlinformiert und irritiert in die Ambulanz.

Kompetente Gespräche sind insbesondere zu Beginn hilfreich, weil falsche Informationen schon im Vorfeld berichtigt werden müssen.

Betroffene werden über die Übertragbarkeit der Krankheit und die Meldepflicht aufgeklärt. Sie haben die Möglichkeit, Fragen zur Therapie zu stellen und es kann auch darüber diskutiert werden. Beim Erstkontakt wird über den Ablauf der Therapie gesprochen, wie oft der oder die Betroffene während der Therapie ins Krankenhaus kommen muss, wie viele Krankenstandstage anfallen können und ob der oder die Betroffene während der Therapie arbeiten gehen kann. Zum Abschluss werden noch Ernährungsempfehlungen gegeben. Lebensgewohnheiten werden besprochen und die Betroffenen bekommen ausreichend Informationsmaterial mit. Es wird ein Termin mit den ÄrztInnen vereinbart.

Therapievorbereitung

Wenn sich der oder die Betroffene entschieden hat eine Interferontherapie durchzuführen, werden folgende Vorbereitungen getroffen:

1. Dem Betroffenen wird nochmals Blut abgenommen, wobei die Leberfunktion genau bestimmt und ein exakter Virusstatus mit Subtyp und Viruslast erstellt wird.
2. Die Pflegeperson schreibt bei jedem Betroffenen ein EKG, schickt ihn zum Lungenröntgen und zu einem Sehtest.
3. Bei Frauen im gebärfähigen Alter wird ein Schwangerschaftstest durchgeführt.
4. Nochmals wird über die Lebensgewohnheiten des Betroffenen gesprochen und über Drogen und Alkoholkonsum.
5. Im Bedarfsfall wird ein Drogenscreening durchgeführt.
6. Wenn der oder die Betroffene angibt, unter Depressionen zu leiden, wird ihm/ihr nahegelegt, sich an eine PsychiaterIn, PsychotherapeutIn oder PsychologIn zu wenden, um während der Therapie psychologisch unterstützt und begleitet zu werden.
7. Den Betroffenen wird nochmals bewusst gemacht, dass eine Behandlungsnotwendigkeit vorliegt.
8. Abschließend wird ein Termin zur Befundbesprechung mit den ÄrztInnen vereinbart.

Hilfestellung während der Interferontherapie

Die ÄrztInnen verordnen die Therapie und erklären den Betroffenen genau, wie diese durchzuführen ist, bzw. wie Injektionen verabreicht werden. Die Pflegeperson überprüft regelmäßig das Handling der PatientInnen mit dem Medikament, denn oft schleicht sich nach einer gewissen Zeit eine Nachlässigkeit ein, die für den Therapieerfolg nicht förderlich ist: Betroffene vergessen am Abend die Medikamente einzunehmen, sind unvorsichtig mit der Vorbereitung des Injektors, hantieren nicht sauber genug bei der Verabreichung der Injektion usw. Daher ist es wichtig, immer wieder die gesamte Therapie genau zu erklären.

Eine Vertrauensbasis zwischen den Betreuern (ÄrztInnen, Pflegepersonen) ist für die Compliance unabdingbar, die Betroffenen müssen sich verstanden und akzeptiert fühlen.

Nebenwirkungsmanagement

Während der Therapie ist das Nebenwirkungsmanagement sehr wichtig.

> Frühzeitig Nebenwirkungen zu erkennen, hilft den Betroffenen, die Therapietreue zu halten.

Die PatientInnen kommen am Anfang vierzehntägig, danach einmal pro Monat in die Ambulanz zur Blutabnahme, Gewichts-, Temperatur- und Blutdruckkontrolle. Von Fall zu Fall wird auch ein EKG geschrieben, eine Blutgasanalyse durchgeführt oder ein Lungenröntgen veranlasst. Danach kommen die PatientInnen zur Befundbesprechung zu den ÄrztInnen. Bei schlechtem Allgemeinzustand des Betroffenen soll jederzeit eine stationäre Aufnahme ermöglicht werden können. Durch die Kontinuität der Pflegeperson entsteht eine Vertrautheit. Dadurch fällt es den PatientInnen leichter über Probleme und Nebenwirkungen zu sprechen. Nur durch gezieltes Nachfragen erhalten wir die notwendigen Informationen. Während des Gespräches sollte weiter auf Wesensveränderungen geachtet werden und Auffälligkeiten sollen aufgezeigt werden. Auf körperliche Veränderungen, vor allem auf Haut- und Schleimhautveränderungen muss besonderes Augenmerk gelegt werden. Die Dokumentation muss vollständig und sorgfältig durchgeführt werden. Durch enges Zusammenarbeiten zwischen ÄrztInnen und Pflegepersonen und den gegenseitigen Informationsaustausch wird der Betroffene optimal betreut.

Komplementäre Pflegemethoden während der Interferontherapie

Im Rahmen der Komplementärpflege wie z. B. der Aromapflege, besteht die Möglichkeit Nebenwirkungen etwas zu mildern, z. B. hilft die Aromapflege sehr gut bei trockener, juckender Haut. Ein Pflegeöl mit Mandel süß als Trägeröl und z. B. Lavendel fein (Lavandual angustifolia), Zitrone (Citrus limon) und Bergamotte (Citrus bergamia) wird als Hautpflege ein- bis zweimal täglich empfohlen. Bei trockener Mundschleimhaut oder Rissen im Mund empfiehlt sich eine Mundpflege mit Sesamöl als Basis und etwas Krauseminze, Teebaumöl (Melaleuca Alternifolia). Auch kann man eine Raumbeduftung mit z. B. Bergamotte (Citrus bergamia) durchführen, welche leicht gegen depressive Verstimmungen hilft.
Auf jeden Fall kann durch die Aromapflege ein besseres Wohlbefinden erreicht werden.
Auch mit Wickeln und Kompressen kann geholfen werden. Bei Völlegefühl oder zur Entlastung der Leber wird ein Leberwickel als Dampfkompresse empfohlen. Wenn man den Leberwickel mit ätherischen Ölen kombiniert, z. B. mit Rosmarinöl (Rosmarinus offi. Cineol), kann der Effekt noch verstärkt werden.
Bei Hautreaktionen nach der Injektion (meist rötliche Entzündung) wird ein kühler Topfenumschlag angewandt (Topfen wird 1/2 cm dick auf ein Baumwollfleckerl gestrichen, eingewickelt und mit der Baumwollseite auf die Haut gelegt bis der Topfen warm und hart wird.). Dies kann ein- bis zweimal täglich angewandt werden.
Bei Schlafstörung kann man Wadenwickel nach Kneipp, die so genannten feuchtkalten „Schlafsocken" anwenden. Voraussetzung sind warme Füße. Man zieht sich vor dem zu Bett gehen einen kalten, feuchten Baumwollsocken (besser ist ein Strumpf

bis unter die Knie) an und darüber einen Wollstrumpf. Durch die Erwärmung der Füße tritt eine Entspannung ein und ein tiefer erholsamer Schlaf folgt.
Bei Fieber sind kühle Wadenwickel sehr hilfreich, wobei man etwas Zitronenöl (Citrus limon) beimengen kann, dadurch verstärkt sich die fiebersenkende Wirkung noch. Auch eine kühle Waschung mit Zitronen-, Lavendel- und Salbeiöl trägt zum allgemeinen Wohlbefinden bei fieberhaften Symptomen bei.
Kopfschmerzen können mit kalten Kompressen im Nacken etwas erträglicher werden. Auch eine Nackenkompresse mit Kren/Meerrettich (langsam beginnen, am Anfang nur vier Minuten belassen, bei guter Verträglichkeit bis auf zehn Min. steigern) bzw. das Auftragen von etwas Pfefferminzöl (Mentha Piperita) auf Schläfen und Nacken kann bei Kopfschmerzen helfen.
Alle pflegerischen Maßnahmen werden dokumentiert und an den Arzt weitergeleitet.

Ziel der Therapiebegleitung

Die Therapie fordert die gesamte Aufmerksamkeit der Betroffenen. Das Ziel ist, eine Vertrauensbasis zu den BetreuerInnen (ÄrztInnen, Pflegepersonen) aufzubauen, um damit die nötige Compliance der Betroffenen zu erreichen.

> Genaue Erklärung der Behandlung fördert die nötige Compliance und Motivation. Die PatientInnen müssen sich verstanden und akzeptiert fühlen. Unterstützung durch vertraute Personen z. B. durch aktives Zuhören ist sehr wichtig.

Die Betroffenen sollen eine ganzheitlich orientierte Betreuung durch die ÄrztInnen und das Pflegepersonal bekommen. Sie sollen sich verstanden und akzeptiert fühlen. Sowohl das Vertrauen als auch das Selbstwertgefühl der Betroffenen soll gestärkt werden und die notwendige Therapiebereitschaft erreicht werden. Die Nebenwirkungen sollen frühzeitig erkannt und gemildert werden.

Fazit

In den vergangenen Jahren, wurde im Rahmen der Öffentlichkeitsarbeit in Bezug auf Hepatitis C viel geleistet. Die Medien haben Aufklärungskampagnen gestartet, die dazu geführt haben, das Bewusstsein für Hepatitis C bei PatientInnen und ÄrztInnen zu steigern. Während in den letzten Jahren für ÄrztInnen unzählige Fortbildungsveranstaltungen zum Thema „Hepatitis C" abgehalten wurden, wurden vergleichbare Veranstaltungen für Pflegepersonal kaum angeboten.
Die Bedeutung einer Schulung des Pflegepersonals zur besseren Betreuung von Betroffenen mit Hepatitis C unter Interferontherapie darf nicht unterschätzt werden.

> Ein umfassendes Fachwissen der Pflegepersonen führt zu einer Verbesserung der Versorgungsqualität sowie zu einer individuellen Betreuung der PatientInnen sowie deren Angehörigen.

Eine fachlich kompetent ausgebildete Pflegefachkraft bedeutet letztendlich auch eine Entlastung des ärztlichen Personals in den

Hepatologischen Ambulanzen. Am meisten profitieren jedoch die Betroffenen.

HIV
Human Immunodeficiency Virus (Humanes Immundefizienz Virus)

HCV-PCR
Hepatitis-C-Virus-polymerase-chain-reaction (Hepatitis-C-Polymerasekettenreaktion)

15.2

SICHT DER BETROFFENEN

Psychische Auswirkungen der Hepatitis C

Angelika Widhalm

Einleitung

Was ist das Besondere an Hepatitis C? Womit sind Betroffene konfrontiert? Fragen über Fragen, die die Betroffenen und deren Angehörigen ab dem Zeitpunkt der Diagnosestellung beschäftigen. Wir wissen: Hepatitis C ist eine infektiöse Lebererkrankung, von der weltweit schätzungsweise 170 Millionen Menschen betroffen sind. In Österreich wird eine durchschnittliche Virusträgeranzahl von bis zu ca. 120.000 Personen angenommen. Genauere Informationen über die Anzahl der Infizierten und über tatsächliche Infektionswege sind nicht vorhanden. Da Hepatitis C eine verhältnismäßig junge, erst 1989 entdeckte Viruserkrankung ist, gilt der Forschungsstand als keineswegs ausgereift und der Informationsstand über die Erkrankung ist selbst unter MedizinerInnen dürftig und unvollständig. Unter der Bevölkerung herrscht zum Teil völlige Unkenntnis der Krankheit. Im Folgenden drei Aussagen aus der Fülle von Alltagsgesprächen, die wir mit betroffenen Personen zum Thema Hepatitis C geführt haben. Sie sind stellvertretend für die oft widersprüchlichen Daten und Aussagen über Hepatitis C.

„Hepatitis C – was ist das?"

„Hepatitis C – was ist das? Hepatitis, schon gehört, aber Hepatitis C?"

„Eine Viruserkrankung, infektiös, keine Garantie auf Heilung" … eine Fülle von Assoziationen werden freigesetzt … „Ansteckung durch Blutkontakt – HIV; schwere Erkrankung – Leistungsverlust, Funktionsverlust, Verlust der Eigenständigkeit, Angewiesensein auf andere; möglicherweise unheilbar – Tod."

„Hepatitis C – das ist eh ungefährlich, milder Verlauf, die Leber kennt keine Schmerzen, ein Bekannter eines Bekannten hat es, dem geht es gut, ja der lebt ganz normal …"

Eine mangelhafte und einseitige mediale Aufbereitung der Daten zu Hepatitis C und negativ besetzte Sensationsberichte tragen zur Verunsicherung sowohl in der Bevölkerung als auch bei den Betroffenen bei. Die Darstellung als unheilbare Infektionserkrankung und eine Verbindung mit HIV und Drogenmissbrauch erschweren eine vernünftige Aufklärungsarbeit. Hier sind auch oft die ÄrztInnen selbst schuld, da sie heute neu diagnostizierte Hepatitis C-PatientInnen gerne in das Drogenmilieu abtun, mit „na sie werden schon einmal in der Drogenszene gewesen sein?" Die Tatsache, dass Hepatitis C eine infektiöse Erkrankung ist, auch wenn deren Übertragung nur von Blut zu Blut stattfindet, verstärkt für Betroffene die Gefahr stigmatisiert zu werden. Panikmache und Verunsicherung stellen eine Extreme der Folgen einer einseitigen und selektiven Berichterstattung dar, die andere ist Verharmlosung. Eine Darstellung von Hepatitis C als milde beschwerdefreie Krankheit mag zwar teilweise zutreffen, stimmt aber nicht mit den Erfahrungen anderer Betroffener überein. Ihre Erfahrungen werden dadurch verharmlost und ausgegrenzt.

Viele Fragen bezüglich des Virus, des Krankheitsverlaufs, der Therapiemöglichkeiten und der Heilungschancen bleiben oft unbeantwortet. Zwar werden ständig neue Erkenntnisse aus Studien veröffentlicht, deren Verallgemeinerung und Zuordnung ist aber für nicht-medizinische ExpertInnen schwierig. Da kommen die Selbsthilfegruppen ins Spiel und erfüllen hier ihre wichtige Aufklärungs- und Betreuungsarbeit.

Selbsthilfegruppen sind oft die erste Ansprechstelle für Betroffene

„Ich weiß überhaupt nicht, wie ich mich mit dem Hepatitis C-Virus angesteckt habe. Ich habe nie eine akute Infektionsphase bewusst erlebt und habe nie irgendwelche Beschwerden gehabt. Jetzt habe ich meine Diagnose durch Zufall erfahren."

Die Diagnose wird meist durch Zufall gestellt und ist für viele ein Schock. Für die Hepatitis C gilt, was für viele chronische Krankheiten steht: Unsicherheit und Ungewissheit sind zentrale Merkmale. Die Multidimensionalität und die Komplexität, die Unsicherheit und Ungewissheit für chronisch erkrankte Personen sind enorm: Unsicherheit auf allen Ebenen, auch in Bezug auf Körperwahrnehmung. Die Betroffenen müssen sich nicht nur mit ihrer schweren Erkrankung auseinandersetzen, sondern unterliegen zusätzlich großem psychischem Druck.

Zunehmende Bedeutung der chronischen Hepatitis C

Steigende Lebenserwartung durch bessere medizinische Versorgung sind Merkmale der modernen Gesellschaft. Dies bringt auch eine Veränderung in Zusammenhang mit Gesundheit und gesundheitlichen Beeinträchtigungen. Chronische Erkrankungen dominieren zunehmend das Krankheitsspektrum, und das bedeutet für viele Menschen, dass Leben mit einer Krankheit zur Realität wird. Darin nimmt die Hepatitis C schon einen beträchtlichen Anteil in Anspruch. Da sich eine Behandlung von einer chronischen Hepatitis C üblicherweise über einen langen Zeitraum erstreckt und von speziell ausgebildetem Personal sowie teuren Medikamenten abhängig ist, entstehen erhebliche Kosten für das Gesundheitssystem und in letzter Zeit immer mehr für die Betroffenen.

Die Kosten der Behandlung der Hepatitis C kann volkswirtschaftlich an Bedeutung zunehmen und sind vom Gesundheitswesen zu tragen.

Stigma und Stigmakontrolle

Die Wahrscheinlichkeit stigmatisiert zu werden, ist bei chronischen Hepatitis C-PatientInnen extrem hoch. Stigmatisierung resultiert aus einer Identifizierung mit dem Makelhaften, Fehlerhaften, Entehrten oder Unglaubwürdigen. Bestimmte Abweichungen von anderen/der Allgemeinheit führt zur Unterscheidung und zur Zuweisung einer tatsächlichen oder potenziellen Abwertung. Es werden den Betroffenen verschiedene Bezeichnungen angehaftet, sodass eine Stigmatisierung durch Interaktionen und Beziehungen entsteht. Die Selbstwahrnehmung kann auf zwei Arten beeinflusst werden: Erstens, in der Interaktion mit anderen und zweitens, durch die betroffene Person selbst, aufgrund des persönlichen Eindrucks, die Erwartungen anderer nicht erfüllen zu können.

„Eigentlich war ich froh, weil ich endlich wusste, was mit mir los war. Dieses ständige Müdesein, diese Schlappheit, jetzt kenne ich endlich den Grund. Meine KollegInnen meinten schon, ich stelle mich nur so an." Personen mit chronischer Hepatitis C werden mit zunehmender Krankheitssymptomverschlechterung als Belastung empfunden oder ihnen wird vorgeworfen, sich vor der Arbeit zu drücken. Strategien, die chronisch kranke Hepatitis-C-Personen im Umgang mit Stigmatisierung zur Vermeidung dieser anwenden, sind: die Geheimhaltung der Erkrankung und oftmals, falls ein Auffallen nicht mehr vermeidbar ist, sozialer Rückzug. Die Ansteckungsgefahr durch Blutübertragung, fehlende Aufgeklärtheit der Bevölkerung und die tief im Bewusstsein Betroffener verankerten Bilder der Aids-Stigmatisierung fördern die Wahrnehmung der Gesellschaft als eine Ausgrenzende. Aus diesem Grund wird meistens außerhalb des persönlichen Umfeldes über den Virusträgerstatus geschwiegen. Geheimhaltung bedeutet Schutzfunktion. Negative Auswirkungen, wie Stigmatisierung, Arbeitsplatzverlust, Partnerverlust etc. sollen vermieden werden.

Warum gerade ich? – Adaption und Management

Im Zusammenhang mit dem Selbstbild und Selbstwertgefühl kann es zur Schuldsuche (warum gerade ich) kommen, aber auch zur Abwehr gegen negative Zuweisungen. Für Hepatitis C positive Personen ist vor allem das Krankheitserlebnis bzw. die Krankheitserfahrung im gelebten Alltag von Interesse. Krankheitsverarbeitung kann auch als Reorganisation des biographischen Zeithorizonts im Alltag verstanden werden. Bewältigung dieser chronischen Erkrankung bedeutet das Erfassen eines veränderten Alltags mit Krankheit. Veränderungen des Körpers und beeinträchtigende Symptome bewirken eine Veränderung der Lebenssituation und der sozialen Beziehungen.

Das Managen der Krankheit braucht viel Energie.

Leben mit/trotz Krankheit im Alltag

Die Unterscheidung im Englischen zwischen Krankheit (disease) und Kranksein (illness) verweist auf das jeweilige Bezugssystem – das medizinische und das soziale – und ermöglicht ein genaueres Erfassen der Dimensionen mit denen Kranke konfrontiert sind. Die Sichtweise der Kranken, die als „Insiderperspektive" bezeichnet wird, ist von zentraler Bedeutung für das Erfassen der „Illness". Kranksein kann in ihrer Prozesshaftigkeit und Dynamik erfasst werden und ermöglicht, die Menschen als aktive Gestalter ihrer Realität wahrzunehmen. Der Fokus wird dabei auf die unterschiedlichsten Lebensbereiche gerichtet, u. a. auf den Umgang mit zunehmender Verschlechterung des Gesundheitszustandes oder auf die Interaktionen im sozialen Umfeld.

Über den Umgang mit der Erkrankung

Hepatitis C-positiven Personen wird empfohlen Alkohol und Zigaretten zu meiden, sich bewusst zu ernähren (fettarm, Kohlehydrate reduzieren etc.). Eine genaue Diätvorschrift wird aber kaum angegeben. Betroffenen wird empfohlen, Stress zu verhindern und Ruhephasen einzuhalten. Immer wieder wird „bewusst leben" betont, damit ist das Hören auf Körpersignale und das Haushalten mit den körpereigenen Energien gemeint.

Der Umgang mit der Infektionsgefahr

Auf Grund der Übertragung des Virus über die Blutbahn, wird HCV-positiven Personen empfohlen bei Verletzungen (offenes Blut) die Reinigung selbst zu übernehmen bzw. eine Verwendung von Schutzhandschuhen vorzunehmen. Hygienegegenstände wie Rasierklingen, Haarbürsten und Zahnbürsten u. a. sollen nur von der betroffenen Person benutzt werden. Besonders der Bereich Ansteckung scheint ein enormer Unsicherheitsfaktor zu sein, daher sind eine Menge von Hinweisen über ungefährliches Verhalten zu finden. So z. B. geben wir an, dass Wäsche von Betroffenen nicht desinfiziert werden muss und dass ein gemeinsamer Gebrauch von Gläsern, Geschirr, Besteck, Handtüchern etc. ungefährlich ist. HCV-positiven Personen und ihrem sozialen Umfeld wird versucht, die Angst vor einer Ansteckung zu nehmen. Auch zum Bereich **Sexualleben** gibt es Tipps: Personen mit häufig wechselnden Partnern wird die Verwendung von Kondomen empfohlen, aber für Ehe- oder Partner in Lebensgemeinschaften gibt es keine Empfehlungen.

HCV-PatientInnen können ein ganz normales gesellschaftliches und soziales Leben führen!

Psychische Belastungen

Unbestritten ist die Tatsache, dass ein Hepatitis C Trägerstatus zu erheblichen psychischen Belastungen führen kann. Die Therapien sind zwar schon sehr gut, aber derzeit liegt die Ansprechrate bei durchschnittlich ca. 54%. Auch die Sorge, andere Personen mit dem Virus zu infizieren, gehört zu den großen Sorgen vieler Betroffener. Hier ist sowohl für die Betroffenen als auch für die Angehörigen gute Aufklärung rund um die Krankheit wichtig, um den meist durch die Diagnose ausgelösten Schrecken zu nehmen. Auch hierbei spielen die Selbsthilfegruppen eine wesentliche Rolle, zusätzliche professionelle psychotherapeutische Hilfe ist häufig notwendig.

Selbsthilfegruppen helfen bei der Bewältigung psychischer Probleme.

Lebensqualität von HCV-positiven Personen

Die Lebensqualität kann sich mit der Zeit wesentlich verändern. Es geht um das subjektive Empfinden der Betroffenen. Im Zusammenhang mit Hepatitis C kann eindeutig eine Beeinträchtigung der Lebensqualität festgestellt werden, viele Betroffene können als depressiv bezeichnet werden. Dazu kommen noch die mit der Zeit auftretenden extrahepatischen Manifestationen wie z. B. rheumatische Beschwerden, rasch fortschreitende Osteoporose, chronische Hautveränderungen und -erkrankungen, Konzentrationsstörungen, Persönlichkeitsveränderungen, Gastrointestinale Störungen u. v. m.: „Die schleichende Verringerung der Lebensqualität ist oft unerträglich".

Die Angst um den Arbeitsplatz verstärkt die Zukunftsangst – Finanzielle und (arbeits-)rechtliche Aspekte.

Die Erkrankung lässt sich nicht immer mit den Anforderungen des Arbeitsmarktes vereinbaren. Nicht nur während der Therapie kann es zu Arbeitsausfällen kommen. HCV kann mit extremer Müdigkeit und Erschöpfungszuständen, schweren grippeähnlichen, rheumaähnlichen Zuständen, schweren Hautproblemen bis hin zu schweren neurologischen Veränderungen und Problemen verbunden sein. Was zur Folge hat, dass der/die Betroffene vermehrt arbeitsunfähig wird. Betroffene unternehmen aber enorme Anstrengungen um in der Arbeitswelt weiter bestehen zu bleiben. Zu den großen Sorgen von Hepatitis C-positiven Personen gehört die soziale Absicherung.

Unterstützende finanzielle Maßnahmen:

- Rezeptgebührenbefreiung nach dem § 1 Epidemiegesetz
- Von manchen Krankenkassen wird die Impfung gegen Hepatitis A und B bezahlt
- Abschreibungsmöglichkeiten für medizinische Kosten im Rahmen eines Lohnsteuerausgleiches

Arbeitsrechtliche Maßnahmen:

- Begünstigten Behindertenstatus
- Versicherungsfälle der geminderten Arbeitsfähigkeit und Leistungen

Selbsthilfegruppen informieren, können somit die Kompetenz der Betroffenen erhöhen und die Unsicherheit verringern.

Die Besonderheiten der Hepatitis C und deren Auswirkungen prägen die Beziehungen zu den ÄrztInnen. Ein verstärkt autoritäres Verhalten wird besonders in Situationen, die Entscheidungen fordern und bei Komplikationen beobachtet und zum Problem für die Betroffenen.

Das Vertrauen zu den ÄrztInnen ist eine der Grundlagen für Heilung.

Betroffene nehmen oftmals enorme Anstrengungen auf sich, um ihren Alltag zu meistern. Das gelingt aber nur zeitlich begrenzt. In fortgeschrittenen Fällen treten oft Einschränkungen in vielen Bereichen ein. Die Anstrengungen sind für die Betroffenen enorm hoch und werden von Außenstehenden zumeist nicht wahrgenommen. Es können sich durch die Verringerung der Aktivitäten die Wertigkeiten verschieben. Dennoch bleibt für viele ein Dilemma: Nicht können und doch wollen – Erleichterung und doch Bedauern!

Bekanntgabe oder Geheimhaltung

„Ich habe Angst mich zu outen". Eine Bekanntgabe oder Geheimhaltung im persönlichen Umfeld wird zur zentralen Frage für betroffene Personen. Beziehungen werden evaluiert und reflektiert. Generell muss das Wissen um den Virusträgerstatus mit viel Geschick verwaltet werden, das Management von sozialen Beziehungen verlangt eine Vielzahl von komplexen Entscheidungen – was soll erzählt werden, wie viel usw. All das versetzt betroffene Personen oft in ein Dilemma. Ein solches kann ein unkontrolliertes Weitererzählen sein. Personen entscheiden sich teilweise gegen ihr tiefes Bedürfnis zu reden und entschließen sich zu schweigen, denn die Furcht vor einer Eigendynamik der Bekanntgabe ist groß. Eine typische erste Reaktion des persönlichen sozialen Umfeldes auf den Virusträgerstatus ist von Verunsicherung geprägt: Man ist verunsichert, schockiert und verwirrt. Anfangs wird Unterstützung zugesagt, eine abwartende Position wird aber eingenommen oder eine relativierende Sichtweise der Krankheit wird angenommen. Es ist zu vermuten, dass es sich bei einer Relativierung um eine Schutzhaltung handelt, die eingenommen wird, um Vorstellungen, die schwer erträglich sind (z.B. der Verlust eines vertrauten Menschen durch die Erkrankung) nicht zuzulassen/zu verdrängen. Gerade eine Darstellung von Hepatitis C in der Literatur als vielfach stumme (lange beschwerdelose) Krankheit richtet sich gegen jene Betroffene, die andere Erfahrungen haben und setzt sie unter Erklärungszwang. Auf der gesellschaftlichen Ebene bleiben Betroffene „versteckt“ und die von ihnen viel gewünschte gesellschaftliche Aufklärung kann nicht durch den ganz normalen Kontakt mit HCV-positiven Personen erfolgen.

Selbsthilfegruppen können durch ihre Arbeit enorm viel Positives bewegen: sie leisten Informations- und Aufklärungsarbeit in den Medien und sind ein Motor der Entstigmatisierung.

Kontakt:
Hepatitis Hilfe Österreich –
Plattform Gesunde Leber (HHÖ),
Anton Burggasse 1/44,
1040 Wien,
Tel.: 01 493 21 11 oder 02234/72283
Mobiltel.: 06765204124

Jour fix: jeden 2. Donnerstag im Monat um 17 h in der Landstraßer Hauptstraße 99, 1030 Wien

15.3

SICHT DER BETROFFENEN

Psychosoziale Aspekte der Lebertransplantation

Hubert Kehrer

Im Jahr 2006 wurden in Österreich in den drei Transplantationszentren Wien, Innsbruck und Graz 139 Lebertransplantationen durchgeführt. 139 Menschen, die auf der Warteliste standen, konnte dadurch geholfen werden. Mit jeder einzelnen Transplantation ist das Schicksal eines Menschen verbunden. Diese Geschichten haben aber alle eine Gemeinsamkeit: Neben den Beschwerden und Auswirkungen der Grunderkrankung sind Menschen mit einer Lebererkrankung vor allem sehr großen psychischen Belastungen ausgesetzt. Das Warten und Hoffen auf ein neues Organ und gleichzeitig die eigene Hinfälligkeit beobachten zu müssen, ist wohl eine der schwierigsten Situationen der Betroffenen. In den vergangenen zehn Jahren habe ich im Rahmen meiner Tätigkeit als Leiter der Selbsthilfegruppe für Leberkranke und Lebertransplantierte Oberösterreich einige Menschen begleitet, die eine neue Leber im wahrsten Sinn des Wortes geschenkt bekommen haben. In zahlreichen Gesprächen habe ich ihre Ängste, Sorgen, Hoffnungen, Wünsche und die vielen Probleme im sozialen und oft auch wirtschaftlichen Bereich kennen gelernt.

Lebertransplantation als letzte Chance

Wenn alle Therapien und Behandlungsformen nicht den erwünschten Erfolg gebracht haben und die Schädigung der Leber so weit fortgeschritten ist, werden die behandelnden ÄrztInnen den PatientInnen die Lebertransplantation vorschlagen und diese Möglichkeit mit all ihren Konsequenzen mit ihnen und den Angehörigen ausführlich besprechen. Die letzte Entscheidung haben sicherlich die PatientInnen, die ihre Zustimmung geben müssen. Man kann sich vorstellen, was das für jemanden in dieser Situation bedeutet. Oft haben die PatientInnen keine andere Alternative mehr und sehen in der Transplantation die letzte Chance, in die sie all ihre Hoffnungen setzen. Noch dramatischer ist die Situation für Betroffene und vor allem für deren Angehörige, wenn nach einem akuten Leberversagen die einzige Überlebenschance in einer Lebertransplantation liegt. Der Wettlauf mit der Zeit ist eine enorme Belastung für alle Beteiligten. Sehr schwierig ist die Situation für Eltern, die auf eine passende Leber für ihr Kind warten, denn das Angebot ist sehr klein. Hier ist die Lebendspende durch ein Familienmitglied eine mögliche Alternative. Voraussetzung ist natürlich die Übereinstimmung der jeweiligen Komponenten.

Der Weg zur Transplantation

Der erste Schritt ist die Überweisung durch die behandelnden ÄrztInnen in eines der drei Transplantationszentren. Dort folgen zahlreiche Voruntersuchungen, deren Ergebnis dann entscheidet, ob die PatientInnen auf die Warteliste gesetzt werden oder nicht. Die PatientInnen und ihr Umfeld sind in dieser Situation gefragt. Informationsmaterial über die Transplantation, die jeder Betroffene erhält, ist zwar sehr wichtig, doch jemanden zu haben, an den sich die PatientInnen vertrauensvoll wenden können, mit dem sie über all ihre Sorgen und Ängste reden können, ist aus meiner Sicht noch viel wichtiger.

Die Transplantationszentren bieten für Menschen, die psychologische Betreuung brauchen, kompetente Fachleute an, die sie in dieser schwierigen Zeit begleiten. Selbsthilfegruppen sind für Menschen, die auf ein neues Organ warten, ein gutes Angebot, haben sie doch hier die Möglichkeit, mit Menschen ins Gespräch zu kommen, die bereits eine Transplantation hinter sich haben und aus eigener Erfahrung wissen, wie man damit lebt.

Nach Auswertung der Untersuchungsergebnisse findet eine Abschlussbesprechung statt. Entscheidet man sich für die Transplantation, beginnt die Zeit des Wartens auf den entscheidenden Anruf des Transplantationszentrums: „Wir haben ein passendes Organ für Sie!"

Die Wartezeit beträgt in Österreich zwischen sechs und neun Monate. Aufgrund des Mangels an passenden Organen oder eines schnelleren Fortschrittes der Grunderkrankung als erwartet, sterben leider noch immer Menschen, die bereits für die Transplantation vorgemerkt sind.

Folgende Fragen beschäftigen Menschen, die auf der Warteliste stehen:

- Wie lange muss ich auf das Organ warten?
- Bekomme ich rechtzeitig ein neues Organ?
- Werde ich den Anruf noch erleben?
- Werde ich zum Zeitpunkt des Anrufs gesund sein, damit die Transplantation auch durchgeführt werden kann?
- Ist das Spenderorgan auch wirklich für mich geeignet?
- Werde ich am Tag X telefonisch auch erreichbar sein?
- Wird mich meine Familie in dieser schwierigen Zeit ausreichend unterstützen?
- Wird meine Ehe diesem Druck standhalten?
- Kündigt mich mein Arbeitgeber womöglich, weil ich schon so lange im Krankenstand bin?
- Werde ich für arbeitsunfähig erklärt und vorzeitig in Pension geschickt?

Den Fragen kann man entnehmen, welchem psychischen Druck Betroffene während der Wartezeit ausgesetzt sind. Dazu kommt noch, dass sich der gesundheitliche Zustand sukzessiv verschlechtert. Durch den möglichen Verlust des Arbeitsplatzes können auch noch wirtschaftliche Probleme dazukommen.

Das Durchschnittsalter von Leberkranken lag vor 30 Jahren noch bei ca. 60 Jahren. Die Leberkranken von heute sind zwischen 40 und 60 Jahre alt. Das heißt, der Großteil von ihnen ist noch voll erwerbstätig.

Aufgrund der Tatsache, dass das Energiepotenzial von Leberkranken häufig sehr limitiert ist, sind diese Menschen oft auch den hohen beruflichen Anforderungen nicht mehr gewachsen. Aus Angst den Arbeitsplatz zu verlieren, lehnen LeberpatientInnen daher oft notwendige Therapien ab, die über einen längeren Zeitraum gehen. Ein längerer Krankenstand würde natürlich das Risiko des Jobverlustes vor allem bei älteren Menschen erhöhen.

Der Tag der Transplantation

Endlich ist es soweit. Der erlösende Anruf aus dem Transplantationszentrum: „Wir haben ein passendes Spenderorgan für Sie! Stimmen Sie der Transplantation nach wie vor zu?"
Hier hätte der Betroffene noch die Möglichkeit, die Transplantation abzulehnen. Viele Menschen haben mir erzählt, dass die folgenden Stunden für sie wie ein Film abgelaufen sind. Die notwendigen Medikamente werden eingenommen, der Transport wird organisiert, der Koffer mit dem Notwendigsten ist bereits gepackt und die nächsten Verwandten informiert. Während der Fahrt zum Transplantationszentrum im Rettungsauto oder während des Fluges im Rettungshubschrauber kreisen natürlich die Gedanken rund um die bevorstehende Transplantation. Ankunft im Spital, letzte Untersuchungen. Dann die erlösende Mitteilung der ÄrztInnen, dass die Spenderleber auch tatsächlich geeignet ist.
Leider kann es auch passieren, dass die Leber doch nicht geeignet ist. Diese Nachricht ist natürlich für die Betroffenen ein Schock und eine große Enttäuschung. Die Zeit des Wartens beginnt für sie von Neuem.
Ist die Transplantation möglich, wird die Station informiert und ersucht, die PatientIn in den Operationssaal zu bringen. Die Zeit des langen Wartens ist jetzt endlich vorbei! Die Transplantation steht unmittelbar bevor. Die Narkose wird eingeleitet. Die lange und mittlerweile zur Routine gewordene Operation beginnt.

Leben mit dem neuen Organ

Einige Stunden später erwacht die PatientIn auf der Intensivstation aus der Narkose. Rund um sie medizinische Geräte, an die sie angeschlossen ist. Sie registriert, dass alles vorbei ist. Wie in Trance erlebt sie die neue und für sie ungewohnte Umgebung. Das Pflegepersonal der Intensivstation kontrolliert jede Bewegung und überprüft ständig den Gesundheitszustand der PatientIn. Bei der Visite erfährt sie, dass die Operation gut verlaufen ist und dass die nächsten Stunden und Tage entscheiden werden, ob es zu einer Abstoßungsreaktion oder zu anderen Komplikationen kommen wird. Zunächst große Erleichterung und ein unbeschreibliches Glücksgefühl. Endlich der erste kurze Besuch durch die nächsten Angehörigen, der allerdings sehr anstrengend und belastend ist. Langsam registriert die Transplantierte, wie sich der Gesundheitszustand allmählich bessert.
Nach einigen Tagen auf der Intensivstation erfolgt die Verlegung auf die Bettenstation. Man lernt Menschen kennen, die auch transplantiert worden sind. Oft folgen lange Gespräche über die neue Situation. Zentrales Thema: Leben mit dem neuem Organ.
Nach etwa drei Wochen, sofern es zu keinen Komplikationen kam, erfolgt das Abschlussgespräch und die Entlassung aus dem Spital.
Ein neuer Lebensabschnitt beginnt: Das Leben mit dem neuen Organ. Tägliche Einnahme der verordneten Medikamente, regelmäßige Kontrollen und die langsame Rückkehr in den Alltag sind damit verbunden. Aber so einfach ist das für viele nicht. Die Tatsache, dass man einem Menschen, der verstorben ist, die neue Leber verdankt, stellt für sie ein Problem dar. Viele erhöhen für sich den Druck mit dem Gedanken: „Ein Mensch hat für mich sterben müssen,

damit ich eine neue Leber bekommen konnte." Menschen, die eine neue Leber bekommen haben, kommen mit dieser Situation besser zurecht als Menschen, die ein neues Herz bekommen haben. Das Herz ist für viele Menschen noch immer der Sitz der Seele und der Gefühle.
Von großer Bedeutung für die weitere Zukunft sind die kontinuierliche Einnahme der verordneten Medikamente und die Wahrnehmung der Kontrolltermine, wobei die Abstände im Laufe der Zeit größer werden.

Wünsche und Anregungen von Transplantierten

- Senkung der Obergrenze bei Rezeptgebühren für Menschen mit Dauermedikation
- Senkung der Pflegegebühr bei Krankenhausaufenthalten
- Einspruchsrecht der PatientInnen bei Streichung von notwendigen Medikamenten aus dem Leistungskatalog der Sozialversicherungen
- Bei Gutachten für die Feststellung des Grades der Erwerbsminderung durch das Bundessozialamt oder durch die AUVA sollten auch die ÄrztInnen der Transplantationszentren oder die behandelnden FachärztInnen mit einbezogen werden
- Erweiterung der psychologischen Betreuungsmöglichkeiten für Transplantierte
- Aufnahme der Problematik rund um eine Organtransplantation in den Lehrplan der Ausbildung von PsychologInnen und PsychotherapeutInnen
- Verstärkte Kooperation öffentlicher Einrichtungen mit Selbsthilfeorganisationen (Gruppen, Vereine)
- Verstärkte Information der Bevölkerung über die Problematik der Organspende und der Organtransplantation
- Verstärkte Information der Bevölkerung über die Organspende und Organtransplantation in Österreich

16

Der schwierige Patient, die schwierige Patientin – Bedeutung für die Arzt-Patient-Beziehung im klinischen Alltag

Wolf Langewitz

Einleitung

In einer Vorlesung für Studenten im sechsten Jahreskurs (nach einem Jahr praktischer Arbeit in der Klinik) wurde die Frage gestellt, ob sie in den letzten zwölf Monaten PatientInnen kennen gelernt hätten, die sie selber als schwierig bezeichnen würden und was für diese PatientInnen besonders typisch wäre. Jeder Student konnte mindestens eine konkrete PatientIn benennen, der er – auch ohne eine eigentliche Definition des Begriffes – das Etikett „schwierig" zuerkennen würde. Die Liste der Studierenden enthielt PatientInnen mit unterschiedlichen Erkrankungen, aus verschiedenen Spezialgebieten, die allerdings einige Gemeinsamkeiten aufwiesen: Sie haben vielfältige Beschwerden, für die man auch nach langem Suchen keine Ursache gefunden hat; sie wissen dennoch oft schon ganz genau, was ihnen fehlt und wie man am besten vorgehen sollte. Das Arbeiten mit ihnen ist enttäuschend, weil man zu nichts kommt: „Die ganze Arbeit war umsonst!" Man komme mit ihnen nie auf einen grünen Zweig, kann es ihnen nie Recht machen, die Stimmung in Gesprächen und Auseinandersetzungen (!) sei häufig ärgerlich.

Damit haben die Studierenden ein Hauptmerkmal so genannter difficult patients benannt, wie es sich auch in der einschlägigen Literatur finden lässt: Es gelingt nicht, ein gemeinsames Verständnis der Art der Probleme zu entwickeln, die im Moment geklärt werden müssten, und es fehlt eine gemeinsame Basis, um diagnostische oder therapeutische Schritte einzuleiten.

In systematischen Arbeiten (z. B. Hahn, 2001; Hahn et al., 1996; Hahn et al., 1994; Jackson & Kroenke, 1999; Lin et al., 1991; Sharpe et al., 1994) zeigt sich folgendes Bild:

Schwierige PatientInnen sind charakterisiert durch:

- Eine hohe Prävalenz psychischer Störungsbilder
- Eine als aggressiv-fordernd beschriebene Persönlichkeit
- Eine Vielzahl schlecht erklärbarer Symptome
- Ein hohes Maß an Beunruhigung durch ihre Beschwerden
- Vorliegen sozialer Belastungen.

Es ist angesichts dieser Beschreibungen nahe liegend, dass PatientInnen, die als schwierig erlebt werden, Leistungen des Gesundheitssystems häufiger in Anspruch nehmen als nicht schwierige PatientInnen

(Jackson & Kroenke, 1999; Lin et al., 1991): Wenn sie immer wieder erleben, dass ihre Erwartungen nicht erfüllt werden, konsultieren sie die nächste SpezialistIn, in der Hoffnung endlich das zu erhalten, was nach ihrer Ansicht zu einer Lösung des Problems führen würde. Schwierige PatientInnen sind keine Ausnahmeerscheinung: Insgesamt werden zwischen 10 und 20 Prozent der PatientInnen von ihren behandelnden ÄrztInnen als „schwierig" charakterisiert (Langewitz und Keller, 1997).

Schwierige PatientInnen versus schwierige Arzt-PatientIn-Beziehungen

Um die Prävalenz schwieriger PatientInnen in größeren Kollektiven zu untersuchen, werden in der Regel Fragebogeninstrumente wie der Difficult Doctor Patient Relationship Questionnaire von Hahn et al. (Hahn et al., 1996) eingesetzt. In einer neueren Arbeit von Jackson und Kroenke (Jackson und Kroenke, 1999) sind ÄrztInnen wenig begeistert von der Vorstellung, die PatientInnen bald wieder zu sehen (15% im Vergleich zu nicht schwierigen PatientInnen mit 82%), sie fühlen sich frustriert (66% versus 5%), erleben die Kommunikation als schwierig (37% versus 0,9% und fühlen sich insgesamt unwohl im Kontakt mit den PatientInnen (51% versus 9%). Alle Fragen beleuchten das Problem aus der Sicht der ÄrztInnen, denen sozusagen die Definitions-Hoheit für das Attribut schwierige PatientIn zugeschrieben wird. Dabei ist klar, dass erst aus der Interaktion zwischen beiden Seiten der Eindruck von schwierig entsteht, dass also nicht ein/e „unkomplizierte/r Arzt/Ärztin" mit einem/r mühsamen PatientIn zusammentrifft. In einer Arbeit von Sharpe wird der Versuch unternommen, auch die Sicht der PatientInnen zu erfragen, die von ihren ÄrztInnen als schwierig etikettiert wurden (Sharpe et al., 1994). PatientInnen bestätigen das Gefühl von Frustration, das für ihre behandelnden ÄrztInnen so typisch ist. Auch in ihrer Wahrnehmung ist es schwer, eine Einigung über die Behandlungsziele herzustellen, sie sind mit der Konsultation weniger zufrieden.

Es sind also beide Seiten, die ein Gefühl von nicht befriedigten Erwartungen konstatieren, Sharpe et al. schließen aus ihren Ergebnissen, dass einer als schwierig erlebten Begegnung zwischen ÄrztInnen und PatientInnen „die Unfähigkeit des Arztes [zugrunde liegt], entweder seine eigenen Erwartungen oder die seines Patienten zu erfüllen". ÄrztInnen erleben unterschiedliche PatientInnen als besonders schwierig, ihre Häufigkeit differiert stark zwischen einzelnen ÄrztInnen, z. B. zwischen solchen, die psychosoziale Aspekte für wesentlich halten für ihre ärztliche Tätigkeit (8%) und solchen, die diesem Bereich keine hohe Bedeutung geben (23%; Daten aus Jackson und Kroenke, 1999). Da sich zwischen diesem Aspekt ärztlicher Identität und der Qualität der Arzt-PatientIn-Kommunikation ein eindeutiger Zusammenhang finden ließ (Levinson und Roter, 1995), ist es nahe liegend anzunehmen, dass die kommunikativen Fähigkeiten von ÄrztInnen eine entscheidende Rolle spielen bei der Wahrnehmung einer Konsultation als schwierig.

Schwierige PatientInnen in der Gastroenterologie

Das gleichzeitige Auftreten von multiplen nicht erklärbaren Beschwerden und dem Fehlen eines von ÄrztIn und PatientIn gemeinsam getragenen Erklärungsmodells ist charakteristisch für PatientInnen mit so-

matoformen Störungen; sie sind in der Gruppe der schwierigen PatientInnen (bis zu 30%; Hahn et al., 1996; Walker et al., 1997), in der Bevölkerung (ca. 15%; Herschbach et al., 1999), in Allgemeinpraxen (bis zu 35%; Peveler et al., 1997) und in der Gastroenterologie (bis zu 50%; Langewitz et al., 2003) prominent vertreten.
Beim Reizdarmsyndrom ist schon vor längerer Zeit sehr klar beschrieben worden, wie weit ÄrztInnen und PatientInnen in ihren Annahmen zu Ursachen des Störungsbildes und zur Ausgestaltung und Schwere der Symptomatik auseinander liegen (van Dulmen et al., 1996; van Dulmen et al., 1994, 1995). Nur selten lässt sich in den gleich lautenden Fragebögen, die ärztlichen Mitarbeitern einer Klinikambulanz und ihren PatientInnen vorgelegt wurden, eine überzufällig häufige Übereinstimmung konstatieren. In einer Langzeituntersuchung zum Konsultationsverhalten von PatientInnen mit funktionellen Magen-Darm-Erkrankungen (Owens et al., 1995) zeigte sich, dass über einen Zeitraum von 15 Jahren die Qualität des initialen Arzt-PatientIn-Gespräches entscheidend dafür war, wie häufig PatientInnen im Beobachtungszeitraum weitere ärztliche Hilfe in Anspruch nahmen.

In einer gastroenterologischen Praxis, die als Überweisungspraxis organisiert ist und vor allem PatientInnen sieht, die vom Grundversorger zugewiesen sind, werden wahrscheinlich vor allem diejenigen PatientInnen als schwierig imponieren, denen die SpezialistIn keine gute Antwort auf zwei Fragen geben kann: „Wissen Sie, woher meine Beschwerden kommen?" und: „Können Sie mir dagegen etwas verschreiben?"
Zur Illustration sei ein typischer Dialog mit einer Patientin zitiert, der Gastroenterologen vertraut sein dürfte. Es handelt sich um eine 48-jährige Frau, die in die Psychosomatische Ambulanz von einem niedergelassenen Gastroenterologen überwiesen wurde, der die Patientin nicht schon wieder koloskopieren wollte, nachdem die letzte Koloskopie eineinhalb Jahre zurück lag und die Beschwerden sich nicht wesentlich verändert hatten.

Arzt: „Erzählen Sie doch bitte mehr über ihre Beschwerden, die – wie Sie sagen – immer wieder nach dem Essen auftreten. Am besten vielleicht, wie es Ihnen gestern ging, damit Sie sich an die Details erinnern."

Patientin: „Es ist immer so ein Schweregefühl hier oben im Magen, als ob da ein Stein drin läge. Dabei hab' ich ja nur ganz wenig von dem Fisch gegessen. Und der Fisch war extra nur in Wasser gekocht und nicht in einem Fisch-Sud! Tja, jetzt kann ich das auch nicht mehr essen. Schade. Danach fing dann so ein Ziehen an und Schmerzen, bis hier unten (zeigt auf den linken unteren Quadranten). Der Bauch wird dann so gebläht, richtig aufgetrieben, ich kann kaum noch den Rock zumachen."

Arzt: „Gibt es denn irgendetwas, was Ihnen in so einer Situation manchmal hilft?"

Patientin: „Ja, wenn ich dann aufs WC kann und Verdauung hab', dann bessert sich das; aber dann dauert es auch noch mal 1–2 Stunden, bis der Bauch wieder normal dick ist. Aber: wenn ich so wie gestern morgens schon Mühe hatte mit dem WC und stark pressen musste, dann weiß ich, dass den Tag über nichts mehr passieren wird, dann bleibt mir nur noch übrig, so wenig wie möglich zu essen. Aber wissen Sie: ganz ohne Essen geht das ja auch nicht, schließlich muss ich arbeiten!"

Mit dieser letzten Einlassung lockt die Patientin den Arzt in ein Minenfeld, in dem sie unübertroffene Expertin ist: Es droht die Debatte um die gerade noch verträglichen oder nicht mehr zugelassenen Lebensmittel in ihren diversen Zubereitungsformen. Selbstverständlich wurden bei der Patientin vorgängig alle möglichen allergologischen Abklärungen durchgeführt, um eine eigentliche Lebensmittel-Unverträglichkeit auszuschließen. Die Patientin hatte einige Versuche mit Trennkost, stufenweisem Nahrungsaufbau von Reis anfangend mit nie anhaltendem Erfolg absolviert, die gängigen Pro-Kinetika und Relaxantien gemeinsam und abwechselnd verschrieben bekommen, Anti-Depressiva widerwillig und ohne Effekt genommen etc. Dieses Beispiel ist insofern erhellend, als es am Beispiel einer Patientin mit funktionellen Störungen ein Grundproblem behandelt, das – wie eingangs gezeigt wurde – den meisten schwierigen Arzt-Patienten-Begegnungen zueigen ist: Es ist schwer vorstellbar, wie es möglich sein soll, mit der Patientin auf einen gemeinsamen Nenner zu kommen. Im abschließenden Kapitel wird dargestellt, wie vielleicht bei manchen PatientInnen eine Einvernehmlichkeit hergestellt werden könnte, die die Begegnung für beide Seiten weniger frustrierend sein lässt.

Was tun in einer schwierigen Arzt-PatientIn-Beziehung?

Es ist naheliegend, dass Abhilfe am ehesten von einer professionelle Gesprächsführung zu erwarten ist. Dies entspricht auch den Empfehlungen, die in der Literatur geäußert werden (z. B. Lipsitt, 1997; Novack und Landau, 1988). Wahrscheinlich können wir davon ausgehen, dass die kommunikativen Anforderungen an ÄrztInnen und PatientInnen in Konsultationen einer links-schiefen Verteilung folgen; es überwiegen einfache Gespräche, in denen Ziele der Konsultation für beide Seiten sofort evident sind. Schwierige PatientInnen und ihre ÄrztInnen würden sich dann in einer solchen Verteilung am rechten Pol finden. Damit ist auch gesagt, dass Kommunikationstechniken, die sich grundsätzlich als hilfreich erweisen, um mit PatientInnen auf einen gemeinsamen Nenner zu kommen, auch in schwierigen Arzt-PatientIn-Begegnungen hilfreich sein sollten.

Die Entstehung diskrepanter Erwartungen, die für schwierige Arzt-PatientIn-Beziehungen so typisch ist, wurde bei PatientInnen mit multiplen körperlichen Beschwerden ohne eine eigentliche Ursache untersucht. Eine britische Arbeit mit dem bezeichnenden Titel: What do general practice patients want when they present medically unexplained symptoms, and why do their doctors feel pressurized? (Salmon et al., 2005) zeigt, dass im Vergleich zu PatientInnen, deren Beschwerden somatisch gut erklärbar sind, PatientInnen mit unerklärbaren Symptomen in erster Linie emotionale Unterstützung erwarten, dann eine Erklärung für ihre Beschwerden und die Versicherung, dass es nichts Schlimmes ist. Weitergehende Diagnostik und umfassende Behandlung stehen allerdings nicht häufiger auf ihrer Wunschliste. Je deutlicher die PatientInnen in einem Fragebogen zu Erwartungen an die Konsultation den Wunsch nach emotionaler Unterstützung geäußert hatten, desto mehr fühlten sich die behandelnden ÄrztInnen unter Druck gesetzt.

Nicht selten wird argumentiert, dass PatientInnen zwar emotionale Bedürfnisse anmelden, wenn man sie vor oder nach der Konsultation anonym befragt, dass sie aber in der Konsultation entsprechende Wünsche kaum äußern würden. Tatsächlich sind psychische Probleme ein Thema, das nur wenige PatientInnen explizit mit ihrem Hausarzt besprechen, so dass sich die ÄrztInnen nicht darauf verlassen können, dass ihre PatientInnen schon von sich aus auf solche emotionalen Bedürfnisse eingehen würden (Prior et al., 2003). Es fragt sich aber, ob PatientInnen nicht doch zumindest Hinweise geben auf Themen, die im weitesten Sinne dem psychosozialen Bereich zugeordnet werden können. In einer weiteren Arbeit aus der Liverpooler Arbeitsgruppe (Ring et al., 2005) wird nachgewiesen, dass 61 Prozent der PatientInnen mit multiplen funktionellen Störungen psychosoziale Themen ansprechen; im Schnitt werden knapp mehr als sechs psychosoziale Probleme pro Konsultation benannt. Weiter zeigt sich, dass PatientInnen das Gespräch über die möglichen Ursachen für ihre Beschwerden suchen! Insgesamt 91 Prozent fragen entweder direkt nach Erklärungen oder bieten selber Erklärungen an. Beides, das explizite Benennen psychosozialer Probleme und der Wunsch nach einer ätiologischen Klärung der Beschwerden sollte genug Gelegenheiten bieten, mit den PatientInnen „ins Geschäft" zu kommen, also eine gemeinsame Grundlage für weitere Diagnostik und Therapie zu finden. Was machen ÄrztInnen aus diesen Chancen? In der zitierten Arbeit bieten sie – entgegen den Erklärungsmodellen der PatientInnen – in 68% körperliche Erklärungen an (im Schnitt 2,4 pro Konsultation), in 50% versuchen sie die Beschwerden zu normalisieren (1,3 Äußerungen), in immerhin 43% bieten sie eine psychosoziale Erklärung an (1,4 Äußerungen). Das, was PatientInnen sich erhofft hatten, nämlich ein Aufnehmen ihrer Sorgen, also ein eigentlich empathisches Eingehen auf ihre Befürchtungen, kommt nur in 16 Prozent der Konsultationen vor; nur in jeder fünften Konsultation hören PatientInnen, dass ihre ÄrztInnen so etwas sagen wie: „Ich kann mir vorstellen, dass es schwierig für Sie ist, mit diesen Beschweren klarkommen zu müssen!"

Wenn es möglich ist, von diesen Ergebnissen auf Konsultationen mit schwierigen PatientInnen im Allgemeinen zu schließen, dann ginge es für ÄrztInnen zunächst einmal darum, das, was PatientInnen ihnen sagen, zur Kenntnis zu nehmen. Warum scheint das so schwer zu fallen? Denkbar ist, dass die Ausrichtung der Medizinischen Ausbildung hier eine Rolle spielt, in dem Sinne, dass ÄrztInnen für den Umgang mit PatientInnen schlecht vorbereitet sind, die mit vagen Beschwerden in die Konsultation kommen und Hilfe beanspruchen. Die Ausbildung in der Medizin fokussiert auf möglichst eindeutige, von der Norm abweichende Fakten, die dann mit möglichst effizienten Methoden aus der Welt geschafft werden. Mit dieser Art des Denkens folgt die Medizin letztlich dem Cartesianischen Modell, demzufolge ein komplexes Problem am besten in handhabbare Untereinheiten aufzugliedern sei, die man dann jeweils getrennt analysieren könne (Descartes, 2003). Aus dieser Tradition ergeben sich die typischen Dialoge zwischen ÄrztInnen und PatientInnen, die – abgesehen von Notfallsituationen – häufig dem Schema folgen: PatientInnen machen eher vage Angaben, ÄrztInnen versuchen präzisierende Fragen zu stellen, PatientInnen liefern genauere, enger beschriebene Angaben, ÄrztInnen engen den Spielraum der PatientInnen weiter ein, die verheddern sich bei weiteren Präzisierungen in Widersprüche, schließlich liefern die ÄrztInnen eine Zusammenfassung nach ihrer Façon, der die PatientInnen zustimmen.

Dieses Modell der ärztlichen Gesprächsführung, bei der der Spielraum der PatientInnen zunehmend eingeengt wird, macht immer dann Sinn, wenn sich hinter den diffusen Beschwerden ein gravierendes Störungsbild verbergen könnte, das sich mit typischen Warnzeichen identifiziert ließe. In diesem Fall müssen die ÄrztInnen genau diese Warnzeichen erfragen (z. B.: Gewichtsverlust? Änderung der Stuhlkonsistenz? Veränderungen in der Schmerzcharakteristik etc.). Wenn ein solches Krankheitsbild, das akutes Handeln erfordert, nicht vorliegt, hat diese Art der Suchstrategie ihre Schuldigkeit getan.

Eine andere Suchstrategie wird in Kommunikations-Seminaren für ÄrztInnen vermittelt, die im Wesentlichen darauf abzielen, die PatientInnen zu Wort kommen zu lassen (z. B. Langewitz et al., 2004). Dieses Angebot hat allerdings Grenzen zeitlicher oder thematischer Art. Solche Grenzen sollten explizit benannt werden.

Arzt: „Ich habe mir für heute 10 Minuten eingeschrieben und wüsste gerne von Ihnen, wie sich das neue XY® auf Ihren Stuhlgang und die Darmgase ausgewirkt hat. Was gibt's von Ihnen, was Sie gerne heute mit mir besprechen würden?" Innerhalb eines so definierten Rahmens dienen Kommunikations-Techniken dazu, den PatientInnen dabei zu helfen, ihre eigenen Erwartungen und Befürchtungen und Erklärungskonzepte zu äußern.

Wenn PatientInnen diesen Raum nutzen und Material einbringen, auf das die ÄrztInnen mit ihrem Fachwissen zum Nutzen der PatientInnen eingehen können, handelt es sich nicht um eine schwierige Arzt-PatientIn-Beziehung, denn in der gelingt genau das nicht.

Von daher stellt sich die Frage, wie sich eine andere Art des Umgangs mit Beschwerden von PatientInnen begründen und konkret umsetzen ließe.

Anhaltspunkte dafür bietet der deutsche Philosoph Hermann Schmitz (*1928) in der von ihm begründeten Neuen Phänomenologie. Er stellt die Frage, ob es eigentlich plausibel ist anzunehmen, dass wir uns durch eine Welt bewegen, die sich aus lauter Einzelheiten zusammensetzt. Diese einzelnen Fakten, Programme oder Probleme ließen sich zwar in beliebig komplexen Anordnungen arrangieren, sie sind aber immer noch als einzeln angebbar. Er hat für solche Ansammlungen von Einzelnem den Begriff der Konstellation geprägt und stellt diesem Begriff die Situation gegenüber (Zusammenfassungen z. B. in Schmitz, 1999, S. 21). In Situationen ist Bedeutung nicht an Einzelnem festzumachen, sie ist binnendiffus in chaotischer Mannigfaltigkeit aufgehoben. Typische Alltagsbeispiele, in denen sich zeigen lässt, wie wir ohne Kenntnis von Einzelnem – und dennoch passend – handeln, lassen sich viele finden. Ein typisches Beispiel ist das sich plötzlich einstellende Gefühl, einen Krankenbesuch beenden zu müssen. Selten tritt diese Gewissheit ein, weil ein a priori definiertes Zeitlimit erreicht war; meistens kommt der Satz: „Ich glaube, es ist Zeit zu gehen!" wie „aus der Luft gegriffen". Andere Beispiele betreffen Gesprächssituationen, in denen man manchmal spontane Sympathie für einen anderen Menschen erlebt, dem man sich nahe fühlt, ohne im Einzelnen angeben zu können warum, oder in denen eine feindselige Atmosphäre herrscht, obwohl die Worte, die Mimik und Gestik Freundlichkeit anzuzeigen scheinen.

Das eingangs zitierte Beispiel der Patientin mit den unklaren Bauchbeschwerden ist am Ende des Gesprächsprotokolls genau an diesem entscheidenden Punkt angelangt: Welchem Muster wollen ÄrztInnen und PatientInnen folgen, dem der Konstellation oder dem der Situation? Wenn sie auf der Ebene der Konstellation bleiben, folgt ein langer und wahrscheinlich frustraner Dialog über das Für und Wider von Trennkost, die Sinnhaftigkeit bildgebender Verfahren etc. Arzt und PatientIn werden sich über Einzelheiten nicht wirklich einig werden, die nächste Stunde wird vorhersehbar mit neuen, unerhörten Beschwerden beginnen, die dann im Einzelnen abgearbeitet werden usw. Mit dieser pessimistischen Vorhersage soll nicht in Abrede gestellt werden, dass es sich z. B. beim Reizdarmsyndrom durchaus lohnen kann, über erklärende Konzepte von PatientInnen im Einzelnen zu spre-

chen, um ihnen unbegründete Sorgen nehmen zu können (z. B. Kennedy et al., 2005). Wenn diese Art des Umgangs mit dem Problem – das Eingehen auf einzelne konkrete Beschwerden und Erklärungskonzepte der PatientInnen – sich als sinnvoll erweist und PatientInnen und ÄrztInnen befriedigt, sind es keine im eigentlichen Sinn *schwierigen PatientInnen*, resp. schwierige Arzt-PatientIn-Begegnungen und damit fallen sie aus dem Fokus dieses Artikels.
Wenn dieser Zugang nicht weiterhilft, ergibt sich im Denken von Schmitz die Alternative, sich auf die vagen Beschwerden der PatientInnen einzulassen. Mit diesem Vorgehen ist ein Charakteristikum des Situationsbegriffes angesprochen, nämlich die im Inneren sozusagen verschmierte Bedeutsamkeit. Um sich innerhalb einer gemeinsamen Situation mit den PatientInnen bewegen zu können, ist konkretes Nachfragen sinnlos, denn *im Einzelnen nicht* zu benennende Bedeutsamkeit kann durch zielgerichtetes Fragen nicht aufgedeckt werden. Wesentlich ist das, was ÄrztInnen dazu veranlasst, z. B. die Frage zu stellen: „Haben Sie denn Probleme bei der Arbeit?" Wenn sie sich nicht auf eine entsprechende Andeutung der PatientInnen beziehen, haben sie womöglich etwas „gespürt", das in der Luft lag. Schmitz nennt dies die Atmosphäre, die sich im Raum ausbreitet, wenn Menschen miteinander zu tun haben. Diese Art der Raum-Atmosphäre ist aus dem Alltag jedem vertraut; umgangssprachliche Ausdrücke wie: „Hier herrscht aber dicke Luft!" weisen darauf hin. Konkretes Nachfragen nach beruflicher Belastung vollzieht den Schritt vom Vagen zum Konkreten oder den Wechsel von der Situation in die Konstellation. Dieser Schritt macht dann Sinn, wenn die PatientInnen genau dieses Problem hätten und einen Zusammenhang mit ihren Beschwerden sähen; aber: hätten sie dann nicht womöglich von sich aus diesen psychosozialen Belastungsfaktor erwähnt? Was könnten die ÄrztInnen in diesem Moment machen, wenn sie merken, wie sie beginnen zu überlegen, was wohl sonst noch so los sein könnte bei den PatientInnen? Es ist ersichtlich, dass sich mit einer Mittelwert-basierten Statistik keine sinnvolle Antwort auf diese Frage finden lassen wird. Sie hängt zu sehr von den beiden Protagonisten und den im Moment wirksamen Einflussfaktoren ab (z. B. Dauer der Konsultation, Vorerfahrungen von ÄrztIn und PatientIn miteinander oder mit ähnlichen ÄrztInnen/PatientInnen). Hier lässt sich aber eine Liste der möglichen Stimmungen aufstellen, die ÄrztInnen dazu veranlassen, nicht strikt Symptom-bezogene Fragen zu stellen. Eine solche Liste könnte im Umgang mit schwierigen PatientInnen sinnvoll sein, wenn die Unmöglichkeit, eine gemeinsame Basis herzustellen, auf das Scheitern eines von beiden getragenen Kanons von einzelnen Fakten, Problemen und (Lösungs-) Programmen zurückzuführen ist. Der hier vorgetragene Lösungsweg versucht, die Ebene der so beschriebenen Konstellation zu verlassen und den Versuch zu wagen, auf der Ebene der Situation auf einen gemeinsamen Nenner zu kommen. Ziel müsste es sein, ÄrztInnen für die Wahrnehmung bestimmter Atmosphären zu sensibilisieren und ihnen dabei zu helfen, Worte zu finden, die das ausdrücken, was sie vage aufnehmen, als etwas „das in der Luft liegt". Die jeweils besondere Empfänglichkeit für bestimmte Atmosphären ist biographisch geprägt. Daher ist die nachfolgende Liste unvollständig. Sie orientiert sich an typischen Modi des Betroffenseins des Autors dieses Kapitels, jede Leserin und jeder Leser müsste einen eigenen Katalog entsprechender Erlebnisse aufstellen. Am Ende des oben skizzierten Dialogs, dem in der Realität schon viele ähnliche vorausgegangen sind, …

- erleben die ÄrztInnen eine Atmosphäre der Ausweglosigkeit im engen Wortsinn:

Es ist kein Weg ersichtlich, den sie jetzt mit den PatientInnen gemeinsam beschreiten könnten.

Wie wäre es, wenn sie versuchen würden, diese Atmosphäre in Worte zu fassen? Zum Beispiel mit dem Satz: „Offenkundig kommen wir an diesem Punkt nicht weiter."

- erleben die ÄrztInnen eine Atmosphäre der Hilflosigkeit; sie würden gerne Unterstützung anbieten, wissen aber nicht, wie.

Wie wäre es, wenn sie versuchen würden, dieses Gefühl in Worte zu fassen? Sie könnten sagen: „Ich merke, dass ich nicht weiß, wie ich Ihnen jetzt an dieser Stelle weiter helfen kann."

- erleben die ÄrztInnen Ärger und Enttäuschung.

Könnten sie dies ansprechen, ohne eine Begründung zu liefern oder Abhilfe anzubieten? Zum Beispiel mit einem Satz wie: „Es macht sich so ein Gefühl von Enttäuschung und Ärger breit."
Welche Hoffnung knüpft sich an solche vagen Äußerungen? In erster Linie die Hoffnung, ÄrztInnen und PatientInnen eine andere Ebene der Kommunikation zur Verfügung zu stellen. Die PatientInnen erhalten die Chance, zusammen mit den ÄrztInnen aus der Welt der Konstellationen herauszutreten, in denen sie als schwierige PatientInnen immer wieder enttäuscht wurden; die oben zitierten empirischen Befunde zeigen eindeutig, dass es ÄrztInnen nicht gelingt, das Leiden typischer schwieriger PatientInnen auf einzelne Normabweichungen zurückzuführen.
Ganz entscheidend für das Gelingen eines solchen Vorgehens sind zwei Bedingungen:

1. ÄrztInnen dürfen Sätze wie die oben zitierten nicht formelhaft anwenden, sondern sollten in der Situation jeweils aus der eigenen Betroffenheit heraus formulieren. Dafür werden sie Zeit (3–30 Sekunden?) brauchen, um der eigenen Stimmung gewahr zu werden. Wenn sie die Zeit nutzen, um den nächsten diagnostischen Schritt oder andere konkrete Fragen zu überdenken, fallen sie aus der Situation heraus.
2. Solche vagen Rückmeldungen müssen alleine stehen bleiben. Wenn sie mit Begründungen unterfüttert werden, verlieren sie den Charakter des Vagen, die ÄrztInnen wechseln hinüber in die Konstellation.

Vage Rückmeldungen sind Angebote an die PatientInnen, die Ebene zu wechseln; eine korrespondierende Reaktion der PatientInnen kann nicht eingefordert werden. Es ist gerade für schwierige PatientInnen, die meist auf eine lange Karriere auf dem Gebiet unerfreulicher ÄrztInnen-Kontakte zurückblicken, ungewohnt, nicht konkret zu werden und nicht Klartext reden zu müssen. Daher bedarf es oft mehrerer Anläufe, um einen „Systemwechsel" herbei zu führen.
Im oben zitierten Beispiel war es die Patientin selber, die einen solchen Wechsel angeboten hatte: In der sechsten Stunde berichtet sie wiederum von einem Missgeschick beim Essen: Nach einem Esslöffel Apfelmus habe sie ein solches Völlegefühl im Magen gehabt, dass sie nichts mehr habe essen können.

Arzt: „Was ist denn das für ein Völlegefühl? Ist das so eines, das von Löffel zu Löffel zunimmt, je mehr, desto intensiver?"

Patientin: „Nein, so ist das nicht. Es wird ja schon mehr in meinen Magen passen als nur ein Esslöffel Apfelmus."

Arzt: „Könnte es sein, dass das so ein vages Völlegefühl ist? So wie man sagt, man sei voller Freude oder Hass-erfüllt irgendwo hingefahren?"

Die Patientin sagt zu diesem Versuch eines Wechsels von einem sich in Gramm Nahrung bemessenden Völlegefühl auf ein vages und weniger konkretes in dieser Stunde nichts mehr, beginnt aber die nächste Konsultation damit, dass sie von ihrer Tochter erzählt, die in einer schwierigen Ablösungsphase von zu Hause steckt. Seitdem kreisen die im drei- bis vierwöchentlichen Abstand stattfindenden Konsultationen mehrheitlich um ihre eigene persönliche Situation und weniger um die Bauchsymptomatik. Sie ist von einer klassischen „schwierigen Patientin" zu einer Frau geworden, die in einer nachvollziehbar schwierigen Situation lebt, die sie im Dialog mit dem Arzt ordnen möchte.

Literatur

Descartes R (2003) Discourse on method and meditations (original: Discourse de la methode pour bien conduire la raison et chercher la verité dans les sciences' 1642). Dover Publications, New York

Hahn SR (2001) Physical symptoms and physician-experienced difficulty in the physician-patient relationship. Ann Intern Med 134 (9 Pt 2): 897–904

Hahn SR, Kroenke K, Spitzer RL, Brody D, Williams JB, Linzer M, et al (1996) The difficult patient: prevalence, psychopathology, and functional impairment. J Gen Intern Med 11 (1): 1–8

Hahn SR, Thompson KS, Wills TA, Stern V, Budner NS (1994) The difficult doctor-patient relationship: somatization, personality and psychopathology. J Clin Epidemiol 47 (6): 647–657

Herschbach P, Henrich G, von Rad M (1999) Psychological factors in functional gastrointestinal disorders: characteristics of the disorder or of the illness behavior? Psychosom Med 61 (2): 148–153

Jackson JL, Kroenke K (1999) Difficult patient encounters in the ambulatory clinic: Clinical predictors and outcomes. Arch Intern Med 159 (10): 1069–1075

Kennedy T, Jones R, Darnley S, Seed P, Wessely S, Chalder T (2005) Cognitive behaviour therapy in addition to antispasmodic treatment for irritable bowel syndrome in primary care: randomised controlled trial. Bmj 331 (7514): 435

Langewitz W, Degen L, Schächinger H (2003) Funktionelle Störungen – somatoforme Störungen. In: Adler RH, Herrmann JM, Köhle K, Langewitz W, Schonecke OW, von Uexküll T, Wesiack W (Hrsg) Uexküll. Psychosomatische Medizin – Modelle ärztlichen Denkens und Handelns, 6. neu bearbeitete und erweiterte Aufl. Urban & Fischer, Munchen Jena, S 749 795

Langewitz W, Keller R (1997) Difficult physician-patient relations – characteristics and possible solutions. Schweiz Rundsch Med Prax 86 (36): 1383–1386

Langewitz W, Laederach K, Buddeberg C (2004) Ärztliche Gesprächsführung. In: Buddeberg C (Hrsg) Psychosoziale Medizin, 3. aktualisierte Aufl. Springer, Heidelberg, S 373–407

Levinson W, Roter D (1995) Physicians' psychosocial beliefs correlate with their patient communication skills [see comments]. J Gen Intern Med 10 (7): 375–379

Lin EH, Katon W, Von Korff M, Bush T, Lipscomb P, Russo J, et al (1991) Frustrating patients: physician and patient perspectives among distressed high users of medical services. J Gen Intern Med 6 (3): 241–246

Lipsitt DR (1997) The challenge of the „difficult patient" (deja vu all over again – only more so). Gen Hosp Psychiatry 19 (5): 313–314

Novack DH, Landau C (1988) Consulting on the problem patient. Psychiatr Med 6 (2): 53–63

Owens DM, Nelson DK, Talley NJ (1995) The irritable bowel syndrome: long-term prognosis and the physician-patient interaction. Ann Intern Med 122 (2): 107–112

Peveler R, Kilkenny L, Kinmonth AL (1997) Medically unexplained physical symptoms in primary care: A comparison of self-report screening questionnaires and clinical opinion. J Psychosom Res 42 (3): 245–252

Prior L, Wood F, Lewis G, Pill R (2003) Stigma revisited, disclosure of emotional problems in primary care consultations in Wales. Soc Sci Med 56 (10): 2191–2200

Ring A, Dowrick CF, Humphris GM, Davies J, Salmon P (2005) The somatising effect of clinical consultation: what patients and doctors say and do not say when patients present medically unexplained physical symptoms. Soc Sci Med 61 (7): 1505–1515

Salmon P, Ring A, Dowrick CF, Humphris GM (2005) What do general practice patients want when they present medically unexplained symptoms, and why do their doctors feel pressurized? J Psychosom Res 59 (4): 255–260, discussion 261–252

Schmitz H (1999) Adolf Hitler in der Geschichte. Bouvier Verlag, Bonn

Sharpe M, Mayou R, Seagroatt V, Surawy C, Warwick H, Bulstrode C, et al (1994) Why do doctors find some patients difficult to help? Q J Med 87 (3): 187–193

van Dulmen AM, Fennis JF, Mokkink HG, Bleijenberg G (1996) The relationship between complaint-related cognitions in referred patients with irritable bowel syndrome and subsequent health care seeking behaviour in primary care. Fam Pract 13 (1): 12–17

van Dulmen AM, Fennis JF, Mokkink HG, van der Velden HG, Bleijenberg G (1994) Doctors' perception of patients' cognitions and complaints in irritable bowel syndrome at an out-patient clinic. J Psychosom Res 38 (6): 581–590

Van Dulmen AM, Fennis JF, Mokkink HG, Van der Velden HG, Bleijenberg G (1995) Doctor-dependent changes in complaint-related cognitions and anxiety during medical consultations in functional abdominal complaints. Psychol Med 25 (5): 1011–1018

Walker EA, Katon WJ, Keegan D, Gardner G, Sullivan M (1997) Predictors of physician frustration in the care of patients with rheumatological complaints. Gen Hosp Psychiatry 19 (5): 315–323

17

Diagnostik psychischer Störungen und psychopharmakologische Therapie im klinischen Alltag

Martin Aigner, Gabriele Sachs

Zusammenfassung

Über die Gehirn-Darm-Achse (Brain-Gut-Axis) hat der Gastrointestinaltrakt eine besonders enge Verbindung mit unserer Psyche. Dies spiegelt sich auch auf klinischer Ebene wieder, da gastroenterologische und psychische Störungen häufig gemeinsam auftreten. Es besteht daher die Notwendigkeit Psychiatrie, Psychotherapie und Gastroenterologie „zusammenzubringen". Die Kenntnis und der Umgang mit Psychopharmaka spielt daher im Rahmen gastroenterologischer Störungen für den Kliniker eine wichtige Rolle. Insbesondere werden Antidepressiva in der Therapie funktioneller gastrointestinaler Störungen eingesetzt.

Diagnostik

Einleitung

Der Gastrointestinaltrakt hat eine besonders enge Verbindung mit unserem Denken und Fühlen. Im Volksmund heißt es „aus dem Bauch heraus Entscheidungen treffen" und wenn Emotionen beschrieben werden heißt es „Schmetterlinge im Bauch zu haben". Auch die Alltagserfahrungen der Menschen weisen auf die enge Beziehung zwischen Psyche und Gastrointestinaltrakt: Die Diarrhö vor Prüfungen, die Appetitstörung bei Trauerreaktionen und die Magenkrämpfe bei intensiver Wut (Kruse und Wöller, 2004). Eine elektrische Stimulation des Gyrus cinguli im limbischen System kann die Peristaltik des Dickdarms beschleunigen. Auch bestimmte präfrontale Areale sind bei Diarrhö besonders aktiv (Devinsky et al., 1995 und Mayer et al., 2000 nach Rüegg, 2006). Der elfte Hirnnerv, der Nervus vagus, „vagabundiert" bis zur linken Colonflexur und hat wesentlichen Anteil an der Darminnervation.

Das Schlagwort vom „Gehirn im Bauch (gut-brain)" wird durch die hohe Anzahl an vegetativen Neuronen im Abdomen begründet (Rüegg, 2006), es wird auch vom ENS (enteric nervous system) gesprochen. Die „Gehrin-Darm-Achse (brain-gut-axis)" läuft über efferente sympathische und parasympathische Nerven (cholinerg und noradrenerg) und afferente sensorische Fasern mit einer Reihe an viszeralen Sensoren (Mechano-, Chemo-, und Nozizeptoren). Erregende Neurotransmitter (Serotonin, Acetylcholin etc.) aktivieren die zirkuläre Muskelschicht des Darmes, sodass über lokale Reflexe die Darmperistaltik entsteht und der Speisebolus im Darm weitertransportiert wird.

Eine Reihe an Transmittern (Leptin, Neuropeptid Y (NPY), Cholezystokinin (CKK), Peptide YY (PYY), Orexin-A, -B, Ghrelin, Oxyntomodulin (OXM)) ist in die Nahrungsaufnahme involviert. Die Balance und Interaktion zwischen anorexigenen Transmittern (CCK, PYY, OXM) und orexigenen Transmittern (Grehlin, Orexin-A, -B) spielt eine wichtige Rolle für die Regulation der Nahrungsaufnahme. Eine gestörte Balance zwischen diesen Systemen führt zu Störungen des Nahrungsaufnahmeverhaltens mit Gewichtszunahme bzw. Gewichtsverlust (Konturek et al., 2004).

Die Verflechtung des ZNS (Zentralnervensystem) mit dem ENS gewinnt mit der *„Somatischen Marker Hypothese“* (Damasio, 1994) eine weitergehende Bedeutung. Somatische Marker/Symptome tragen wesentlich zum emotionalen Erfahrungslernen bei und unterstützen unseren Denkprozess, d.h. dass gastrointestinale Symptome unser Denken, Fühlen und Handeln beeinflussen, wie umgekehrt natürlich auch unsere Verhaltensweisen die Funktion unseres Gastrointestinaltraktes beeinflussen. Diese Sonderstellung des Gastrointestinaltraktes im Zusammenhang mit Lernprozessen wird auch durch eine spezifische Lernform unterstrichen, dem *aversiven Lernen*. Beim aversiven Lernen bedarf es nur einer einzigen Krankheitsepisode bei Versuchstieren (z. B. Übelkeit, durch Röntgenstrahlung hervorgerufen), die mit einer bestimmten Nahrung (Geschmack) assoziiert wird, um eine „Köderscheu“ hervorzurufen (Lernen nach einmaligem Versuch, „one-trial-learning“). Das Paaren des unkonditionierten Stimulus (Übelkeit) mit einem konditionierten Stimulus (Geschmack) gleicht der klassischen Konditionierung, allerdings müssen bei der klassischen Konditionierung viele Versuche durchgeführt werden, bis der konditionierte Reflex etabliert ist. Zudem ist bei der klassischen Konditionierung eine zeitliche Nähe zwischen konditioniertem und unkonditioniertem Stimulus erforderlich. Das Lernen der Geschmacksaversion funktioniert auch nach einer Verzögerung von mehreren Stunden (Aigner und Lenz, 2006).

Im Darm konnte auch eine enge Verbindung zwischen dem Nervensystem und dem Immunsystem gefunden werden. So haben B-Zellen, T-Zellen und dentritische Zellen direkten Kontakt mit Nervenfasern im Darmbereich (Ma et al., 2007). Das könnte die Basis für eine neuro-immunologische Regulation auch beim Menschen darstellen.

Psychiatrische Störungen und gastrointestinale Erkrankungen

> Funktionelle gastroenterologische Störungen sind insgesamt häufig und machen bis zu 50% der gastroenterologischen Zuweisungen aus.

> Psychologische Faktoren und gastroenerologische Symptome beeinflussen einander in bidirektionaler Weise über die Hirn-Darm-Achse (ZNS und ENS Wege).

Die enge Verknüpfung zwischen gastroenterologischer Symptomatik und psychischen Störungen findet sich auch auf der klinischen Ebene mit erhöhten Raten psychischer Erkrankungen insbesondere bei den funktionellen Störungen des Gastointestinaltraktes und umgekehrt erhöhte Raten funktioneller gastroenterologischer Störungen bei psychischen Erkrankungen. Funktionelle gastroenterologische Störungen sind insgesamt häufig und machen bis zu 50% der gastroenterologischen Zuweisungen aus (Jackson et al., 2000; Kruse und Wöller, 2004). Bei funktionellen gastrointestinalen Störungen kommt es auch zu einer abnormen zentralnervösen Schmerzverarbeitung (Bonaz, 2003). Aber auch strukturelle Erkrankungen werden durch psychische Faktoren beeinflusst. Insbesondere der Umgang mit chronischen Erkrankungen verlangt oft besondere Coping-Strategien (Fullwood and Drossman, 1995). Das Verständnis funktioneller gastrointestinaler Erkrankungen hat sich in den letzten Jahren deutlich verbessert. Die sorgfältige Diagnostik psychischer Störungen, das Erfassen von sexuellem und physischem Missbrauch in der Anamnese spielt für die Therapie dieser Störungen eine wichtige Rolle (Olden und Drossman, 2000). Psychologische Faktoren wie Stress, Missbrauchsanamnese (Leserman, 2005), psychiatrische Störungen, Coping Stil, erlerntes Krankheitsverhalten haben einen wesentlichen Einfluss auf das Symptomerleben und den klinischen Outcome. Psychologische Faktoren und gastroenterologische Symptome beeinflussen einander in bidirektionaler Weise über die Hirn-Darm-Achse (ZNS und ENS Wege). Ein biopsychosozialer Ansatz, der den Umgang mit den Symptomen in den Vordergrund stellt, kann exzessive Untersuchungen vermeiden helfen und psychiatrische Therapieansätze, Verhaltenstherapie und Hypnotherapie in die multiprofessionelle Therapie einfließen lassen (Budavari und Olden, 2003). Stern (2003) betont ebenfalls die Notwendigkeit, die reziproke Verbindung zwischen den einzelnen Bereichen im biopsychosozialen Modell der gastrointestinalen Störungen zu sehen und sieht eine Notwendigkeit, Psychiatrie, Psychotherapie und Gastroenterologie „zusammenzubringen".

Im gesamten Psychiatrischen Spektrum (F0 bis F9) finden sich Störungen, die eng mit gastroenterologischen Symptomen verknüpft sind.

(F0) Bei den *Demenzen* sind Fixierungen auf den Stuhlgang häufig mit Symptomen der Obstipation verknüpft. Die medikamentöse Therapie der Demenz mit Cholinesteraseinhibitoren kann umgekehrt mit Übelkeit, Erbrechen und Diarrhö einhergehen (Birks, 2007). (F1) Bei *substanzinduzierten Störungen* können durch direkte toxische Schädigung der psychotropen Substanz (z. B.: Alkohol: die „toxisch nutritive Hepatopathie" oder „alkoholbedingte Gastritis" hervorrufen können, oder indirekte Faktoren wie Infektionen, z. B. durch parenterale Drogenaufnahme Hepatitis B und C) gastroenterologische Erkrankungen auftreten. (F2) Auch bei den *schizophrenen Störungen* können durch Coenästhesien bizarre gastroenterologische Symptome auftreten. (F3) *Affektive Störungen*, vor allem die *Depressionen,* gehen mit Appetitstörungen, Gewichtsveränderungen oder Obstipation einher. (F4) Bei den *Angststörungen* finden sich immer wieder vegetative Angstsymptome mit diarrhöähnlichen Symptomen. Bei den *somatoformen Störungen* überdauern die vegetativen Symptome die Angstperiode und werden chronisch, im Sinne einer Dyspepsie, eines Reizdarms etc. (F5) Die *Essstörungen* sind natürlich ebenfalls eng mit dem Gastrointestinaltrakt verknüpft. Essattacken, Erbrechen oder Laxantienabusus können verschiedene gastrointestinale Störungen verursachen: z. B. Störungen im Bereich der Speicheldrüsen, Störungen im Ösophagus oder

Magen bzw. Störungen im Dickdarm. Eine neue Form der Essstörungen, die Orthorexie, rückt ebenfalls die gastrointestinale Symptomatik in den Vordergrund, sodass für die PatientInnen die „richtige" Nahrungsaufnahme zum zentralen Lebensinhalt wird. (F6) Bei den *Persönlichkeitsstörungen,* wie der Borderline Persönlichkeitsstörung, treten artifizielle Störungen und Selbstschädigungen auf, welche sich in einer Pica-Symptomatik äußern können. Eine Pica-Symptomatik findet sich auch bei Minderbegabungen (F7) oder bei Kindern (F8/9). Bei Kindern können Abdominalbeschwerden häufig auch *Angstäquivalente* darstellen.

Psychiatrische Syndrome, die in der Gastroenterologie eine Rolle spielen

Organische und symptomatische psychische Störungen

Demenzen

Demenzen sind vor allem im höheren Lebensalter vorkommende Störungen (>65 Lj.: 5%; >85 Lj.: 25%). Die Demenzkriterien (Tabelle 1) müssen über mindestens sechs Monate bestehen, um von einer Demenz sprechen zu können. Wichtige Demenztypen sind die Alzheimer Demenz (ICD-10: F00), die vaskulären Demenzen (ICD-10: F01) und andere Demenzen (ICD-10: F02).

Tabelle 1: Demenz – Kriterien

Abnahme von Gedächtnis und anderen kognitiven Fähigkeiten
Verminderung der Affektkontrolle (Emotionale Labilität, Reizbarkeit), des Antriebs (Apathie) oder Vergröberung des Sozialverhaltens

Eine weitere wichtige organische bzw. symptomatische psychische Störung ist das Delirium (Tabelle 2), welches nicht durch Alkohol oder sonstige psychotrope Substanzen bedingt ist. Das Delirium beim alten Menschen ist, vor allem wenn es ohne vorher bestehende Demenz auftritt, ein Indikator für eine eher schlechte Prognose. Nur etwa 55% der PatientInnen mit Delir verbessern danach wieder in ihrer geistigen Leistungsfähigkeit (Cole und Primeau, 1993).

Tabelle 2: Definition des Deliriums

Bewusstseinsstörung
Kognitive Störung (Immediat- und Kurzzeitgedächtnis, Orientierung)
psychomotorische Störungen
Störung von Schlaf-Wach-Rhythmus
Schwankende Symptomausprägung

Substanzinduzierte psychische Störungen

F1 – Psychische und Verhaltensstörungen durch psychotrope Substanzen

Die Psychischen und Verhaltensstörungen durch psychotrope Substanzen werden im ICD-10 durch zwei Dimensionen klassifiziert: Die erste Dimension wird durch die verschiedenen Substanzgruppen gebildet (F10–F18) bzw. bei F19 als Polytoxikomanie bezeichnet, wenn mindestens drei Substanzklassen zugleich konsumiert werden (Tabelle 3). Die zweite Dimension wird durch klinische Bilder gebildet, die bei jeder Substanzklasse auftreten können. Diese klinischen Bilder reichen von der akuten Intoxikation (F1x.0) über das Abhängigkeitssyndrom (F1x.2) bis zu Restzuständen (F1x.7) und werden im ICD-10 in der dritten Stelle nach dem Punkt kodiert (Tabelle 4).

Tabelle 3: Einteilung nach Substanzklassen im ICD-10

F10 + Alkohol
F11 + Opioide
F12 + Cannabinoide
F13 + Sedativa oder Hypnotika
F14 + Kokain
F15 + andere Stimulantien
F16 + Halluzinogene
F17 + Tabak
F18 + flüchtige Lösungsmittel
F19 + multiplen Substanzgebrauch

Tabelle 4: Einteilung nach klinischen Bildern

F1x.0	+	akute Intoxikation
F1x.1	+	schädlicher Gebrauch
F1x.2	+	Abhängigkeitssyndrom
F1x.3/.4	+	Entzugssyndrom ohne/mit Delir
F1x.5	+	psychotische Störung
F1x.6	+	amnestisches Syndrom
F1x.7	+	Restzustand (z. B.: Flashbacks)

Tabelle 5: F1x.2 – Abhängigkeitssyndrom, drei oder mehr der Kriterien:

1.	Starkes Verlangen nach Substanz
2.	Kontrollverlust über Substanzgebrauch
3.	körperliches Entzugssyndrom
4.	Toleranzentwicklung
5.	negative psychosoziale Folgen
6.	negative körperliche Folgen

Tabelle 6: Internistische Alkoholfolgeerkrankungen

Lebererkrankungen: Fettleber, Hepatitis, Zirrhose
Pankreaserkrankungen: Pankreatitis
Gastrointestinale Störungen: Gastritis und andere
Kardiomyopathie
Hämatologische Störungen: Thrombozytendepression, Anämie, Makrozytose infolge eines Mangels an Folsäure, Vitamin B6 und B12
Stoffwechselstörungen
Myopathie: akut oder chronisch

Das Abhängigkeitssyndrom wird durch sechs Symptombereiche definiert, wobei mindestens drei Symptombereiche erfüllt sein müssen, um die Diagnose einer Abhängigkeit stellen zu können. Die ersten zwei Kriterien betreffen die „Psychische Abhängigkeit" (Starkes Verlangen/Craving, Kontrollverlust), die nächsten zwei Kriterien betreffen die „physische Abhängigkeit" (Entzugssyndrom und Toleranzentwicklung) und die letzten zwei Kriterien betreffen die schädlichen Folgen (auf psychosozialer und auf körperlicher Ebene) (Tabelle 5).

An einer Gastroenterologie sind bei 51% der stationären PatientInnen alkoholassoziierte Probleme (Tabelle 6) zu finden. Von diesen Personen haben wiederum etwa 2/3 eine nutritiv toxische Hepathopathie. Im Gegensatz dazu haben an einer Kardiologie oder Pulmologie nur etwa 6% der stationären PatientInnen alkoholassoziierte Probleme. Alkoholassoziierte Probleme kommen dreimal häufiger bei Männern als bei Frauen vor. PatientInnen mit Alkoholproblemen haben längere Aufenthaltsdauern, höhere Morbidität und Mortalität (Waddell und Hislop, 2003). Darüber hinaus hat auch das Hepatozelluläre Karzinom eine hohe Assoziation mit der alkoholischen Lebererkrankung und der chronischen Hepatitis C. In einer retrospektiven Studie wurde bei 35% der PatientInnen mit hepatozellulärem Karzinom eine alkoholische Lebererkrankung und bei 37% eine Hepatitis C-Virusinfektion gefunden. Bei etwa

7% der PatientInnen beide Krankheitsbilder (Schoniger-Hekele et al., 2000).

Affektive Störungen – Depression

Von einer *depressiven Phase* wird dann gesprochen, wenn an den meisten Tagen über mindestens zwei Wochen mindestens zwei von drei Kernsymptomen (Tabelle 7) erfüllt sind. Zusätzlich können weitere Depressionssymptome bestehen, die dann auch den Schweregrad der Depression bestimmen. Von einer „leichtgradigen depressiven Episode" (ICD-10: F3x.0) spricht man, wenn zu den zwei Kernsymptomen zwei zusätzliche Depressionssymptome kommen. Eine „mittelgradige depressive Episode" (ICD-10: F3x.1) wird diagnostiziert, wenn zu den zwei Kernsymptomen drei oder vier zusätzliche Symptome kommen und von einer „schweren depressiven Episode" (ICD-10: F3x.2) spricht man, wenn drei Kernsymptome und mehr als vier zusätzliche Symptome vorhanden sind. Schwere depressive Episoden gehen meist mit einem somatischen Syndrom einher, d. h. dass auch körperliche Symptome zum Erscheinungsbild gehören.

Tabelle 7: Kernsymptome der Depression und zusätzliche Depressionssymptome

Kernsymptome des depressiven Syndroms:	
1.	Gefühl der Niedergeschlagenheit, Trauer, Deprimiertheit die meiste Zeit des Tages
2.	Interessen- oder Freudlosigkeit an Aktivitäten, die normalerweise angenehm waren
3.	Verminderter Antrieb oder gesteigerte Ermüdbarkeit
Zusätzliche Depressionssymptome:	
1.	Verlust des Selbstvertrauens oder des Selbstwertgefühls
2.	Unbegründete Selbstvorwürfe oder ausgeprägte, unangemessene Schuldgefühle
3.	Wiederkehrende Gedanken an Tod oder an Suizid, suizidales Verhalten
4.	Vermind. Konzentrationsvermögen, Unschlüssigkeit, Unentschlossenheit
5.	Psychomotorische Agitiertheit oder Hemmung
6.	Schlafstörungen
7.	Appetitverlust oder gesteigerter Appetit mit entsprechender Gewichtsveränderung

Die Arten der Depression können neben der Art und Anzahl der Symptome, auch nach dem Verlauf und dem Vorliegen weiterer Probleme unterteilt werden.

Sind die Kernsymptome nur schwach ausgeprägt, so spricht man von einem subdepressiven Syndrom, das dann klinische Bedeutung bekommt, wenn es chronisch über mindestens zwei Jahre auftritt und als Dysthymie (ICD-10: F34.1) diagnostiziert wird.

Die depressiven Episoden können auch als *Einzelepisode* (ICD-10: F32.x) auftreten und im Rahmen einer *rezidivierenden Depression* (ICD-10: F33.x) immer wieder kehren. Ist der Verlauf mit manischen Phasen im Verlauf gekoppelt, dann wird eine *bipolare Störung* (ICD-10: F31.x) diagnostiziert. Sonderformen im Verlauf sind die *Saisonale Depression/Herbst-Winter-Depression* oder die *„recurrent brief depression"*.

Nach dem Vorliegen zusätzlicher Probleme kann eine psychotische Depression mit psychotischen Symptomen (Wahn, Halluzinationen), eine Depression bei schwerer somatischer Krankheit, eine Depression mit somatoformen Beschwerden, eine Depression mit zusätzlichen psychiatrischen Erkrankungen und eine Depression mit sozialen Problemen unterschieden werden.

Die klare Einordnung der depressiven Episoden in das jeweilige Krankheitsbild hat Bedeutung in der Therapiewahl und in der Dauer der weiteren Rezidivprophylaxe.

Zwischen 30% und 50% der PatientInnen haben nach vier bis zwölf Wochen Behandlung mit Interferon-α depressive Symptome, die die Kriterien einer Depression erfüllen. Daneben gibt es aber auch Schlafstörungen, Müdigkeit, Antriebsverlust, erhöhte Reizbarkeit und Konzentrationsstörungen bei 60–80% der PatientInnen. Suizidgedanken kommen bei etwa 3–6% der mit Interferon behandelten PatientInnen vor. Risikofaktoren für das Auftreten psychiatrischer Nebenwirkungen sind in Tabelle 8 zusammengefasst (Schäfer et al., 2005).

Tabelle 8: Risikofaktoren für das Auftreten psychiatrischer Nebenwirkungen bei Interferon-α-Therapie (Schäfer et al., 2005)

IFN-α Dosis: über 50 MU pro Tag
Art der Gabe: subcutan hat am wenigsten Nebenwirkungen
Hohes Alter bei der Behandlung
Vorgeschichte eines Schädel-Hirn-Traumas oder sonstiger Hirnerkrankungen
Drogen- und Alkoholabhängigkeit
HIV-Infektion
Vorbestehende Depressionen bzw. depressive, melancholische Persönlichkeit

Auch das Reizdarmsyndrom/Irritable bowel syndrome (IBS) scheint mit dem affektiven Spektrum verbunden zu sein. Psychiatrisches Assessment und Therapie dürften hier besonders brauchbar sein (Solmaz et al., 2003). Selbst bei Kindern und Adoleszenten mit Reizdarmsyndrom ist die Prävalenz von depressiven Störungen hoch (Szigethy et al., 2004).

Angststörungen

Die Angststörungen können in Störungen mit gerichteten Ängsten und solche mit ungerichteten Ängsten unterteilt werden. Phobische Störungen sind Angststörungen mit „gerichteten" Ängsten. Die PatientInnen haben Angst vor bestimmten Situation oder Dingen. Drei Hauptgruppen werden unterschieden: 1) Agoraphobie, mit Ängsten und Vermeidungsverhalten vor öffentlichen Plätzen, 2) Soziale Phobien, mit Ängsten in sozialen Situationen, im Zentrum der Aufmerksamkeit zu stehen und 3) spezifische (isolierte) Phobien, mit Ängsten und Vermeidungsverhalten vor Tieren, Situationen etc.

Die Panikstörung und die generalisierte Angststörung sind durch „ungerichtete" Ängste gekennzeichnet. Bei der Panikstörung kommt es zu wiederholten schweren Angstattacken. Bei der generalisierten Angststörung ist ein mehr oder weniger ständiges Angstgefühl über mindestens sechs Monate vorhanden. Vor allem die Agoraphobie kann auch in Kombination mit der Panikstörung auftreten.

Die PatientInnen leiden unter der übermäßigen Ausprägung der Angst (zeitlich Ausdehnung, Intensität). Vor allem körperliche Beschwerden, die durch die vegetative Angstreaktion entstehen, können das klinische Bild dominieren. Durch das Vermeidungsverhalten entsteht häufig auch eine soziale Beeinträchtigung.

Werden diese Störungen nicht rechtzeitig erkannt und therapiert, können weiterführende psychische Störungen entstehen, wie Depressionen oder Substanzabhängigkeit (vor allem Alkohol- und Tranquilizerabhängigkeit).

Angststörungen gehören zu den häufigsten psychischen Erkrankungen. Die Lebenszeitprävalenz beträgt etwa 15 bis 25%, die soziale Phobie und die spezifischen Phobien kommen mit etwa 10% am häufigsten vor. Die Generalisierte Angststörung hat eine Häufigkeit in der Allgemeinbevölkerung von etwa 5%. Einzelne Panikattacken sind eine sehr häufige Erfahrung, die Panikstörung selbst ist mit etwa 3% bis 4% jedoch seltener.

Bei Angststörungen steht das Erleben von Angst nicht immer im Vordergrund. Eine Vielzahl körperlicher Symptome (somatische Angstäquivalente) kann das klinische Bild beherrschen (Tabelle 9).

Tabelle 9: Symptome, die häufig bei Angststörungen auftreten

Tachykardie, Palpitationen
Engegefühle, Globusgefühl, Thoraxschmerzen, Beklemmungsgefühl
subjektive Atemnot
Schwitzen
Zittern (fein- oder grobschlägiger Tremor)
abdominelle Beschwerden, Übelkeit
verminderte Belastbarkeit, Schwächegefühl
Hitze-, Kälteschauer
Mundtrockenheit
Schwindel
Schlafstörungen

Somatoforme Störungen

Somatoforme Störungen haben eine Zwölfmonats-Prävalenz von 7% (Wittchen und Jacobi, 2005) und kommen beim Allgemeinmediziner noch häufiger vor. Etwa 20% der PatientInnen, die einen Hausarzt aufsuchen, leiden an einer somatoformen Störung. Aus stationären Abteilungen werden somatoforme Störungen in einer Häufigkeit von 10% bis zu 40% berichtet (Rudolf et al., 2001). Das Vollbild der Somatisierungsstörung ist dagegen in der Bevölkerung mit etwa 0,1% eher selten. Typisch für die somatoformen Störungen ist die ständige Darbietung körperlicher Symptome in Verbindung mit Forderungen nach medizinischen Untersuchungen. Trotz wiederholter negativer Untersuchungsergebnisse und der Versicherung der ÄrztInnen: „Sie haben nichts!", können die PatientInnen nur schwer glauben, dass die Symptome nicht bzw. nicht ausreichend körperlich begründbar sind (Rudolf et al., 2001). Dies belastet die Arzt-PatientIn-Beziehung enorm und führt zu häufigen Arztwechseln („Doctor-Shopping", „Doctor-Hopping"). Vorübergehende organisch unerklärte Körperbeschwerden sind häufig und dürfen nicht mit den zur Chronifizierung neigenden somatoformen Störungen verwechselt werden: Bei den somatoformen Störungen wird eine Auftretensdauer von mindestens sechs Monaten verlangt, beim Vollbild der Somatisierungsstörung eine Mindestdauer von zwei Jahren.

Sind mehrere Organsysteme betroffen, wird die Diagnose einer Somatisierungsstörung (ICD-10: F45.0) gestellt. North et al. (2004) fanden bei 25 bis 30% der PatientInnen einer gastroenterologischen Ambulanz mit Reizdarmsyndrom eine Somatisierungsstörung. Das Vorhandensein einer Somatisierungsstörung ist in dieser PatientInnengruppe mit verstärkter gastrointestinaler Symptomatik, weiteren psychiatrischen Störungen, vermehrten Arztkontakten (Telefonanrufe, Notfallvisiten, Konsultationen), vermehrten Medikamentenwechsel, mehr Krankenstandstagen und mit Benzodiazepingebrauch verbunden.

Stehen Gesundheitsängste im Vordergrund, wird die Diagnose einer Hypochondrie (ICD-10: F45.2) gestellt. Wobei hypochondrische Ängste und Anzahl der körperlichen Symptome mit verschiedenen Outcomes verbunden sind (Jackson et al., 2006).

Stehen vegetative Symptome im Vordergrund bietet sich die Diagnose „autonome somatoforme Funktionsstörung" (ICD-10: F45.3) an. Diese kann unterteilt werden in eine *Störung des oberen Gastrointestinaltrakts (F45.31), des Reizmagens* (dazugehörige Begriffe: Magenneurose, psychogene Aerophagie, psychogener Schluckauf, Aufstoßen, funktionelle Dyspepsie, psychogener Pylorospasmus) und in eine *Störung des unteren Gastrointestinaltrakts (F45.32), des Reizdarmes* (dazugehörige Begriffe: psychogene Blähungen, Flatulenz, Reizdarmsyndrom, nervöse Diarrhö). Der Reizdarm und der Reizmagen gehören zu den häufigsten Störungen in der Allgemeinbevölkerung. Etwa 38% der Bevölkerung klagen über derartige Beschwerden. 85% der PatientInnen berichten über belastende Lebensereignisse, die den Beschwerden unmittelbar vorausgehen und mehr als 50% dieser PatientInnen leiden unter einer manifesten Depression oder Angststörung (Kruse und Wöller, 2004).

Stehen Schmerzen im Vordergrund des klinischen Bildes, wird die Diagnose einer anhaltenden somatoformen Schmerzstörung (ICD-10: F45.4) gestellt (Dilling et al., 1993).

Abdominelle Beschwerden können auch durch Nahrungsmittelallergien, Laktoseintoleranz, Fruchtzucker- oder Sorbitintoleranz hervorgerufen werden. Diese Störungen können differentialdiagnostisch mittels befristeten Auslassdiäten (ein bis zwei Wochen auf das jeweilige Nahrungsmittel verzichten. Cave: verstecke Beigaben) von der somatoformen autonomen Funktionsstörung unterschieden werden. In Anbetracht der Häufigkeit funktioneller Erkrankungen ist daran zu denken, dass bei organischen Störungen, bei denen der ursprüngliche Befund abgeheilt ist und weitere Beschwerden bestehen (z. B. bei chronisch entzündlichen Darmerkrankungen), eine zusätzlich bestehende somatoforme autonome Funktionsstörung durchaus wahrscheinlich ist (Rudolf et al., 2001).

Essstörungen

Die Essstörungen können in *„Quantitative Essstörungen“* (Anorexia nervosa, Bulimia nervosa, Binge-eating-disorder, Adipositas) und *„Qualitative Essstörungen“* (Orthorexie, Pica-Syndrom) unterteilt werden. Die quantitativen Essstörungen werden im ICD-10 unter Essstörungen (ICD-10: F50) klassifiziert. Das Pica-Syndrom wird im ICD-10 im Kinderpsychiatrischen Kapitel abgehandelt und die Orthorexie hat noch nicht Eingang in das ICD-10 gefunden.

Mittels zwei Dimensionen werden die psychogenen Essstörungen weiter unterteilt: *Störungen der Nahrungsaufnahme (Dysorexie)* und *Störungen des Körpergewichts (Dysponderosis)* ohne organische Ursachen. Bei der Adipositas, der Bulimia nervosa und beim Binge-Eating-Disorder steht die Aufnahme von großen Nahrungsmittelmengen im Vordergrund. Bei der restriktiven Anorexia nervosa, die zu geringe Nahrungsmittelaufnahme. Mittels Body-Mass-Index (BMI = kg/m^2) lassen sich Grenzen für die Störungen angeben. Unter einem BMI von 17,5 besteht der anorektische Bereich und über einem BMI von 30 der adipöse Bereich. 5% der 14–24-jährigen Frauen und etwa 1% der Männer erfüllen die Kriterien für eine Anorexie oder Bulimie. Auffälligkeiten treten zumeist deutlich vor dem 15. Lebensjahr auf. An Adipositas leiden etwa 5% der Frauen und 6% der Männer. Symptome einer Essstörung sind weit verbreitet, insbesondere gewichtsreduzierende Maßnahmen (M: 25%, F: 32%), aber auch Essattacken und Selbstwahrnehmungsstörungen.

Bei *Anorexia nervosa* besteht ein zu geringes Körpergewicht (15% unter dem Normalgewicht) durch zu geringe Nahrungsaufnahme („Appetitlosigkeit“: orexis (lat.) = Appetit, Verlangen; an = weg). Trotz Untergewicht, haben die PatientInnen Angst zuzunehmen und empfinden sich häufig noch als zu dick (Körperschemastörung). Zusätzlich bestehen häufig zwanghafte Verhaltensweisen, die sich um das Essen drehen, ständiges Kalorienzählen, ritualisiertes Essverhalten oder exzessive körperliche Bewegung. Es wird ein restriktiver Typus (keine Essattacken) von einem Pruging-Typus (z. B. selbstinduziertes Erbrechen oder Missbrauch von Laxantien oder Klistieren) unterschieden. Die PatientInnen haben durch das Untergewicht auch körperliche Störungen: Amenorrhö und andere hormonelle Veränderungen, Lanugobehaarung, Osteoporose, organisches Psychosyndrom, Elektrolytstörungen (Hypokaliämie, Hyponatriämie, Hypochlorämie, Alkalose), Hypotonie, Bradykardie, Arrhythmien, Leukopenie, erhöhte Muskelenzyme.

Den Gastrointestinaltrakt betreffende Veränderungen sind erhöhte Leberenzyme und Obstipation. Die Anorexia nervosa ist mit einem 11-fach erhöhten Risiko zu versterben assoziiert. 10% bis 20% der PatientInnen, die wegen Anorexia nervosa hospitalisiert wurden, versterben innerhalb von 10 bis 30 Jahren.

Der Name Bulimie leitet sich ab vom „Ochsenhunger" (bous (griechisch) = Stier, Ochse, limos = Hunger). Also ein Hunger wie ein Ochse oder, dass ein Ochse verspeist werden könnte. Die Gier, mittels Essattacken Nahrung zu sich zu nehmen (mindestens zweimal/Woche über drei Monate), steht im Zentrum der *Bulimia nervosa*. Zusätzlich bestehen Verhaltensweisen, um der Gewichtszunahme entgegenzuregeln: Erbrechen, Gebrauch/Missbrauch von Laxantien, Diuretika, Appetitzüglern oder Hormonen (Schilddrüsenhormone, Vernachlässigung der Insulinbehandlung). Die Parotisschwellungen bei PatientInnen mit Bulima nervosa sind oft ein markantes klinisches Zeichen, das auf Erbrechen hinweist, ähnlich wie die Zahnschmelzschäden.

Bei der *Binge-Eating-Störung* werden hochkalorische Lebensmittel mit hohem Fettanteil bevorzugt. Während des Essanfalls wird sogar noch gefrorene oder leicht verdorbene Nahrung gegessen. Die Prävalenz der Störung beträgt bei Übergewichtigen 20% bis 50% und 2% in der Allgemeinbevölkerung (De Zwaan, 2001). Übergewicht ist jedoch keine Voraussetzung für die Diagnose. Die Geschlechterverteilung beträgt zwei (Männer) : eins (Frauen).

Mit dem Begriff *Orthorexia nervosa* (ortho = richtig, orexis = Appetit) wird die übersteigerte Fixierung auf „gesunde Nahrungsmittel" beschrieben. Die Beschäftigung mit „gesundem" Essen und die krankhafte Sorge um eine gesunde Ernährung führen zur Beeinträchtigung der Lebensführung. Die PatientInnen essen nur mehr „richtige" Lebensmittel und bekommen Schuldgefühle, wenn sie von ihrer „privaten Diät" abweichen (Bratman und Knight, 2000).

Den Namen hat das *Pica-Syndrom* von der Elster (lateinisch: Pica pica), die wahllos Dinge in den Schnabel nimmt, um damit ihr Nest zu bauen. Diagnostiziert wird das Pica-Syndrom, wenn für mindestens einen Monat ständig ungenießbare Stoffe gegessen werden. Dieses Verhalten ist für die jeweilige Entwicklungsstufe unangemessen (Kleinkinder essen häufig Ungenießbares, ohne dass es krankheitswertig ist). Immer wieder tritt dieses Essverhalten auch z. B. bei geistiger Behinderung, bei Schizophrenie oder bei tiefgreifender Entwicklungsstörung auf. Besondere Pica-Formen sind die *Koprophagie*, die zusätzlich auch bei Paraphilien auftritt. Als artifizielle Störung tritt die *Acuphagie* meist in Strafvollzugsanstalten auf. Durch die Einnahme von spitzen oder scharfkantigen Objekten sollen innere Verletzungen ausgelöst werden, um damit die notwendige Behandlung bzw. Verlegung auf eine Krankenstation oder in eine Klinik zu erzwingen. Auch beim Münchhausen-Syndrom, einer artifiziellen Störung, bei der ebenfalls eine Behandlung angestrebt wird, ist so etwas möglich.

Psychopharmakologische Therapie

Besonders für eine therapierefraktäre und schwer ausgeprägte Symptomatik hat sich die „mehrkomponenten Behandlung" mittels Pharmakotherapie und psychologischer Therapie, wie kognitiver Verhaltenstherapie, Entspannungsverfahren und Hypnotherapie bewährt.

In Bezug auf die Verwendung von Psychopharmaka haben sich Anxiolytika, Antidepressiva und Antikonvulsiva in der Therapie funktioneller gastrointestinaler

Tabelle 10: Antidepressiva

Antidepressivum	**Startdosis**
SSRI – Selektive Serotonin- Reuptake Inhibitor	
Citalopram	10–20 mg
Escitalopram	5–10 mg
Fluoxetin	10–20 mg
Fluvoxamin	25–50 mg
Paroxetin	10–20 mg
Sertralin	25–50 mg
SNRI – Serotonin Noradrenalin Reuptake Inhibitor	
Duloxetin	30–60 mg
Milnacipran	25–50 mg
Venlafaxin	25–50 mg
TZA, TetraZA – Tri- und Tetrazyklische Antidepressiva	
Amitryptilin	10–25 mg
Clomipramin	10–25 mg
Maprotilin	10–25 mg
Mirtazapin	15–30 mg
Mianserin	15–30 mg
NRI – Noradrenalin Wiederaufnahmehammer	
Reboxetin	2–4 mg
SARI – Serotonin Antagonist Reuptake Inhibitor	
Trazodon	25–50 mg
RIMA – Reversible Inhibitoren der Monoaminooxidase A	
Moclobemid	75–150 mg
Andere	
Tianeptin	12,5 mg
Johanniskraut	300–425 mg

Störungen etabliert. Weitere Forschung ist sicherlich noch notwendig, was die Effektivität von Psychopharmakotherapie und Psychotherapie betrifft, um die multidisziplinäre Therapie (InternistIn, PsychiaterIn, PsychologIn bzw. PsychotherapeutIn und andere) dieser Störungen weiter zu etablieren (Olden und Drossman, 2000). Besonders für eine therapierefraktäre und schwer ausgeprägte Symptomatik hat sich die „mehrkomponenten Behandlung" mittels psychologischer Therapie, wie kognitiver Verhaltenstherapie, Entspannungsverfahren und Hypnotherapie bewährt (Budavari and Olden, 2003).

Antidepressiva bei funktionellen gastrointestinalen Störungen

Schon alleine die hohe Rate an komorbiden psychiatrischen Erkrankungen bei funktionellen Magendarmbeschwerden (70%, hauptsächlich Angststörungen, depressive Störungen) lässt an die Verwendung von Antidepressiva (Tabelle 10) denken (Clouse und Lustmann, 2005). Eine von acht PatientInnen mit „irritable bowel syndrome" (IBS) bekommt ein Antidepressivum verschrieben (Clouse and Lustman, 2005). Antidepressiva habe eine Reihe von Eigenschaften, die sich auf die Symptome von funktionellen gastrointestinalen Beschwerden positiv auswirken können (Tabelle 11) (Clouse und Lustman, 2005).

Tabelle 11: Eigenschaften von Antidepressiva, die sich positiv auf funktionelle gastrointestinale Störungen auswirken können (nach Clouse und Lustmann, 2005)

Zentrale Wirkungen
Verbesserung depressiver Symptome
Anxiolyse
Verminderung somatoformer Symptome
Schlafverbesserung
Analgesie
Modulation intestinaler Wahrnehmung (inkonsistente Befunde)
Periphere Wirkungen
Anticholinerge Effekte
Veränderter Gastrointestinaler Transit
Magenfundusrelaxation
Periphere Analgesie

Hier ergeben sich in der Therapie allerdings spezifische Probleme. Führten die „alten" trizyklischen Antidepressiva eher zu Mundtrockenheit und Verstopfung, so sind die unerwünschten Wirkungen im Gastrointestinaltrakt der heute vielfach als erste Wahl bei Depressionen und Angststörungen angesehenen selektiven Serotonin-Wiederaufnahme-Hemmer (SSRI) Übelkeit und Diarrhö. In einer Metaanalyse der Nebenwirkungsraten von Fluoxetin – eine Referenzsubstanz der SSRI – zeigten sich insgesamt signifikant weniger Nebenwirkungen als bei trizyklischen Antidepressiva (50,9% vs. 60,3% p = 0,003, RR = 0,84). Die Nebenwirkungsrate ist vergleichbar mit anderen SSRIs (59,4% vs. 59,3%; RR = 1,0 p = 0,902). Dabei hat Fluoxetine aber mehr gastrointestinale und aktivierende Nebenwirkungen (Brambilla et al., 2005). Gastrointestinale Nebenwirkungen umfasst in dieser Metaanalyse Übelkeit, Erbrechen, Durchfall, Gewichtsverlust und Anorexie. Diese Effekte können bei schon ähnlichen bestehenden Beschwerden zu einer Verstärkung der klinischen Symptomatik führen. Bei atypischen Depressionen, die üblicherweise mit Gewichtszunahme und Hyperphagie einhergehen, können dies aber auch erwünschte Effekte darstellen.

In einer placebokontrollierten Studie war Mianserin bei funktionellen Magendarmerkrankungen dem Placebo überlegen (in Holtmann, 2001). Hier muss allerdings auf die Möglichkeit von Agranulozytosen hingewiesen werden. Die Nutzen-Risiko-Analyse muss aus diesen Gründen besonders mit Bedacht vorgenommen werden. Von der Molekülstruktur eng verwandt ist das Mirtazepin, von dem diese Blutbildveränderungen nicht bekannt sind und das durch einen 5-HT3 Antagonismus auch eine antiemetische Komponente hat. Beim Mirtazapin kommt es häufig zu einer Appetitzunahme und in der Folge auch häufig zu Gewichtszunahme. Dies kann bei PatientInnen mit Depressionen, die unter Appetitmangel und Gewichtsverlust leiden wieder eine zusätzliche Indikation sein, aber natürlich bei depressiven PatientInnen mit Hyperphagie und Gewichtszunahme die klinische Symptomatik wieder aggravieren.

Die Wirkung von serotonergen Neuromodulatoren wie 5HT3-Rezeptorantagonisten ist (noch) nicht gesichert (Holtmann, 2001).

Holtmann (2001) empfiehlt niedrig dosierte trizyklische Antidepressiva bei PatientInnen mit Reizdarmsyndrom auch ohne psychiatrische Auffälligkeit. Eine Metaanalyse von Lesbros-Pantoflickova et al. (in Clouse und Lustmann, 2005) fand eine generelle Verbesserung bei Reizdarm mit einer Odds-ratio von 2,6 (95% CI: 1,9–3,5) bzw., wenn man nur hochqualitative Studien einbezieht, eine Odds-ratio von 1,9 (95% CI: 1,3–2,7) für Antidepressiva, insbesondere für Amytriptilin und Mianserin. Clouse und Lustmann (2005) berichten über einen Ansatz, wo die SSRIs für PatientInnen mit Reizdarmsyndrom dann verwendet werden, wenn die trizyklischen Antidepressiva nicht gegriffen haben bzw. bei denen Angstsymptome und depressive Symptome schon eine Therapie von SSRI indizieren. Jackson et al. (2000) kommt in seiner Metaanalyse von Studien zur Antidepressiva-Therapie bei funktionellen gastroenterologischen Störungen zum Schluss, dass Antidepressiva in der Therapie dieser Störungen wirksam sind (Odds Ratio für Verbesserung der gastrointestinalen Symptomatik mit Antidepressiva = 4,2 (95% CI: 2,3–7,9) und für die Verbesserung der Schmerzen eine Odds Ratio von 0,9 (95% CI: 0,6–1,2). Ob dies ein depressionsunabhängiger Effekt ist, wenn man die hohe Komorbidität bedenkt, kann jedoch zurzeit noch nicht gesagt werden und bedarf weiterer Untersuchungen.

Antidepressiva bei Gastritis und Magen- bzw. Duodenalulzera

Die selektiven Serotoninwiederaufnahmehemmer (SSRI) können die Gerinnung hemmen, indem sie über serotonerge Mechanismen die Plättchenfunktion beeinflussen (Hergovich et al., 2000). Dieser Effekt dürfte es auch sein, der zu der erhöhten Blutungsrate bei Gastritiden und Magen- bzw. Duodenalulzera führen kann, insbesondere bei „Hochrisikopopulationen", wie älteren Menschen, die auch nichtsteroidale antiinflamatorische Schmerzmittel nehmen. Bei dieser PatientInnengruppe sollten auch prophylaktische Maßnahmen in Zusammenhang mit einer SSRI-Therapie überlegt werden (Yuan et al., 2006).

Antipsychotika als Antiemetika

Butyorphenone wie Haloperidol mit hoher Affinität zum D2 Rezeptor sind wirksame Antiemetika, wie auch die Metaanalyse von Büttner et al. (2004) zeigt. In der Gastroenterologie haben Dosen von 2 mg eine höhere Effektivität als 1mg, noch höhere Dosen dürften die antiemetische Aktivität jedoch nicht mehr wesentlich erhöhen, aber das Auftreten von Nebenwirkungen wahrscheinlicher machen.

Cholinesterase-Inhibitoren in der Therapie der Demenz

Die Acetylcholinesterase-Inhibitoren Donepezil, Rivastigmin und Galantamin sind wirksame Antidementiva, die jedoch aufgrund cholinerger Nebenwirkungen Übelkeit, Anorexie, Erbrechen und Diarrhö hervorrufen können. Vorsichtiges Einschleichen der Medikation kann helfen die Nebenwirkungen zu minimieren. Sollte die Medikation für einige Tage unterbrochen werden, ist ebenfalls wieder mit dem langsamen Auftitrieren zu beginnen (Delagarza, 2003).

Interaktionen von „Gastrointestinaltrakt-Pharmaka" und „Psycho-Pharmaka"

Bei einer Reihe von Psychopharmaka kommt es zu Interaktionen mit „Gastrointestinal-Pharmaka":
Trizyklische Antidepressiva können zur verzögerten Darmentleerung führen und die Wirkung von Laxantien (Bisacodyl) abschwächen. Die Kombination von Trizyklischen Antidepressiva oder Trazodon mit dem H2-Blocker Cimetidin kann durch Abbauhemmung über Leberenzyme (CYP 450 1A2) zu einer Wirkungsverstärkung führen. Orthostatische Hypotension und Harnretention sind mögliche Nebenwirkungen, die Überprüfung psychomotorischer Leistungsparameter empfehlenswert. Die Kombination von Trizyklischen Antidepressiva mit Prokinetika (Metoclopramid, Domeridon) kann zu extrapyramidalen Nebenwirkungen führen.
Die Kombination Trizyklische Antidepressiva, Fluvoxamin, Fluoxetin, aber auch von Opiaten mit Cisaprid ist kontraindiziert, da es durch QT-Verlängerung zu ventrikulären Arrhythmien (Torsades des pointes, Kammerflimmern) kommen kann. Zu vermeiden ist auch eine Kombination mit zahlreichen Medikamenten, die entweder eine QT-Verlängerung bewirken oder den Abbau von Cisaprid (über CYP 3A4) verringern wie zum Beispiel Azol-Antimykotika, Makrolid-Antibiotika, HIV-Proteaseinhibitoren und Antidepressiva wie tetrazyklische Antidepressiva (Maprotilin) oder Nefazodon, aber auch die Kombination mit Grapefruit-Saft.
So können Anticholinergika (Biperiden) mit Antidiarrhoika (Loperamid) sich gegenseitig in ihrer Wirkung verstärken. Umgekehrt können Anticholinergika (Biperiden) sich mit Prokinetika (Metoclopramid, Domperidon) gegenseitig in ihrer Wirkung im Hinblick auf die Darmmotilität abschwächen. Die Kombination von Antipsychotika mit Prokinetika macht das Auftreten von extrapyramidalen Nebenwirkungen wahrscheinlicher.
Interaktionen kann das Antiepileptikum Phenytoin mit dem H2-Blocker Cimetidin, dem Protonenumpeninhibitoren Omeprazol und Lansoprazol, mit Prokinetika (Cisaprid), mit Sucralfat und 5-ASA (Sulfasalazin, Mesalazin, Olsalazin) aufweisen. Das Antiepileptikum Carbamazepin vor allem mit dem H2-Blocker Cimetidin. Das Barbiturat Primidon kann Interaktionen mit dem H2-Blocker Cimetidin, mit Sucralfat, mit 5-ASA (Sulfasalazin, Mesalazin, Olsalazin) zeigen. Auch die Benzodiazepine haben Interaktionen mit dem H2-Blocker Cimetidin, mit Protonenumpeninhibitoren (Omeprazol, Lansoprazol) und mit Prokinetika (Metoclopramid, Cisaprid).

Literatur

Aigner M und Lenz G (2006) Kognition – Emotion – Verhalten: Die Entstehung psychischer Probleme aus der Sicht der Verhaltenstherapie. In: Springer M, Löffler-Staska H, Kopeinig-Kreissl M (Hrsg) Psychische Funktionen in Gesundheit und Krankheit, 3. Aufl. Facultas, Wien, S 44–53

Bonaz B (2003) Visceral sensitivity perturbation integration in the brain-gut axis in functional digestive disorders. J Physiol Pharmacol 54 [Suppl 4]: 27–42

Brambilla P, Cipriani A, Hotopf M, Barbui C (2005) Side-effect profile of fluoxetine in comparison with other SSRIs, tricyclic and newer antidepressants: A meta-analysis of clinical trial data. Pharmacppsychiatry 38: 69–77

Bratman S, Knight D (2000) Health food junkies: Orthorexia nervosa – the health food eating disorder. Random House, New York

Budavari AI, Olden KW (2003) Psychosocial aspects of functional gastrointestinal disorders. Gastroenterol Clin North Am 32: 477–506

Büttner M, Walder B, von Elm E, Tramer MR (2004) Is low-dose haloperidol a useful antiemetic? A meta-analysis of published and unpublished randomised trials. Anesthesiology 101: 1454–1463

Birks J (2006) Cholinesterase inhibitors for Alzheimer's disease. Cochrane Database of Systematic Reviews, Issue 1. Art. No.: CD005593. DOI: 10.1002/14651858.CD005593

Clouse RE, Lustman PJ (2005) Use of psychopharmacological agents for functional gastrointestinal disorders. Gut 54: 1332–1341

Cole MG, Primeau FJ (1993) Prognosis of delirium in elderly hospital patients. CMAJ 149: 41–46

Damasio AR (1994) Descates' Irrtum. Fühlen, Denken und das menschliche Gehirn. List Verlag, München, Leipzig

Delagarza VW (2003) Pharmacologic treatment of Alzheimer's disease: an update. Am Fam Physician 68: 1365–1372

De Zwaan M (2001): Binge eating disorder and obesity. Int J Obes Relat Metab Disord [Suppl 1] 25: 51–55

Dilling H, Mombour W, Schmidt MH (Hrsg) (1993) Internationale Klassifikation psychischer Störungen. Verlag Hans Huber, Bern, Göttingen

Fullwood A, Drossman DA (1995) The relationship of psychiatric illness with gastrointestinal disease. Annu Rev Med 46: 483–496

Hergovich N, Aigner M, Eichler HG, Entlicher J, Drucker C, Jilma B (2000) Paroxetine decreases platelet serotonin storage and platelet function in human beings. Clinical Pharmacology and Therapeutics 68: 435–442

Holtmann G (2001) Therapie der funktionellen Dyspepsie (Reizmagensyndrom). Internist 42: 1261–1269

Jackson J, Fiddler M, Kapur N, Wells A, Tomenson B, Creed F (2006) Number of bodily symptoms predicts outcome more accurately than health anxiety in patients attending neurology, cardiology, and gastroenterology clinics. Journal of Psychosomatic Research 60: 357– 363

Jackson JL, O'Malley PG, Tomkins G, Balden E, Santoro J, Kroenke K (2000) Treatment of functional gastrointestinal disorders with antidepressant medications: A meta-analysis. Am J Med 108: 65–72

Konturek SJ, Konturek JW, Pawlik T, Brzozowski T (2004) Brain-gut axis and its role in the control of food intake. J Physiol Pharmacol 55: 137–154

Kruse J, Wöller W (2004) Kapitel 9: Verdauungstrakt. In: Tress, Kruse Ott (Hrsg) Psychosomatische Grundversorgung. Schattauer Verlag, Stuttgart

Leserman J (2005) Sexual abuse history: prevalence, health effects, mediators, and psychological treatment. Psychosom Med 67: 906–915

Ma B, von Wasielewski R, Lindenmaier W, Dittmar KEJ (2007) Immmunohistochemical study of the blood and lymphatic vasculature and the innervation of mouse gut and gut-associated lymphoid tissue. Anatomia, Histologia, embryologia. J Veterinary Medicine Series C 36: 62–74

North CS, Downs D, Clouse RE, Alrakawi A, Dokucu ME, Cox J, Spitznagel EL, Alpers DH (2004) The presentation of irritable bowel syndrome in the context of somatization disorder. Clin Gastroenterol Hepatol 2: 787–795

Olden KW und Drossman DA (2000) Psychologic and psychiatric aspects of gastrointestinal disease. Med Clin North Am 84: 1313–1327

Rudolf G, Henningsen P, Hartkamp N, Loew T, Sack M, Scheidt CE (2001) AWMF-Leitlinie: Somatoforme Störungen. www.uni-duesseldorf.de/WWW/AWMF/ll/index.html

Rüegg JC (2006) Gehirn, Psyche Körper. Schattauer Verlag, Stuttgart

Schäfer M (2005) Häufigkeit, Ursachen, Risikofaktoren und Therapiemöglichkeiten Interferon-alpha assoziierter Depressionen. www.diss.fu-berlin.de/2005/144/

Schoniger-Hekele M, Muller C, Kutilek M, Oesterreicher C, Ferenci P, Gangl A (2000) Hepatocellular carcinoma in Austria: aetiological and clinical characteristics at presentation. Eur J Gastroenterol Hepatol 12: 941–948

Solmaz M, Kavuk I, Sayar K (2003) Psychological factors in the irritable bowel syndrome. Eur J Med Res 8: 549–556

Stern JM (2003) Review article: psychiatry, psychotherapy and gastroenterology – bringing it all together. Aliment Pharmacol Ther 17: 175–184

Szigethy E, Levy-Warren A, Whitton S, Bousvaros A, Gauvreau K, Leichtner AM, Beardslee WR (2004) Depressive symptoms and inflammatory bowel disease in children and adolescents: A cross-sectional study. J Peditr Gastroenterol Nutr 39: 395–403

Waddell TS, Hislop WS (2003) Analysis of alcohol-related admissions in gastroenterology, cardiology and respiratory medicine. Scott Med J 48: 114–116

Wittchen HU und Jacobi F (2005) Size and burden of mental disorders in Europe – a critical review and appraisal of 27 studies. European Neuropsychopharmacology 15: 357–376

Yuan Y, Tsoi K, Hunt RH (2006) Selective serotonin reuptake inhibitors and risk of upper gi bleeding: Confusion or confounding? The American Journal of Medicine 119: 719–727

18

Bedarf an psychischer Betreuung bei PatientInnen mit chronischen gastroenterologischen Erkrankungen

Wolfgang Miehsler

Zusammenfassung

Bei der Bewertung des Bedarfes an psychischer Betreuung bei PatientInnen mit chronischen gastroenterologischen Erkrankungen muss neben einer klaren Definition, was unter Bedarf zu verstehen ist, zwischen den einzelnen PatientInnenkollektiven einerseits und unterschiedlichen psychologischen Interventionen andererseits differenziert werden. Daten zum Bedarf nach psychischen Interventionen im gastroenterologischen Bereich unter diesen Gesichtspunkten sind rar. Am besten ist dies bei chronisch entzündlichen Darmerkrankungen untersucht, bei denen 35% der PatientInnen einen Bedarf angeben. Bei PatientInnen mit Zöliakie ist dieser Bedarf mit 27% ähnlich hoch. Der Vergleich zu rheumatoider Arthritis, bei der trotz schlechterer somatischer Lebensqualität der globale Bedarf an psychischen Interventionen nur 16% beträgt, legt nahe, dass die „unsichtbare Behinderung" durch eine chronische gastroenterologische Erkrankung mit ihren oft beschämenden Symptomen eine besondere, für Außenstehende schwer nachvollziehbare Belastung darstellt, die einer unterstützenden psychologischen Intervention bedarf.

Einleitung

Die Einsicht, dass der chronisch Kranke einer Psychotherapie bedarf, wird wiederkehrend mehr oder weniger dogmatisch vertreten, wenngleich die Evidenz zur Stützung dieses Dogmas rar ist (Barolin, 1996). Die Frage ob, eine PatientIn mit einer chronischen Erkrankung einer psychologischen Intervention bedarf, ist aus dreierlei Gründen schwierig zu beantworten und erfordert eine differenzierte Betrachtung.

- Zum einen sind die PatientInnenkollektive, die an chronischen gastroenterologischen Erkrankungen leiden, sehr unterschiedlich, weshalb eine Vergleichbarkeit und Generalisierung auf „die gastroenterologischen PatientInnen" schwierig ist.
- Der zweite Punkt betrifft die Frage, was mit „psychologischer Betreuung" gemeint ist und was die Therapieziele einer solchen Betreuung sein könnten. Die möglichen psychologischen Interventionen, derer PatientInnen bedürfen kann, sind sehr unterschiedlich. Ebenso wie die möglichen Therapieziele.
- Der dritte Aspekt betrifft die Frage, wie „Bedarf an psychologischer Betreuung" zu definieren und zu verstehen ist und woran er „gemessen" werden kann.

PatientInnenkollektive

Das Spektrum chronischer Erkrankungen in der Gastroenterologie ist mannigfaltig und die psychologischen Belastungen, die sich daraus ergeben und gegebenenfalls einer Intervention bedürfen, sind sehr unterschiedlich. Auf der einen Seite des Spektrums finden sich z. B. chronisch entzündliche Darmerkrankungen mit vielfältigen Auswirkungen im sozialen, familiären und sexuellen Bereich, mit zum Teil beschämenden und tabuisierten Problemen und Symptomen. Die Zöliakie, mit dem Erfordernis einer lebenslänglich glutenfreien Diät, bringt für die Betroffenen ihrerseits einen besonderen Problemkreis. Einen gänzlich eigenen Bereich stellen die chronischen Lebererkrankungen dar, insbesondere die chronische Hepatitis C und hier beispielsweise die Subgruppe von PatientInnen, die die Erkrankung im Rahmen einer Suchterkrankung akquiriert haben. Am anderen Ende des Spektrums befinden sich die PatientInnen mit malignen Erkrankungen, die am häufigsten im gastroenterologischen Bereich lokalisiert sind und wiederum einen eigenen psychologischen Problemkreis bedeuten.

Mögliche Interventionen

Ebenso unterschiedlich wie die PatientInnenkollektive sind die möglichen Interventionen, wobei man hier sowohl in Bezug auf die Art der Intervention, als auch in Bezug auf ihre zeitliche, personelle und strukturelle Verfügbarkeit und Finanzierbarkeit differenzieren kann. Zusammenfassend reicht das Spektrum möglicher Interventionen von intensivierter Beratung bis zur Psychotherapie. Im Einzelnen können psychologische Interventionen einerseits krankheitsorientierte Beratungsgespräche sein, die über das zeitliche Ausmaß und den Tiefgang eines „normalen" Ambulanz- oder Ordinationstermines hinausgehen und von fachlich in der jeweiligen medizinischen Frage qualifizierten ÄrztInnen empathisch durchgeführt werden können. Ziel und Motivation solcher Gespräche liegen in der empathischen Aufklärung über eine Erkrankung und ihre Auswirkungen mit besonderem Augenmerk auf die individuellen Sorgen der PatientInnen.

Eine weitere Form einer psychologischen Intervention stellt die integrierte psychosomatische Betreuung dar, die sich mit den psychosozialen Hintergründen und Auswirkungen einer Erkrankung bzw. des subjektiven Erlebens der Erkrankung und ihrer Auswirkungen befasst. Das entscheidende Charakteristikum solcher Interventionen ist die Integration in die medizinische Versorgung des Kranken, d. h. die direkte Durchführung im Krankenhaus und in der Ordination. Voraussetzung für eine solche Betreuung ist ein Arzt oder eine Ärztin, der oder die Kompetenz sowohl in der Versorgung der jeweiligen Erkrankung hat, als auch psychotherapeutisch geschult ist. Dieser Zugang trägt dem biopsychosozialen Krankheitsmodell Rechnung (Engel, 1977; Engel, 1980; Drossman, 1996; Drossman, 1998).

Am anderen Ende des Spektrums steht die Psychotherapie, die sich als intensive, bewusste und geplante Behandlung psychischer Leiden und Verhaltensstörungen auf Basis wissenschaftlicher psychotherapeutischer Methoden in einer Interaktion zwischen PatientInnen und TherapeutInnen versteht. Aufgrund ihres zeitlichen und personellen Aufwandes ist eine psychotherapeutische Versorgung in öffentlichen medizinischen Einrichtungen (ärztliche Kassenordinationen, öffentliche Krankenhäuser) meist nicht implementiert und für einen größeren PatientInnenkreis nicht anzubieten. Psychotherapie wird daher meist in psychotherapeutischen Ordinationen oder als Kurzzeittherapie in psychosomatischen Kliniken angeboten und ist daher nicht in die medizinische Versorgung der Grunderkrankung integriert. In Bezug auf Psychotherapie kann einerseits nach den psychotherapeutischen Traditionen (tiefenpsychologisch, humanistisch, verhaltenstherapeutisch, systemisch) unterschieden werden, andererseits in Hinblick auf die Behandlungsdauer bzw. Frequenz der Sitzungen. Zuletzt stellt die Kostenübernahme durch Krankenversicherungen einen weiteren Aspekt dar, der den Bedarf und die Erfüllung des Bedarfes beeinflusst (Springer-Kremser, 2002).

Subjektiver vs. „objektiver" Bedarf

Bei der Feststellung des Bedarfs an psychologischen Interventionen und insbesondere beim Vergleich verschiedener PatientInnenkollektive ist es unbedingt erforderlich festzuhalten, worüber der Bedarf definiert wird. Einerseits wird der Bedarf für psychologische Interventionen häufig aus der Prävalenz psychischer Störungen in einem bestimmten Kollektiv abgeleitet. Das Vorliegen beispielsweise einer Angststörung oder einer Depression stellt wohl einen nachvollziehbaren Surrogatparameter für einen möglichen Bedarf einer psychologischen Intervention dar. Streng genommen bedeutet das Feststellen einer psychischen Störung aber bloß das Vorliegen einer Indikation für eine psychologische Intervention; der Bedarf kann daraus lediglich gemutmaßt werden. Eine genauere Einschätzung liefern Daten aus psychiatrischen und psychotherapeutischen Explorationen von PatientInnenkollektiven, die aber in Bezug auf den Bedarf an psychologischen Interventionen mehrheitlich die Sicht des explorierenden Psychotherapeuten und somit wiederum eher die Indikation für psychologische Interventionen wiedergeben.

Relevant erscheint der Bedarf an psychologischen Interventionen aus der Sicht der PatientInnen. Dies ist deshalb ein entscheidender Punkt, da die Selbsteinschätzung der PatientInnen über ihren Bedarf an psychologischen Interventionen am ehesten die Motivation der Betroffenen und ihren Leidensdruck widerspiegelt. So wurde gezeigt, dass von 100 PatientInnen, die „objektiv" eine Indikation für eine Psychotherapie hatten und denen eine Psychotherapie angeboten wurde, 67% das Therapieangebot ablehnten (Franz, 1997). Von jenen, die das Psychotherapieangebot ablehnten, gaben 77% das Fehlen einer „subjektiven" Notwendigkeit für eine Psychotherapie und/oder organisatorische Gründe an. Weiters zeigte sich bei genauer Exploration, dass zwei Drittel jener PatientInnen, die initial organisatorische Motive als Grund ihrer Ablehnung angaben, im Hintergrund wiederum „subjektiv" keine Notwendigkeit für eine Psychotherapie sahen oder aber Angst vor Psychotherapie, respektive vor einer Gruppensituation hatten. Dies rückt die Motivation der PatientInnen zu einer psychologischen Intervention – also dessen „subjektiven" Bedarf – in den Vordergrund. Insbesondere angesichts der Tatsache, dass, neben anderen Ursachen, der fehlende subjektive Bedarf mit ein Grund für den vorzeitigen Abbruch einer Psychotherapie darstellt (Frayn, 1992; Junker-Tress, 1999).

> Der Bedarf an psychologischen Interventionen wie er subjektiv vom Patienten erlebt wird bestimmt den Erfolg der Intervention (Schneider, 1999; Hoglend, 1996; Keithly, 1980).

Feststellung des subjektiven Bedarfes für psychologische Interventionen

Sicherlich wird insbesondere von psychotherapeutisch und psychosomatisch tätigen ÄrztInnen ein empathisches Gespräch mit den PatientInnen zur Feststellung ihres Leidensdruckes und des Bedarfes an psychologischer Betreuung propagiert werden, was sicherlich für die jeweiligen individuellen PatientInnen probat ist. Um allerdings systematisch und standardisiert an einem größeren Kollektiv den Bedarf an psychologischen Interventionen zu evaluieren, ist ein standardisiertes und validiertes Instrument erforderlich, das gleichzeitig auch als Leitfaden für relevante Fragen im Einzelgespräch dienen kann. Speziell für PatientInnen mit chronischen Erkrankungen wurde der so genannte ADAPT-Fragebogen (Assessment of the Demand for Additional Psychological Treatment) entwickelt und an gastroenterologischen PatientInnen validiert.

Der ADAPT-Fragebogen

Der ADAPT-Fragebogen wurde mit den Ansprüchen entwickelt, valide, reliabel und responsiv zu sein. Gleichzeitig sollte er kurz, einfach verständlich und einfach beantwortbar sein und Ergebnisse liefern, die leicht berechnet werden können, um neben seiner Verwendung in wissenschaftlichen Fragestellungen auch in der klinischen Routine Anwendung zu finden (Miehsler, 2004). Konzeptionell wurde der ADAPT so entworfen, dass er den subjektiven Bedarf der PatientInnen an psychologischen Interventionen in drei Bereichen wiedergibt: den Bedarf an krankheitsorientierter Beratung, integrierter psychosomatischer Betreuung und Psychotherapie. Diese Differenzierung trägt einerseits der Tatsache Rechnung, dass es sehr unterschiedliche Interventionen gibt, derer die PatientInnen bedürfen können. Andererseits spiegelt sie auch die unterschiedlichen Qualifikationen, personellen und strukturellen Valenzen wieder, die innerhalb des Gesundheitswesens bestehen. So ist es anhand des durch den ADAPT erhobenen Bedarfes nach psychologischen Interventionen möglich zu entscheiden, ob die PatientInnen entsprechend ihres Bedarfes von den jeweiligen ÄrztInnen unter Berücksichtigung der psychologischen Qualifikation sowie zeitlicher und personeller Ressourcen im eigenen Bereich versorgt werden können oder ob sie zu überweisen sind.

Krankheitsorientierte Beratung

Krankheitsorientierte Beratung wurde definiert als eines oder mehrere umfassende Gespräche über die Erkrankung und krankheitsrelevante Fragen und Sorgen der PatientInnen. Einen entsprechenden Zeithorizont vorausgesetzt (z. B. 50 Min.), können diese Gespräche von jeder empathischen KollegIn, die für die entsprechende Erkrankung qualifiziert ist, angeboten und durchgeführt werden.

Integrierte psychosomatische Betreuung

Die Definition für integrierte psychosomatische Betreuung basiert auf dem biopsychosozialen Krankheitsmodell (Engel, 1977 und 1980). Integrierte psychosomatische Betreuung ist zu verstehen als eine, meist aber mehrere intermittierende psychologische Interventionen, die auf die Interaktion der biologischen, psychologischen und sozialen Aspekte und Subsysteme einer Erkrankung fokussieren. Dabei ist es relevant, dass diese Interventionen in die klinische Routineversorgung der PatientInnen integriert sind und idealerweise von jemandem angeboten und durchgeführt werden, der sowohl bezüglich der jeweiligen Erkrankung kompetent ist, als auch psychotherapeutisch ausgebildet ist, z. B. in den normalen Ambulanzräumen aber außerhalb der unruhigen Ambulanzzeiten. Aufgrund dieser seltenen Doppelqualifikation sind die Ressourcen für diese Art der Intervention wohl noch eingeschränkt, wenn auch in steigendem Ausmaß verfügbar.

Psychotherapie

Innerhalb des konzeptionellen Rahmens bei der Entwicklung des ADAPT wurde unter Psychotherapie eine ausführliche, bewusste und geplante Behandlung psychischer Leiden und Verhaltensstörungen durch wissenschaftliche, psychotherapeutische Methoden in einer Interaktion zwischen PatientInnen und TherapeutInnen definiert. Ziel dieser Interventionen soll neben einer Erleichterung der Symptome und dem Ändern gestörten Verhaltens, die Entwicklung, Reifung und Gesundheit der PatientInnen sein. Bei dieser Intervention steht also die somatische Erkrankung weniger im Zentrum als vielmehr das psychische Leiden der PatientInnen.

Validität des ADAPT

Der ADAPT wurde unter der Vorgabe der oben erwähnten Anforderungen, interdisziplinär von InternistInnen mit Spezialisierung in Gastroenterologie und Rheumatologie, von psychosomatisch tätigen ÄrztInnen, niedergelassenen PsychotherapeutInnen, PatientInnen und Angehörigen in mehreren Schritten entwickelt und modifiziert, womit die „face validity" erfüllt ist (Miehsler, 2004). Zur weiteren Validierung des ADAPT wurden mehrere Vorhersagen festgeschrieben, wie sich der ADAPT im Vergleich zu anderen biopsychosozialen Variablen verhalten sollte, die im Sinne der Konstruktvalidität bestätigt wurden. Bei PatientInnen mit stabilem psychosozialen Status lieferte der ADAPT stabile Ergebnisse im Sinne der Reliabilität. Bei psychosozial verschlechterten PatientInnen lieferte der ADAPT hingegen signifikant unterschiedliche Werte im Sinne der intra-individuellen Responsibilität. Auch die Fähigkeit, zwischen psychosozial unterschiedlichen PatientInnen zu unterscheiden, konnte gezeigt werden.

Auswertung des ADAPT

Der ADAPT-Fragebogen besteht aus zwölf Fragen, die auf 10 cm visuellen Analogskalen von 0 bis 100 zu beantworten sind und ist im Appendix dieses Kapitels zu finden. Der Score für den Bedarf an krankheitsorientierter Beratung entspricht dem Mittelwert der Fragen 1 bis 3, wobei der Wert der Frage 1 vor der Kalkulation zu invertieren ist (d. h. 100 minus dem Wert der Frage 1). Der Score für den Bedarf an integrierter psychosomatischer Betreuung entspricht dem Mittelwert der Fragen 4 bis 7, wobei hier der Wert der Frage 7 zu invertieren ist. Der Score für den Bedarf an Psychotherapie entspricht dem Mittelwert der Fragen 8 bis 12. Somit ergibt sich für jede der drei Dimensionen ein Score von 0 bis 100, wobei höhere Werte einen höheren Bedarf widerspiegeln. Auch wenn der Bedarf an psychologischen Interventionen einem stetigen Kontinuum mit fließenden Übergängen entspricht, kann angenommen werden, dass Werte um 50 eine Ambivalenz zur jeweiligen Intervention darstellen und höher Werte, z. B. über 70, einen gesteigerten Bedarf anzeigen.

Weitere Fragebögen

Es wurden noch weitere Fragebögen zur Erfassung der Therapiemotivation und des Psychotherapiebedarfes entwickelt. Da ihre Anwendung in gastroenterologischen Kollektiven bisher nicht erfolgte, wird hier nur kurz darauf eingegangen. Der Fragebogen zur Messung der Psychotherapiemotivation (FMP) besteht aus 47 Items und umfasst die Dimensionen Krankheitserleben, Laienätiologie, allgemeine Erwartungen an die Behandlung und Erwartungen und Erfahrungen mit Psychotherapie (Schneider, 1989). Daten zu Validierung des Instrumentes wurden an einer psychosomatischen Rehabilitationsklinik erhoben und zeigen eine adäquate Testgüte, wenngleich das erwähnte Kollektiv bereits selektioniert ist. Der Fragebogen zur Psychotherapiemotivation und des Krankheitskonzeptes (PMK) umfasst in seiner ursprünglichen Version 120 Items, die folgende Dimensionen berücksichtigt: Leidensdruck, Hoffnung, Dringlichkeit des Behandlungsbedürfnisses, Verleugnung psychischer Hilfsbedürftigkeit, Stigmatisierungsängste, Initiative und Wissen sowie symptombezogene Zuwendung durch andere (Nübling, 1992). Der Fragebogen wurde zur Selbstbeurteilung entwickelt und ebenfalls im Setting der psychosomatischen Rehabilitation validiert. Anwendungen im gastroenterologischen Bereich sind bisher nicht publiziert. Eine Weiterentwicklung dieses Fragebogens stellt der Fragebogen zur Psychotherapiemotivation (FPTM) dar, der 39 Items enthält und die Dimensionen Leidensdruck, Hoffnung, Verleugnung psychischer Hilfsbedürftigkeit, Wissen, Initiative sowie symptombezogene Zuwendung durch andere abdeckt (Schulz 1995). Von diesem Fragebogen existieren Kurzformen mit 23 Items bzw. 6 Items (Schulz, 2003; Schulz 2006).

Bedarf an psychologischen Interventionen in der Gastroenterologie

Bedarf an psychologischen Interventionen allgemein

> Gastroenterologische PatientInnen haben ein starkes Bedürfnis nach Information über ihre Erkrankung.

75% der gastroenterologischen PatientInnen wünschen sich schriftliche Information über ihre Behandlung, 90% möchten mehr über diagnostische Verfahren erfahren und 92% wünschen sich mehr Information über ihre Medikation (Eaden, 1998). Eine Studie von Spahn und MitarbeiterInnen untersuchte den Bedarf für Psychotherapie an 91 konsekutiven PatientInnen, die für mehr als zwei Tage an einer allgemeinen internen Station hospitalisiert wurden (Spahn, 2002). Ein Drittel der PatientInnen hatte eine gastroenterologische Hauptdiagnose und hiervon mehr als die Hälfte eine Leberzirrhose. An der untersuchten Station ist ein psychosomatischer Liaison-Dienst implementiert und die Untersuchung wurde von PsychotherapeutInnen durchgeführt. Komplette Datensätze waren nur für einen Teil der PatientInnen verfügbar. Aus der Sicht der PsychotherapeutInnen bestand bei 37% der diesbezüglich evaluierten PatientInnen (n = 62) ein Bedarf für Psychotherapie. Demgegenüber wurde bei 65% jener PatientInnen, die ein psychiatrisches diagnostisches Interview hatten (n = 48), eine psychische Störung festgestellt, die eine „objektive" Indikation für Psychotherapie darstellen würde. Bei 40 PatientInnen wurde das Interesse an Psychotherapie bzw. die Motivation zu Psychotherapie evaluiert (Daten zur Validität des verwendeten Instrumentes liegen nicht vor). 18% der PatientInnen gaben an, dass es ihnen an psychologischer Unterstützung fehlte, 20% wünschten sich psychotherapeutische Beratung und 33% gaben einen Bedarf einer Entspannungstechnik an. Leider wird nicht wiedergegeben, wie die Zusammenhänge zwischen den einzelnen erhobenen Parametern waren, weiters ist unklar, ob sich gastroenterologische PatientInnen vom Rest des Kollektivs unterschieden.

Bedarf an psychologischen Interventionen in der Gastroenterologie

Bisher wurden im gastroenterologischen Bereich PatientInnen nur mit dem ADAPT in Hinblick auf ihren Bedarf an psychologischen Interventionen untersucht (bisher nur als Abstract publiziert; Miehsler 2002). Insgesamt wurden 302 konsekutive ambulante PatientInnen mit chronisch entzündlichen Darmerkrankungen im Vergleich zu 109 konsekutiven ambulanten PatientInnen mit rheumatoider Arthritis und 111 konsekutiven ambulanten PatientInnen mit Zöliakie im selben Zeitraum untersucht. Alle PatientInnen wurden mit dem ADAPT, der Hospital Anxiety and Depression Scale, der Short Form 36 (SF-36) und dem SOZU-K22 (soziale Unterstützung) untersucht. PatientInnen mit chronisch entzündlichen Darmerkrankungen füllten zusätzlich die Rating Form of IBD Patient Concerns aus (RFIPC, Sorgen und Ängste von PatientInnen mit chronisch entzündlichen Darmerkrankungen). Bedarf für krankheitsorientierte Beratung, integrierte psychosomatische Betreuung bzw. Psychotherapie wurde angenommen, wenn der jeweilige Score des ADAPT ≥70 betrug. Es zeigte sich, dass insgesamt 35% der PatientInnen mit chronisch entzündlichen Darmerkrankungen einen Bedarf an mindestens einer psychologischen Intervention angaben. Dies war signifikant höher als bei PatientInnen mit rheumatoider Arthritis (16,5%) obwohl PatientInnen mit chronisch entzündlichen Darmerkrankungen gemessen am SF-36 in allen körperlichen Funktionen eine bessere Lebensqualität hatten. In einer schrittweisen logistischen Regression zeigte sich, dass die höhere Prävalenz von Angststörungen, das jüngere Alter und die stärkeren sozialen Einschränkungen bei chronisch entzündlichen Darmerkrankungen, nicht aber die Diagnose selbst für den höheren Bedarf an psychologischen Interventionen verantwortlich war. Bei PatientInnen mit Zöliakie betrug der Gesamtbedarf an psychologischen Interventionen 27% und war nicht signifikant unterschiedlich verglichen zu chronisch entzündlichen Darmerkrankungen, aber tendenziell höher als bei rheumatoider Arthritis. Auch hier ließ sich der Unterschied zwischen Zöliakie und Arthritis auf die stärker eingeschränkte soziale Rollenfunktion bei Zöliakie zurückführen.

> Offenbar haben gastroenterologische Erkrankungen mit ihrer nach außen oft unsichtbaren „Behinderung" und ihren beschämenden und peinlichen Symptomen sowie der Einschränkungen durch Diäten größere psychosozial belastende Auswirkungen, die sich in erhöhtem Bedarf an psychologischen Intervention niederschlagen.

PatientInnen mit chronisch entzündlichen Darmerkrankungen

Der ADAPT erfasst den Bedarf für dreierlei Typen von möglichen Interventionen. Somit können PatientInnen auch einen Bedarf für mehrere Interventionen haben. Die Überschneidungen, die sich daraus bei PatientInnen mit chronisch entzündlichen Darmerkrankungen ergeben, sind aus Abb. 1 zu ersehen.

Bei PatientInnen mit chronisch entzündlichen Darmerkrankungen ist bekannt, dass sich 77% unzureichend informiert fühlen (Schölmerich 1987). Gemessen am ADAPT hatten 10% der PatientInnen mit chronisch entzündlichen Darmerkrankungen Bedarf für krankheitsorientierte Beratung, wobei dies v. a. für PatientInnen gilt, bei denen erst kürzlich die Diagnose gestellt wurde. Viele der oft jungen PatientInnen recherchieren Informationen aus dem Internet und werden dabei mit einer Fülle möglicher Komplikationen konfrontiert, die Verunsicherung auslösen. Es ist nachvollziehbar, dass insbesondere PatientInnen mit kurz zurückliegender Diagnose die meiste Aufklärung benötigen.

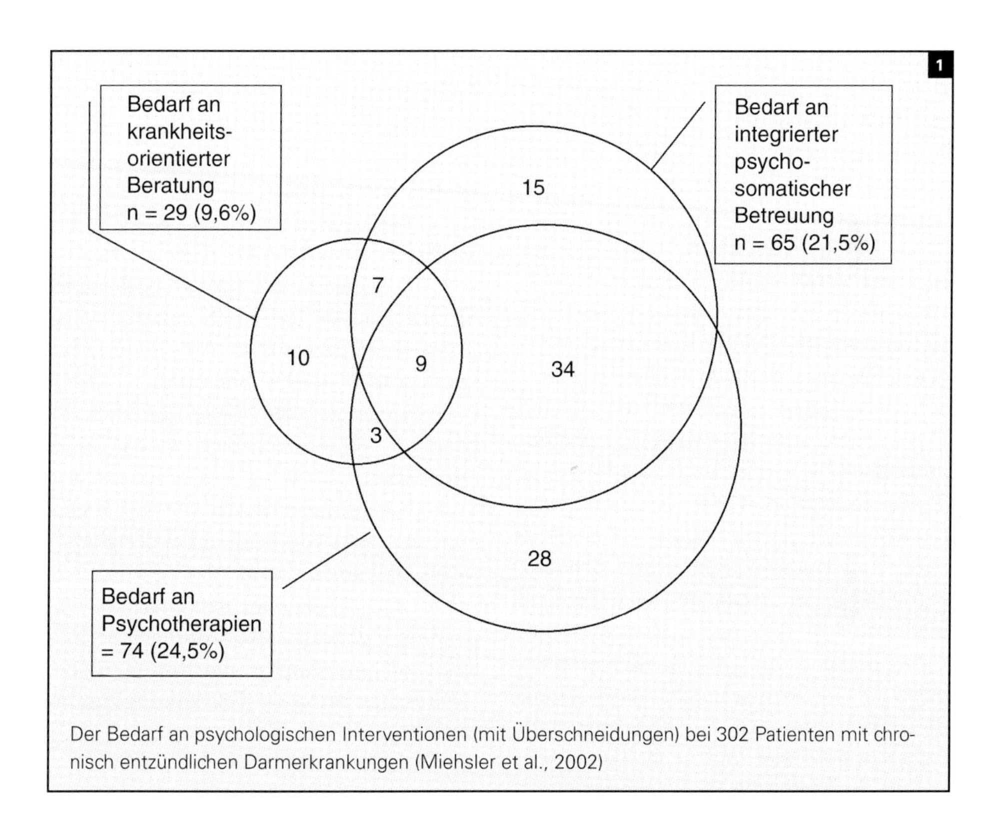

Der Bedarf an psychologischen Interventionen (mit Überschneidungen) bei 302 Patienten mit chronisch entzündlichen Darmerkrankungen (Miehsler et al., 2002)

Es muss betont werden, dass die Aufklärung mündlich und individuell erfolgen muss, da das alleinige Vergeben von Informationsbroschüren die Lebensqualität verschlechtert (Borgaonka, 2002).

Im Gegenzug wurde gezeigt, dass PatientInnenzentrierte Schulungsprogramme das subjektiv wahrgenommenen Aufklärungsniveau steigern, die Zahl der Arztbesuche senken und die Krankheitsverarbeitung fördern können (Kennedy, 2004; Larsson, 2003).

Gemessen mit dem ADAPT hatten 22% der PatientInnen mit chronisch entzündlichen Darmerkrankungen Bedarf an integrierter psychosomatischer Betreuung, wobei sich PatientInnen mit diesem Bedarf durch Vorhandensein von Angst, Sorgen bezüglich der Auswirkungen der Grunderkrankung, häufige Arztbesuche und schlechtere soziale Unterstützung auszeichneten. Bereits vor einem halben Jahrhundert publizierten Grace und Mitarbeiter, dass PatientInnen, bei denen eine psychosomatische Betreuung in die medizinische Therapie integriert wurde, einen günstigeren Krankheitsverlauf zeigten was das Auftreten von Komplikationen und Schüben betraf als PatientInnen mit ausschließlich medizinischer Versorgung (Grace, 1954). Einschränkend muss festgehalten werden, dass die medizinische Standardtherapie dieser Erkrankungen vor 50 Jahren stark eingeschränkt war und auch die wissenschaftliche Methodik noch weniger ausgefeilt war.

Gemessen mit dem ADAPT haben 24,5% der PatientInnen mit chronisch entzündlichen Darmerkrankungen einen Bedarf an Psychotherapie, wobei sich diese PatientInnen wiederum durch das Vorhandensein von Angst, Sorgen über die Auswirkungen der Erkrankung, eingeschränkte soziale Rollenfunktion und häufige Arztbesuche auszeichnen.

Allen psychologischen Interventionen ist gemeinsam, dass der Bedarf nicht auf somatische medizinische Faktoren zurückgeführt werden kann, sondern nur auf psychosoziale Faktoren.

PatientInnen mit Zöliakie

PatientInnen mit Zöliakie geben in 27% der Fälle einen Bedarf für mindestens einen Typ von psychologischer Intervention an. 6% haben Bedarf an krankheitsorientierter Beratung, 11% haben Bedarf an integrierter psychosomatischer Betreuung und 17% haben Bedarf für Psychotherapie. Ähnlich wie bei chronisch entzündlichen Darmerkrankungen ist der Bedarf für krankheitsorientierte Beratung bei jenen PatientInnen gegeben, die erst kürzlich die Diagnose erfahren haben. PatientInnen mit Bedarf für integrierte psychosomatische Betreuung zeichnen sich durch eine hohe Frequenz von Fehlern bei der glutenfreien Diät aus sowie durch eine hohe Prävalenz von Angst und Depressivität. Fera postuliert, dass affektive Störungen bei Zöliakie mit einer Anpassungsstörung mit der chronischen Natur der Erkrankung zusammenhängen (Fera, 2003).

Maladaptives Coping verhält sich indirekt proportional zur Adhärenz zu glutenfreier Diät (Ciacci, 2002).

ADAPT-Fragebogen

Bitte beantworten Sie folgende Fragen selbst und ohne sich mit anderen, einschließlich Angehörigen, über die Antworten zu beraten. Die Daten werden streng vertraulich behandelt! Bitte machen Sie, wie am Beispiel gezeigt, auf den angegebenen Strichen eine Markierung zwischen null und hundert an jener Stelle, die für Sie zutreffend ist.

Beispiel

gar nicht — unbedingt

1. Fühlen Sie sich über die Erkrankung ausreichend aufgeklärt?

   gar nicht — sehr gut

2. Wünschen Sie zusätzliche medizinische Information?

   keinesfalls — unbedingt

3. Haben Sie das Bedürfnis ab und zu mit Ihrem Arzt länger als während eines normalen Ambulanztermines über Ihre Erkrankung zu sprechen?

   keinesfalls — unbedingt

4. Würden Sie sich zusätzliche unterstützende Gespräche wünschen?

   keinesfalls — unbedingt

5. Würden Sie mit Ihrem Arzt auch gerne über Ihre gesamte Lebenssituation sprechen?

   keinesfalls — unbedingt

6. Haben Sie das Bedürfnis dabei auch über seelische Probleme zu sprechen?

   keinesfalls — unbedingt

7. Fühlen Sie sich durch Ihren Arzt auch in der Bewältigung Ihrer Lebenssituation ausreichend betreut?

   keinesfalls — völlig

8. Würden Sie gerne regelmäßig mit jemandem sprechen, der Ihnen professionell hilft, Ihre Lebenssituation zu bewältigen?

   überhaupt nicht — sehr gerne

9. Glauben Sie, würden Sie von einer Psychotherapie profitierten?

   überhaupt nicht — sehr stark

10. Haben Sie schon einmal darüber nachgedacht eine Psychotherapie zu machen?

    noch nie — sehr oft

11. Würden Sie gerne eine Psychotherapie machen?

    keinesfalls — unbedingt

12. Würden Sie am liebsten sofort mit einer Psychotherapie beginnen?

    nein, irgendwann — ja, sofort

Es ist also plausibel, dass PatientInnen mit Zöliakie, die an einer Angststörung leiden, in Wahrheit Schwierigkeiten haben sich an die chronische Natur der Erkrankung anzupassen. Addolorato konnte in einer randomisiert kontrollierten Studie zeigen, dass diese PatientInnen nach einer psychologischen Intervention, weniger Angststörungen aufwiesen und signifikant weniger Diätfehler machten (Addolorato, 2004).

Chronische Virushepatitis

Aus präliminären Daten an 187 PatientInnen mit chronischer Hepatitis C konnte gezeigt werden, dass der Bedarf an psychologischen Interventionen wiederum mit Angst korreliert war (noch unveröffentlichte Daten). Bei PatientInnen, die vor einer Kombinationstherapie mit Interferon/Ribavirin standen, waren sowohl Angst als auch der Bedarf an psychologischen Interventionen signifikant höher als bei PatientInnen, die unter Therapie oder nach Therapieende ein virologisches Ansprechen zeigten. Unterschiede im Hinblick auf Depression waren zwischen diesen beiden Gruppen nicht signifikant, wohl zeigten aber PatientInnen, die auf die Kombinationstherapie nicht ansprachen, häufiger Depressivität.

Maligne Erkrankungen

Die Psyche der PatientInnen mit maligner Erkrankung füllt eigens Bücher und wird deshalb hier nicht diskutiert. Da viele Malignome gastroenterologischen Ursprunges sind, wird aber auf den Bedarf dieser PatientInnen nach psychologischen Interventionen eingegangen. In einer Studie an 102 TumorpatientInnen einer radioonkologischen Station, von denen 29 PatientInnen ein gastrointestinales Karzinom hatten, gaben 42% der PatientInnen einen Bedarf für mindestens eine psychologische Intervention an (Fritzsche, 2004). Aus Sicht der betreuenden ÄrztInnen bestand ein Bedarf bei 32% der PatientInnen.
Der Erfolg verschiedener psychotherapeutischer Verfahren bei PatientInnen mit gastroenterologischen Erkrankungen wird in den jeweiligen Kapiteln abgehandelt.

Literatur

Addolorato G, De Lorenzi G, Abenavoli L, Leggio L, Capristo E, Gasvbarrini G (2004) Psychological support counselling improves gluten-free diet compliance in coeliac patients with affective dixorders. Aliment Pharm Ther 20: 777–782

Barolin G (1996) Der körperlich Kranke braucht Psychotherapie. Wien Med Wochenschr 146: 245–252

Borgaonkar M, Townson G, Donnelly M et al (2002) Providing disease-related information worsens health-related quality of life in inflammatory bowel disease. Inflamm Bowel Dis 8: 264–269

Ciacci C, Iavarone A, Siniscalchi M, Romano R, De Rosa A (2002) Psychological dimensions of celiac disease: toward an integrated approach. Dig Dis Sci 47: 2082–2087

Drossman D (1996) Editorial: Gastrointestinal illness and the biopsychosocial model. J Clin Gastroenterol 22: 252–254

Drossman D (1998) Presidential address: Gastrointestinal illness and the biopsychosocial model. Psychosomatic Medicine 60: 258–267

Eaden J, Ward B, Smith H, Mayberry J (1998) Are we telling patients enough? A pilot study to assess patient information needs in a Gastroenterology outpatient department. Eur J Gastroenterol Hepatol 10: 63–67

Engel G (1980) The clinical application of the biopsychosocial model. Am J Psychiatry 137: 535–544

Engel G (1977) The need for a new medical model: A challenge for biomedicine. Science 196: 129–136

Fera T, Cascio B, Angelini G, Martini S, Guidetti C (2003) Affective disorders and quality of life in adult coeliac disease patients on a gluten-free diet. Eur J Gastroenterol Hepatol 15: 1287–1292

Franz M, Dilo K, Schepank H, Reister G (1993) Warum „Nein" zur Psychotherapie? Kognitive Stereotypien psychogen erkrankter Patienten aus einer Bevölkerungsstichprobe im Zusammenhang mit der Ablehnung eines Psychotherapieangebotes. Psychother Psychosom Med Psychol 43: 278–285

Fritzsche K, Liptai C, Henke M (2004) Psychosocial distress and need for psychotherapeutic treatment in cancer patients undergoing radiotherapy. Radiother Oncol 72: 183–189

Frayn D (1992) Assessment factors associated with premature psychotherapy termination. Am J Psychother 46: 250–261

Grace W, Pinsky R, Wolff H (1954) The treatment of ulcerative colitis II. Gastroenterology 26: 462–468

Hoglend P (1996) Motivation for brief dynamic psychotherapy. Psychother Psychosom 65: 209–215

Junkert-Tress B, Tress W, Hildenbrand G, Hildenbrand B, Windgassen F, Schmitz N, et al (2000) Der Behandlungsabbruch – ein multifaktorielles Geschehen. Psychother Psychosom Med Psychol 50: 351–365

Keithly L, Samples S, Strupp H (1980) Patient motivation as a predictor of process and outcome in psychotherapy. Psychother Psychosom 33: 87–97

Kennedy A, Nelson W, Reeves D, et al (2004) A randomised controlled trial to assess the effectiveness and cost of a patients orientated self management approach to chronic inflammatory bowel disease. Gut 53: 1639–1645

Larsson K, Sundberg H, Karlbom K, et al (2003) A group-based patient education programme for high-anxiety patients with Crohn's disease or ulcerative colitis. Scand J Gastroenterol 38: 763–769

Miehsler W, Weichselberger M, Öfferlbauer-Ernst A, Dejaco C, Reinisch W, Vogelsang H, et al (2004) Assessing the demand for psychological care in chronic diseases; development and validation of a questionnaire based on the example of inflammatory bowel disease. Inflam Bowel Dis 10: 637–645

Miehsler W, Weichselberger M, Stamm T, Dejaco C, Reinisch W, Vogelsang H, et al (2002) Patients with IBD have a higher demand for additional psychological care than patients with rheumatoid arthritis and celiac disease. Gastroenterology 122 [Suppl]: W1315

Miehsler W, Weichselberger M, Dejaco C, Reinisch W, Vogelsang H, Gangl A, et al (2002) Demand for additional disease oriented counseling, psychosomatic counseling and psychotherapy in patients with inflammatory bowel disease. Journal of Gastroenterology and Hepatology 17 [Suppl 1]: A078

Nübling R (1992) Psychotherapiemotivation und Krankheitskonzept. Zur Evaluation psychosomatischer Heilverfahren. Verlag für Akademische Schriften VAS, Frankfurt/Main

Schneider W, Basler HD, Beisenherz B (1989) Fragebogen zur Messung der Psychotherapiemotivation (FMP). Beltz Test GmbH, Weinheim

Schneider W, Klauer T, Janssen P, Tetzlaff M (1999) Influence of psychotherapy motivation on the course of psychotherapy. Nervenarzt 70: 240–249

Schölmerich J, Sedlak P, Hoppe-Seyler P, Gerok W (1987) The information needs and fear of patients with inflammatory bowel disease Hepatogastroenterol 34: 182–185

Schulz H, Lang K, Nübling R, Koch U (2006) Entwicklung einer 6-Item Kurzform des Fragebogens zur Psychotherapiemotivation – FPTM-K6. In: Nübling R, Muthny F, Bengel J (Hrsg) Reha-Motivation und Behandlungserwartung. Huber, Bern, S 271–282

Schulz H, Lang K, Nübling R, Koch U (2003) Psychometrische Überprüfung einer Kurzform des Fragebogens zur Psychotherapiemotivation – FPTM-23. Diagnostica 49: 83–93

Schulz H, Nübling R, Rüddel H (1995) Entwicklung einer Kurzform eines Fragebogens zur Psychotherapiemotivation. Verhaltenstherapie 5: 89–95

Spahn C, Becker B, Fritzsche K, Burger T, Blum H, Wirsching M (2002) Psychosomatic liaison service in medicine – need for psychotherapeutic interventions and their realisation. Swiss Med Wkly 132: 166–173

Springer-Kremser M, Eder A, Jandl-Jager E, Hager I (2002) Can legislation provide a better match between demand and supply in psychotherapy? Soc Psychiatry Psychiatr Epidemiol 37: 492–500

19

Integrierte Psychosomatische Versorgung

Gabriele Moser

Bedarf und Vorteil einer integrierten psychosomatischen Betreuung in der Inneren Medizin

Prävalenz von psychischen Störungen bei internistischen PatientInnen

Laut Untersuchungen am Wiener Allgemeinen Krankenhaus (AKH), an den Universitätskliniken, leiden 32,2% der PatientInnen an internistischen, chirurgischen, gynäkologischen und Rehabilitationsabteilungen an zusätzlichen psychischen Störungen (Wancata et al., 2001). Friedrich et al. (2002) untersuchten insgesamt 511 internistische PatientInnen eines Akutkrankenhauses in Heidelberg und fanden eine Prävalenz psychischer Erkrankungen von 36% (nach ICD-10). Je nach Indikation zeigen ungefähr ein Viertel bis maximal zwei Drittel der stationären internistischen PatientInnen im allgemeinen Krankenhaus einen Bedarf an begleitender psychischer Betreuung: für Krankheitsbewältigungsprobleme und Sterbebegleitung (12–16%), für eindeutig psychogenen Gesundheitsstörung (20%) oder die gezielte Berücksichtigung der psychischen und sozialen Probleme als Folge bzw. im Verlauf der Erkrankung (ca. 60%) (Schmeling-Kludas et. al., 1994). Der Bedarf an psychischer Betreuung speziell für gastroenterologische PatientInnen wird von Dr. Miehsler in einem eigenen Kapitel dieses Buches beschrieben. Zusammengefasst zeigt sich ein Bedarf bei einem Drittel aller PatientInnInnen in spezialisierten Abteilungen der Gastroenterologie und Hepatologie. PatientInnen mit funktionellen gastrointestinalen Störungen zeigen einen deutlich höheren Bedarf, der bei ungefähr 2/3 aller Betroffenen angegeben wird (siehe Kapitel funktionelle Gastrointestinale Störungen).

Kosten-Nutzen-Effekt integrierter psychosomatischer Versorgung

Einer der wichtigsten Parameter der Kostenforschung ist die Aufenthaltsdauer im Krankenhaus. Bei 12–18% der PatientInnen ist die längere Aufenthaltsdauer durch psychosoziale und nicht durch medizinische Faktoren begründet (Fulop et al., 1987). In einer Verbundstudie der European Consultation Liaison Workgroup (ECLW) wurde gezeigt, dass bei Anforderung eines psychiatrischen Konsiliardienstes die PatientInnen der Inneren Medizin bereits mehr als die durchschnittliche stationäre Verweildauer hinter sich haben. Bei stationärer Übernahme auf eine Psychosomatische Abteilung beträgt die durchschnittliche Beschwerdedauer bereits sechs bis acht Jahre. Frühzeitiges Erkennen und

eine angemessene integrierte Behandlung von psychosozialen Störungen, die den Krankheitsverlauf negativ beeinflussen können, ist daher nicht nur prognostisch sinnvoll, sondern auch ökonomisch.
Friedrich et al. (2002) konnten hinsichtlich der Liegedauer zeigen, dass PatientInnen mit psychischer Komorbidität eine Verlängerung der Aufenthaltsdauer bis zu 8,2 Tagen aufweisen, im Vergleich zu PatientInnen ohne psychische Komorbidität. Dieser Zusammenhang war unabhängig von Krankheitsdauer und der Erkrankungsschwere. Die Autoren betonen ebenfalls die Bedeutung der Liegedauer als zentralen Einflussfaktor auf die Krankheitskosten. PatientInnen mit zusätzlichen psychischen Störungen wie z. B. Depression, liegen nicht nur länger stationär, sie haben in prospektiven Nachuntersuchungsstudien auch eine (zum Teil doppelt) häufigere Wiederaufnahmerate, unabhängig von der Schwere der Erkrankung, Alter oder kognitiver Beeinträchtigung (Saravay et al., 1991; Saravay et al., 1996). In einer Übersichtsarbeit wurde zusammengefasst dargestellt, dass ein integrierter Konsultations-Liaisondienst nicht nur zu einer Reduktion der stationären Aufenthaltsdauer um durchschnittlich 1,5 Tage führt und somit Spitalskosten reduziert, er verbessert auch die PatientInnenversorgung, die Zufriedenheit der Betroffenen mit der Therapie, reduziert den Medikamentenverbrauch, Medikamentennebenwirkungen und weitere Hospitalisierungen (Hall und Frankel, 1996). Eine verzögerte Konsultation des psychiatrischen Konsiliardienstes verlängerte in der Studie von Kishi et al. (2004) ebenfalls die Aufenthaltsdauer, während eine raschere Konsultation kürzere Aufenthalte mit sich brachte. Eine Metaanalyse 58 kontrollierter Studien zeigte bei 85% der Studien eine Reduktion medizinischer Inanspruchnahme nach psychotherapeutischen Interventionen und daher eine deutliche Kostenreduktion (Mumford et al., 1984; zit. bei Haag und Stur 1992). Zwei Drittel der Einsparungen wurden durch Reduktion der Krankenhaustage erreicht. Am deutlichsten war der Kostenreduktionseffekt bei PatientInnen über 55 Jahren. Zudem konnte in Studien aus verschiedensten Fachdisziplinen nachgewiesen werden, dass eine begleitende Psychotherapie nicht nur die Kosten der Behandlung reduziert, sondern auch den Verlauf von Krankheiten und die Lebensqualität der Betroffenen positiv beeinflussen kann. Eine psychosomatische Grundversorgung, die simultandiagnostisch und -therapeutisch innerhalb der klinischen Bereiche zu wirken hat kann daher nur mit der Etablierung der Psychosomatik in der Lehre innerhalb der somatischen Fachbereiche erwirkt werden, die auf Basis einer integrierten Forschung ruht.
In einer Studie zur psychosomatisch-psychosozialen Bedarfs- und Versorgungssituation im Akutkrankenhaus (Schleberger et al., 1994) beschreiben die Autoren eine breite Zustimmung bei internistischen StationsärztInnen zur Integration psychosomatischer Organisationsformen und Weiterbildungsmöglichkeiten. Im Folgenden werden beispielhaft eine ambulante und eine stationäre psychosomatische Einrichtung, integriert in eine internistische Klinik mit gastroenterologischen Schwerpunkt, beschrieben.

Beispiel einer integrierten psychosomatischen Versorgung von ambulanten und stationären gastroenterologischen PatientInnen

Gastroenterologische Psychosomatikambulanz an der Universitätsklinik für Innere Medizin III

Die Spezialambulanz für gastroenterologische Psychosomatik wurde 1991 als **Terminambulanz** an der Universitätsklinik für Innere Medizin IV von der Herausgeberin dieses Buches etabliert. Durch die Neustrukturierung des klinischen Bereichs der Medizinischen Universität ist diese seit 2007 an der Universitätsklinik für Innere III verortet. Sie dient der psychosomatischen Abklärung und Betreuung von PatientInnen mit gastrointestinalen Beschwerden und Erkrankungen. Diese Spezialambulanz ist mit der **wissenschaftlichen Arbeitsgruppe für Gastrointestinale Psychosomatik** assoziiert und wird intermittierend von den Mitgliedern der Arbeitsgruppe betreut. Diese sind zum Teil in Ausbildung für das Zusatzfach für Gastroenterologie bzw. sind bereits ausgebildete GastroenterologInnen. Alle Arbeitsgruppenmitglieder verfügen über eine Zusatzausbildung „Psychosomatische Medizin", „Psychotherapeutische Medizin" und/oder „Psychotherapie" bzw. stehen in Ausbildung für diese Zusatzqualifikation. Im Rahmen dieser psychosomatisch spezialisierten Universitätsambulanz werden auch wissenschaftliche Projekte durchgeführt.

Die **Zuweisung** von PatientInnen erfolgt aus

- den Spezialambulanzen und stationären Bereichen der Klinik
- anderen Kliniken des Wiener Allgemeinen Krankenhauses
- dem Bereich der niedergelassenen FachärztInnen

Der Schwerpunkt in der PatientInnenversorgung der Spezialambulanz stellt eine psychosomatische Erstexploration (100 Minuten inklusive Befunderstellung und -übermittlung) dar. Auf deren Grundlage erfolgen weitere therapeutische Angebote oder Beratungen und ein schriftlicher, wenn möglich auch mündlicher Bericht an die ZuweiserInnen. Bei gegebener Indikation werden weiterführende (organische und psychodiagnostische) Untersuchungen veranlasst.

Das **therapeutische Angebot** umfasst:

- Fokussierende psychosomatische Beratungsgespräche (je Sitzung 60 Minuten),
- Supportive oder psychodynamisch orientierte Kurz-Psychotherapie (30–60 Minuten je Sitzung)
- Längerfristige psychosomatische Betreuung in größeren Intervallen von PatientInnen mit gastrointestinalen Beschwerden und Erkrankungen
- Krisenintervention (z.B. bei Erstdiagnose von M. Crohn oder maligner Erkrankung, bei akutem Bedarf an ambulanter Betreuung wegen Exazerbation einer funktionellen oder chronisch entzündlichen Darmerkrankung)
- „Gut-focussed-Hypnotherapie" bei ausgewählten PatientInnen (siehe Kapitel zu funktionellen gastrointestinalen Störungen)
- Überweisungsgespräche und eine Weitervermittlung zu psychotherapeutisch versorgenden Institutionen und Personen

Ausgewählte PatientInnen werden mit deren Einverständnis zur praktischen Lehre für Studierende (im Rahmen der Wahlfachvorlesung für Gastroenterologische Psychosomatik) und für ÄrztInnen in

Form der „teilnehmenden Beobachtung“ (im Rahmen des Curriculums für psychosomatische und psychotherapeutische Medizin der Ärztekammer) herangezogen.
Die Gastroenterologische Psychosomatikambulanz wird am Nachmittag von 12–16 Uhr in den Ambulanzräumlichkeiten der Abteilung für Gastroenterologie geführt. Für die Kranken bietet dies den Vorteil, integriert im selben Bereich eine psychische Erstbetreuung angeboten zu bekommen, ohne „weiter- oder weggewiesen“ zu werden. Die psychosomatisch versorgenden ÄrztInnen sind auf gastroenterologische Erkrankungen spezialisiert und auch in anderen Arbeitsgruppen der Abteilung für Gastroenterologie und Hepatologie (z. B. Chronisch entzündliche Darmerkrankungen, Lebererkrankungen, Endoskopie ...) aktiv involviert. Weiterführende hochfrequente Psychotherapie wird, falls erforderlich, bei niedergelassenen PsychotherapeutInnen im Wohnbereich vermittelt. Die Überweisung zur Psychotherapie wird durch diese psychosomatische Erstversorgung von den Betroffenen deutlich besser angenommen.

Integrierte psychosomatische Versorgung stationärer gastroenterologischer PatientInnen

Die psychosomatische Erstabklärung und Versorgung von stationären PatientInnen mit gastroenterologischen Erkrankungen und Beschwerden wird von den stationsführenden OberärztInnen oder bettenführenden AssistenzärztInnen über direkte (persönliche) Kontaktaufnahme mit den psychosomatischen AmbulanzärztInnen angefordert. Die PatientInnen werden direkt auf der Bettenstation psychosomatisch exploriert und weiterbetreut. Die Besprechung vor einer Exploration und die persönliche Übermittlung des Ergebnisses des internistisch-psychosomatischen Erstgespräches mit den ZuweiserInnen und gegebenenfalls mit dem Pflegepersonal ist ein wesentlicher Bestandteil der integrierten psychosomatischen Versorgung stationärer PatientInnen. Auch wenn diese Form nicht dem klassischen Liaisondienst entspricht, so bringt diese integrierte Form einen wesentlichen Vorteil durch die regelmäßige Kommunikation zwischen psychosomatisch versorgenden ÄrztInnen und den Betreuungspersonen im eigenen klinischen Bereich. Psychosoziales Verständnis und Kompetenz kann so den Betreuungspersonen gleichzeitig mit der PatientInnenbetreuung vermittelt werden. Das internistisch-psychosomatische Konsiliar-Erstgespräch wird ebenfalls mit 1,5 Stunden (inklusive Befundübermittlung) Zeitbedarf berechnet, weiterführende therapeutische Gespräche werden an der Station (je nach Bedarf auch mehrmals wöchentlich) zu je 30 bis 60 Minuten geführt. Bei Bedarf werden nach der Entlassung der PatientInnen weitere Termine an der gastroenterologischen Psychosomatikambulanz vereinbart und/oder eine weitere ambulante Psychotherapie im Wohnbereich vermittelt.

Grenzen und Probleme der integrierten psychosomatischen Versorgung

So sehr auch die Vorteile einer integrierten psychosomatischen Versorgung durch psychosomatisch-psychotherapeutisch ausgebildete GastroenterologInnen im Rahmen einer eigenen Spezialambulanz mit stationärer Versorgung überwiegen, darf die Belastung durch diese „intrapersonelle“ Integration nicht unterschätzt werden. Der Druck, in der gastroenterologischen Routine hochqualifizierte Arbeit zu leisten und gleichzeitig die Zusatzausbildung und ständige Weiterbildung in Psychosomatischer Medizin zu bewältigen ist ein enormer Mehraufwand, der in vielen Bereichen (noch) nicht entsprechend anerkannt und gewürdigt wird. Letztlich, wie schon in vielen Publikationen beschrieben (Uexküll, 1992), stellt sich immer wieder die Frage der „Identität" und der „Doppelbelastung". Wird die Zusatzqualifikation nicht entsprechend von der Leitung der Organisationseinheit (Abteilung, Klinik, Krankenhaus) gefördert und adäquat eingesetzt und als gleichwertig mit anderen Qualifikationen in der Inneren Medizin und Gastroenterologie (z. B. Endoskopie, Ultraschall, Labormethodik usw.) gewürdigt, führt dies häufig zu der „entweder-oder-Entscheidung" des in der Psychosomatik qualifizierten Personals, weil keine Karrierechancen oder entsprechende Ressourcenzuteilung ermöglicht werden. In besonders schwierigem Umfeld droht sogar die Abwertung dieser zusätzlich schwer erworbenen Qualifikation (als „Hobby"). Die Gefahr, dass die psychosomatische Forschung, Lehre und Versorgung wieder aus dem somatischen Bereich hinausgedrängt (schlimmstenfalls vertrieben) wird, ist groß.

Es ist daher verständlich, dass nur die Etablierung von eigenen psychosomatischen Departments oder Abteilungen langfristig die Integration der Psychosomatik innerhalb der Inneren Medizin und deren Zusatzfächer wie Gastroenterologie und Hepatologie gewährleisten kann. Dabei ist es genauso notwendig, die Spezialisierung der Psychosomatik (für Gastroenterologie, Endokrinologie, Nephrologie, Kardiologie, Onkologie usw.) weiterzuentwickeln. In Deutschland haben sich eigene Abteilungen und Kliniken mit einem eigenen Facharzt für Psychosomatische Medizin und Psychotherapie etabliert. In Österreich wird der Weg des Zusatzfaches beschritten, um die Expertise der spezialisierten somatischen Medizin und die Integration nicht zu verlieren. Im österreichischen Strukturplan 2006 sind daher psychosomatische Departments innerhalb der großen „somatischen" Fächer (Innere Medizin, Gynäkologie, Kinderheilkunde usw.) an Schwerpunktkrankenhäusern vorgesehen. Ein Beispiel dafür wird im nächsten Kapitel von Prim. Dr. Peter Weiss beschrieben.

Literatur

Friederich HC, Hartmann M, Bergmann G, Herzog W (2002) Psychiatric comorbidity in medical in patients – prevalence and effect on the length of stay. Psychother Psychosom Med Psychol 52 (7): 323–328

Fulop G, Strain J, Vita J, Hammer JS, Lyons JS (1987) Impact of psychiatric comorbidity on length of hospital stay for medical/surgical patients: a preliminary report. Am J Psychiatry 144: 878–882

Haag A und Stuhr U (1992) Über den Nutzen integrierter Psychosomatik im Allgemeinen Krankenhaus. In: Üexküll Th (Hrsg) Integrierte Psychosomatische Medizin in Praxis und Klinik. Schattauer, Stuttgart New York, S 43–52

Hall RC, Frankel BL (1996) The value of consultation-liaison interventions to the general hospital. Psychiatr Serv 47 (4): 418–420

Kishi Y, Meller WH, Kathol RG, Swigart SE (2004) Factors affecting the relationship between the timing of psychiatric consultation and general hospital length of stay. Psychosomatics 45 (6): 470–476

Mumford E, Schlesinger HJ, Glass GV, Patrick C, Cuerdon T (1984) A new look at evidence about reduced cost of medical utilization following mental health treatment. Am J Psychiatry 141: 110

Saravay SM, Pollack S, Steinberg MD, Weinschel B, Habert M (1996) Four-year follow-up of the influence of psychological comorbidity on medical rehospitalization. Am J Psychiatry 153 (3): 397–403

Saravay SM, Steinberg MD, Weinschel B, Pollack S, Alovis N (1991) Psychological comorbidity and length of stay in the general hospital. Am J Psychiatry 148 (3): 324–329

Schleberger-Dein U, Stuhr U, Haag A (1994) Die psychosomatisch-psychosoziale Bedarfs- und Versorgungssituation im Akutkrankenhaus – Ergebnisse einer Befragung internistischer Stationsärzte und -ärztinnen. Psychother Psychosom med Psychol 44: 99–107

Schmeling-Kludas CH, Odensass CH (1994) Psychosomatik im allgemeinen Krankenhaus: Problemspektrum bei einer Zufallsstichprobe von 100 internistischen Patienten. Psychother Psychosom Med Psychol 44: 372–381

Uexküll T (1992) Integrierte Psychosomatische Medizin in Praxis und Klinik. Schattauer, Stuttgart New York

Wancata J, Benda N, Windhaber J, Nowotny M (2001) Does psychiatric comorbidity increase the length of stay in general hospitals? Gen Hosp Psychiatry 23 (1): 8–14

19.1

Beispiel eines stationären gastroenterologisch-psychosomatischen Behandlungsmodells

Peter Weiss

Zusammenfassung

Die Abteilung für Innere Medizin und Psychosomatik am Krankenhaus der Barmherzigen Schwestern bietet in Wien die einzige stationäre psychosomatische Behandlungsmöglichkeit für Erwachsene außerhalb der Psychiatrie an. Sie umfasst 26 Betten und 8 tagesklinische Behandlungsplätze. Die Behandlung von PatientInnen mit Essstörungen, deren Krankheitsverlauf durch internistische Komplikationen erschwert ist, und die Behandlung von PatientInnen mit Chronisch Entzündlichen Darmerkrankungen und funktionellen gastrointestinalen Störungen stellen den wesentlichen Schwerpunkt der Arbeit dar. In dem Beitrag wird auf die Vorteile eines integrierten Konzeptes für die Behandlung dieser PatientInnen eingegangen. Weiters wird die Entwicklung der Abteilung geschildert und es werden die einzelnen Behandlungsbereiche des breit gefächerten Therapieangebotes beschrieben. Die Nachhaltigkeit des Erfolges einer stationären Therapie an einer integrierten internistischen Psychosomatikabteilung konnte durch eine Katamnese-Untersuchung belegt werden.

Rahmenbedingungen der Psychosomatischen Versorgung in Wien

„Die Psychosomatik wird eine integrierte sein oder sie wird nicht sein": Diesem Leitsatz von Professor Walter Pontzen folgend entwickelte sich die Psychosomatik in Wien in den letzten Jahrzehnten. Pioniere wie Erwin Ringel und Hans Zimprich waren Vorreiter, denen es gelang, den Psychosomatischen Gedanken in ihrem jeweiligen Fach zu etablieren und schufen so Einrichtungen an der Psychiatrischen Universitätsklinik in Wien und an der Kinderabteilung des Wilheminenspitals, die als Ausbildungsstätten und Kristallisationspunkte der integrierten Psychosomatik wirkten.

Der nachfolgenden Generation gelang es nun kleine dezentrale Einheiten in die einzelnen Fächer in Akutspitälern zu integrieren. Von diesen Persönlichkeiten geprägt, aber auch stark beeinflusst durch die ganz unterschiedlichen Rahmenbedingungen der jeweiligen Abteilungen, entstand eine Vielfalt an kleinen Einheiten in verschiedenen Akutspitälern Wiens. Sei es nun in Form von Ambulanzen mit starkem Versorgungsauftrag oder aber mit einem klaren Forschungsauftrag wie die Psychosomatik-Ambulanz der Universitätsklinik für Innere Medizin IV (seit 2007 Innere Medizin III). Zusätzlich kam es zur Bildung von Einrichtungen mit Departmentcharakter wie an der Abteilung für Innere Medizin in Baden bei Wien und an unserer Abteilung für Innere Medizin und Psychosomatik am Krankenhaus der Barmherzigen Schwestern.

Einige der Einrichtungen etablierten einen Konsiliar-Liaison-Dienst, durch den es möglich war, andere Abteilungen der jeweiligen Krankenanstalten psychosomatisch zu versorgen.

All diese zahlreichen psychosomatischen Versorgungseinrichtungen in Wien verdanken ihre Entstehung der Initiative, Überzeugungskraft und Beharrlichkeit Einzelner.

Der Wunsch nach Austausch der Erfahrungen und Vernetzung führte zur Gründung psychosomatischer Fachgesellschaften in der Gynäkologie, Inneren Medizin, Kinderheilkunde, Psychiatrie, Augen- und Zahnheilkunde und zu Arbeitsgruppen in der Österreichischen Kardiologischen Gesellschaft und der Österreichischen Gesellschaft für Gastroenterologie und Hepatologie.

Meilensteine waren die Vereinheitlichung der Ausbildung durch die Ausbildungsmodule der Ärztekammern (PSY Diplome) und die Ausarbeitung eines detaillierten psychosomatischen Versorgungsplanes für den stationären Akutbereich durch das Österreichische Bundesinstitut für Gesundheitswesen (ÖBIG).

Diese ÖBIG Expertisen entstanden unter Einbeziehung aller österreichischen Experten mit praktischer Erfahrung in Psychosomatischer Medizin und schrieben auch Strukturqualitätskriterien fest, die als Grundlage für eine adäquate Bezahlung von Psychosomatik-Leistungsangeboten dienen sollten.

Somit schienen die spannenden, aber auch sehr anstrengenden Pionierzeiten der Wiener Psychosomatik mit ihrem bunten Wildwuchs vorüber und die Zeit der Umsetzung der ÖBIG Expertise im Österreichischen Strukturplan Gesundheit (ÖSG) gekommen.

ÖBIG Expertisen 1999–2005

„Das biopsychosoziale Paradigma löst die dichotome Betrachtungsweise von somatischen und psychischen Aspekten einer Erkrankung ab" (Schaffenberger, 1999).

Davon ausgehend, „dass jede Erkrankung körperliche, psychische und soziale Anteile hat, die sich gegenseitig beeinflussen, folgt daraus, dass jeder Patient, unabhängig von der Erkrankung, die Anlass zur Spitalsaufnahme gegeben hat, neben der somatischen Diagnostik und Therapie auch eine psychosoziale Behandlung und Betreuung benötigen kann. Ein solcher Bedarf ist gegeben,

- wenn psychosoziale Faktoren eine wesentliche Rolle für die Entstehung, für die Aufrechterhaltung, für den Verlauf oder für die Bewältigung der Erkrankung spielen und
- wenn das Ausmaß der psychosozialen Belastung mit den individuellen Ressourcen des Patienten bzw. mit jenen seines sozialen Umfeldes nicht bewältigt werden kann (Vorliegen eines komplexen Krankheitsgeschehens bzw. psychischer Co-Morbidität)."

Wesentlich ist die sich davon ableitende Schlussfolgerung, dass eine psychosomatische Versorgung nicht auf bestimmte Fächer beschränkt sein kann, und somit Diskussionen um Standorte der Vergangenheit angehören, denn es geht keinesfalls um ein „entweder oder", sondern um ein „sowohl als auch".

Folgende zehn Punkte wurden als Ziele für psychosomatische Versorgungsangebote im stationären Akutbereich formuliert (Schaffenberger 1999):

1. Unterstützung des Heilungsprozesses.
2. Beseitigung bzw. Linderung körperlicher und psychischer Beschwerden sowie sozialer Probleme.
3. Förderung der biopsychosozialen Sichtweise bei PatientInnen, Behandelnden und Angehörigen des sozialen Umfeldes und Sensibilisierung für die Zusammenhänge zwischen psychischem, körperlichem und sozialen Geschehen.
4. Stärkung jener individuellen psychosozialen Ressourcen, die im Zusammenhang mit der Entstehung, dem Verlauf, der Aufrechterhaltung, der Bewältigung und den Folgen einer Erkrankung stehen, mit dem Ziel der Aufhebung der Somatisierung psychischer Beeinträchtigung.
5. Einflussnahme auf biopsychosoziale Risikofaktoren und auf Risikoverhalten im Sinne der Sekundärprävention.
6. Verhinderung der Chronifizierung von Krankheit und Leiden.
7. Verhinderung der Verschiebung einer körperlichen Symptomatik zu einer anderen, insbesondere bei somatoformen Störungen.
8. Verbesserung der Lebensqualität.
9. Motivation der PatientInnen für eine eventuell notwendige Fortführung der psychosomatischen Behandlung im extramuralen Bereich.
10. Erhöhung der Effektivität und Effizienz der Behandlung und damit Optimierung des Ressourceneinsatzes.

Wenn auch diese Richtlinien erst sieben Jahre nach der Gründung des Departments für Psychosomatik am Krankenhaus der Barmherzigen Schwestern in Wien durch das ÖBIG formuliert wurden, so spiegeln sie dennoch die Überlegungen und Zielsetzungen wider, die mir 1992 bei der Gründung dieses ersten stationären psychosomatischen Behandlungsangebotes außerhalb der Psychiatrie in Wien vorschwebten.

Der Psychosomatische Integrationsgrad

Wulf Bertram (1992) unterscheidet in seinem Beitrag zum Buch von Thure von Uexküll „Integrierte Psychosomatische Medizin in Praxis und Klinik“ die intrapersonelle Integration von einer interpersonellen, da nicht nur die individuelle Kompetenz ausschlaggebend ist, sondern wesentlich auch die Art und Weise der Zusammenarbeit und des Austausches über die PatientInnen die Realisierung des psychosomatischen Integrationsgrades in einer Institution beeinflussen.
Ermutigt durch das Gliederungsraster des oben angeführten Buches, das mit der Biografie der Leiter bzw. Gründer der Institutionen mit dem Hinweis beginnt, dass „wissenschaftliche Erkenntnisse ebenso wie die daraus abgeleiteten praktischen Handlungskonsequenzen auf subjektiven Vorerfahrungen und situativen Bedingungen auf Seiten des Beobachters basieren“, erlaube ich mir ebenfalls kurze biografische Hinweise.
Nach dem Studium der Medizin in Wien erfolgte, parallel zur Ausbildung zum Facharzt für Innere Medizin mit dem Schwerpunkt Gastroenterologie und Hepatologie, die Ausbildung zum Psychotherapeuten. Ein im Nachhinein als illusionär zu bezeichnendes Ziel war sicherlich die Annäherung an jenes Idealbild, das Bertram (1992) folgendermaßen formulierte: „Ein internistisch gebildeter, psychoanalytisch weitergebildeter und soziologisch kompetenter Allroundtherapeut, in dessen Händen das gesamte Spektrum des ärztlichen Handelns von der körperlichen Untersuchung bis zur familientherapeutischen Intervention liegt.“

Kläglich scheiterten heroische Versuche in Personalunion, all die erworbenen Fähigkeiten an einer Person zur Anwendung bringen zu wollen: es erwies sich als Überforderung beider Seiten, nämlich der PatientInnen wie auch von mir. Bei aller Empathie gibt es Grenzen, die in einem therapeutischen Setting nicht überschritten werden dürfen – und in der Medizin gibt es körperliche Untersuchungen, die nicht unterbleiben dürfen!

So war das Pendeln zwischen den beiden Rollen mit unterschiedlichen Personen zwar abwechselnd entweder psychotherapeutische oder internistische Tätigkeit, aber noch immer nicht Psychosomatik.

Erst mit der Gründung des Departments 1992 gelang die interpersonelle Integration der Psychosomatik in die Innere Medizin. Ein Team von Psychotherapeuten arbeitete mit einem Team von Ärzten und Schwestern gemeinsam: Ärzte und Schwestern hatten Zusatzausbildungen in Psychosomatik oder waren Psychotherapeuten und nahmen an den Therapienachbesprechungen teil, der Anteil an Psychotherapeuten mit dem Grundberuf Arzt überwog und sie begleiteten regelmäßig die internistische Visite. So konnten die unterschiedlichen Sichtweisen und Wahrnehmungen gut im Team kommuniziert werden und in einer regelmäßigen Supervision von außen reflektiert werden.

Durch die Anstellung von zwei Fachärzten für Psychiatrie in leitender Funktion für Teilbereiche der Abteilung für Innere Medizin und Psychosomatik gelang es schließlich auch die psychiatrische Sichtweise zu integrieren und das zu verwirklichen, was mir unter **integrierter stationärer Psychosomatik** vorschwebte: zwar nicht mehr in meiner Person, aber in einem multiprofessionellen Team, das aus Internisten und Psychiatern mit Psychotherapieausbildung besteht sowie aus Psychotherapeuten mit medizinischem Verständnis, aus klinischen Psychologen und aus Psychosomatikpflegefachkräften.

Tabelle 1: Therapeutisches Team

– Dr. P. Weiss, FA für Innere Medizin, Psychotherapeut, Abteilungsvorstand – 1 FÄ für Psychiatrie, Psychotherapeutin, Psychoth. Leitung – 1 Arzt für Allgemeinmedizin, Psychotherapeut, Leiter der Tagesklinik – 2 FÄ für Innere Medizin, Psychotherapeutin bzw. Ärztin für Psychosomatik – 1 FA für Psychiatrie und Psychotherapeut, FIPs-Leiter – 2 TurnusärztInnen
– 2 Psychologinnen und Psychotherapeutinnen – 2 PsychotherapeutInnen
Psychosomatische Pflegefachkräfte 2 Diätologinnen, 1 Physiotherapeutin, 1 Sozialarbeiterin

Und ich wurde mir in der kombiniert internistisch-psychiatrisch-psychotherapeutischen Visite noch mehr der Besonderheit des körperlichen Kontaktes bei der internistischen Untersuchung bewusst.

Insbesondere PatientInnen mit Chronisch Entzündlichen Darmerkrankungen (CED) oder mit Reizdarmsyndrom (RDS) gelingt es in diesem Modell, Verbindungen herzustellen zwischen ihrem aktuellen Beschwerdeausmaß und ihrer momentanen psychosozialen Situation.

Hier ist integrierte psychosomatische Versorgung mehr als eine Summe von internistischer und psychotherapeutischer Behandlung zu verstehen.

In einem ambulanten Setting kann es PatientInnen lange Zeit gelingen, ihre körperlichen Beschwerden beim Internisten zu besprechen und getrennt davon, ihre psychosozialen Probleme mit dem Psychotherapeuten zu bearbeiten. Sie können so tun, als hätten ihre aktuellen psychosozialen Probleme mit den momentanen Beschwerden so wenig gemeinsam wie der behandelnde Internist mit dem Psychothera-

peuten. Im **stationären Setting** kann es durch die kombinierte internistisch-psychiatrisch-psychotherapeutische Visite frühzeitig gelingen, die PatientInnen für diese Zusammenhänge zu sensibilisieren. Spaltungsphänomene und andere Verdrängungsmechanismen können so entweder vermieden oder zumindest erkennbar und besprechbar gemacht werden.
In einer an unserer Abteilung durchgeführten Untersuchung an PatientInnen mit Morbus Crohn zeigte Melitta Schwarzmann (1998), dass in erster Linie das Strukturniveau und nicht deren somatische Diagnose darüber entscheidet, welches therapeutische Angebot angenommen und genutzt werden kann.
Der Frage der Nachhaltigkeit des Therapieeffektes war Ziel einer katamnestischen Untersuchung im Jahr 2001 (Weiss P. et al., 2007, eingereicht). Wir befragten postalisch insgesamt 873 Personen, die im Zeitraum vom 1992 bis 1999 eine stationäre Behandlung am psychosomatischen Department des Krankenhauses der Barmherzigen Schwestern in Anspruch genommen hatten. 405 Personen, also 46%, leisteten dieser Einladung Folge.
Die Nachuntersuchung erfolgte mithilfe eines eigens entwickelten Katamnesefragebogens und zweier psychometrischer Verfahren, dem Giessener Beschwerdebogen (GBB) und dem Fragebogen zur Abschätzung psychosomatischen Krankheitsgeschehen (FAPK) – beides Verfahren, die die PatientInnen auch zum Zeitpunkt der Aufnahme und der Entlassung ausgefüllt hatten.
Es zeigte sich, dass PatientInnen mit CED und RDS sehr gut von diesem stationären psychosomatischen Angebot profitierten. Von allen Diagnosegruppen erlebten sie das Behandlungsangebot am hilfreichsten. Die Testergebnissen ergaben, dass sie

- gut für Konflikte sensibilisiert werden konnten
- eine geringere Erschöpfungsneigung zeigten
- eine Reduktion des Beschwerdedrucks aufwiesen
- eine signifikante Verbesserung des Allgemeinbefindens erzielten
- eine positive Entwicklung der Phantasie angaben.

Der stationäre Aufenthalt hatte für sie signifikant häufiger familiären Charakter. Zum Befragungszeitpunkt, zwei bis neun Jahre später, pflegten diese PatientInnen auch am häufigsten Kontakt zu ehemaligen MitpatientInnen.
Bemerkenswert war, dass trotz unterschiedlicher Zeitspanne zwischen Entlassung und Nachuntersuchungszeitpunkt, kein Unterschied in der Nachhaltigkeit der stationären Behandlung war. 70% der PatientInnen konnten zu einer nachfolgenden ambulanten Psychotherapie motiviert werden. Diese PatientInnen waren es auch, die den besten Outcome aufwiesen.

Entwicklung der Abteilung

Im Oktober 1992 wurden zwanzig Betten der Internen Abteilung in „Psychosomatikbetten" eines **Departments**, das in eine große interne Abteilung integriert war, umgewidmet.
Ein stationäres, zunächst sechs-, später achtwöchiges, Behandlungskonzept mit einer multimodalen Therapie in geschlossener Gruppe war acht Jahre lang unser Behandlungsangebot.
Mit der Umwandlung des zwanzig Betten-Departments in eine eigene **Abteilung für Innere Medizin und Psychosomatik** mit dreißig Betten am 1. Jänner 2001 war eine Erweiterung des Angebots mit einem **spezialisierten internistischen Angebot** und dem Führen von **zwei Spezialambulanzen**, einer für CED und einer allgemein

psychosomatischen Ambulanz verbunden. In dieser finden die Erstgespräche statt, die bei gegebener Indikation, vorhandener Motivation und sozialer Verträglichkeit zu einer Aufnahme in einen der therapeutischen Bereiche unserer Abteilung führen können.

Nächstes Ziel war eine **Diversifizierung des therapeutischen Angebots**. 2004 wurde an unserer Abteilung die erste **psychosomatische Tagesklinik** in Wien eröffnet. Im April 2006 wurde eine der beiden achtwöchigen Turnusgruppen in die **fokussierte internistische Psychosomatikgruppe** („FIPs") umgewandelt. Diese PatientInnen werden in einer offenen Gruppe mit flexibler Aufenthaltsdauer behandelt.

Tabelle 2: Vier therapeutische Bereiche

– 8-wöchige stationäre Behandlung in geschlossener Gruppe (max. 10 Pat.)
– 8-wöchige tagesklinische Behandlung in geschlossener Gruppe (8 Behandlungsplätze)
– 3- bis 5-wöchige stationäre fokussierte Therapie in offener Gruppe (max. 10 Pat.)
– Stationäre Internistische Therapie mit Einzelgesprächen nach Bedarf (10 Pat.)

Achtwöchige stationäre Therapie

Durch die Integration in eine Abteilung für Innere Medizin mit dem Schwerpunkt Gastroenterologie steht das gesamte diagnostische und therapeutische Repertoire einer solchen Akutstation zur Verfügung. Die medizinische Versorgung rund um die Uhr ist ebenso selbstverständlich wie die tägliche kombiniert internistisch-psychiatrisch-psychotherapeutische Visite. Dadurch ist es auch körperlich Schwerkranken möglich von dem intensiven Psychotherapieangebot zu profitieren.

Zusätzlich zur internistischen Behandlung erhalten die PatientInnen in den acht Wochen insgesamt 104 Psychotherapiestunden.

Tabelle 3: Achtwöchige stationäre Therapie
Therapieprogramm pro Woche: 13 Stunden

– Gesprächsgruppentherapie	4 h
– Konzentrative Bewegungstherapie	3 h
– Psychodrama	1,5 h
– Maltherapie	1,5 h
– Musiktherapie	1 h
– Spannungsregulationsgruppe	1 h
– Einzeltherapie	1 h

Dem dichten breit gefächerten Therapieangebot liegt ein **psychodynamisches tiefenpsychologisches Verständnis** zugrunde, das um **Elemente aus störungsspezifischen Konzepten ergänzt wird (Dialektisch-Behaviorale Therapie, Traumatherapie**).

Achtwöchige tagesklinische Behandlung

Hier ist eine intensive Behandlung unter Beibehaltung und besonderer Berücksichtigung des sozialen Umfeldes möglich. Die Behandlung erfolgt nach einem strukturierten Tagesablauf in einer geschlossenen Gruppe. In dem achtwöchigen Behandlungszeitraum nehmen die PatientInnen an insgesamt 80 Psychotherapiestunden teil. Das Therapieprogramm findet Montag bis Freitag in der Zeit von 8 bis 16 Uhr statt. Die Tatsache, dass diese PatientInnen täglich mit zwei unterschiedlichen Welten konfrontiert sind (Therapiestation und soziales Umfeld zu Hause), stellt hohe Ansprüche an diese PatientInnen und erfordert daher ein höheres Maß an intrapsychischer Stabilität.

Das Therapiekonzept beinhaltet tiefenpsychologische Therapieformen, Psychoedukation, Kreativitätsförderung und medizinische Behandlung.

Fokussierte internistische Psychosomatik („FIPs")

Seit April 2006 steht an der Abteilung ein weiters stationäres Therapieangebot zur Verfügung.
Im FIPs-Team arbeiten Fachärzte für Innere Medizin, ein Facharzt für Psychiatrie, klinische Psychologinnen, diplomierte psychosomatische Pflegekräfte, Diätologinnen, eine Sozialarbeiterin und Psychotherapeuten in enger Kooperation zusammen. Das Therapieprogramm wird in einer offenen Gruppe geführt. Es wird ein individueller Therapieplan erstellt. Die durchschnittliche Aufenthaltsdauer beträgt drei bis fünf Wochen. Bei einer durchschnittlichen Aufenthaltsdauer von vier Wochen werden den PatientInnen 24 Stunden Psychotherapie angeboten.
Das Behandlungskonzept basiert auf einem biopsychosozialen Modell mit Fokus auf psychoedukative Elemente. So sind zentrale Inhalte der Behandlung Aufklärung über die jeweilige Erkrankung, Verbesserung der Selbstkompetenz und Stressmanagement. Eine frühzeitige detaillierte Planung der Nachbetreuung ermöglicht ein Behandlungskontinuum und sichert so die Nachhaltigkeit.

Internistisch stationärer Bereich

Behandlungsangebote in diesem Bereich mit flexibler Aufenthaltsdauer von drei bis vierzehn Tagen sind vor allem internistische Diagnostik und Therapie. Den individuellen Bedürfnissen angepasst werden auch begleitende psychologische Gespräche durchgeführt. Auch hier manifestiert sich der gastroenterologische Schwerpunkt der Abteilung, haben doch 18% aller an der Abteilung stationär behandelten PatientInnen die Diagnosen Colitis ulcerosa oder Morbus Crohn.
Ein weiterer Schwerpunkt ist hier die Behandlung von PatientInnen mit Essstörungen, die zusätzlich internistische Komplikationen wie bedrohliches Untergewicht (BMI < 13) oder einen durch Erbrechen oder Laxantien- bzw. Diuretikaeinnahme komplizierten Verlauf aufweisen.
Begleitet wird die Arbeit aller vier Teilbereiche durch fortlaufende Team- und Fallsupervisionen.
So kann zusammenfassend gesagt werden, dass eine in eine Internistische Abteilung mit einem gastroenterologischen Schwerpunkt integrierte Psychosomatik eine effiziente Behandlungsmöglichkeit darstellt, die einen nachhaltigen therapeutischen Effekt auf die Lebensqualität der PatientInnen hat und deren Wirksamkeit in einem Behandlungskontinuum mit ambulanter psychosomatischer Behandlung gesehen werden muss.

Literatur

Bertram W (1999) Integrierte Psychosomatische Medizin: Bilanz einer Entwicklung. In: Uexküll T (Hrsg) Integrierte Psychosomatische Medizin in Praxis und Klinik. Schattauer, Stuttgart, S 6

Schaffenberger E, Sperr H (1999) Psychosomatische Versorgung im stationären Akutbereich. Expertise, Österreichisches Bundesinstitut für Gesundheitswesen, Wien

Schwarzmann M (1998) Chancen und Grenzen stationärer Psychotherapie mit Morbus Crohn Patienten. Dissertation, Naturwissenschaftliche Fakultät der Universität Salzburg, Salzburg

Anhang

Selbsthilfedachverbände und Selbsthilfekontaktstellen

Was sind Selbsthilfegruppen

Selbsthilfegruppen bieten keine Dienstleistungen an und arbeiten nach den Prinzipien der Freiwilligkeit, Eigenverantwortlichkeit, Gleichberechtigung und Gegenseitigkeit. Die Mitglieder orientieren sich an ihren persönlichen und gemeinsamen Bedürfnissen. Für das Sozial- und Gesundheitswesen erfüllen Selbsthilfegruppen wichtige Funktionen. Sie bieten Unterstützung für die medizinische Behandlung, wichtige psychosoziale Hilfestellung und Bewältigungshilfe im alltäglichen Leben. Selbsthilfegruppen sind jedoch keine Beratungsstellen und bieten keinen Ersatz für professionelle medizinische Versorgung.

Im Folgenden werden die wichtigsten Kontaktadressen österreichischer Selbsthilfegruppen angeführt

Burgenland

Dachverband für Selbsthilfeorganisationen im Sozial- und Gesundheitsbereich, Behindertenverbände & -organisationen
Mitglied der ArGe Selbsthilfe Österreich
Technologiezentrum, Haus Techlab
Thomas A. Edison Straße 2
7000 Eisenstadt (Büro im Aufbau)
Meierhof 11, 7503 Jabing
Tel. 033 62/72 56 oder 0650/725 60 00
e-Mail: christine.tomisser@aon.at
Vorsitzende: Christine Tomisser

Selbsthilfegruppe Morbus Crohn
ÖMCCV – Österreichische Morbus Crohn – Colitis Ulcerosa Vereinigung
Zweigstelle Burgenland
Mitterwald 12, 7344 Stoob
Tel.: 02612/42 626
Mobil: 0664/558 26 72
Kontakt: Christine Landauer und Monika Oszvald

Zöliakie
Österreichische Arbeitsgemeinschaft Zöliakie Burgenland
7501 Rotenturm an der Pinka
Ostersiedlung 60, 7501 Unterwart
Internet: http://go.to/zoeliakie
Tel.: 03352/31 788
e-Mail: zoeliakie.burgenland@aon.at
Kontakt: Krisztina Kavan

Hepatitis/Lebererkrankungen
Hepatitis Hilfe Österreich – Plattform Gesunde Leber (HHÖ-PGL)
Karnergasse 50, 7301 Deutschkreutz
Internet: http://www.gesundeleber.at
Beratungsstelle der Caritas
Hauptplatz 9/1/2, 7350 Oberpullendorf
Tel.: 02682/73 600-313
Mobil: 0676/42 90 358
e-Mail: Zinggl@gmx.at
Kontakt: Mag. Mathilde Zinggl

Kärnten

Dachverband für Selbsthilfeorganisationen im Sozial- und Gesundheitsbereich, Behindertenverbände & -organisationen
Mitglied der ArGe Selbsthilfe Österreich
Kempfstraße 23/3. Stock
Postfach 108, 9021 Klagenfurt
Internet: www.selbsthilfe-kaernten.at
Tel.: 0 463/50 48 71
Fax: 0 463/50 48 71 DW 24
e-Mail: selbsthilfe.kaernten@aon.at
Geschäftsführung: Mag. Monika Maier

Selbsthilfegruppe Hepatitis Kärnten
Baumbachplatz 11, 9020 Klagenfurt
Tel. 0664/789 18 55
Kontakt: Otto-Helmuth Peternell

Selbsthilfegruppe für Stomaträger Kärnten
Informationsstelle für STOMA-Selbsthilfegruppen, LKH Villach
Tel.: 04242/208-27 30 oder
04242/41 432
Kontakt: Ferdinand Rauter

Zweigstelle der ÖMCCV
Oberort 14, 9344 Weitensfeld
Tel.: 0664/6580901
e-Mail: ns@t-email.at
Kontakt: Norbert Schumm

Niederösterreich

Kontaktstelle für Selbsthilfegruppen im Bereich der Landeshauptstadt St. Pölten (Soz.med. Dienst der Gesundheitsverwaltung, Magistrat St. Pölten)
Linzer Straße 10–12, 3100 St. Pölten
Internet: www.st-poelten.gv.at
Tel.: 0 27 42/33 32 DW 518
Fax: 0 27 42/35 43 77
e-Mail: sh@st-poelten.gv.at
Kontakt: DSA Gertrude Brodbeck

Dachverband der NÖ Selbsthilfegruppen
Wienserstraße 54, Stiege A, 2. Stock
Tor zum Landhaus
Postfach 26, 3109 St. Pölten
Tel.: 02742/22644
Fax: 02742/22686
e-Mail: info@selbsthilfenoe.at oder noe.dvb@aon.at
Anliegen: Funktion einer Kontaktstelle für alle Personen die im Bereich Gesundheit und Soziales Rat suchen, Vernetzung der existierenden Selbsthilfegruppen, Gründerberatung für Selbsthilfegruppen, Unterstützung bei der Wahrung und Durchsetzung der Interessen der Gruppenmitglieder, Hilfestellung durch Büroservice, Vortragsräume etc.

ÖMCCV – Österreichischer Morbus Crohn – Colitis Ulcerosa Vereinigung
Eybnerstraße 4, 3100 St. Pölten
Tel: 01/71140-3120
Mobil: 0676/60 59 161
e-Mail: doris.toeller@kstp.at
Kontakt: Doris Töller
ÖMCCV St. Pölten gibt es seit 6 Jahren. Gegen telefonische Voranmeldung sind auch Einzelgespräche möglich.

Zweigstelle Scheibbs
Bischofstein 46, 3662 Münichreith
Tel.: 07413/ 63 68
e-Mail: schoelleralois@direkt.at
Kontakt: Alois Schöller
Landesklinikum Scheibbs (interne Abteilg.)
Tel.: 07482/ 404
Kontakt: OA Dr. Birgit Kum-Taucher

Zweigstelle NÖ-Süd
Mühlwiesengasse 136, 2640 Köttlach
Tel.: 0676 938 12 12
e-Mail: marietta.riemer@oemccv.at
Kontakt: Marietta Riemer

Zweigstelle NÖ-Nord
Obere Augartenstraße 26–28, 1020 Wien
Tel./Fax: 01/333 06 33

e-Mail: barbara.reiterer@chell.at
Kontakt: Barbara Reiterer

„Verein Helfende Hände“ Psychosomatische Beschwerden
Bahnhofsplatz 10, 2. Stock, Tür 1
3100 St. Pölten
Tel.: 02742/ 22 9 66
Fax: 02742/ 22 9 66-4
Mobil: 0664/ 59 34 584
e-Mail: traude.izaak@aon.at
Kontakt: Traude Izaak

Selbsthilfegruppen Stoma
SHG Spezialambulanz der Chirurgie d. KH St. Pölten
Tel.: 02742/ 36 18 73 oder
02742/300 24 92
e-Mail: haider_manfred@utanet.at
Kontakt: Manfred Haider

Österreichische ILCO – Zweigstelle NÖ, Gruppe Baden
Hauptstraße 20, 2511 Pfaffstätten
Tel.: 02252/420 30
Kontakt: Adolf Strasser

Österreichische ILCO-SHG – Stoma Melk
Himmelreichstraße 22, 3390 Melk
Tel: 02752/521 72
Kontakt: Friedrich Hengl

Österreichische ILCO – Stoma – SHG Tulln
Anonym
Mobil: 0664/42 59 223

Österreichische ILCO – Zweigstelle NÖ, Gruppe Wr. Neustadt
Tel.: 02622/227 10 36
Kontakt: Elfriede Bichl

Selbsthilfegruppe Zöliakie
Zöliakie Landesgruppe NÖ
Anningerstraße 32/3/3, 2340 Mödling
Internet: http://go.to/zoeliakie
Tel./Fax: 02236/89 27 63
e-Mail: elisabeth.hanzl@utanet.at
Kontakt: Elisabeth Hanzl

Selbsthilfegruppe Hepatitis/Lebererkrankungen
Hepatitis Hilfe Österreich Initiative Leber ok – Leben ok Niederöstereich
Fischerstiege 1–7/5/5, 1010 Wien
Internet: http://www.gesundeleber.at
Tel.: 02234/72 283
Fax: 02234/72 28 324
Mobil: 0676/52 04 124
e-Mail: widhalm@aon.at
Kontakt: Angelika Widhalm
Karl-Eybl-Straße 10, 2435 Ebergassing
Tel.: 02732/72 789
Mobil: 0676/712 25 157
e-Mail: info@gesundeleber.at
Kontakt: Hildegard Korner

Hepatitis Hilfe Österreich – Plattform Gesunde Leber (HHÖ-PGL)
Landersdorferstraße 24/4/9
Internet: http://www.gesundelber.at
Tel. + Fax: 02732/72 789
Mobil: 0676/41 14 007
e-Mail: info@gesundeleber.at
Kontakt: Hildegard Korner (siehe oben)

Oberösterreich

Dachverband der Oberösterreichischen Selbsthilfegruppen im Gesundheitsbereich
Gruberstraße 77, 4020 Linz
Internet: www.selbsthilfegruppen.co.at
Tel.: 0 732/79 76 66
Fax: 0 732/79 76 66 DW 14
e-Mail: office@selbsthilfegruppen.co.at
Geschäftsführung. Maria Zeppezauer

Kontaktstelle für Selbsthilfegruppen – Magistrat der Stadt Wels
Mitglied der ArGe Selbsthilfe Österreich
Quergasse 1, 4600 Wels

Internet: http://www.wels.gv.at
Tel.: 07242/235 1749, Fax: 1750
e-Mail: dornerw@wels.gv.at
Kontakt: Mag. Wolf Dorner

Selbsthilfegruppe Stoma
Österreichische ILCO – Stoma, SHG Salzburg
Außerhof 38, 5163 Mattsee
Internet: http://www.ilco.at
Tel. + Fax: 06219/71 39
e-Mail: forstinger@tele2.at
Kontakt: Erika Forstinger
Gertraud Sommer
Gartenstraße 5
Tel.: 07742/44 24

Österreichische ILCO Stoma, SHG Steyr
Huberstraße 3/3, 4441 Behamberg
http://www.ilco.at
Mobil: 0676/61 04 514

Zweigstelle der ÖMCCV
Römerstraße 136, 4600 Wels
Tel.: 07242/741 78
Mobil: 0660/811 05 05
e-Mail: bruckner.walter@utanet.at
Kontakt: Walter Bruckner

Selbsthilfegruppe Zöliakie
Österreichische Arbeitsgemeinschaft Zöliakie, Oberösterreich
Schindlauerweg 5
Internet: http://go.to/zoeliakie
Tel.: 07612/47 194
Fax: 07612/47 194 – 14
e-Mail: straub.guenter@aon.at

Selbsthilfegruppe für Leberkranke Linz
Hörzingerstraße 9, 4020 Linz
Tel.: 0664/181 64 41
e-Mail: h.kehrer@eduhi.at
Kontakt: Hubert Kehrer

Selbsthilfegruppe Lebertransplantation Linz
Hagenstraße 55, 4040 Linz
Tel.: 0732/73 80 25
Kontakt: Günther Kaar

Selbsthilfegruppe Leberkranke Wels
Eschenbachstraße 23/91, 4600 Wels
Tel.: 07242/54 938
Mobil: 0676/462 50 27
Kontakt: Ingrid Stadlbauer

Salzburg

Dachverband der Salzburger Selbsthilfegruppen
Mitglied der ArGe Selbsthilfe Ösgterreich
c/o Salzburger Gebietskrankenkasse
Faberstraße 19–23, 5024 Salzburg
Internet: www.selbsthilfe-salzburg.at
Tel.: 0662/88 89 258
Fax: 0662/88 89 492
e-Mail: selbsthilfe@salzburg.co.at
Kontakt: Dr. Anneliese Grafinger

Selbsthilfegruppe Kurzdarm-Syndrom
Über die Selbsthilfe Salzburg
Tel: 0662/88 89 258
Mobil: 0664/54 28 307
e-Mail: selbsthilfe@salzburg.co.at
Kontakt: Sylvia Hofpointner

Selbsthilfegruppe Morbus Crohn – colitis ulcerosa
Imbergstraße 33, 5020 Salzburg
Tel.: 0662/87 01 57
Fax: 0662/87 37 39
Mobil: 0650/877 37 60
e-Mail: crohn-colitis@sylvi.at
Kontakt: Sylvia Bernold
Tel.: 0662/87 01 57
Mobil: 0650/877 37 61
e-Mail: hari@sylvia.t
Kontakt: Harald Bernhold

ÖMCCV – Morbus Crohn – Colitis ulcerosa FORUM, Zweigstelle Salzburg
e-Mail: selbsthilfe@salzburg.co.at

Speckbacherweg 2/13, 5400 Hallein
Mobil: 0676/59 53 356
e-Mail: franz.schiener@aon.at
Kontakt: Ing. Franz Schiener
Tel.: 0664/134 50 49
e-Mail: peter.enthammer@aon.at
Kontakt: Peter Enthammer

Selbsthilfegruppe Stoma
Tel.: 06542/70 309 (abends)
e-Mail: c.salzmann@sbg.at
Kontakt: Christa Salzmann
Tel.: 06582/71 101
Kontakt: Rosi Schneider

Selbsthilfegruppe Zöliakie
Österreichische Arbeitsgemeinschaft Zöliakie, Salzburg
Hauptstraße 61a
Internet: http://www.go.to/zoeliakie
Tel.: 06214/68 750
Fax: 06214/68 757-5
e-Mail: zoeliakie.salzburg@utanet.at
Kontakt: Cristiane und Ernst Hofer
Stauffenstraße 43, 5110 Oberndorf
Tel.: 06272/45 02
e-Mail: zoeliakie.salzburg@utanet.at
Kontakt: Petra Pries

Selbsthilfegruppe für Leberkranke und Lebertransplantierte
Postfach 17, 5023 Salzburg
Tel.: 0662/66 21 47
e-Mail: tpi@alpin.or.at
Kontakt: Maria Fellner

Steiermark

Dachverband und Kontaktstelle Steiermark: SBZ – Verein Sozial- und Begegnungszentrum
Kontaktstelle für SHG Graz
Maiffredygasse 4, 8010 Graz
Internet: http://www.sbz.at
Tel.: 0316/38 21 31-12
Fax: 0316/38 23 88
e-Mail: selbsthilfe@sbz.at
Kontakt: Mag. Roland Moser

Styria Vitalis
Marburger Kai 51/II, 8010 Graz
Tel.: 0316/82 20 94-16
Fax: 0316/82 20 94-31
e-Mail: gesundheit@styriavitalis.at
Kontakt: Doris Paar

ÖMCCV – Österreichische Morbus Crohn – Colitis ulcerosa Vereinigung Steiermark
Heinrichstraße 16, 8010 Graz
Tel.: 0316/33 73 10
Mobil: 0664/11 22 405
e-Mail: oemccv-stmk@aon.at
e-Mail: crohn-colitis@oemccv.or.at
Kontakt: Evelyn Schauer
Wassergasse 8/8, 8010 Graz
Mobil: 0664/255 99 99
Kontakt: Rudolf Breitenberger

Zöliakie
Österreichissche Arbeitsgemeinschaft Zöliakie, Steiermark
Göstinger Straße 32 D/9, 8020 Graz
Internet: http://www.go.to/zoeliakie
Tel.: 0316/57 46 57
e-Mail: zoeliakie.steiermark@utanet.at
Kontakt: Sipl. DA & EMB Eva Terler

Tirol

Dachverband und Kontaktstelle Tirol: Selbsthilfe Tirol – Dachverband der Tiroler Selbsthilfevereine und -gruppen im Gesundheitsbereich
Innrain 43 (Parterre), 6020 Innsbruck
Internet: http://www.selbsthilfe-tirol.at
Tel.: 0512/57 71 98
Fax: 0512/56 43 11
e-Mail: dachverband@selbsthilfe-tirol.at
Kontakt: Margit Holzmann

Dachverband Selbsthilfe Tirol Zweigstelle Osttirol
Egger-Lienz-Platz 13, 9900 Lienz
Osttirol
Internet: http://www.selbsthilfe-tirol.at
Tel.: 04852/70 736
Mobil: 0664/38 56 606
e-Mail: osttirol@selbsthilfe-tirol.at
Kontakt: Christine Rennhofer-Moritz

ÖMCCV – Österreichische Morbus Crohn – Colitis ulcerosa Vereinigung
Ing.-Walther-Simmer-Weg 5
6330 Kufstein
Tel.: 05372/61 197
Schützenstraße 52/9, 6020 Innsbruck
Tel.: 0512/93 27 50
e-Mail: crohn-colitis-tirol@aon.at
Mobil: 0664/211 12 56
Kontakt: Andreas Eberle
Mobil: 0650/72 83 855
e-Mail: manuela.steinkellner@oemccv.at
Kontakt: Manuela Corinna Steinkellner

Stoma
PLOPP – Selbsthilfegruppe Stomaträger
Innrain 15, 4. Stock, Top E29
6020 Innsbruck
Tel. + Fax: 0512/93 44 44
e-Mail: webmaster@tirolweb.cc
Kontakt: Thomas Pilz

Österreichische Ilco Stoma, SHG Tirol
Kluibenschedlstraße 33
6421 Rietz/Tirol
Internet: http://www.ilco.at
e-Mail: ILCO.Tirol@mcnon.com
Mobil: 0650/98 03 168
e-Mail: weber.brigitte@mcnon.com
Kontakt: Brigitte Weber

Zöliakie
Österreichische Arbeisgemeinschaft Zöliakie, Tirol
6165 Telfs im Stubaital
Internet: http://www.go.to/zoeliakie
Haus Nr. 55
Tel.: 05225/63 005
e-Mail: zoeliakietirol@yahoo.de
Kontakt: Mag. Klaus Greier

Vorarlberg

Dachverband und Kontaktstelle Vorarlberg:
CLUB ANTENNE – Arbeitsgemeinschaft für psycho-soziale Selbsthilfe
Kontaktstelle für Selbsthilfegruppen Vorarlberg
Moosmahdstraße 4, 6850 Dornbirn
Internet: www.selbsthilfe-vorarlberg.at
Tel. + Fax: 05572/26 374
e-Mail: club-antenne@utanet.at
Kontakt: Isabella Tschemernjak

Colitis Ulcerosa ÖMCCV – Österr. Morbus Crohn – Colitis ulcerosa
Zweigstelle Vorarlberg
Rauhholzstraße 27b, 6971 Hard
Tel. + Fax: 05574/63 593
Kontakt: Bärbel-Susanne Ruepp
Oberhub 20, 6844 Altach
Tel.: 06888/616945
Mobil: 0664/583 44 77
Kontakt: Heidi Türtscher

Zöliakie
SHG Frau Österreichische Arbeitsgemeinschaft
Landstraße 70b, 6971 Hard/Vorarlberg
Internet: http://go.to/zoeliakie
Tel. + Fax: 05574/77 215
e-Mail: alfred.lexer@utanet.at
Kontakt: Barbara Lexer

Wien

Dachverband und Kontaktstelle Wien: Magistrat der Stadt Wien – Servicestelle für Selbsthilfegruppen

Schottenring 24, 1010 Wien
Internet: http://www.wien.gv.at/ma53/selbsthilfe/index.htm
Tel.: 01/53 114-76 151
Fax: 01/53 114-99 76 151
e-Mail: sch@bgf.magwien.gv.at
Kontakt: DI Dr. Hannes Schmidl (Bereichsleitung für Gesundheitsplanung und Finanzmanagement)

Magistrat der Stadt Wien – Servicestelle für Selbsthilfegruppen
Kendlerstraße 40a, 1160 Wien
Tel.: 01/53 114-85 516
Fax: 01/53 114-99 85 516
e-Mail: selbsthilfe@m15a.mag-wien.gv.at
Kontakt: Edith Kollmann und Herbert Havel

Medizinisches Selbsthilfezentrum Wien „Martha-Frühwirt"
Obere Augartenstraße 26–28, 1020 Wien
Internet: http://members.e-media.at/selbsthilfzentrum
Tel. + Fax: 01/330 22 15
Mobil: 0664/541 45 82
e-Mail: selbsthilfezentrum@utanet.at
Kontakt: Elfi Ahmadian
Tel. + Fax: 01/33 02 215
e-Mail: rotterhans@hotmail.com
Kontakt: Johann Rotter

Stoma
Österreichische Ilco Stoma SHG Wien
Obere Augartenstraße 26–28, 1020 Wien
Internet: http://www.ilco.at
Tel. + Fax: 01/33 23 863
e-Mail: stomaselbsthilfeilco@tele2.at
Paminagasse 106, 1230 Wien
Tel. + Fax: 01/66 56 028
e-Mail: ujvarysimon@tele2.at
Kontakt: Simon Ujvary

Darmkrebs
Postfach 2, 1035 Wien
Tel.: 01/714 71 39
Mobil: 0664/281 55 48
e-Mail: shg-darmkrebs@gmx.net
Kontakt: Helga Thurher

Zöliakie
Österreichische Arbeitsgemeinschaft Zöliakie, Wien
Meiselstraße 36/10, 1150 Wien
Internet: http://www.go.to/zoeliakie
Tel.: 01/98 24 005
Fax: 01/98 51 106
e-Mail: zoeliakie.wien@utanet.at
Kontakt: Helga Pfeifer
Schlösselgasse 3/12, 1080 Wien
Tel. + Fax: 01/40 51 816
e-Mail: argozoeliakie@chello.at
Kontakt: Ruth Spichtinger

Österreichische Bundesverbände: Morbus Crohn
Österreichische Ilco-Stoma-Dachverband
Quergasse 1, 4600 Wels
Tel. + Fax: 07285/24 611
e-Mail: obmann@ilco.at
Kontakt: Obmann Hubert Rosenberger
Altenhof 35 EG, 4142 Hofkirchen
Tel. + Fax: 07285/24 611
e-Mail: obmann@ilco.at
Kontakt: Karin Schwarz
Lastbergstraße 82, 3031 Rekawinkel
Tel. + Fax: 02233/54 541
e-Mail: schriftfuehrung@ilco.at

ÖMCCV – Österreichische Morbus Crohn/Colitis ulcerosa
Obere Augartenstraße 26–28, 1020 Wien
Internet: www.oemccv.or.at/crohn-colitis
e-Mail: crohn-colitis@oemccv.or.at
Tel. + Fax: 01/333 06 33
e-Mail: barbara.reiterer@chello.at
Kontakt: Barbara Reiterer

Reizdarm
ÖPRD – Österreichische Patienteninitiative Reizdarm
Vorgartenstraße 145–157/1/EG, 1020 Wien

Internet: www.reizdarm-selbsthilfe.at
Tel.: 01/21 20 490-14
Fax: 01/21 20 490-18
e-Mail: oeprd@wiener.hilfswerk.at
Kontakt: Helmut Heger und
Christine Strimitzer

Stoma
Österreichische Ilco-Stoma-Dachverband
Heastomie; Colostomie; Urostomie-Vereinigung
Obere Augartenstraße 26 28, 1020 Wien
Tel. + Fax: 01/332 38 63
e-Mail: stomaselbsthilfeilco@everyday.com

Zöliakie
Österreichische Arbeitsgemeinschaft Zöliakie
Baumgartner-Straße 44/C5/2302
1230 Wien
Internet: http://www.go.to/zoeliakie
Tel. + Fax: 01/66 71 887
e-Mail: zoeliakie.oesterreich@utanet.at

Hepatitis/Lebererkrankungen
Hepatitis Liga Österreich
Liechtensteinstraße 11, 1090 Wien
Internet: http://www.hepatitis.at/hepatitis
Tel.: 01/31 52 727
Fax: 01/31 52 727
Mobil: 0676/42 14 025
e-Mail: office@hepatitis.at
Kontakt: Ingo Rezman

Hepatitis Hilfe Österreich – Plattform Gesunde Leber (HHÖ-PGL)
Salvatorgasse 10/5/5, 1010 Wien
Fischerstiege 1–7/5/5, 1010 Wien
Internet: www.gesundeleber.at
Tel.: 01/533 40 19
e-Mail: info@gesundeleber.at
Tel.: 02234/72 283
Fax: 02234/72 283-24
Mobil: 0676/52 04 124
Kontakt: Angelika Widhalm
Tel. + Fax: 01/493 21 11
e-Mail: widhalm@aon.at
Kontakt: Silvia Wogowitsch

Selbsthilfegruppe Morbus Wilson
Cumbulandstraße 12, 1140 Wien
Internet: http:// morbus-wilson.at
Tel.: 01/894 27 19
Fax: 01/894 27 14
Kontakt: Susanne Danzinger

Kontaktadressen in Deutschland:
NAKOS – Nationale Kontakt- und Informationsstelle zur Anregung und Unterstützung von Selbsthilfegruppen
Wilmersdorfer Straße 39
10627 Berlin
Internet: http://www.nakos.de
Tel.: 0049 (30) 891 40 19
Fax: 0049 (30) 893 40 14
e-Mail: nakos@gmx.de

Morbus Crohn/Colitis ulcerosa
Homepage der Deutschen Morbus Crohn/Colitis ulcerosa Vereinigung DCCV e.v.
sehr umfangreich, mit internationalen Links
http://ourworld.compuserve.com/homepages/DCCV/homepage.htm

Stoma
Deutsche ILCO – Die Deutsche Vereinigung der Stomaträer
http://www.paritaet.org/ilco/

Zöliakie
Deutsche Zöliakie-Gesellschaft
http://home.t-online.de/home/DZG.e.V./homepage.htm

Zöliakie – na und?
private Webseite, Links weltweit
http://www.uni-karlsruhe.de/~up8y/zoeliakie1.html

Sachverzeichnis

SpringerMedicine

Frank Alexander Granderath, Thomas Kamolz, Rudolph Pointner (eds.)

Gastroesophageal Reflux Disease

Principles of Disease, Diagnosis, and Treatment

2006. XIV, 324 pages. 130 illus., some in color.
Hardcover **EUR 150,–**
ISBN 978-3-211-23589-8

Gastroesophageal reflux disease (GERD) is one of the most common disorders with an increasing prevalence and incidence in the last two decades. This book, edited by two experienced surgeons and a clinical psychologist in cooperation with numerous worldwide leading experts, presents clinically relevant information for gastroenterologists, internists, surgeons, residents and also nurses, who frequently care for GERD patients. Focusing on different treatment concepts – medical, endoscopic as well as surgical – the chapters include the basics of symptomatology and epidemiology, pathophysiology, GERD among different age groups, complications and its treatment, hiatal hernia or H. pylori and GERD, NERD and functional heartburn, diagnostic procedures and also presurgical examination. In addition, the patient's perspectives of disease, diagnostics and treatment are included, the same as economic aspects of GERD, and the impact of disease on quality of life or patient-reported outcomes after treatment.

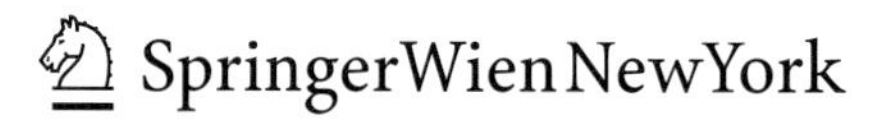

P.O. Box 89, Sachsenplatz 4–6, 1201 Vienna, Austria, Fax +43.1.330 24 26, books@springer.at, **springer.at**
Haberstraße 7, 69126 Heidelberg, Germany, Fax +49.6221.345-4229, SDC-bookorder@springer.com, springer.com
P.O. Box 2485, Secaucus, NJ 07096-2485, USA, Fax +1.201.348-4505, service@springer-ny.com, springer.com
All errors and omissions excepted. Recommended retail price. Net-price subject to local VAT.

SpringerPsychologie

Christian Fazekas

Psychosomatische Intelligenz

Spüren und Denken – ein Doppelleben

2006. XII, 290 Seiten. 14 Abbildungen.
Gebunden **EUR 29,80**, sFr 48,50*
ISBN 978-3-211-21107-6

Unserem Denken entspricht es, zwischen Körper und Geist zu spalten. Dies kann zu Einschränkungen im Umgang mit dem eigenen Körper und in der Nutzung unserer Intelligenz führen. Ausgehend von alltäglichen Auswirkungen ziehen die Autoren aufgrund jüngster Forschungsergebnisse und klinischer Erfahrungen einen ebenso einfachen wie überzeugenden Schluss: Menschliche Intelligenz beinhaltet auch Fähigkeiten, die sich auf den eigenen Körper beziehen und wohl gerade deswegen kaum Beachtung finden.
Im ersten Teil des Buches werden die Bereiche Psychosomatik und Emotionale Intelligenz vorgestellt, um daraus das innovative Konzept der „Psychosomatischen Intelligenz" zu entwickeln. Danach wird die potentiell zentrale Bedeutung dieses Begriffs für unseren Umgang mit Gesundheit, Individualität und sozialer Verantwortung veranschaulicht: Spüren und Denken könn(t)en einander sinnvoll ergänzen! MedizinerInnen, PsychologInnen, PsychotherapeutInnen und Laien lernen umfassend eine neue Sichtweise der Psychosomatik kennen.

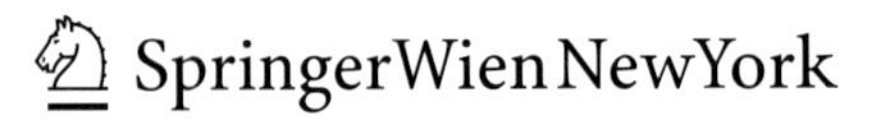

P.O. Box 89, Sachsenplatz 4–6, 1201 Wien, Österreich, Fax +43.1.330 24 26, books@springer.at, **springer.at**
Haberstraße 7, 69126 Heidelberg, Deutschland, Fax +49.6221.345-4229, SDC-bookorder@springer.com, springer.com
P.O. Box 2485, Secaucus, NJ 07096-2485, USA, Fax +1.201.348-4505, service@springer-ny.com, springer.com
Preisänderungen und Irrtümer vorbehalten. *Unverbindliche Preisempfehlung

SpringerPsychologie

Christian Fazekas

Spüren und Denken

Psychosomatische Intelligenz im Alltag

2007. Etwa 160 Seiten. 10 Abbildungen.
Gebunden etwa **EUR 19,95**, sFr 32,50*
ISBN 978-3-211-72055-4
Erscheint Oktober 2007

Behandeln Sie sich gut? Niemand kann diese Frage besser beantworten als Sie selbst. Nur Sie selbst können entscheiden, was für Sie passend ist. Um das herauszufinden, ist es sicher von Vorteil, Bauchgefühl und Verstand als einander ergänzende Informationen zu verstehen. Die Fähigkeit, Spüren und Denken miteinander zu verbinden, nennt Christian Fazekas Psychosomatische Intelligenz (PI). PI ist sowohl im Alltag als auch in schwierigen Lebenssituationen nützlich, wie 50 spannende und informative Beispiele aus dem ärztlichen und psychotherapeutischen Alltag zeigen.
Um sich den Herausforderungen unserer Zeit erfolgreich zu stellen, appelliert der Autor an seine Leser: „Ich möchte dazu ermutigen, nicht nur der Ratgeberliteratur und der Werbeindustrie zu vertrauen, sondern wieder sich selbst als Experten für das eigene Leben zu sehen.
Die entsprechenden Fähigkeiten dafür bringen wir mit. Es liegt am Einzelnen, sie persönlich zu nützen und weiter zu entwickeln – sich und anderen zuliebe."

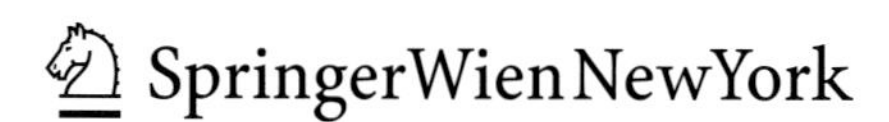

P.O. Box 89, Sachsenplatz 4–6, 1201 Wien, Österreich, Fax +43.1.330 24 26, books@springer.at, **springer.at**
Haberstraße 7, 69126 Heidelberg, Deutschland, Fax +49.6221.345-4229, SDC-bookorder@springer.com, springer.com
P.O. Box 2485, Secaucus, NJ 07096-2485, USA, Fax +1.201.348-4505, service@springer-ny.com, springer.com
Preisänderungen und Irrtümer vorbehalten. *Unverbindliche Preisempfehlung

SpringerPsychologie

Hans Morschitzky

Somatoforme Störungen

Diagnostik, Konzepte und Therapie
bei Körpersymptomen ohne Organbefund

Zweite erweiterte Auflage.
2007. XVI, 401 Seiten.
Broschiert **EUR 39,95**, sFr 65,50*
ISBN 978-3-211-48637-5

„Sie haben nichts", „Seien Sie froh, dass Sie nicht wirklich krank sind" – jeder vierte bis fünfte Patient geht mit Beschwerden zum Arzt, die keine hinreichende organische Ursache haben. Das Diagnoseschema ICD-10 bezeichnet diese Beschwerden als „somatoform".

Somatoforme Störungen erfordern eine interdisziplinäre Zusammenarbeit. Das Buch beschreibt die Störungen mit ihren wichtigsten Beschwerdebildern und bietet eine verständliche Zusammenfassung der theoretischen und therapeutischen Konzepte. In der 2. Auflage wird die neueste Literatur berücksichtigt, vor allem werden therapeutische Konzepte für die klinische Praxis ausführlicher dargestellt. Ein neuer Selbsthilfe-Teil soll Betroffenen eine erste Orientierung ermöglichen, kann aber auch von Fachleuten an die Patienten weitergegeben werden.

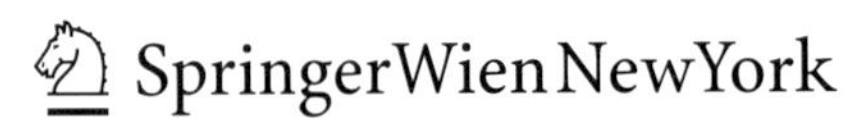

P.O. Box 89, Sachsenplatz 4–6, 1201 Wien, Österreich, Fax +43.1.330 24 26, books@springer.at, **springer.at**
Haberstraße 7, 69126 Heidelberg, Deutschland, Fax +49.6221.345-4229, SDC-bookorder@springer.com, springer.com
P.O. Box 2485, Secaucus, NJ 07096-2485, USA, Fax +1.201.348-4505, service@springer-ny.com, springer.com
Preisänderungen und Irrtümer vorbehalten. *Unverbindliche Preisempfehlung